P. Faul J. E. Altwein (Hrsg.) – Screening des Prostatakarzinoms

P. Faul   J. E. Altwein   (Hrsg.)

Screening des Prostatakarzinoms

Mit 83 Abbildungen und 126 Tabellen

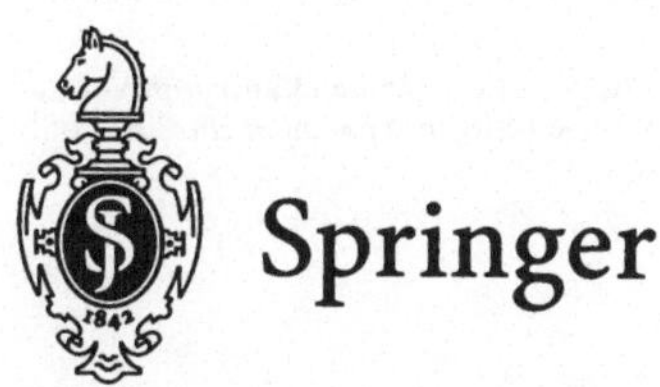

Springer

Prof. Dr. med. Peter Faul
Klinikum Memmingen, Urologische Abteilung
Bismarckstraße 23, D-87700 Memmingen

Prof. Dr. med. Jens E. Altwein
Krankenhaus der Barmherzigen Brüder,
Urologische Abteilung
Romanstraße 93, D-80639 München

Übersetzerin:
Dipl.-Übers. Belinde Junkers
Rohrbacher Straße 8, D-69115 Heidelberg

ISBN-13: 978-3-642-78319-7   e-ISBN-13: 978-3-642-78318-0
DOI: 10.1007/978-3-642-78318-0

Die Deutsche Bibliothek – CIP-Einheitsaufnahme
Screening des Prostatakarzinoms: mit 126 Tabellen / P. Faul; J. E. Altwein. – Berlin; Heidelberg;
New York; London; Paris; Tokyo; Hong Kong; Barcelona; Budapest: Springer, 1995
NE: Faul, Peter [Hrsg.]

Satz: Elsner & Behrens GmbH, 68723 Oftersheim
Herstellung: PRO EDIT GmbH, 69126 Heidelberg
SPIN: 10083513   21/3130 – 5 4 3 2 1 0 – Gedruckt auf säurefreiem Papier

Vorwort

Nach der aktuellen Statistik des National Cancer Institute für 1994 ist die Krebsinzidenz in den USA derart angestiegen, daß 32% aller bösartigen Geschwülste des Mannes Prostatakarzinome sind. An zweiter Stelle rangiert das Bronchialkarzinom mit 16%. In der Europäischen Gemeinschaft wurden 1990 79453 Prostatakarzinome bei über 65jährigen diagnostiziert, davon entfallen auf die Bundesrepublik Deutschland 17658. Es wird erwartet, daß die Inzidenz in dieser Altersgruppe um jährlich 3% während der nächsten 30 Jahre wächst. Dies veranlaßte den Mailänder Epidemiologen Peter Boyle zu der warnenden Frage „Are we ready for this?".

Verantwortlich für die zunehmende Inzidenz des Prostatakarzinoms ist der breite Einsatz des prostataspezifischen Antigens (PSA) in der Frühdiagnostik, der nicht nur von der Ärzteschaft, sondern vor allem von der männlichen Bevölkerung angenommen wurde. Dabei spielten die Medien, die über die Erkrankung berühmter Persönlichkeiten berichteten, und Programme wie die Prostate Awareness Weeks der Vereinigten Staaten eine große Rolle. Im Gegensatz zur Inzidenz hat sich die Prävalenz des Prostatakarzinoms seit den Untersuchungen des britischen Pathologen Franks vor 40 Jahren nicht geändert.

Aufgrund dieser Zahlen konnte es nicht ausbleiben, daß sich in den hochindustrialisierten Ländern unterschiedliche Auffassungen über die wirkungsvollste Bekämpfung dieses Tumors entwickeln würden. In den USA wird das PSA-gestützte Screening als eine wichtige Maßnahme zur Senkung der Mortalität angesehen. Demgegenüber hält man in den skandinavischen Ländern und Großbritannien ein intensiveres Screening für einen Irrweg, da nahezu 300mal so viel Männer mit wie an dem Prostatakarzinom sterben. Deutschland nimmt mit seinem veralteten Krebsfrüherkennungskonzept, gestützt auf Fragen zur Miktion und die digitale rektale Palpation (DRE), eine mittlere Position ein.

Die Mehrzahl aller Urologen ist heute davon überzeugt, daß ein kleinvolumiges Prostatakarzinom allein durch lokale Maßnahmen zu heilen ist. Diese Feststellung ist Voraussetzung für ein Screening. Nahezu zeitgleich mit dem international gewachsenen Interesse am Screening wurde der Wert der radikalen Prostatektomie im Vergleich zur alleinigen Beobachtung, die dann naturgemäß auch das Screening überflüssig machen würde, zunehmend kritischer betrachtet. Dabei muß man aber berücksichtigen, daß noch der Beweis dafür fehlt, daß ein Prostatakarzinom-Screening das Leben meßbar verlängert. Für das hochdifferenzierte Prostatakarzinom mit einem Volumen unter 4 ml mag dieses zutreffen, ein undifferenziertes Prostatakarzinom wird aber nach der bisherigen Datenlage bei einem langlebigen Patienten stets zum Gesundheitsrisiko. Es könnte sich somit herauskristallisieren, daß durch das Screening ein Schlüssel für prognostisch wesentliche Differenzierungen gegeben ist.

Fest steht, daß das PSA ein wesentlich sensiblerer Indikator zum Nachweis eines Prostatakarzinoms als die digitale rektale Palpation (DRE) ist. Während Prostatakarzinome, die aufgrund eines suspekten Tastbefundes diagnostiziert werden, nur in 33% organbegrenzt sind, findet man bei Patienten mit einem normalen DRE-Befunde aber PSA-Erhöhung in 60% ein organbegrenztes Prostatakarzinom. Dabei ist jeder der angewandten Screening-Teste durch zwei Kerngrößen charakterisiert, nämlich die Sensitivität, d.h. die Eigenschaft, ein Prostatakarzinom zu erkennen, und die Spezifität, Gesunde als gesund zu identifizieren.

In dem seit 1971 in Deutschland praktizierten Krebsfrüherkennungsprogramm für Männer unterzogen sich bei einer jährlichen Beteiligung von 14% nur ca. 10 Mio. im Alter zwischen 45 und 75 Jahren einer digitalrektalen Untersuchung. Dabei liegt die Entdeckungsrate nach wie vor bei lediglich 0,1%. In anderen weltweit durchgeführten DRE-gestützten Screening-Studien liegt die Entdeckungsrate zwischen 1 und 2% und bei kombinierter Anwendung von DRE und PSA zwischen 2 und 4%.

Überlegungen erscheinen angebracht zu sein, warum das deutsche Screening-Programm bisher so ineffektiv ist und ob nicht durch eine Qualitätsverbesserung des Untersuchers („Führerschein für den tastenden Finger") und zusätzliche Einführung der PSA-Bestimmung das Screening effektiver zu gestalten ist.

Dabei ist selbstverständlich eine Kosten-Nutzen-Rechnung unabdingbar, und wir brauchen eine Antwort auf die Fragen: wieviele Sterbefälle können vermieden werden, wieviele Lebensjahre können gewonnen werden und welche Kosten für eine Palliativbehandlung stehen dem gegenüber?

Das vorliegende Buch reflektiert den augenblicklichen internationalen Kenntnisstand zum Thema Prostatakarzinom-Screening und hilft dabei, ein rationelles Screening neu zu überdenken.

P. Faul, Memmingen   J. E. Altwein, München

Vorwort

Eine zunehmende Lebenserwartung und agressivere Diagnostik führen zu einer immer höheren Inzidenz und Entdeckungsrate beim Prostatakarzinom. Bei den Krebstodesfällen des Mannes ist das Prostatakarzinom innerhalb der letzten 10 Jahre von der 4. auf die 2. Stelle nach dem Bronchial- und noch vor das Kolorektale Karzinom vorgerückt und hat bereits ein annähernd epidemisches Niveau erreicht.

Aufgrund eines forcierten Screenings mittels DRE, PSA und TRUS sowie großzügiger Indikationsstellung zur Biopsie hat die Anzahl lokal begrenzter und kurabler Prostatakarzinome und damit auch die Anzahl der radikalen Prostatektomien stark zugenommen, die Mortalität konnte jedoch nicht gesenkt werden.

Vor dem Hintergrund der Tatsache, daß der volksgesundheitliche Effekt eines Screenings sowie die optimale Art und der optimale Zeitpunkt einer Behandlung bisher noch nicht definiert ist, steht die Frage nach dem „Stellenwert des Screenings" derzeit weltweit im Mittelpunkt der Diskussion.

Die Firma Essex, welche sich vor allem der Grundlagenforschung sowie der Entwicklung neuer Therapieansätze beim Prostatakarzinom verpflichtet fühlt, war es deshalb ein besonderes Anliegen, das vorliegende Buchprojekt, in dem erstmals die Problematik eines Screenings umfassend diskutiert wird, großzügig zu unterstützen.

Eine Heilung klinisch relevanter Prostatakarzinome, die Vermeidung schmerzhafter Symptomatik und eine Verbesserung der Lebensqualität wird weiterhin das gemeinsame vorrangige Ziel von Pharmaindustrie und Urologen bleiben, in der Hoffnung, daß auch in Zukunft die Möglichkeit besteht, derartige Aktivitäten wissenschaftlich und wirtschaftlich effizient unterstützen zu können.

Essex Pharma, München

Inhaltsverzeichnis

Mitarbeiterverzeichnis

ALTWEIN, J. E., Krankenhaus der Barmherzigen Brüder, Urologische Abteilung, Romanstr. 93, D-80639 München

Arbeitsgruppe Urologie am Tumorregister München: D. HÖLZEL, M. SCHMIDT, Marchioninistr. 15, München; J. E. ALTWEIN, W. SCHNEIDER, Krankenhaus der Barmherzigen Brüder, München; P. CARL, Krankenhaus Deggendorf; C. CHAUSSY, G. THÜROFF, Städt. Krankenhaus München-Harlaching; R. HARTUNG, H. LEYH, TU München; A. HOFSTETTER, N. SCHMELLER, LMU München; M. G. PREATORIUS, S. HELMUS, Urologische Klinik Planegg; K. ROTHENBERGER, Städt. Krankenhaus Landshut; A. SCHILLING, S. GÄNSHEIMER, Städt. Krankenhaus München-Bogenhausen

BARTSCH, G., Urologische Universitätsklinik, Anichstr. 35, A-6020 Innsbruck

BASLER, J. W., Department of Surgery, Division of Urologic Surgery, Washington University School of Medicine, 4960 Audubon Avenue, St. Louis, Missouri 63110, USA

VAN BERKEL, H., Department of Urology, University Hospital Nijmegen, P. O. Box 9101, 6500 HB Nijmegen, The Netherlands

BLOCK, T., Urologische Klinik der Technischen Universität, Klinikum rechts der Isar, Ismaninger Str. 22, D-81675 München

BOYLE, P., Division of Epidemiology and Biostatics, European Institute of Oncology, Via Ripamonti 332/10, I-20141 Milano

BRAWER, M. K., Seattle VA Medical Center, Section of Urology, 112 UR, 1660 South Columbian Way, Seattle, Washinton 98018, USA

BREUL, J., Urologische Klinik der Technischen Universität, Klinikum rechts der Isar, Ismaninger Str. 22, D-81675 München

BROCHERIOU, C., Service d'Anatomo-Pathologie, Hopital Saint Louis 1, Avenue Claude Vellefaux, F-75010 Paris

BRON, J., Service d'Urologie, Hopital Saint Louis 1, Avenue Claude Vellefaux, F-75010 Paris

CHISHOLM, G. D. †, University Department of Surgery/Urology, Western General Hospital, Edinburgh EH4 2XU, UK

CHODAK, G. W., Urologic Oncology Group, University of Chicago, 5841 South Maryland Avenue, Chicago, Illinois 60637, USA

COONER, W. H., Division of Urology, University fo South Alabama College of Medicine, 3715 Dauphin Street, Building 3, Mobile, Alabama 36608-1771, USA

CRAWFORD, E. D., Division of Urology, University of Colorado, Health Sciences Center, Campus Box C-319, 4200 East 9th Avenue, Denver, Colorado 80262, USA

CUSSENOT, O., Service d'Urologie, Hopital Saint Louis 1, Avenue Claude Vellefaux, F-75010 Paris

DEBRUYNE, F. M. J., Department of Urology, University Hospital Nijmegen, P. O. Box 9101, 6500 HB Nijmegen, The Netherlands

DENIS, L., Allgemeen Ziekenhuis Middelheim, Department of Urology, Lindendreef 1, B-2020 Antwerpen

DEVONEC, M., Service d'Urologie, Hopital de l'Antiquaille, F-6932 Lyon

EATON, C. L., Tenovus Cancer Research Centre, University of Wales College of Medicine, Heath Park, Cardiff CF4 4XX, UK

FAUL, P., Klinikum Memmingen, Urologische Abteilung, Bismarckstraße 23, D-87700 Memmingen

FLATTEN, G., Zentralinstitut für die kassenärztliche Versorgung in der Bundesrepublik Deutschland, Herbert-Lewin-Str. 5, D-50931 Köln

FROHMÜLLER, H., Urologische Klinik und Poliklinik der Universität Würzburg, Luitpoldkrankenhaus, Josef-Schneider-Str. 2, D-97080 Würzburg

GIESEN, R. J. B., Department of Urology, University Hospital Nijmegen, P. O. Box 9101, 6500 HB Nijmegen, The Netherlands

GOLDSCHMIDT, A. J. W., Städtische Kliniken Offenbach, Abteilung Medizinische Informatik und Biometrie, Starkenburgring 66, D-63069 Offenbach

GOLDSCHMIDT, S. M., Urologische Klinik, Städtische Kliniken Offenbach, Starkenburgring 66, D. 63069 Offenbach

GRIFFITHS, K., Tenovus Cancer Research Centre, University of Wales College of Medicine, Heath Park, Cardiff CF4 4XX, UK

HARPER, M. E., Tenovus Cancer Research Centre, University of Wales College of Medicine, Heath Park, Cardiff CF4 4XX, UK

HARTUNG, R., Urologische Klinik der Technischen Universität, Klinikum rechts der Isar, Ismaninger Str. 22, D-81675 München

HAUPT, G., Marienhospital II, Urologische Klinik der Universität Bochum, Widumer Str. 8, D-44627 Herne

HEIMBACH, D., Urologische Universitätsklinik, Josef-Schneider-Str. 2, D-97080 Würzburg

HÖLZEL, D., Arbeitsgruppe Urologie am Tumorregister München, Marchioninistr. 15, D-81377 München

HORNINGER, W., Urologische Universitätsklinik, Anichstr. 35, A-6020 Innsbruck

HUYNEN, A. L., Department of Urology, University Hospital Nijmegen, P. O. Box 9101, 6500 HB Nijmegen, The Netherlands

IVERSEN, P., Department of Urology, Herlev Hospital, DK-2730 Herlev

JAKSE, G., Urologische Klinik, Medizinische Fakultät der Rheinisch-West-fälischen Technischen Hochschule, Pauwelsstr. 30, D-52074 Aachen

JAVADPOUR, N., Division of Urology, Maryland General Hospital, 827 Linden Avenue, Baltimore, Maryland 21201, USA

KIRKELS, W. J., Department of Urology, Erasmus University and Academic Hospital Dijkzigt, P. O. Box 1738, 3000 DR Rotterdam, The Netherlands

KLOCKER, H., Urologische Universitätsklinik, Anichstr. 35, A-6020 Innsbruck

LABRIE, F., Prostate Cancer Clinic, CHUL Research Center, Québec City, Canada G1V 4G2

LADUC, R., Department of Urology, University Hospital Nijmegen, P. O. Box 9101, 6500 HB Nijmegen, The Netherlands

LAVAL-JEANTET, M., Service de Radiologie, Hopital Saint Louis 1, Avenue Claude Vellefaux, F-75010 Paris

LE DUC, A., Service d'Urologie, Hopital Saint Louis 1, Avenue Claude Vellefaux, F-75010 Paris

LEE, F., Department of Radiology, St. Joseph Mercy Hospital, 530 East Huron River Drive, P. O. Box 995, Ann Arbor, Michigan 48106, USA

LEROY, M., Service de Médicine Nucléaire, Hopital Saint Louis 1, Avenue Claude Vellefaux, F-75010 Paris

LESOURD, A., Service d'Anatomo-Pathologie, Hopital Saint Louis 1, Avenue Claude Vellefaux, F-75010 Paris

MAYERSBACH, P., Zentralinstitut für Bluttransfusion und Immunologische Abteilung, A-6020 Innsbruck

MOORE, M. J., Departments of Medicine and Pharmacology, Princess Margaret Hospital, 500 Sherbourne Street, Toronto M4X 1K9, Canada

MURPHY, W. M., Baptist Memorial Hospital, 899 Madison Avenue, Memphis, Tennessee 38146, USA

NIESEL, T., Urologische Klinik der Technischen Universität, Klinikum rechts der Isar, Ismaninger Str. 22, D-81675 München

OPTENBERG, S. A., Urology Service, Brooke Army Medical Center (IMT), Fort Sam Houston, Texas 78234-6200, USA

PAULSON, D. F., Department of Urology, Duke University Medical Center, P. O. Box 3707, Durham, North Carolina 27710, USA

PESCHEL, R., Urologische Universitätsklinik, Anichstr. 35, A-6020 Innsbruck

RANA, A., University Department of Surgery/Urology, Western General Hospital, Edinburgh EH4 2XU, UK

REISSIGL, U., Urologische Universitätsklinik, Anichstr. 35, A-6020 Innsbruck

RITTENHOUSE, B. E., The University of North Carolina at Chapel Hill, School of Pharmacy, Beard Hall, Campus Box 7360, Chapel Hill, North Carolina 27599-7360, USA

SCHMIDT, M., Arbeitsgruppe Urologie am Tumorregister München, Marchioninistr. 15, D-81377 München

SCHÖNITZER, D., Zentralinstitut für Bluttransfusion und Immunologische Abteilung, A-6020 Innsbruck

SCHRÖDER, F. H., Department of Urology, Erasmus University and Academic Hospital Dijkzigt, P. O. Box 1738, 3000 DR Rotterdam, The Netherlands

SENGE, T., Marienhospital II, Urologische Klinik der Universität Bochum, Widumer Str. 8, D-44627 Herne

STRASSER, H., Urologische Universitätsklinik, Anichstr. 35, A-6010 Innsbruck

TANNOCK, I. F., Departments of Medicine and Pharmacology, Princesss Margaret Hospital, 500 Sherbourne Street, Toronto M4X 1K9, Canada

TEILLAC, P., Service d'Urologie, Hopital Saint Louis 1, Avenue Claude Vellefaux, F-75010 Paris

THEISS, M., Urologische Klinik und Poliklinik der Universität Würzburg, Luitpoldkrankenhaus, Josef-Schneider-Str. 2, 97080 Würzburg

THOMPSON, I. M., Urology Service, Brooke Army Medical Center (IMT), Fort Sam Houston, Texas 78234-6200, USA

THRASHER, J. B., Department of Urology, Duke University Medical Center, P. O. Box 3707, Durham, North Carolina 277109, USA

TOBOLSKI, F., Service de Radiologie, Hopital Saint Louis 1, Avenue Claude Vellefaux, F-75010 Paris

TORP-PEDERSEN, S. T., Department of Ultrasound, Herlev Hospital, DK-2730 Herlev

TOUBERT, B., Service de Médicine Nucléaire, Hopital Saint Louis 1, Avenue Claude Vellefaux, F-75010 Paris

TUNN, U. W., Urologische Klinik, Städtische Kliniken Offenbach, Starkenburgring 66, D-63069 Offenbach

TURKES, A., Tenovus Cancer Research Centre, University of Wales College of Medicine, Heath Park, Cardiff CF4 4XX, UK

WATANABE, H., Department of Urology, Kyoto Prefectural University of Medicine, Kawaramachi-Hirokoji, Honshu, Kyoto, Japan 602

WIJKSTRA, H,. Department of Urology, University Hospital Nijmegen, P. O. Box 9101, 6500 HB Nijmegen, The Netherlands

WIRTH, M., Klinik und Poliklinik für Urologie, Medizinische Akademie, Fetscherstr. 74, D-01307 Dresden

ZAMBON, V., Urologische Klinik, Medizinische Fakultät der Rheinisch-Westfälischen Technischen Hochschule, Pauwelsstr. 30, D-52074 Aachen

I. Hintergrund

Prostatakarzinom – ein wachsendes medizinisches Problem

T. Senge und G. Haupt

Jede wissenschaftliche und jede klinisch orientierte Auseinandersetzung mit dem Prostatakarzinom stößt auf 5 eng miteinander verwobene Probleme: Inzidenz mit Prävalenz, Mortalität, Überlebenszeit, Risiko eines Overtreatments und Bewertung des Screenings.

Daraus ergeben sich Einblicke in die mit einem Prostatakarzinom verbundene Morbidität und die Erfolge nach eingeleiteter Therapie. Die Gretchenfrage zur Therapie des Prostatakarzinoms formulierte Whitmore: „Is cure necessary in those, in whom it may be possible; and is cure possible in those, in whom it is necessary?"

Inzidenz und Prävalenz

Autopsiestudien und die Aufarbeitung der im Rahmen einer Zystektomie anfallenden klinisch unauffälligen Prostatae bei Männern, die älter als 50 Jahre sind, zeigen die hohe Prävalenz eines Prostatakarzinoms (Scardino 1989). Es fällt im allgemeinen als fokaler Herd auf und wird als latentes Karzinom bezeichnet. Der Anteil der latenten Karzinome liegt je nach Alter zwischen 15 und 40% und ist bei 80jährigen am höchsten (Tabelle 1). Das Prostatakarzinom ist also ein Malignom des Alters. Die Inzidenz eines klinisch auffälligen Prostatakarzinoms ist dagegen niedriger, nimmt aber auch stetig zu, wie Daten aus der ehemaligen DDR zeigen (Abb. 1). Die Relation von latentem zu klinischem Karzinom wird für 50jährige auf 500:1 geschätzt.

Die Inzidenz der klinisch erfaßten Prostatakarzinome lag für die alte BRD im Jahre 1990 bei 16000 Erkrankungen. Im selben Jahr wurden in den USA 106000 Fälle an Neuerkrankungen mit einem Prostatakarzinom diagnostiziert. Die Inzidenzrate klinisch manifester Prostatakarzinome wird für die westliche Welt mit etwa 30 Neuerkrankungen pro 100000 Männer um das 50. Lebensjahr kalkuliert (Tabelle 2). Dieser Anteil steigt auf 1200 pro 100000 Männer im 80. Lebensjahr an.

Tabelle 1. Vermehrtes Auftreten latenter Prostatakarzinome mit zunehmendem Alter (nach Autopsiestudien)

< 60jährige	5–14%
> 60jährige	20–40%

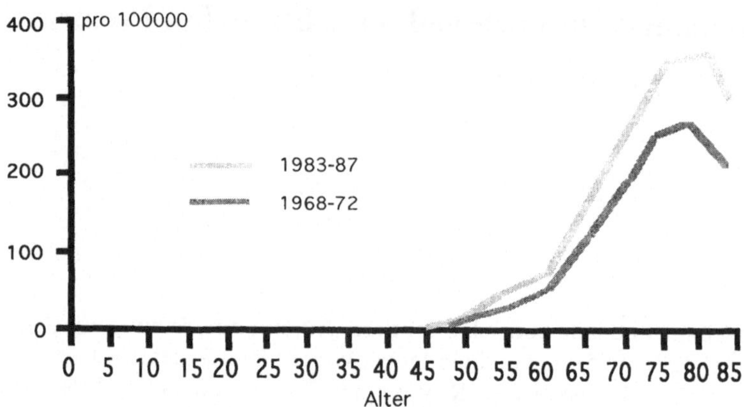

Abb. 1. Alterspezifische Inzidenz des Prostatakarzinoms (1968–1972/1983–1987). (Krebsregister der DDR 1987)

Tabelle 2. Entwicklung der Inzidenz des Prostatakarzinomes nach Daten verschiedener Krebsregister (jährliche Inzidenzrate pro 100000 Einwohner)

Krebsregister	1960	1970	1980	Anstieg in 20 Jahren
Hamburg (FRG)	16,5	22,9	26,5	60,6%
Oxford (UK)	19,2	19,2	23,7	23,4%
New York St. (USA)	23,5	29,4	42,6	81,3%
Schweden	26,5	38,8	45,9	73,2%
Japan (Mayagi)	3,8	2,7	6,3	65,7%

Mortalität

Mit einem klinisch manifesten Prostatakarzinom ist ein hohes Sterberisiko verbunden. Man schätzt, daß im Jahre 1990 in der alten Bundesrepublik 8000 und in den USA 30000 Männer an den Folgen eines Prostatakarzinoms verstorben sind. Das Prostatakarzinom ist damit unter den Organkrebsen ein besonders aggressiver Killertumor und steht als Todesursache bei der Krebssterblichkeit in den Ländern der westlichen Welt inzwischen an 1. bis 3. Stelle. Beunruhigend ist die Beobachtung, daß die Mortalitätsrate ständig steigt (Abb. 2). Für die Bundesrepublik wird ein 50%-Anstieg in der Zeit von 1965 bis 1990 beschrieben.

Inzidenz und Mortalität des Prostatakarzinoms sind überraschenderweise trotz eines gut etablierten diagnostischen Instrumentariums und verfügbarer kurativer Heilungschancen gestiegen. Dies sind alarmierende Feststellungen. Sie provozieren die Überlegung, ob sich das Tumorverhalten bei einem Prostatakarzinom allmählich verändert. Es wird die Frage aufgeworfen, ob der diagnostische Apparat ausreicht. Oder ändert sich möglicherweise die Patientenpopulation?

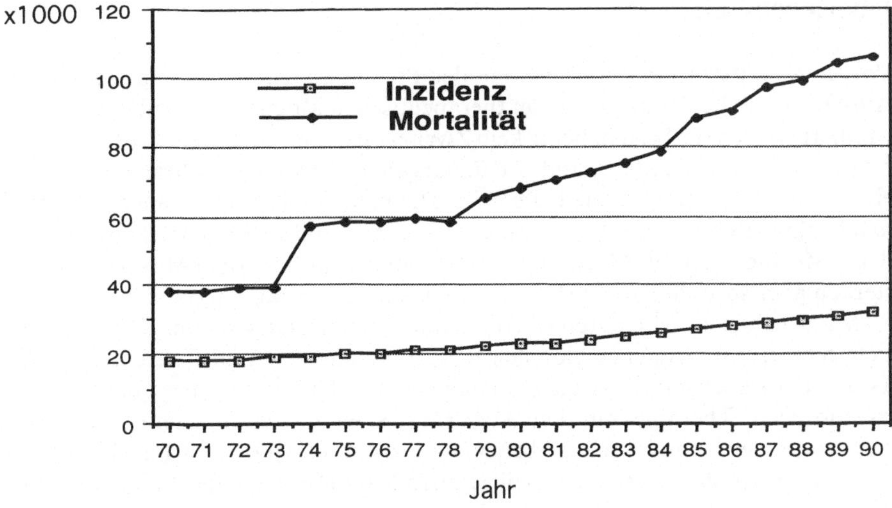

Abb. 2. Prostatakarzinom: Inzidenz und Mortalität. (Nach Silverberg u. Lubera 1987)

Die Lebenserwartung und damit auch der Anteil der Alten in unserer Bevölkerung nehmen zu. Damit läßt sich teilweise die beobachtete Zunahme der Inzidenz und des Mortalitätsrisikos für das Prostatakarzinom erklären. Ein weiterer Grund für den Inzidenzanstieg liegt in der vermehrt entdeckten inzidentellen Tumorform eines Prostatakarzinoms, die den Stadien T1a und T1b zugeordnet wird. Man rechnet bei sorgfältiger Aufarbeitung des operativ gewonnenen BPH-Gewebes mit einer Häufigkeit von 10–15%. Als Tumorcharakteristikum dieser inzidentellen Karzinome fällt die fokale oder kleinvolumige Ausdehnung auf. – In der histomorphologischen Charakterisierung sind die inzidentellen Karzinome mit der Architektur der latenten Karzinome vergleichbar. Ihre gemeinsame biologische Eigenschaft ist ein langsames Wachstumsverhalten mit einer niedrigen Tumorverdopplungszeit, die auf 2 Jahre geschätzt wird. Deshalb haben intraoperativ festgestellte inzidentelle Prostatakarzinome häufig nur ein geringes Progressions- und Metastasierungspotential. Bei den dedifferenzierten und multifokal entwickelten T1b-Karzinomen liegt eine höhere Aggressivität vor, und deshalb müssen diese Tumorformen gesondert betrachtet und umfassend behandelt werden. Bei einer aggressiven Therapie klinisch wenig relevanter Tumorformen erwächst das Risiko eines Overtreatments. Dabei werden unter Umständen zusätzliche, der Therapie anzulastende Morbiditätsrisiken, begünstigt. Die Einschätzung aber, daß die Mehrzahl der Patienten mit einem prävalent oder latent vorhandenen Prostatakarzinom auch ohne Therapie mit ihrem Tumor die natürliche Lebenserwartung erreichen, besitzt nach wie vor Gültigkeit.

Der Anstieg von Inzidenz und Mortalität des Prostatakarzinoms ist aber eine Tatsache (vgl. Abb. 2), die in den Ländern der westlichen Welt eine große medizinische, gesundheitspolitische und sozioökonomische Herausforderung darstellt.

Überlebenszeit

Vor dem Hintergrund der Zunahme der Prostatakarzinomfälle mit tödlichem Ausgang muß die Wirksamkeit der therapeutischen Möglichkeiten überprüft und validiert werden. Es besteht heute kein Zweifel mehr daran, daß ein Prostatakarzinom, wenn es früh entdeckt und auf das Organ der Prostata beschränkt ist, durch eine radikale Prostatektomie heilbar ist. Die kurative Therapiechance bei einem lokal begrenzten Prostatakarzinom ist vorhanden und sicher. Die damit verbundene Morbidität und Mortalität sind kalkulierbar niedrig (Abb. 3). Warum sterben aber so viele Patienten dennoch an einem Prostatakarzinom?

Mit dem heute verfügbaren Instrumentarium an Diagnostik und Therapie läßt sich in einer zeitbezogenen globalen Bewertung aller Therapiekonzepte eine 10-Jahres-Überlebensrate von 46% erreichen. Die Heilungsrate liegt bei Stadien-zugeordneter Therapie nur bei 32% (Myers et al. 1992). Diese ungünstige Bewertung der Heilungserfolge bei einem Prostatakarzinom wird noch schlechter, wenn man die Gruppe der inzidentellen Karzinome aus der Validierung der Therapieerfolge herausrechnet. Bedeutet dies, daß das auf hohem Niveau entwickelte therapeutische Konzept insuffizient ist?

Das Prostatakarzinom wird häufig erst spät, weil subjektiv asymptomatisch, entdeckt. Damit verbunden sind oft eine lokal fortgeschrittene Tumorausbreitung und bei etwa 30% der Männer bereits Metastasen bei Diagnose. Trotz der antiproliferativen Einflüsse, die die endokrine Therapie auf das Prostatawachstum ausübt, ist die Lebenserwartung der Patienten mit einem fortgeschrittenen Prostatakarzinom schlecht. Nach 5 Jahren sind bereits 75% verstorben, nach 10 Jahren hat sich die Zahl auf 90% erhöht. Weitere 30–50% mit einem lokal begrenzten Prostatakarzinom der Stadien T3 NX MO werden in ihrer Prognose

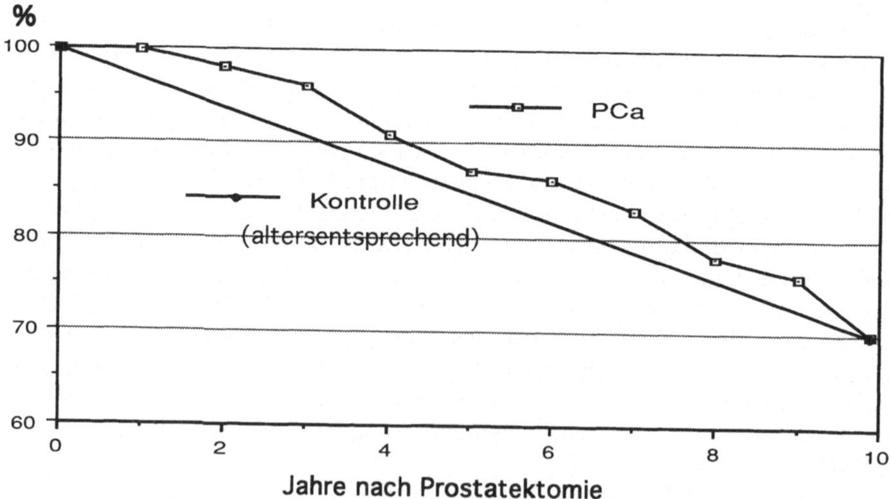

Abb. 3. Überleben nach radikaler Prostatektomie (Stadien A–C, n = 96). (Nach Frohmüller et al. 1991)

Tabelle 3. Longitudinalstudie nach radikaler Prostatektomie im Tumorstadium T1/2

Autoren	Jahr	10-Jahres-Überlebensrate [%]
Gilbertson	1971	69
Culp u. Meyer	1973	72
Schroeder u. Belt	1975	61[a]
Boxer et al.	1977	67[a]
White et al.	1977	64
Correa et al.	1977	79
Walsh u. Jewett	1980	75
Zincke et al.	1981	71
Elder et al.	1982	65[a]
Gibbons et al.	1984	74

[a] Ohne Lymphadenektomie operiert.

durch Metastasen in den pelvinen Lymphknoten belastet. Ein Lymphknotenbefall führt trotz aller operativen, radiotherapeutischen oder systemischen Maßnahmen zum Tumorprogreß.

Dieser ist bis zum Tod innerhalb von 10 Jahren unaufhaltsam vorprogrammiert. Für die Patienten mit einem metastasierenden und/oder lokal fortgeschrittenen Prostatakarzinom ist die endokrine Therapie etabliert, sie hat aber kaum einen lebensverlängernden Effekt. Die endokrine Therapie, in welcher Form auch immer, mildert die Symptome. Sie beeinflußt und verlängert aber nicht substantiell die Überlebenszeit.

Es gibt kritische Stimmen, die bei einem lokal fortgeschrittenen Prostatakarzinom unter Berücksichtigung der schlechten Prognose die Frage aufwerfen, ob eine konservative Therapie bei einem großvolumigen und verbreitet entwickelten Prostatakarzinom überhaupt Sinn macht. Eine Antwort darauf kann die Tumorbeobachtung solcher Fälle geben, die gut diagnostiziert und in ihrem Stadium definiert kontrolliert verfolgt werden. Derartige Untersuchungen liegen vor und wurden in den Studien von Handley et al. (1988), George et al. (1988), Whitmore et al. (1991) und in jüngster Zeit von Johannson (1992) vorgestellt. Aus diesen Beobachtungen ergibt sich eindeutig, daß auch organbeschränkte kleine Prostatakarzinome sich zwar langsam, aber unaufhaltsam in eine Progression bewegen.

Nach 10 Jahren muß man bei 40% der Männer mit einem primär lokal begrenzten Prostatakarzinom mit dem tumorbedingten Tod rechnen. Ein klinisch manifester Tumor kann geheilt werden, wenn er rechtzeitig noch in der Phase der organbegrenzten Entwicklung diagnostiziert und operativ ausgerottet wird (Tabelle 3). Jede Therapieentscheidung bei einem Prostatakarzinom muß die verbleibende Lebenserwartung, die krebsbedingten Symptome und die therapieeigene Morbidität berücksichtigen, um die Lebensqualität nicht negativ zu beeinflussen.

Screening

Das Ziel der Früherkennung wird mit Filter- und Felduntersuchungen angestrebt. Screening ist immer dann gerechtfertigt, wenn dadurch Früherkennungsrate und therapeutischer Erfolg günstig beeinflußt werden.

Die nichtinvasive bzw. wenig belastende Untersuchung durch den tastenden Finger und die damit verbundenen geringen Kosten waren möglicherweise mit eine Voraussetzung dafür, daß der Gesetzgeber der Bundesrepublik seit Juli 1971 in einem Screening-Programm die Früherkennung des Prostatakarzinoms und anderer Tumoren ermöglicht. Das Interesse der Männer an dieser freiwilligen Untersuchung ist allerdings gering. Die Akzeptanz der Früherkennungsuntersuchung in der männlichen Bevölkerung liegt bei 8% aller 45jährigen und erreicht ihren Gipfel mit 15% bei 60jährigen (Abb. 4).

Zur Früherkennung des Prostatakrebses wird die Kombination der digitorektalen Untersuchung, des transrektalen Ultraschalls und der Bestimmung des prostataspezifischen Antigens geprüft (Tabelle 4). Eine abschließende Bewertung dieser Kombination kann noch nicht erfolgen. Die bisherigen Daten bestätigen die höhere diagnostische Ausbeute, dies läßt aber noch nicht den Schluß zu, daß dadurch gleichzeitig die Überlebenszeit innerhalb der gefährdeten Patientengrup-

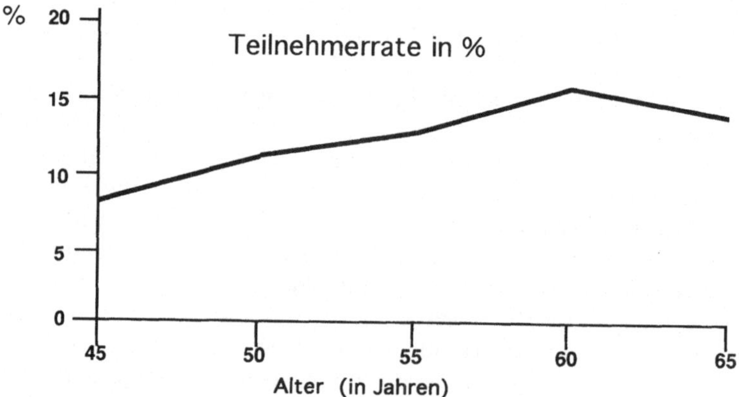

Abb. 4. Teilnehmer am Krebsvorsorgeprogramm in der BRD 1987. (Nach Frohmüller 1988)

Tabelle 4. Diagnostizierte Prostatakarzinome bei Männern mit auffälligem transrektalen Ultraschall. (Nach Chodak 1991)

Digitorektal	PSA	Anzahl der Karzinome
+	+	66%
−	+	32%
+	−	15%
−	−	6%

Tabelle 5. Unterscheidung zwischen klinisch relevanten und weniger relevanten Prostatakarzinomen. (Nach Scardino 1991)

	Klinisch relevant	Klinisch weniger relevant
Volumen	Groß (> 0,22 ccm)	Klein (< 0,22 ccm)
Grading	Mäßig/niedrig diff.	Hoch differenziert
Pathologie	Gleason 3–5	Gleason 1–2
Ploidie	Invasiv/proliferativ	Nichtinvasiv
PSA	Erhöht	Normal
Herkunftzone	Äußere Zone	Übergangszone

pe verbessert wird. Die muß überprüft werden. Ebenso dürfte die Gemeinschaft bei einem Massen-Screening durch ein kombiniertes Untersuchungsprogramm finanziell überstrapaziert werden.

Die große Diskrepanz zwischen der Prävalenz latenter und klinisch manifester Karzinome birgt die Gefahr, durch verbesserte Screening-Methoden früh entdeckte Karzinome, die klinisch weniger relevant sind (Tabelle 5), weil sie kaum Einfluß auf die Lebensqualität und die natürliche Lebenserwartung des Betroffenen haben, einem Overtreatment zu unterwerfen. Dem erwarteten Benefit steht die therapiebedingte Morbidität gegenüber. Außerdem könnte ein Tumor bestrahlt, operiert, endokrin behandelt oder chemotherapiert werden, der aber niemals in die Phase einer Erkrankung gekommen wäre.

Screening-Untersuchungen mit besserer Aussagekraft fehlen zur Zeit noch. Es gibt bisher keine Möglichkeiten, die Patienten herauszufiltern, die besonders progressionsfreudige und metastasierungsbereite Tumoren tragen. Andere Tumorparameter wie die Bestimmung der DNS-Ploidie, die Berechnung nukleären Rundheits-Faktors oder der Nachweis der Onkogenexpression könnten möglicherweise dazu beitragen, das Malignitätsprofil kleinvolumiger Tumoren zu offenbaren. Ob derartige Untersuchungen für ein Massen-Screening geeignet sind, ist bisher eine offene Frage. Nicht zuletzt macht der hohe finanzielle Aufwand für solche Programme eine gesundheitspolitische Entscheidung erforderlich.

Schlußfolgerung

Das Prostatakarzinom ist ein wachsendes medizinisches Problem: Inzidenz (Prävalenz?) und Mortalität nehmen stetig zu. Wirkungsvolle Früherkennungsmaßnahmen lassen sich schon allein wegen der Kosten nicht zum Screening heranziehen. Das Management des Prostatakarzinoms in den 90er Jahren läßt sich in vier Zielen darstellen:

1. Untersuchungen zum Einfluß neuer Diagnosemöglichkeiten (TRUS, PSA) auf den Behandlungserfolg.

2. Entwicklung effektiver, zuverlässiger und reproduzierbarer Methoden, die zwischen „gutartigem" und „bösartigem" Verlauf von Prostatakarzinomen unterscheiden.
3. Aufklärung der Bevölkerung über die Notwendigkeit der Früherkennung.
4. Entwicklung von effektiven Behandlungen beim fortgeschrittenen Prostatakarzinom.

Literatur

Boxer RJ, Kaufman JJ, Goodwin WE (1977) Radical prostatectomy for carcinoma of the prostate: 1951–1976. A review of 329 patients. J Urol 117:208–213

Chodak G (1991) Prostate cancer: to screen or not to screen. Acta Oncol 30:285–287

Correa RJ, Gibbons RP, Cummings KB, Matson JT (1977) Total prostatectomy for stage B carcinoma of the prostate. J Urol 117:328–329

Culp OS, Meyer JJ (1973) Radical prostatectomy in the treatment of prostatic cancer. Cancer 32:1113–1118

De Vere-White R, Paulson DF, Glenn JF (1977) The clinical spectrum of prostate cancer. J Urol 117:323–327

Elder JS, Jewett HJ, Walsh PC (1982) Radical perineal prostatectomy for clinical stage B2 carcinoma of the prostate. J Urol 127:704–706

Frohmüller H, Theiss M, Wirth MP (1991) Radical prostatectomy for carcinoma of the prostate. Eur Urol 19:279–283

George NJR (1988) Natural history of localised prostatic cancer managed by conservative therapy alone. Lancet 1:494–497

Gibbons RP, Correa RJ Jr, Brannen GE, Mason JT (1984) Total prostatectomy for localized prostatic cancer. J Urol 131:73–76

Handley R, Carr TW, Travis D, Powell PH, Hall RR (1988) Deferred treatment for prostate cancer. Br J Urol 62:249–253

Johannson JE, Adami HO, Andersson SO, Bergström R, Holmberg L, Kruseno UB (1992) High 10-year survival rate in patients with early, untreated prostate cancer. J Am Med Assoc 267:2191–2196

Myers RP, Larson-Keller JJ, Burgstrell EJ, Zincke H, Oesterling JE, Lieber MM (1992) Hormonal treatment at time of radical retropubic prostatectomy for stage D1 prostate cancer: Results of long-term follow up. J Urol 147:910–915

Scardino PT (1989) Early detection of prostate cancer. Urol Clin N Am 16:635–655

Scardino PT (1991) A comparison of the morphological features of cancer arising in the transition zone and in the peripheral zone of the prostate. J Urol 146:1069–1076

Scardino PT, Weaver R, Hudson MA (1992) Early detection of prostate cancer. Hum Pathol 23:211–222

Schroeder FH, Belt E (1975) Carcinoma of the prostate: a study of 213 patients with stage C tumors treated by total perineal prostatectomy. J Urol 114:257–260

Silverberg E, Lubera J (1987) Cancer statistics. CA Cancer J Clin 37:2–19

Walsh PC, Jewett HC (1945) Radical surgery for prostatic cancer. Cancer 45 [Suppl 7]:1906–1911

Whitmore WF jr, Warms JA, Thompson IM (1991) Expectant management of localized prostatic cancer. Cancer 67:1091–1096

Zincke H, Fleming TR, Furlow WL, Myers RP, Utz DC (1981) Radical retropubic prostatectomy and pelvic lamphadenectomy for high-stage cancer of the prostate. Cancer 47:1901–1910

Epidemiologie des Prostatakarzinoms

P. BOYLE

Die übliche Vorlesung über die Epidemiologie einer Erkrankung beginnt mit der Feststellung, daß sie hier häufig, dort selten sei, daß hier ein Anstieg der Inzidenz und dort ein Abfall zu beobachten sei und letztlich, daß einige Studien zu diesem Schluß und andere zu jenem kämen. Am Schluß wird meistens subsumiert, daß weitere Untersuchungen notwendig seien. In dem nachstehenden Beitrag weiche ich von diesem üblichen Vorgehen ab, indem ich zwei wichtige Aspekte des Prostatakarzinoms hervorhebe. Ich glaube, daß man in der jetzigen Zeit ernsthaft und aktiv die Möglichkeiten zum Screening und der Krebsfrüherkennung des Prostatakarzinoms verfolgen sollte.

Zunächst möchte ich Ihnen Daten aus der Europäischen Gemeinschaft und ihren Mitgliedstaaten aus dem Jahre 1980 (Abb. 1) vorstellen. 1980 starben in dem genannten Gebiet 730 000 Menschan am Karzinom, und im gleichen Zeitraum erkrankten 1 222 000 neu am Tumor. Mehr als die Hälfte der Krebserkrankungen betrafen Männer, daraus errechnet sich eine Inzidenz von 308 männlichen Individuen pro 100 000; 568 000 Frauen erkrankten an einem Karzinom, daraus ergibt sich eine Inzidenz von 214/100 000 Frauen.

Die 10 häufigsten Tumorarten des Mannes sind in der Tabelle 1 aufgelistet. Das Bronchialkarzinom rangiert mit 135 000 Erkrankungsfällen im Jahr an erster Stelle. An die zweite Stelle der Häufigkeit gelangte bereits das Prostatakarzinom mit 85 000 Erkrankungsfällen pro Jahr und einer Inzidenz von 35,2. Dies unterstreicht, daß das Prostatakarzinom als Erkrankung ein wichtiges Gesundheitsproblem darstellt. In dieser Rangordnung nimmt das Harnblasenkarzinom des

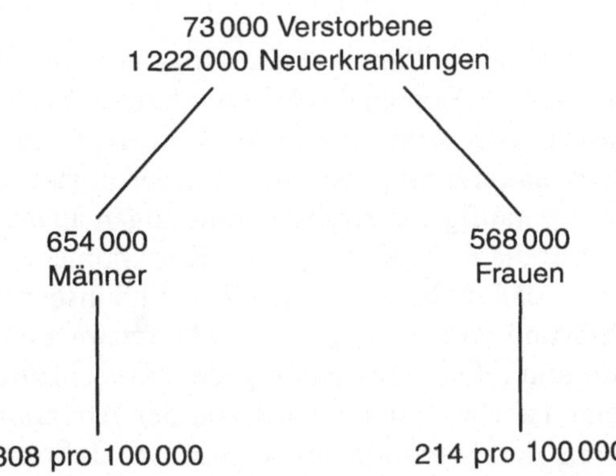

Abb. 1. Krebsinzidenz und -mortalität in den Mitgliedstaaten der Europäischen Gemeinschaft 1980

Tabelle 1. Karzinome bei Männern in der Europäischen Gemeinschaft (1980). (Nach Jensen et al., Eur J Cancer 26:1167–1255)

Lokalisation	Anzahl	Rate/100000
1. Lunge	135000	64,0
2. Prostata	85000	35,2
3. Magen	55000	25,1
4. Darm	42000	19,2
5. Blase	41000	19,2
6. Leber	31000	14,3
7. Mund und Pharynx	27000	13,7
8. Larynx	25000	12,3
9. Rektum	24000	10,9
10. Leukämie	17000	8,4

Tabelle 2. Karzinome bei 65jährigen Männern (Anzahl in Tausend)

Land	1990	2000	2010	2020
Belgien	15,4	17,4	17,9	21,7
Dänemark	6,7	6,7	7,8	9,6
Deutschland	81,5	100,2	126,5	133,4
Frankreich	78,6	93,3	98,0	125,1
Griechenland	10,5	13,2	14,1	15,3
Großbritannien	81,8	83,5	88,9	104,8
Irland	3,1	3,1	3,5	4,6
Italien	74,9	89,4	98,2	107,9
Luxemburg	0,4	0,5	0,6	0,7
Niederlande	19,5	22,4	26,6	35,7
Portugal	8,1	9,2	9,6	10,9
Spanien	39,8	49,1	51,7	59,0
	423,4	491,5	545,3	629,7

Mannes den 5. Platz mit einer Inzidenz von 19,2 pro Jahr ein. Im Gegensatz dazu rangiert bei Frauen das Mammakarzinom auf dem ersten Platz, an dem genauso viele Frauen erkranken wie Männer am Bronchialkarzinom. Die Inzidenz des Mammakarzinoms beträgt 55,6. Urologische Tumoren sind bei der Frau unter den 10 häufigsten Krebserkrankungen allerdings nicht zu finden.

Für die Epidemiologie von Karzinomen spielt das Phänomen eine wesentliche Rolle, daß in der westlichen Welt und insbesondere in den europäischen Ländern aufgrund der gestiegenen Lebenserwartung die Zahl der Männer über 65 zunimmt. Die Entwicklung der Krebsinzidenz von 1990 bis zum Jahre 2020 zeigt Tabelle 2; dabei wird von der Annahme ausgegangen, daß die Risikofaktoren der Karzinomentstehung des Jahres 1980 sich in dem vorhergesagten

Tabelle 3. Prostatakarzinom-Inzidenz in den 12 Staaten der EG; Neuerkrankungen bei über 65jährigen

	1990	2000	2010	2020
Belgien	2796	3156	3248	3939
Dänemark	1120	1120	1307	1596
Frankreich	16444	19507	20497	26157
Deutschland	17658	21727	27416	28927
Griechenland	1207	1511	1621	1752
Großbritannien	14125	14421	15352	18099
Irland	549	546	621	814
Italien	11321	11510	14836	16313
Luxemburg	63	76	86	106
Niederlande	3559	4087	4861	6512
Portugal	1753	1993	2068	2347
Spanien	8056	9938	10454	11933
Gesamt	79453	92240	102341	118175
Kanada	6494	7784	9391	12927

Zeitraum nicht verändern. Daraus ergibt sich, daß die Karzinomhäufigkeit zwischen 1990 und 2020 um über 50% ansteigt.

Entsprechend wird der Behandlungsaufwand für Krebserkrankungen wachsen. Nimmt man die gleichen Daten für das Prostatakarzinom (Tabelle 3) in den 12 Mitgliedsstaaten der Europäischen Gemeinschaft bei Männern, die 65 Jahre oder älter sind, dann läßt sich daraus das Gewicht dieser Erkrankung unschwer erkennen. Im Jahr 1990 haben wir 79453 Prostatakarzinom-Erkrankungen, im Jahr 2000 wird diese Zahl auf 92240 klettern, im Jahre 2010 weiter auf 102341 steigen, und schließlich im Jahr 2020 auf 118195. Dieser Anstieg ist signifikant und macht deutlich, wie die Therapieaufwendungen für diese Erkrankungen wachsen werden. Dies liegt vor allem daran, daß wir mehr Männer in der Europäischen Gemeinschaft haben werden, die eine höhere Lebenserwartung genießen können. Wenn man zum Vergleich Kanada heranzieht, das aufgrund der Immigration in den 50er Jahren eine jüngere Bevölkerung aufweist, dann zeigt sich eine Verdopplung der Prostatakarzinominzidenz von 1990 bis zum Jahr 2020.

Es zeigt sich in der Tat die Bedeutung des Prostatakarzinoms als Gesundheitsproblem in allen Teilen der Welt mit einem Anstieg von ungefähr 3% pro Jahr. Auch hier ist das zunehmend erreichte höhere Alter bei der männlichen Bevölkerung maßgebend. Allerdings kann ein wesentlicher Teil dieses Wachstums durch einen diagnostischen Artefakt erklärt werden (Tabelle 4). Hierbei handelt es sich um ein aus epidemiologischer Sicht schwierig zu eliminierendes Problem beim Prostatakarzinom. Wie auch immer, wenn man die Anzahl der Neuerkrankungen am Prostatakarzinom aus dem Jahr 1980 den projizierten Daten des Jahres 2010 gegenüberstellt, zeigt sich ein bedeutungsvolles Wachstum, das die Wichtigkeit des Prostatakarzinoms in sozialmedizinischer Sicht unterstreicht. Dies betrifft aber nicht nur Europa, ebenso Nord- und Südamerika.

Tabelle 4. Prostatakarzinom 1980–2010

Anzahl der Fälle (1980)	250000
Anzahl der Fälle (2000)	780000
Anzahl der Fälle (2010)	1300000

Die Gesamtinzidenz des Prostatakarzinoms steigt in allen Teilen der Welt um etwa 3% pro Jahr. Ein wesentlicher Grund hierfür ergibt sich aus der Zunahme der diagnostizierten Fälle.

Legt man nur das zunehmende Älterwerden der Weltbevölkerung zugrunde und schließt vorübergehende Zunahmen des Karzinomrisikos aus, dann wird die Inzidenz der Krebserkrankung in den Ländern der Europäischen Gemeinschaft bei über 65jährigen um 50% in den nächsten drei Dekaden ansteigen. Es erhebt sich die Frage, sind wir hierauf vorbereitet? Was können wir tun, um dieses bedrohliche Wachstum zu unterbrechen? Was können wir unabhängig von einer verstärkten Ausbildung von Urologen und einer verbesserten Therapie unternehmen, um dieses Wachstum zu hemmen?

Es gibt zwei Möglichkeiten, wie man sich diesem Problem nähern kann. Einerseits kann man Risikofaktoren identifizieren, die in zunehmendem Maße in der Bevölkerung wirksam werden, diese möglichst eliminieren und letzten Endes damit die Fallzahl wieder absenken. Die zweite Möglichkeit ist das Prostatakarzinom-Screening. Dadurch haben wir zwar die gleiche Anzahl von Erkrankungsfällen oder womöglich sogar mehr, aber es ist zu hoffen, daß man die Prostatakarzinomsterblichkeit reduziert. Wenn auch die Zahl der jährlichen Erkrankungsfälle ansteigt, steigt auch die Mortalität am Prostatakarzinom parallel zur wachsenden Karzinominzidenz, wenn wir nicht einiges in therapeutischer Hinsicht im Sinne eines Behandlungsdurchbruchs erreichen oder aber auf dem Wege des Screenings die Mortalität wieder senken können.

Ein Blick auf die Krebsregister der verschiedenen Staaten der Erde zeigt eine 120fache Häufigkeitsvarianz der Prostatakarzinominzidenz (Abb. 2). Dabei sind China und Japan als Regionen geringen Risikos im Vergleich zu einigen Staaten Nordamerikas mit überwiegend schwarzer Bevölkerung als Hochrisikogebieten zu unterscheiden. Ähnlich wie bei der Inzidenz weisen die weltweiten Krebsregister eine Variation in der Mortalität auf. Auch hinsichtlich der Prostatakarzinomsterblichkeit ist die Mortalität neben den nordamerikanischen Staaten mit überwiegend schwarzer Bevölkerung in der Karibik am höchsten und mit einer Mortalität von < 1 in Ägypten, Ceylon und Thailand am niedrigsten. In der alten Bundesrepublik betrug die Mortalität 16,1 und in der alten DDR 9,5.

Betrachtet man die Inzidenz bei der chinesischen und japanischen Bevölkerung, die nach Nordamerika ausgewandert war, dann fällt der Inzidenzunterschied zu den in Asien verbliebenen Chinesen und Japanern auf (Tabelle 5). Daraus läßt sich ein wesentlich niedrigeres Risiko für Japaner in Japan und Chinesen in China ableiten. Dies erlaubt den Schluß, daß genetische Ursachen für die Prostatakarzinomentstehung bei diesen Bevölkerungsgruppen offenbar keine Rolle spielen. Vielmehr weist dieser Inzidenzsprung von Asien zu Nordamerika bei gleicher genetischer Anlage auf Umweltfaktoren hin. Konzentriert man sich

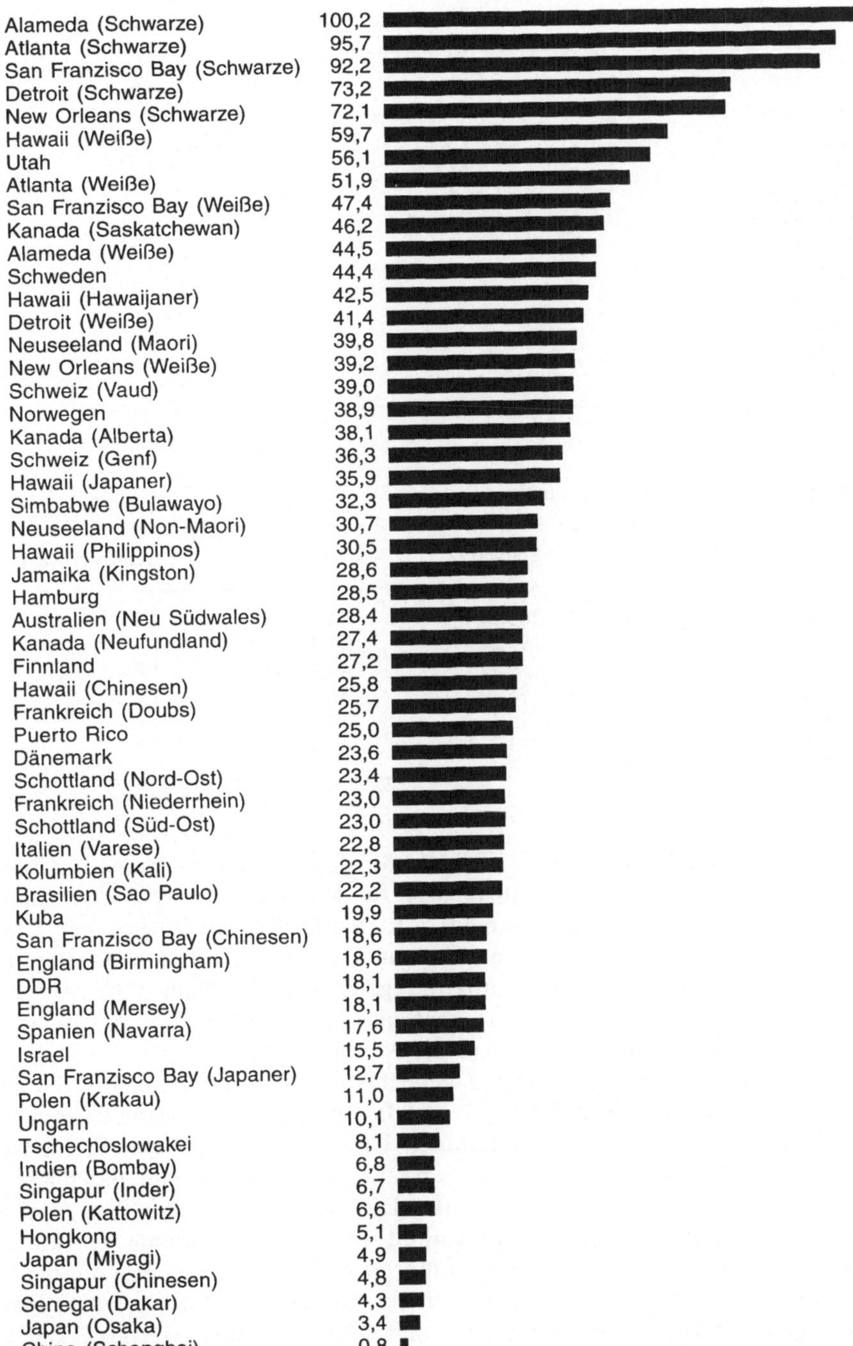

Abb. 2. Inzidenz des Prostatakarzinoms. Altersstandardisierte Raten pro 100000 Einwohner (Welt-Standardbevölkerung)

Tabelle 5. Prostatakarzinom in der chinesischen und japanischen Bevölkerung

	Chinesisch	Japanisch
Hawaii	25,8	35,9
San Francisco Bay	18,6	12,7
Los Angeles	26,6	21,5
Hong Kong	5,1	–
Shanghai	0,8	–
Singapur	4,8	–
Fukuoka		4,1
Miyagi		4,9
Nagasaki		10,2
Osaka		3,4

Tabelle 6. Deskriptive Epidemiologie

	Schwarz	Weiß	Relatives Risiko
Alameda	100,2	44,5	2,3
San Francisco Bay	92,2	47,4	1,9
Los Angeles	79,1	44,3	1,8
Atlanta	95,7	51,9	1,8
New Orleans	72,1	39,2	1,8
Detroit	73,2	41,4	1,8

auf 6 Regionen Nordamerikas (Tabelle 6), dann fallen in Alameda County (Kalifornien) unterschiedliche Inzidenzen für schwarze und weiße Amerikaner auf. In Alameda County ist das relative Risiko für Schwarzamerikaner 2,3mal höher als für weiße Amerikaner, am Prostatakarzinom zu erkranken. In der Bay Area (San Francisco) ist die Situation ganz ähnlich. Beim PSA-gestützten Screening hatten schwarze Amerikaner in 13,56% ein PSA $> 4\,\mu g/ml$, weiße Amerikaner hingegen nur in 8,4% (Bullock et al. 1994).

Wenn man vor dem Hintergrund dieser Daten die Inzidenzzunahme der nach Nordamerika immigrierten Chinesen und Japaner betrachtet, dann kann es sich nicht um einen einfach zu ermittelnden Umweltfaktor handeln. Es ist nicht lediglich die Tatsache, daß man in einer bestimmten Region wohnt, daß man dort die Luft atmet oder das Wasser trinkt. Die verfügbaren Statistiken über die Prostatakarzinominzidenz und Mortalität sind auf die Summe der klinisch diagnostizierten Karzinome zurückzuführen und die latenten Karzinome, die unerwartet bei der Operation oder bei der Autopsie entdeckt wurden. Deren Häufigkeit schwankt von Land zu Land und trübt die Zuverlässigkeit der statistischen Daten und erschwert ihre Vergleichbarkeit (Zaridze et al. 1984).

Daher ist der Sockel, auf dem die deskriptive Epidemiologie des Prostatakarzinoms ruht, bereits mit Fehlern behaftet. Wenngleich die Inzidenzraten von Land

zu Land wegen der unterschiedlichen Operationsfrequenz und Autopsiehäufig-
keit schwanken – nicht zuletzt nimmt die Qualität der Diagnostik Einfluß – ist
eine Untersuchung von Breslow et al. (1977) von Interesse, der Karzinome bei
etwa 20% aller Männer jenseits des 45. Lebensjahres in kleinen Herden
nachweisen konnte. Eine Beobachtung, die offenbar weltweit zutrifft, selbst in
Regionen mit unterschiedlichem Prostatakarzinom, und den Gedanken nahelegt,
daß möglicherweise Faktoren, die bei der Promotion des Prostatakarzinoms eine
größere Rolle spielten als bei der Initiation, wirksam sind. Wären Promotoren
überwiegend wirksam, dann würde dieses die unterschiedlichen Inzidenzen in den
verschiedenen Regionen erklären. Die Hinweise, daß der Umwelt- oder Lebens-
stil-Einfluß die Inzidenz des Prostatakarzinoms bestimmt, ist zwingend:

1. Die verschiedenen Bevölkerungsgruppen auf der Welt haben eine verschiedene
   Häufigkeit des Prostatakarzinoms, und diese Häufigkeit ändert sich mit der
   Zeit.
2. Bei der Immigration nehmen die Einwanderer das Karzinommuster ihrer
   neuen Heimat an.
3. Gruppen von Individuen, deren Lebensart sie von anderen Mitgliedern der
   gleichen Gemeinde unterscheidet, erfahren unterschiedliche Häufigkeiten des
   Prostatakarzinoms.

Aus den genannten Gründen sind Umweltfaktoren bei der Genese des Prostatakarzinoms offensichtlich einflußreich. Hinterfragt man aber die ätiologischen
Faktoren, dann wird das Ursachenmuster plötzlich wieder unklar. Es ist
naheliegend, bei den Risikofaktoren des Prostatakarzinoms an endokrine Faktoren zu denken. Forschungsarbeiten, durch die nach endokrinen oder biochemi-
schen Faktoren gesucht wurde, die bei der Prostatakarzinomentstehung wirksam
sein könnten, kamen nicht zu einem schlüssigen Ergebnis. Die Bestimmung von
Steroid- oder Peptidhormonkonzentrationen in Plasma von Patienten mit einem
Prostatakarzinom zeigten keine regelmäßig wiederkehrenden Unterschiede eines
kranken im Vergleich zu einem gesunden Mann (Griffiths et al. 1988). Diese
Feststellung ist besonders bedauerlich, da ich davon überzeugt bin, daß
Hormonverschiebungen nicht ohne Einfluß sein sollten.

Ein ähnliches Bild ergibt sich, wenn man Faktoren, die durch die Umwelt oder
den Lebensstil bedingt sind, näher unter die Lupe nimmt (Tabelle 7). Bei den
unterschiedlichen Studien wurden in großer Zahl Risikofaktoren aufgedeckt,

Tabelle 7. Risikofaktoren des Prostatakarzinoms

● Diätetische Faktoren	● Kaffeekonsum
● Körpergewicht (Index)	● Sozioökonomischer Status
● Beschäftigung	● Sexualität
● Genetische Faktoren	● Sexually transmitted disease
● Zigarettenrauchen	● Benigne Prostatahypertrophie
● Alkoholkonsum	

Tabelle 8. Prostatakarzinom und Beschäftigung

	Henry	R. G.[a]	Ernster[b]	TNCS[c]
Landwirtschaft	+	+	+	+
Möbelpoliteur	+			
Lokomotivführer	+			
Feuerwehrmann	+			
Reinigungs-Angestellter	+			
Unternehmer		+		
Werkmeister		+		
Armee		+		
Schriftsetzer			+	
Geschäftseinrichter			+	
Chemikalien-Exposition			+	
Pfarrer				+
Spengler				+
Gummi-Arbeiter				+
Bergmann				+
Einzelhandel				+
Drogist				+

[a] Registered General Study;
[b] Ernster (Kalifornien);
[c] National Cancer Survey.

aber keine hat einer kritischen Überprüfung standgehalten. Greift man die Ernährung als Risikofaktor heraus, dann lassen sich im Schrifttum 25 Studien finden, die diese Frage näher untersuchen.

Für jede positive gibt es aber auch eine negative Studie. Insbesondere ließen sich weder der Fettverbrauch noch die Vitamin-A-Aufnahme mit einem erhöhten Prostatakarzinomrisiko in Verbindung bringen. Ich fürchte, gegenwärtig ist keine Untersuchung durchgeführt worden, die eine eindeutige Beziehung zwischen Risiko und Prostatakarzinomentstehung beweisen konnte, besonders wenn man Reproduzierbarkeit und Gültigkeit in unterschiedlichen Populationen prüft.

Ein weiteres Beispiel für die Suche nach Risikofaktoren ist die Untersuchung des Prostatakarzinomrisikos in den verschiedenen Berufsgruppen in 4 repräsentativen Studien (Tabelle 8). Interessanterweise zeigen alle 4 Studien eine Risikoerhöhung bei Landwirten. Allerdings ließ sich eine Begründung hierfür nicht finden. Im übrigen kamen diese 4 Studien zu unterschiedlichen Berufsgruppen mit vermeintlichem Prostatakarzinomrisiko.

Schlußfolgerung

Es bleibt festzuhalten, daß die Epidemiologie des Prostatakarzinoms eine äußerst große Schwankungsbreite der Inzidenz aufweist (bis zu 120fach). Eine große Häufigkeit wurde bei Schwarzen in den Vereinigten Staaten von Amerika auch in anderen Ländern festgestellt. Letztlich sind gegenwärtig die Ursachen des Prostatakarzinoms noch unbekannt.

Das Prostatakarzinom ist ein Gesundheitsproblem, dessen Bedeutung weiter wächst. Die Tatsache, daß die Ursachen des Prostatakarzinoms noch weitgehend ungeklärt sind, ist nicht gerade ein Lob für die epidemiologische Gemeinschaft. Daher gibt es weiter gute Gründe, um die Möglichkeiten eines Screenings beim Prostatakarzinoms näher zu untersuchen.

Literatur

Breslow M, Chan CW, Dhom G et al. (1977) Latent carcinoma of prostate at autopsy in seven areas. Int J Cancer 20:680–688

Bullock A, Smith DS, Basler J, McCarthy J, Catalona WJ (1994) Racial differences in prostate cancer detection and staging. J Urol 151:292 A

Ernester VL, Seloin S, Winkelstein W (1978) Cohort mortality for prostate cancer among U.S. non-whites. Science 200:1165–1165

Griffiths K, Davies P, Eaton CL (1988) Cancer of the prostate – endocrine factors. In: Clarke JR (ed) Oxford Reviews of Reproductive Biology. Vol 9. Oxford University Press. Oxford, pp 192–259

Jensen MO, Esteve J, Möller H, Renard H (1990) Cancer in the European Community and its member states. Eur J Cancer 26:1167–1256

Zaridze DG, Boyle P, Smans M (1984) Trends in prostatic cancer. Int J Cancer 33:223–230

Prognostische Faktoren des Prostatakarzinoms

L. DENIS

Das Prostatakarzinom tritt in einer Vielzahl von Manifestationsformen auf, und es ist bekannt, daß die Charakteristika des Tumors und des Wirts in stärkerem Maße den Verlauf der Krankheit bestimmen als die Therapie. Tatsächlich beeinflußt in nicht wenigen Studien die Präselektion der Patienten das Endergebnis deutlicher als die therapeutische Modalität. Diese Feststellung läßt sich an folgenden Beispielen illustrieren:

In der Vergangenheit wurde in der EORTC-Studie 30853 ein Vorteil der kompletten Androgendeprivation bei der Behandlung des fortgeschrittenen Prostatakarzinoms im Vergleich zur partiellen Androgendeprivation belegt (Denis et al. 1990). Entsprechend dieser Studie, die eine randomisierte Behandlung zwischen Orchiektomie und Goserelin-Acetat (Zoladex) und Flutamid (Fugerel) vorsieht, zeigt sich, gemessen am Studienendpunkt Leistungsindex, eine Überlegenheit der Kombinationsbehandlung (Abb. 1).

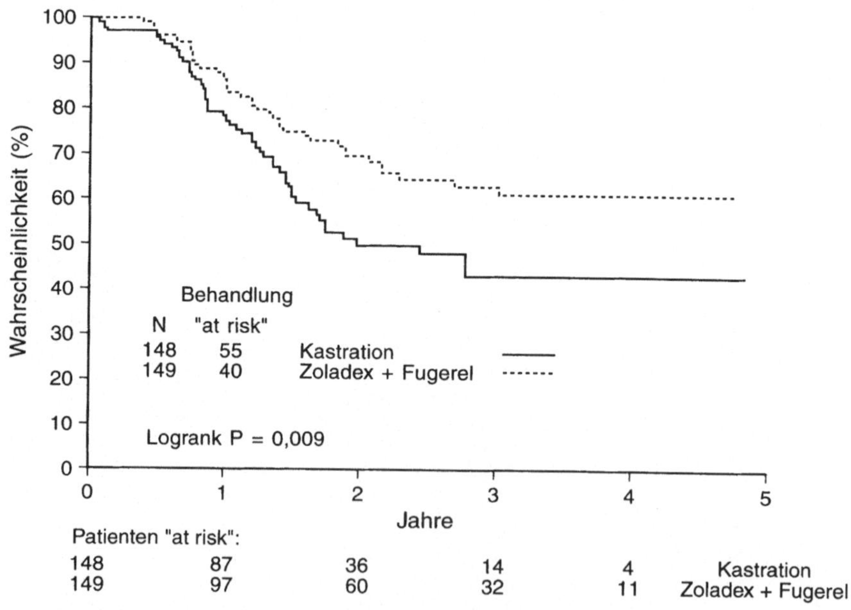

Abb. 1. Wahrscheinlichkeit der Progression, bestimmt am Leistungsindex der EORTC-Studie 30853

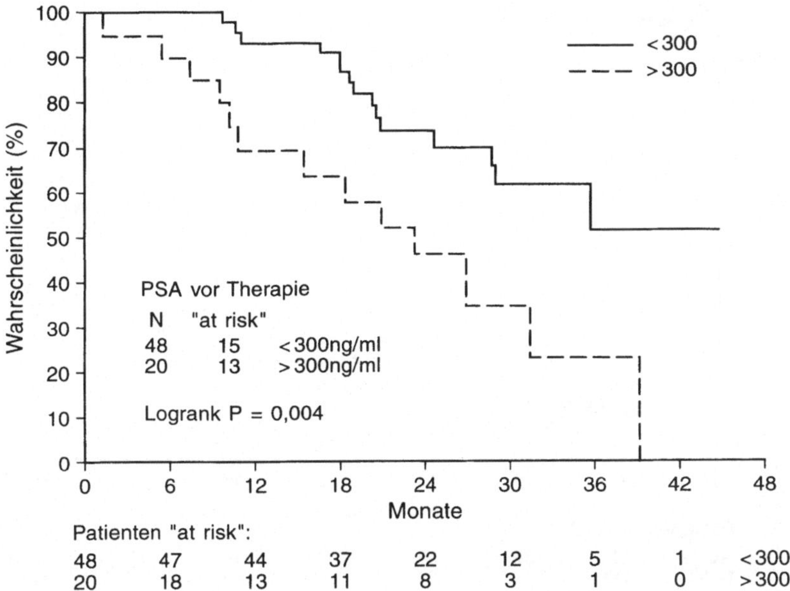

Abb. 2. Einfluß des PSA-Spiegels auf die Überlebensrate in der EORTC-Studie 30853

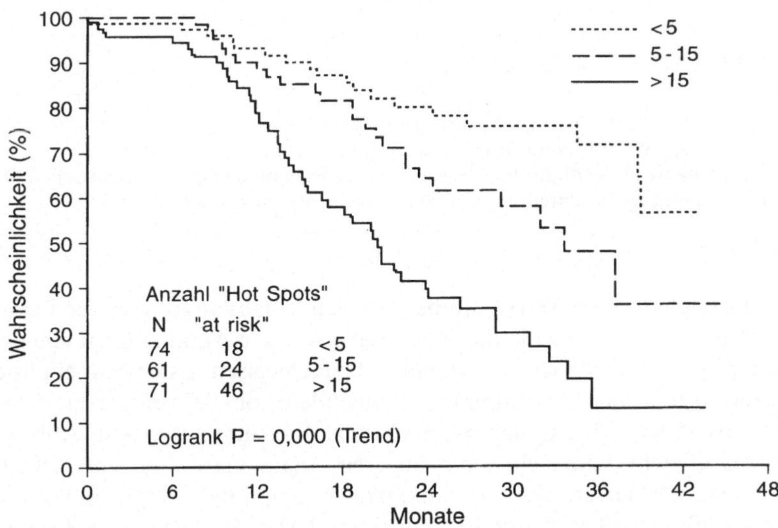

Abb. 3. Einfluß der Anzahl der Hot spots auf der Knochenszintigraphie auf die Überlebensrate der EORTC-Studie 30853

Starken Einfluß auf die Überlebensrate als Studienendpunkt nimmt der Spiegel des prostataspezifischen Antigens (PSA) vor Behandlungsbeginn. Patienten mit einem PSA über 300 ng/ml hatten eine statistisch signifikant verkürzte Überlebenszeit in beiden Therapiearmen (Abb. 2).

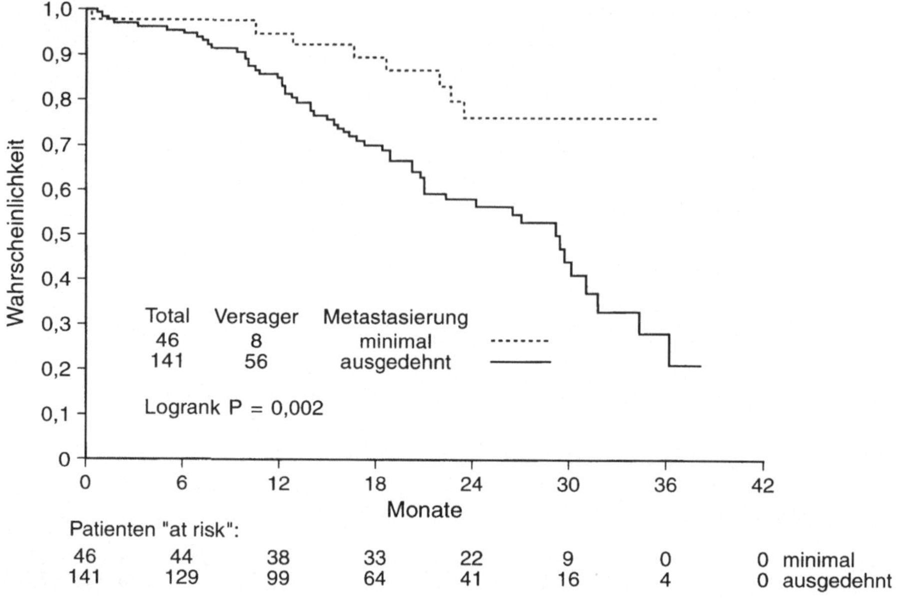

Abb. 4. Einfluß der Metastasierungsrate (minimal vs. ausgedehnt) auf die Überlebensrate in der EORTC-Studie 30853

Tabelle 1. Stellenwert der prognostischen Faktoren

1. Anpassung an die Natural History einer Erkrankung
2. Vorhersage des Outcome einer Erkrankung oder der Intervention
3. Möglichkeit eines validierten Vergleiches von Patienten oder therapeutischen Modalitäten
4. Risikogruppen-Beschreibung durch eine Multivarianz-Analyse

In der gleichen EORTC-Studie läßt sich (unabhängig von der Behandlungsform) auch eine unterschiedliche Überlebensrate in Abhängigkeit von der Anzahl szintigraphisch meßbarer Knochenherde nachweisen. Es besteht ein hochsignifikanter Unterschied für Patienten, je nachdem, ob sie weniger als 5, 5–15 oder mehr als 15 sog. Hot spots im Knochenszintigramm aufweisen (Abb. 3).

Das Gleiche läßt sich demonstrieren, wenn man eine Unterscheidung der Knochenmetastasierung in minimal bzw. hochgradig – vergleichbar dem Vorgehen von Crawford et al. (1989) – vornimmt (Abb. 4). Aus diesen Beispielen ist zu erkennen, daß die prognostischen Faktoren so variabel sind, daß sie sich hinsichtlich ihrer klinischen Bedeutung nur in prospektiv-randomisierten Studien prüfen lassen.

Die prognostischen Faktoren sollen sich parallel zum natürlichen Verlauf der Erkrankung – tatsächlich aber zumeist nur zum Verlauf der behandelten Erkrankung –, verhalten (Tabelle 1). Sie sollen den Ausgang (outcome) der Erkrankung oder der ärztlichen Intervention vorhersagen. Sie gestatten einen gültigen Vergleich von Patienten und therapeutischen Modalitäten; die verschiedenen Risikogruppen und ihren Effekt auf den Ausgang belegen multivariate Studien. Daraus ergibt sich auch, daß ein Verzicht auf die Bestimmung prognostischer Faktoren in Therapiestudien des Prostatakarzinoms keine schlüssigen Therapieergebnisse liefern kann.

Definition

Nach dem Geschilderten kann der prognostische Faktor folgendermaßen definiert werden:

Es handelt sich um einen die Prognose *unabhängig von anderen Größen* in einer multivariaten Studie bestimmenden Faktor. Dabei haben multivariate Studien nur dann Aussagekraft, wenn sich ihr Ergebnis auf eine ausreichende Zahl von Patienten bzw. Daten, die das Krankheitsspektrum repräsentieren, stützt.

Warum müssen prognostische Faktoren gemessen werden? Es läßt sich durch sie der natürliche Verlauf (natural history) erfassen, und es lassen sich diejenigen Faktoren indentifizieren, die den Krankheitsausgang beeinflussen. Diese Faktoren zeigen Patienten-Untergruppen auf, bei denen wichtige Unterschiede für den Behandlungseffekt bestehen können. Während die eine Patientengruppe womöglich keine Behandlung benötigt (Therapie mit verzögerter Dringlichkeit), ist diese bei einer anderen unverzüglich einzuleiten. Entsprechend wird der Behandlungsaufwand sich optimal der Prognose des individuellen Patienten anpassen können.

Letztlich ist es bei Kenntnis der prognostischen Faktoren möglich, eine Stratifikation in verschiedene Risikogruppen vorzunehmen (vgl. Abb. 3), wenn man klinische Studien vornimmt. Es erscheint wünschenswert zu sein, daß man möglichst alle Studien gleicher Fragestellung in einer Metaanalyse gemeinsam auswertet, um eine möglichst verbindliche Information über Risikogruppen zu erhalten.

Analyse von prognostischen Faktoren

Eine wichtige Voraussetzung ist die Fähigkeit, individuelle Kovarianten zu identifizieren, also beispielsweise das Alter. Es ist klar, daß ein 90jähriger früher stirbt als ein 70jähriger. Wenn alle Kovarianten ermittelt sind, dann ist der nächste Schritt, sie in einer univariaten Studie zusammenzufassen. In einer univariaten Studie besteht eine bestimmte Verwandtschaft zwischen den geprüften Größen; dies trifft beispielsweise für das Alter, für den Zeitpunkt der Diagnose oder das TNM-Stadium zu, im Gegensatz zu beziehungslosen Kriterien wie Händigkeit, Augen- oder Haarfarbe.

Die Analyse wird mit einer multivariaten Studie fortgesetzt, in der alle Faktoren in einer Wechselbeziehung zueinander stehen. Zwei Wege einer multivariaten Studie wurden auf Brauchbarkeit gerade bei Tumoren des Urogenitalsystems geprüft (Byar et al. 1984): Das Cox-Modell und die logistische Regressionsanalyse. Beide Verfahren sind schwierig, und nach den Erfahrungen

Tabelle 2. Charakterisierung von Risikogruppen für den Tod am Prostatakarzinom von Patienten mit fortgeschrittener Erkrankung (Byar 1984)

	Risikogruppe			
	1	2	3	4
Anzahl der Patienten	954	424	283	546
Ohne endokrine Behandlung [%]	9,9	36,1	22,6	28,8
Metastasiert [%]	0,0	0,2	6,0	41,2
Ureterdilatation [%]	0,9	5,0	9,9	23,8
Durchschnittliche Größe des Primärtumors	9,1	12,8	12,9	19,7
Durchschnittlicher Gleason-Score	5,3	6,2	7,7	8,1
Durchschnittlich saure Phosphatase	0,5	0,9	1,2	6,2
Beobachtete Rate der Patienten, die nicht am Tumor innerhalb von 5 Jahren verstorben sind	94,3	86,4	75,1	35,8

Tabelle 3. Reihung der prognostischen Faktoren in Multivarianz-Analysen (Byar et al. 1984; DeVoogt et al. 1989)

VACURG	EORTC 30761/30762
1. Alter/saure Phosphatase	1. Leistungsindex
2. Leistungsindex	2. T-Kategorie
3. Gleason-Score	3. Chronische oder kardiovaskuläre Erkrankung
4. Gewicht	4. M-Kategorie
5. M-Kategorie	5. saure/alkalische Phosphatase
6. Größe des Primärtumors	6. Alter
7. Hämoglobin	

der Genitourinary-Group der EORTC ist es zweckmäßig, eine Multivarianz-Analyse möglichst erst am Ende einer klinischen Studie vorzunehmen. Danach erhält man Vorhersagemodelle. Zuletzt wird der statistische Datenberg auf klinische Praktikabilität geprüft; denn der Computer erzeugt die Daten, kann aber keinen logischen Bezug zwischen ihnen herstellen.

Byar et al. (1984) haben das Sterberisiko für Patienten mit einem fortgeschrittenen Prostatakarzinom in einer univariaten Studie auf der Basis von 7 Kovariablen berechnet und 4 Risikogruppen aufgestellt (Tabelle 2). Von den gleichen Patienten wurde eine multivariate Analyse zur Reihung der prognostischen Faktoren aufgeführt (Tabelle 3). Auf die gleiche Art und Weise wurde für die Studien 30761 und 30762 der EORTC auf der Basis einer multivariaten Studie eine Reihung der prognostischen Faktoren vorgenommen (DeVoogt et al. 1989). Die Rangordnung der prognostischen Faktoren in den VACURG(Veterans Administration Cooperative Urological Research Group)-Studien und in den-

Tabelle 4. Gruppierung der prognostischen Faktorenbündel beim Prostatakarzinom

1. Ausdehnung der Erkrankung: TNM-Stadium/Volumen

2. Pathologie: Grad
                      Ploidie
                      Kernmorphologie

3. Biochemisch: PSA
                      PAP
                      alkalische Phosphatase
                      BKS
                      Anämie

4. Wirtfaktoren: Rasse
                      sozioökonomisch
                      Alter
                      Leistungsindex
                      assoziierte chronische Erkrankung
                      Symptome

Tabelle 5. Prognostische Faktoren für das Überleben (Cox-Modell; DeVoogt et al. 1989)

	M0	M1	M0 + M1
$p \leq 0,001$	Leistungsindex/ alkalische Phosphatase	Leistungsindex/ Testosteron/ saure Phosphatase	Leistungsindex Testosteron/ chronische Erkrankung
$p \leq 0,05$	Schmerz/ Alter/ Testosteron	Assoziierte chronische Erkrankung	Saure Phosphatase/ alkalische Phosphatase/ Alter/ M-Stadien/Grad
$p \leq 0,10$	–	Hämoglobin/ Therapie	Hämoglobin/ Therapie

jenigen der EORTC war nicht die gleiche, da im Gegensatz zu der EORTC in der VACURG viele Patienten ohne Fernmetastasen aufgenommen worden waren.

Faßt man die Ergebnisse der Faktorenanalysen zusammen (Tabelle 4), dann ergeben sich 4 Gruppen. Das TNM-Stadium und das Volumen sind wohl prognoseführend. Es sei an dieser Stelle angemerkt, daß die UICC nicht nur die Revision des TNM-Systems, sondern auch die Aufnahme von prognostischen Faktoren verlangt. Die prognostischen Faktoren lassen sich in 4 Gruppen unterteilen, ohne hiermit eine endgültige Reihung vorzunehmen. Einige der Gruppen wie die pathologischen prognostischen Faktoren sind unverrückbar, andere variabel wie das PSA. Somit lassen sich die Prognostikatoren auch als initiale (Gruppe 2) und zeitabhängige (Gruppe 3) untergliedern.

Auf der Basis der EORTC-Studien 30761 und 30762 wurden 2 Risikogruppen (M0 und M1) unterschieden (Tabelle 5). Das Gewicht der prognostischen

Tabelle 6. Analyse der prognostischen Faktoren für die Überlebensrate (alle Todesursachen; Byar et al. 1984)

Variable		M0		M1		M0 + M1	
		beobachtet/ erwartet	p^a	beobachtet/ erwartet	p	beobachtet/ erwartet	p
M-Kategorie	M0					0,69	
	M1					1,41	0,0000
Leistungs-index	Normal (= 0)	0,75		0,65		0,65	
	Symptomatisch (= 1)	1,77	0,000	1,28	0,0000	1,54	0,0000
	Bettlägerig ($\geq$ 2)	4,36		2,23		3,03	
Schmerzen	Fehlend	0,96	0,007	0,77	0,0001	0,86	0,0000
	Vorhanden	2,62		1,36		1,87	
T-Kategorie	T3	0,89	0,0012	0,85	0,0037	0,84	0,0000
	T4	1,62		1,35		1,47	
Tumorgröße in cm^2	< 10	0,89		0,93		0,86	
	10–19	1,10		1,10		1,08	
	20–29	1,06	0,50	0,76	0,076	0,92	0,014
	30–39	1,14	(0,92)	1,12	(0,0025)	1,30	(0,3)
	$\geq$ 40	1,05		2,19		1,64	
Histologie	G1	0,78		0,75		0,77	
	G2	0,90	0,017	1,01	0,02	0,92	0,0004
	G3	1,47		1,21		1,37	
Saure Phosphatase	$\leq$ normal	0,95		0,81		0,81	
	$\leq$ 2 normal	0,88	0,07	0,91	0,01	0,93	0,0000
	> 2 normal	2,16	(0,26)	1,28	(0,025)	1,71	(0,0000)
Alkalische Phosphatase	$\leq$ normal	0,93		0,70		0,76	
	$\leq$ 2 normal	1,24	0,26	1,34	0,001	1,26	0,0000
	> 2 normal	1,12	(0,42)	1,25	(0,009)	1,57	(0,0000)
Hämoglobin	< 10	1,83		1,84		2,20	
	10–11,9	1,33		1,39		1,49	
	12–13,9	1,07	0,06	0,97	0,0000	1,00	0,0000
	$\geq$ 14	0,86		0,69		0,74	
Alter in Jahren	< 65	1,20		1,19		1,27	
	65–69	0,48	0,05	0,75	0,56	0,62	0,20
	70–75	1,05	(0,011)	0,91	(0,10)	0,97	(0,0008)
	> 75	1,32		1,22		1,22	
Chronische Erkrankung	Fehlend	0,93		0,81		0,85	
	Vorhanden	0,82	0,20	1,09	0,004	1,04	0,004
	Kardiovaskulär	1,24	(0,22)	1,34	(0,017)	1,26	(0,016)

[a] Die p-Werte werden nach dem Logrank-Test für einen linearen Trend nach Homogenitäts-Prüfung angegeben.

Tabelle 7. Stratifikation der EORTC von Patienten nach den prognostischen Faktoren des Prostatakarzinoms

---

Gute Prognose (Stadium M1 mit geringem Risiko-Leistungsindex)
– mäßige Marker-Erhöhung (PSA, alkalische Phosphatase)
– T-Kategorie < 4

Schlechte Prognose (Stadium M1 bei hohem Risiko)
– Leistungsindex
– erhöhte Marker
– T4-Erkrankung
– assoziierte chronische Erkrankung

Faktoren unterscheidet sich erheblich. Während die Therapie wenig Einfluß auf die Prognose nahm, galt dieses um so mehr für den Leistungsindex und die saure Phosphatase bei M0-Patienten bzw. den Leistungsindex, das Testosteron und die alkalische Phosphatase bei M1-Patienten, ein Befund, der in Einklang mit den Untersuchungen von Chodak et al. (1991) steht. Auf der Basis dieser großen Gewichtung des Leistungsindexes wurde im Rahmen der EORTC entschieden, bei Patienten mit einem Leistungsindex von 3 keine Randomisierung mehr durchzuführen, da es sich um eine unnötige Ausgabe von Geldern etc. handelt; denn die mittlere Überlebensdauer beträgt 6 Monate.

Auf dem 2. Konsensus-Meeting für das Prostatakarzinom in Hull (Großbritannien) 1989 wurde beschlossen, daß die initialen und zeitabhängigen prognostischen Faktoren berücksichtigt werden müssen, d. h. beispielsweise, daß der Studienkoordinator nach 3 Monaten bei einer günstigen Entwicklung des ins Auge gefaßten prognostischen Faktors entscheiden kann, daß die Aggressivität der Therapie nicht berechtigt war. Patienten müssen in solche mit niedrigem und hohem Risiko stratifiziert werden, und schließlich müssen die Progressionskriterien und der Tod am Tumor als Studienendpunkte festgelegt werden. Die Bedeutung von 11 prognostischen Kovariablen für M0- und M1-Patienten läßt sich aus der Tabelle 6 ablesen. Dabei wird wiederum der hohe Stellenwert des Leistungsindexes und auch der Schmerzen deutlich.

Die Zeit ist gekommen, entsprechend der Vorschläge, die auf der Konsensus-Konferenz in Hull 1989 erarbeitet wurden, eine Stratifikation der Patienten entsprechend ihrer prognostischen Faktoren vorzunehmen (Tabelle 7). Es ist an der Zeit, daß wir zum Beginn der Behandlung die prognostischen Faktoren mit berücksichtigen. Greift man 2 prominente histologisch unterscheidbare prognostische Gruppen heraus, dann ergibt sich für G1-Prostatakarzinome eine karzinomverursachte Sterberate von 2,7 % und für die anaplastischen G3-Karzinome eine solche von 15,0 %. Ähnliches gilt für die strukturelle Differenzierung in eine Sterberate von 2,5 % bei kleinen Drüsen versus 15 % bei den übrigen Karzinomen (Mostofi et al. 1989). Diese feingeweblichen Charakteristika sind zwar für den Pathologen unstrittig, für den Kliniker ergibt sich aber das Problem, daß diese Kriterien nicht aus Bioptaten abgeleitet werden können und infolgedessen unbekannt bleiben.

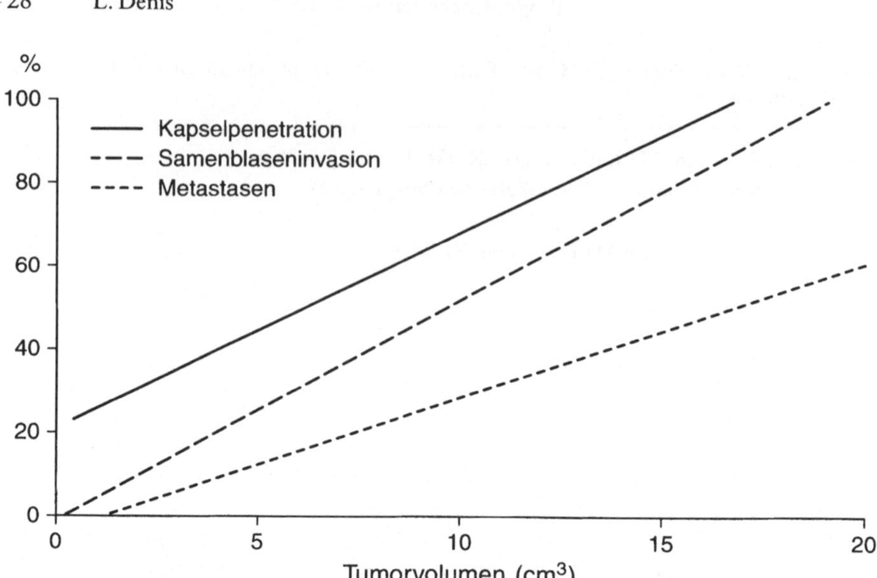

Abb. 5. Einfluß des Tumorvolumens auf die Kapselpenetration, die Samenblaseninvasion und die Metastasierungsrate beim Prostatakarzinom (Bostwick et al. 1991)

Karzinomvolumen als prognostischer Faktor

Die Bedeutung des Prostatakarzinomvolumens für die Prognose wurde von McNeal et al. (1986) betont. Tatsächlich kommt dem Volumen beim lokal begrenzen als auch fortgeschrittenen Prostatakarzinom außerordentlich große prognostische Bedeutung zu. Das Tumorvolumen korreliert linear mit der Metastasierungsrate, der Häufigkeit der Samenblasen-Invasion und der Kapselpenetration (Abb. 5; Bostwick et al. 1991). Im Vergleich mit allen meßbaren Gewebe-Prognostikatoren hat das Volumen Priorität (Humphrey et al., 1993). Stamey et al. (1988) haben 100 volumetrierte Prostatakarzinome der Größe nach geordnet und die Beziehung Volumen versus Lokal- oder Systemprogression unterstrichen (Abb. 6). Dabei hat Stamey (1992) hervorgehoben, daß die Grenze oder das Fenster der Heilbarkeit bei einem Karzinomvolumen von 4 ml anzusetzen ist und daß jenseits eines Karzinomvolumens von 12 ml eine Heilung nicht mehr möglich ist.

Prognostischer Index

Wenn wir es vermeiden, lediglich über den Differenzierungsgrad, die DNS-Ploidie, die Kernmorphometrie, den Mitose-Index oder die prostatische intraepitheliale Neoplasie zu sprechen, sondern die genannten Parameter kombinieren, resultiert hieraus ein pathologischer prognostischer Index. Dieser Prognoseindex vor Behandlungsbeginn erlaubt uns insbesondere eine Stratifikation der Patien-

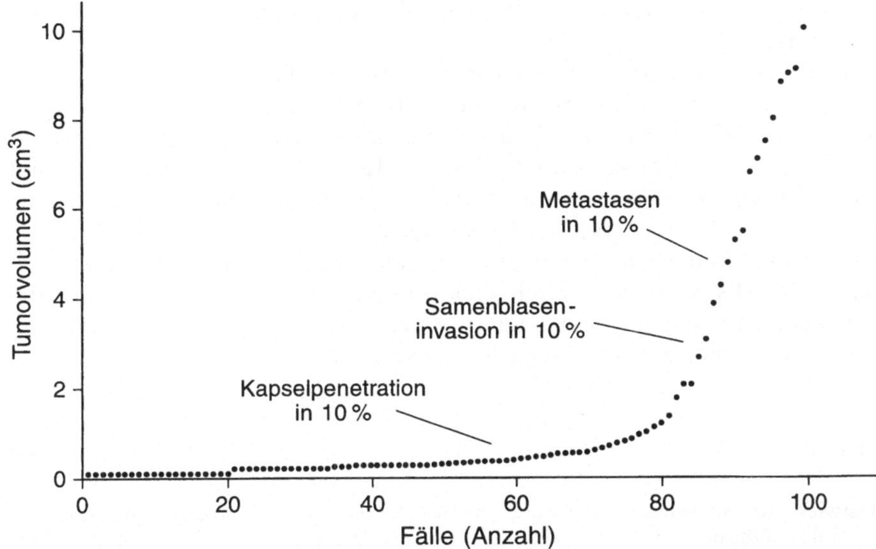

Abb. 6. Reihung der Prostatakarzinomvolumina nach ihrer Ausdehnung in Beziehung zur Kapselpenetration, Samenblaseninvasion und Metastasierungsrate (Bostwick et al. 1991)

Tabelle 8. Einfluß der zonalen Lokalisation des Prostatakarzinoms auf seine pathologischen klinischen Kriterien (Bostwick et al. 1991)

	Transitionalzone	Periphere Zone
Pathologische Kriterien		
Tumorvolumen	Meist klein	Klein – groß
Tumormuster	Alveolär – modulär	Tubulär – zirrhös
Gleason-Score	Meist 2	Meist 2–4
Stromafibrose	Häufig	Selten
Prämaligne Veränderungen	AHH[a]	PIN[b]
Aneuploidie	6%	31%
Klinisches Verhalten		
Extrakapsuläres Wachstum	11%	44%
Ort der Kapselpenetration	Anterolateral/apikal	Lateral
Durchschnittliche Tumorgröße bei extrakapsulärer Ausbreitung	4,98 ml	3,86 ml
Risiko der Samenblaseninfiltration	0%	19%
Risiko der lymphogenen Metastasierung	Niedrig	Hoch

[a] Atypische adenomatöse Hyperplasie.
[b] Prostatische intraepitheliale Neoplasie.

ten entsprechend ihrer Risikofaktoren, die sich als Index ausdrücken lassen, vorzunehmen.

Darüber hinaus gibt es aber auch prognostische Faktoren, deren Bedeutung noch nicht im Detail bekannt ist. Beispielsweise haben Bostwick et al. (1991) gezeigt, daß Karzinome, die in der Transitionalzone entspringen, sich anders verhalten als Tumoren der peripheren Zone (Tabelle 8). Eine derartige morphologisch gestützte Vorhersage-Studie wurde bislang nur in den Vereinigten Staaten durchgeführt. Daraus ergibt sich, daß man nicht nur die zur Zeit bekannten Prognostikatoren beachten muß, sondern auch nach neuen, unbekannten fahnden sollte. Es wird nur durch eine Zusammenarbeit zwischen Statistiker, Biologen, Pathologen und Klinikern möglich sein, in der Behandlung dieser Erkrankung einen Schritt vorangehen zu können.

Literatur

Bostwick DG, Sole-Balcells F, Cooner WH et al. (1991) Benign prostatic hyperplasia and cancer of the prostate. In: Cockett ATK, Aso Y, Chatelain C, Denis L, Griffiths K, Khoury S, Murphy G (eds) The International Consultation on Benign Prostatic Hyperplasia. S.C.J., Paris 1991, pp 139–159

Byar DP, Corle DK (1984) Analysis of prognostic factors for prostatic cancer in the VACURG studies. In: Denis L, Murphy GP, Prout GR Jr, Schröder F (eds) Controlled clinical trials in urologic oncology. Raven, New York, pp 147–169

Chodak GW, Vogelzang NJ, Caplan RJ, Soloway M, Smith JA (1991) Independent prognostic factors in patients with metastatic (stage D2) prostate cancer. J Am Med Ass 265:618–621

Crawford ED, Eisenberger MA, McLeod DG et al. (1989) A controlled trial of leuprolide with and without flutamide in prostatic carcinoma. N Engl J Med 321:419–424

Denis L, Keuppens F, Robinson M et al. (1990) Complete androgen-blockade: Data from an EORTC 30853 trial. Sem Urol 8:166–174

De Voogt HJ, Suciu S, Sylvester R et al. (1989) Multivariate analysis of prognostic factors in patients with prostatic cancer: Results from 2 EORTC trials. J Urol 141:883–888

Humphrey PA, Walther PJ (1993) Adenocarcinoma of the prostata. Part II: Tissue prognosticators. Am J Clin Pathol 100:256–269

McNeal JE, Kindrachuk RA, Freiha FS, Bostwick DG, Redwine EA, Stamey TA (1986) Patterns of Progression in Prostate Cancer. Lancet I:60–63

Mostofi FK, Davis CJ Jr, Sesterhenn IA (1989) Malignant change in hyperplastic prostates: The AFIP experience. Urology 34 [Suppl]:49–51

Stamey TA, (1992) Editorial Diagnosis of prostate Cancer: A personal view. J Urol 147:830–832

Stamey TA, McNeal JE, Freiha FS (1988) Morphometric and clinical studies on 68 consecutive radical prostatectomies. J Urol 139:1235–1241

II. Ökonomische Aspekte

Krebsfrüherkennungsuntersuchung beim Prostatakarzinom – ein Erfahrungsbericht über 20 Jahre

G. Flatten

Unter Krebsfrüherkennung versteht man die organisierte Anstrengung, Krebs in einem frühen Stadium zu entdecken, wenn eine Reduzierung der Morbidität und Mortalität noch möglich und eine Steigerung der Lebensqualität zu erreichen ist.

Mit dieser Definition ist zugleich die Begründung dafür gegeben, daß Krebsfrüherkennung nur die drittbeste Strategie im Kampf gegen den Krebs ist. Die erstbeste Lösung ist, den Krebs gar nicht erst entstehen zu lassen, was der primären Prävention entspricht, aber meistens leider unmöglich ist. Die zweitbeste Lösung ist, Krebs endgültig zu heilen. Dies ist häufig nicht erreichbar. Deshalb ergeht an alle im Gesundheitswesen Verantwortlichen der andauernde Auftrag, die sekundäre Prävention in Form der Krebsfrüherkennung zu intensivieren.

Das seit 1971 existente Krebsfrüherkennungsprogramm in der Bundesrepublik Deutschland zielt auf Malignome ab, bei deren rechtzeitiger Erkennung und Behandlung Heilung oder zumindest Besserung erwartet werden kann (Tabelle 1). Die im Krebsfrüherkennungsprogramm erfaßten Malignome sind

bei Frauen
- ab 20 Jahren die des inneren und äußeren Genitales,
- zusätzlich ab 30 Jahren die der Brust und der Haut,
- zusätzlich ab 45 Jahren die des Rektums und des Kolons;
bei Männern
- ab 45 Jahren die des äußeren Genitales, der Prostata,
- der Haut, des Rektums und des Kolons.

Tabelle 1. Gesetzliches Krebsfrüherkennungsprogramm

	Zielkrebse
Frauen	ab 20 Jahre inneres und äußeres Genitale ab 30 Jahre + Mammae, Haut ab 45 Jahre + Rektum, Kolon
Männer	ab 45 Jahre äußeres Genitale, Prostata, Haut, Rektum, Kolon
Methoden	gezielte Anamnese körperliche Untersuchung Pap.-Abstrich Test auf okkultes Blut im Stuhl Anleitung zur Selbstuntersuchung der Brust

Für jedermann sofort erkennbar ist die Tatsache, daß die im Krebsfrüherkennungsprogramm erfaßten Malignome hinsichtlich ihrer Biologie und Tumorkinetik recht unterschiedlich sind. Es handelt sich um eine Mischung von langsam, mittelschnell und schnell wachsenden Tumoren mit unterschiedlicher Metastasierungstendenz. Natürlich plagt unsere Bevölkerung eine Vielzahl anderer, im Früherkennungsprogramm nicht erfaßter Krebsarten. Doch kann nur der Verdacht auf die in diesem Programm enthaltenen Malignome derzeit in Frühstadien mit einfachen Methoden bei großen Bevölkerungsgruppen mit hinreichender Sicherheit und ohne invasive diagnostische Abklärungstechnik erhoben werden.

Wilson und Jungner haben 1968 „Principles and Practice of Screening for Disease" formuliert, die noch heute ihre Gültigkeit haben und auszugsweise im § 25 des Sozialgesetzbuchs V als wesentliche Kriterien für Früherkennungsuntersuchungen formuliert sind. Danach kann die Krebsfrüherkennung um einen weiteren Zielkrebs ergänzt werden, wenn

1. es sich um Krankheiten handelt, die wirksam behandelt werden können;
2. das Vor- und Frühstadium dieser Krankheiten durch diagnostische Maßnahmen erfaßbar ist;
3. die Krankheitszeichen medizinisch-technisch genügend eindeutig zu erfassen sind;
4. genügend Ärzte und Einrichtungen vorhanden sind, um die aufgefundenen Verdachtsfälle eingehend zu diagnostizieren und zu behandeln.

Das Krebsfrüherkennungsprogramm darf keine statische Einheit sein; deshalb sind wir im Zentralinstitut für die kassenärztliche Versorgung permanent gefordert, zu überprüfen, ob nicht weitere „Killerkrebse", wie z. B. das Bronchialkarzinom, in das Krebsfrüherkennungsprogramm aufgenommen werden können. Bislang muß diese Überlegung verworfen werden mit der Begründung, daß die zur Verfügung stehenden diagnostischen und therapeutischen Möglichkeiten eine frühere Erkennung und Behandlung anderer Malignome nicht ermöglichen.

Bei den heute erfaßten Zielkrebsen gilt, daß das Früherkennungsprogramm technisch und personell praktikabel, für Gesunde zumutbar, genügend sensitiv und genügend spezifisch ist. Die Versicherten der gesetzlichen Krankenkassen, und dies sind in der Bundesrepublik Deutschland über 90% der Bevölkerung, haben – je nach Alter – Anspruch auf jährlich eine Krebsfrüherkennungsuntersuchung. Die dabei erhobenen Ergebnisse zur Anamnese und zum klinischen Befund sowie evtl. Ergebnisse von Abklärungsuntersuchungen bei Krebsverdacht werden auf standardisierten Bögen dokumentiert und vom Zentralinstitut fortdauernd ausgewertet.

Früherkennung bringt eindeutige und von Experten anerkannte Vorteile. Ein Krebsfrüherkennungsprogramm kann jedoch nur so gut sein, wie seine Akzeptanz bei der Bevölkerung ist.

Nach einem Beteiligungshoch Ende der 70er Jahre (Frauen 35%, Männer 18%) nahm die Beteiligung zunächst kontinuierlich ab und ist erst in den letzten Jahren wiederum angestiegen. Betreffend das Jahr 1989 lag die Teilnahme bei

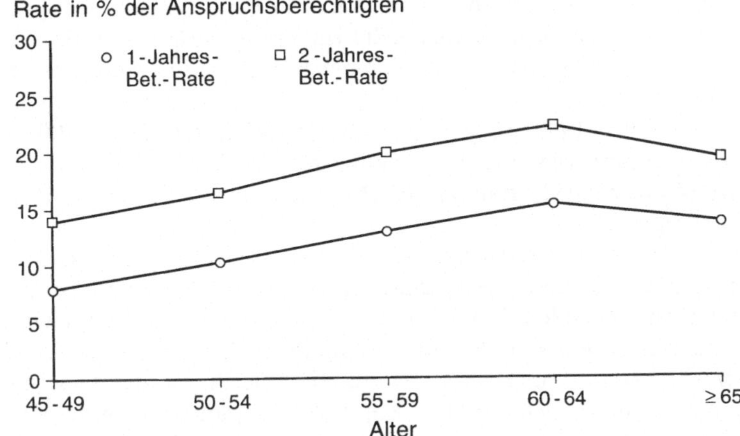

Abb. 1. Altersspezifische Beteiligungsraten an der Krebsfrüherkennung (Männer 1989). (Datenbasis: Ergebnisse der gesetzlichen Krebsfrüherkennungsmaßnahmen 1989)

34% der berechtigten Frauen und bei 14% der berechtigten Männer. Durch die vom Gesetzgeber ermöglichte Zusammenlegung der Krebsfrüherkennungsuntersuchung mit der Gesundheitsuntersuchung können allerdings positive Einflüsse auf die künftigen Teilnahmequoten der Männer erwartet werden.

Berücksichtigt man die Zwei-Jahres-Beteiligungsraten an der Krebsfrüherkennung, so sehen die Ergebnisse deutlich besser aus. Gliedert man die Beteiligungsraten nach Altersklassen, so ist leider festzustellen, daß gerade bei den Älteren die Teilnahmeraten wieder abnehmen. Damit ist eine Zielgruppe formuliert, der zukünftig mehr Beachtung geschenkt werden muß (Abb. 1). Dabei hilft aber nicht die Darstellung von Siechtum und Tod, sondern vielmehr die der Heilungschancen bei Früherkennung und die immer wieder zu erläuternde Klarstellung, daß die Früherkennung von Krebserkrankungen zu besseren Therapieresultaten führt. Dies trifft auch für das Prostatakarzinom zu.

Mehrere Entscheidungsschritte der Einzelperson sind notwendig, sich an der Krebsfrüherkennung zu beteiligen. Zum einen ist die kognitive Komponente von entscheidender Bedeutung. Es mangelt oft an der Erkenntnis der eigenen Krebsgefahr sowie an der Kenntnis der Möglichkeit einer Früherkennung des Krebses und des Wissens darüber, daß eine Frühtherapie erfolgreicher ist. Zum anderen spielen Angst und Unbehagen im Motivkomplex zur Krebsfrüherkennungsuntersuchung eine sehr große Rolle. Die Angst vor der Untersuchung, die Angst vor dem Krebs und die Angst davor, daß der Krebs zwar früh erkannt, aber dennoch nicht heilbar ist, ist eine wichtige Determinante. Auch situative Schwierigkeiten müssen bedacht werden, so die zeitliche Dispositionsmöglichkeit der potentiellen Teilnehmer. Lange Wartezeiten und Zeitmangel sind Argumente, hinter denen sich oft auch Angst versteckt. Dennoch müssen sich alle die Ärzte, die Krebserkennung durchführen, durch Verbesserung der Organisation der Untersuchungen mit Terminvereinbarungen zur Vermeidung von Wartezeiten oder Einführung von Sprechstunden am Abend für Berufstätige, wie es ja heute schon häufig ist, profilieren. Auch Erinnerungsverfahren durch die behandelnden Ärzte können bewirken, daß Untersuchungstermine wahrgenommen und eingehalten werden.

Im Jahre 1989 wurden bei 1,3 Mio. Männern über 2700 Zielkrankheiten dokumentiert, was einer Entdeckungsrate von 2,1‰ entspricht. Dabei stehen bei den Männern die Karzinome der Prostata und des Dickdarms der Anzahl nach im Vordergrund.

Nach Daten des saarländischen Krebsregisters ist das Prostatakarzinom der dritthäufigste Krebs des Mannes; ca 10% der Krebsneuerkrankungen und 7,6% der entsprechenden Sterbefälle bei Männern sind auf Neoplasmen der Prostata zurückzuführen. Eine Hochrechnung dieser Zahlen auf nationales Niveau läßt eine Größenordnung der Prostatakrebsneuerkrankungen von ca. 16000 Fällen pro Jahr im Bereich der alten Bundesländer plausibel erscheinen.

Die Befunddokumentation der rektalen digitalen Austastung unterscheidet drei Kategorien:

- Isolierte Verhärtung der Prostata,
- totale Verhärtung der Prostata,
- positiver Tastbefund „Rektum".

Bei insgesamt 4% der untersuchten Männer ist die digitalrektale Austastung auffällig.

Eine isolierte Verhärtung der Prostata weisen 1,8% der untersuchten Männer auf. Insgesamt haben 2,9% der Teilnehmer über 64 Jahre eine isolierte Prostataverhärtung. Die Rate der Männer mit einer totalen Verhärtung der Prostata ist unterhalb des 40. Lebensjahres vernachlässigbar klein. Danach zeigt sich ein exponentieller Anstieg der Rate auffälliger Befunde, mit einem unterdurchschnittlichen Anstieg bei Teilnehmern mit kurzem Untersuchungsintervall. 2,1% der Teilnehmer über 64 Jahre haben eine total verhärtete Prostata. Jeder 20. untersuchte Mann über 64 Jahre weist eine Verhärtung der Prostata auf (Abb. 2).

Bei 10682 untersuchten Männern (0,82% der Untersuchten) wurde der Verdacht auf ein Prostatakarzinom geäußert. Die Rate der Verdachtsfälle steigt exponentiell mit dem Alter an, ab dem 60. Lebensjahr jedoch ist dieser Anstieg verlangsamt. Bei den Erstteilnehmern erreichen die Raten der Verdachtsfälle das höchste Niveau (Abb. 3).

Die Bestätigungsrate des Prostatakarzinoms („Treffsicherheit der Verdachtsäußerung") steigt von Werten um 4% in der Altersgruppe 45–49 Jahre auf Werte über 20% in der Altersgruppe 80 Jahre und älter. Die Unterschiede zwischen den einzelnen Untersuchungsintervallen sind nicht sehr ausgeprägt. Durchschnittlich entpuppt sich jeder 7. Verdachtsfall (14%) als Karzinom der Vorsteherdrüse (Abb. 4).

Bei 1517 Männern wurde ein Prostatakarzinom histologisch gesichert und dokumentiert; 316 von ihnen (= 20,8%) waren jünger als 65 Jahre, 616 (= 40,6%) älter als 74 Jahre (Abb. 5).

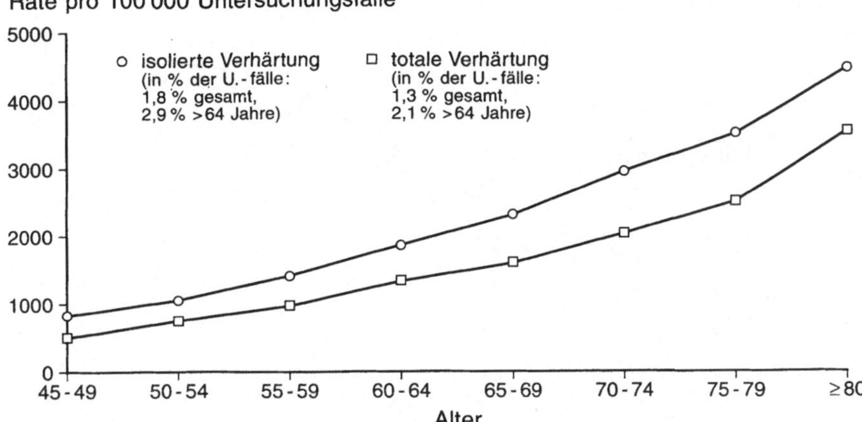

Abb. 2. Prostatabefunde – altersspezifische Raten. (Datenbasis: Ergebnisse der gesetzlichen Krebsfrüherkennungsmaßnahmen 1989)

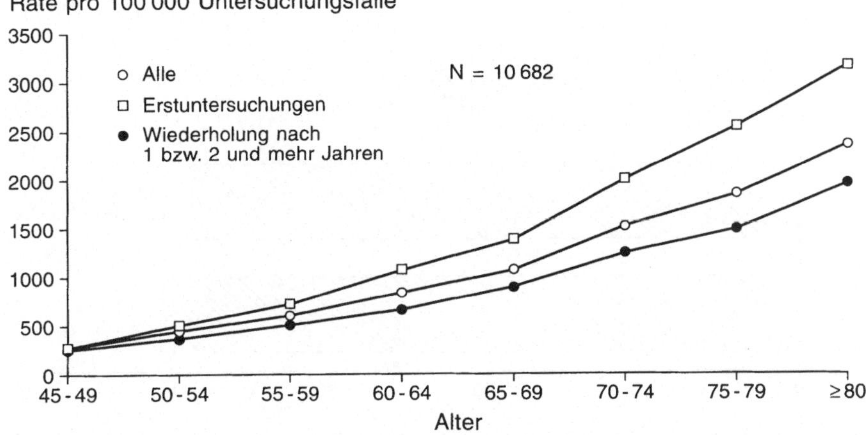

Abb. 3. Prostatakarzinom – altersspezifische Verdachtsraten nach Untersuchungsintervall. (Datenbasis: Ergebnisse der gesetzlichen Krebsfrüherkennungsmaßnahmen 1989)

Die durchschnittliche Entdeckungsrate des Prostatakarzinoms bei der gesetzlichen Früherkennung liegt bei 0,12%. Vom 50. bis zum 70. Lebensjahr ist ein exponentieller Anstieg der Entdeckungsrate mit steigendem Alter zu verzeichnen. In höherem Alter nimmt der Anstieg langsamer zu. Bei den über 80jährigen wird bei über 0,5% der Untersuchten ein Prostatakarzinom histologisch gesichert. Deutliche Abweichungen nach oben (0,7%) zeigen sich auch hier für die Gruppe der erstuntersuchten Männer (Abb. 6).

Will man Fragen der Effektivität und der Effizienz des Programms beantworten, so bedarf es der Wertung unter ökonomischen und gesundheitspolitischen

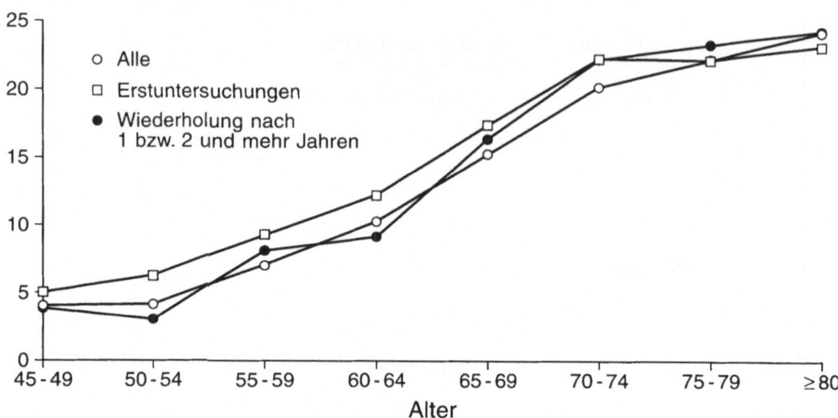

Abb. 4. Prostatakarzinom – altersspezifische Bestätigungsraten nach Untersuchungsintervall. (Datenbasis: Ergebnisse der gesetzlichen Krebsfrüherkennungsmaßnahmen 1989)

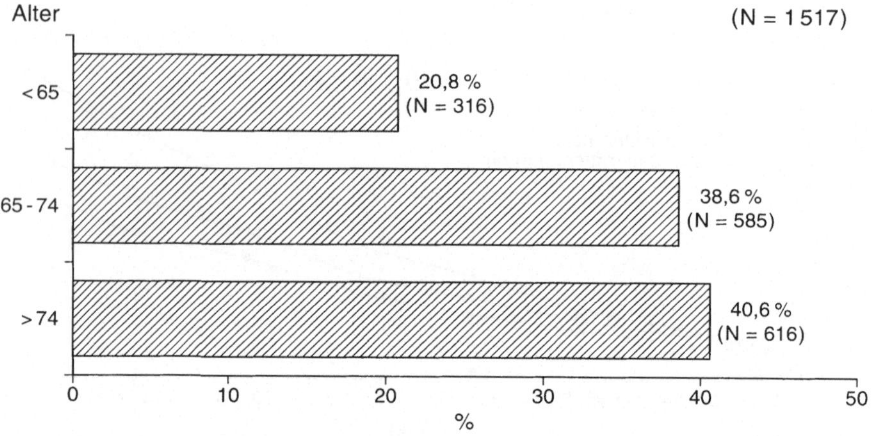

Abb. 5. Prostatakarzinom – histologisch bestätigte Fälle. (Datenbasis: Ergebnisse der gesetzlichen Krebsfrüherkennungsmaßnahmen 1989)

Aspekten, ferner der Interpretation von Methoden und der Treffsicherheit der angesetzten Tests sowie der Definition der Risikopopulationen, der Grenzwerte für das Alter der teilnehmenden Bevölkerung, der Therapiemöglichkeiten und der richtigen Therapiezeitpunkte. Die Diskussion über diese Details ist an dieser Stelle aber unmöglich.

Effektivität und Effizienz des Krebsfrüherkennungsprogramms lassen sich theoretisch immer, konkret jedoch nur individuell belegen. Der statistische Beweis steht durch den fehlenden Nachweis der Abnahme der betreffenden Morbidität und Mortalität in unserer Bevölkerung bislang weitgehend aus.

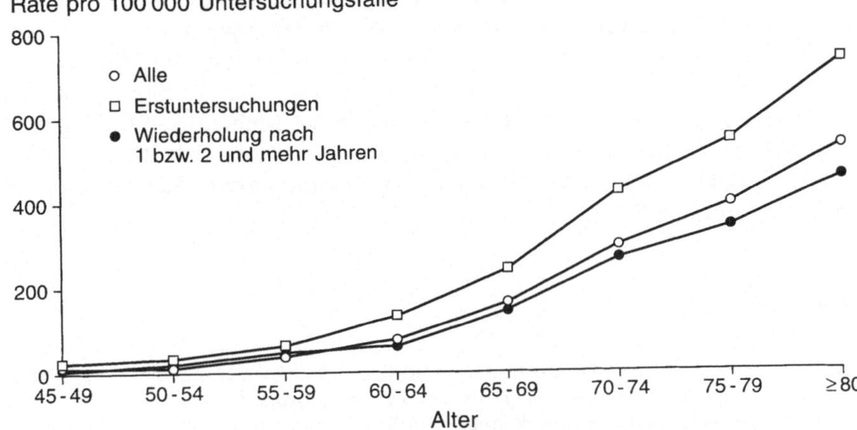

Abb. 6. Prostatakarzinom – altersspezifische Entdeckungsraten nach Untersuchungsintervall. (Datenbasis: Ergebnisse der gesetzlichen Krebsfrüherkennungsmaßnahmen 1989)

Tabelle 2. Bestätigte Krebsfälle nach Lokalisation 1987/1988/1989 (Männer)

Lokalisation	1987[a]		1988		1989	
	abs.	rel.[b]	abs.	rel.[b]	abs.	rel.[b]
Kolon	415	3,12	386	3,44	353	3,19
Rektum	548	4,12	532	4,74	436	3,94
Haut (melanot.M.)	212	12,61	219	13,07	220	13,06
Haut (nichtmelanot. M.)	91	5,41	109	6,50	102	6,05
Prostata	*1638*	*13,80*	*1705*	*15,83*	*1517*	*14,20*
Äußeres Genitale	68	2,92	106	4,57	99	4,44

[a] Ohne 4. Quartal der KV Nordwürttemberg.
[b] Je 100 Verdachtsfälle.

Andererseits ist im Umkehrschluß die Feststellung ebenso unberechtigt, daß Krebsfrüherkennung ineffektiv wäre, zumal es bislang keine wirksamere Methode der Krebsintervention zu frühem Erkrankungszeitpunkt gibt. Auch läßt sich die Frage, mit welchem Erfolg die im Rahmen der Krebsfrüherkennungsuntersuchung entdeckten Krebse therapiert oder gar geheilt werden, in ihrer Gesamtheit statistisch zur Zeit nicht beantworten, weil es keine patientenbezogene Verlaufsdokumentation gibt.

Tabelle 2 gibt einen Überblick über das Verhältnis der bestätigten Krebsfälle in den Jahren 1987 bis 1989 nach Lokalisation in Abhängigkeit von den Verdachtsfällen bei Männern. In 14% der Verdachtsfälle wird das Prostatakarzinom bestätigt. Pro 100000 Untersuchungen sind dies 116 bestätigte Prostatakarzinome.

Immer wieder aber muß man sich verdeutlichen, daß die absolute Zahl der gefundenen Prostatakarzinome abhängig ist von der Anzahl der jährlich an der Krebsfrüherkennungsuntersuchung teilnehmenden versicherten Männer.

Wir sollten nicht durch ständiges Klagen über die Beteiligungsraten den Zweiflern und Zögernden bestätigen, daß sie in der Mehrzahl sind. Hemmnisse, Vorurteile und Ängste sind abzubauen, und es ist zu verdeutlichen, daß die Früherkennung – insbesondere auch von Prostatakarzinomen – zu besseren Therapieresultaten führt.

Literatur

Flatten G (1988) Prävention – eine bewährte Strategie ärztlichen Handelns. Köln, Deutscher Ärzte-Verlag (Wissenschaftliche Reihe des Zentralinstituts, Bd 41)
Flatten G (1988) Krankheitsfrüherkennung Krebs – Männer und Frauen. Aufbereitung und Interpretation der Untersuchungsergebnisse aus den gesetzlichen Früherkennungsmaßnahmen 1987 und 1988. Köln, Deutscher Ärzte-Verlag (Wissenschaftliche Reihe des Zentralinstituts, Bd 46)

Gesundheitsökonomie –
Bewertung des Screenings und seiner Nutzeffekte

B. E. RITTENHOUSE

„Do not do unto others as you would have them to unto you; their tastes may not be the same."
G. B. Shaw

Warum sind ökonomische Aspekte wichtig?

Auf der ganzen Welt sind in den letzten Jahren die Ausgaben für das Gesundheitswesen in den Mittelpunkt der Aufmerksamkeit geraten. Finanzielle Probleme sind überall anzutreffen. Sie umfassen alle Länder, aller Organisationsformen und Finanzierungssysteme. Darüber hinaus weisen die Ausgaben – vorsichtig ausgedrückt – eine nur lockere Korrelation mit der *Qualität* der Behandlungsergebnisse aus. Bei praktisch allen Beteiligten kommt das Gefühl auf, daß man irgendetwas besser – oder zumindest preisgünstiger – machen kann.

Solche generellen Eindrücke haben zu allen möglichen Bemühungen der Kostendämpfung geführt. Unglücklicherweise wurden die Kostendämpfungsmaßnahmen getroffen, ohne die Auswirkungen auf den Behandlungszustand zu berücksichtigen. Das Hauptaugenmerk richtete sich auf die Ausgabenreduzierung, manchmal aus einer ganz spezifischen und kurzsichtigen Perspektive heraus.

Geeigneter ist das derzeitig im Mittelpunkt stehende alternative Lösungsmodell zur Finanzierungskrise im Gesundheitswesen: die ökonomische Bewertung von Gesundheitssystemen und Behandlungsstrategien. Dieser Sichtwinkel betont die Tatsache, daß es bei den Begriffen „Ökonomie" und „Effizienz" nicht allein um die *Ausgaben* geht, sondern vor allem um den *Gegenwert,* den man für diese Ausgaben bekommt. Gesundheitsökonomen haben eine Reihe völlig unterschiedlicher Fragestellungen untersucht:

- Auswirkungen von Veränderungen der Höhe der vom Patienten entrichteten Selbstbeteiligung auf Leistungsnachfrage und -anfall im Gesundheitswesen und Qualität der Behandlungszustände.
- Auswirkungen von Beitragsrückerstattungen bei fehlender Inanspruchnahme von abgedeckten Leistungen auf die Finanzierung und den Leistungsanfall.
- Alternative Behandlungen und ihre Auswirkungen auf Gesundheit und ökonomische Faktoren.
- Ökonomische Auswirkungen von Screening-Maßnahme auf bestimmte Erkrankungen.

Ökonomen untersuchen bei der Bearbeitung dieses Themenkreises die medizinischen wie auch die ökonomischen Aspekte von Behandlungsprogrammen

Tabelle 1. Gesundheitsökonomische „Nutzeffekte"

Auswirkungen auf den Gesundheitszustand
  Morbidität
  Mortalität
  Zufriedenheit

Finanzielle Auswirkungen
  Nachfrage/Angebot
  Preise/Gewinnspannen/Kosten
  – Ärzte
  – Pharmazeutische Unternehmen
  – Apotheker

(Tabelle 1). Man muß sich dabei der Tatsache bewußt sein, daß die medizinischen Aspekte – eine wichtige Eingabevariable bei der ökonomischen Analyse – nicht nur Mortalität und Morbidität umfassen, sondern auch den Grad der Zufriedenheit des Patienten mit der Behandlung. Schmerzen, Leiden und andere, eine Beeinträchtigung der Lebensqualität charakterisierende, Variablen sind dementsprechend genauso als *Behandlungskosten* anzusehen wie traditionell definierte Kosten (Arztbesuche, Krankenhausaufenthalte etc.). Die ökonomischen Auswirkungen von bestimmten Programmen und Behandlungsformen beinhalten ein weites Spektrum von Problemfeldern: Auswirkungen auf Angebot und Nachfrage, Gewinnspannen, Preise und Kosten der Ausgaben für die Leistungen von Arzt, Apotheker und pharmazeutischer Industrie. Eine Würdigung dieses breitbasigen Ansatzes der ökonomischen Analyse ist unabdingbar für das Verständnis der Art und Weise, wie Ökonomen an das Problem der Optimierung des Gesundheitswesens herangehen.

Die ökonomischen Aspekte des Screenings

Der ökonomische Wert des Screenings hängt von verschiedenen mehr oder weniger selbstverständlichen Faktoren ab:

– Qualität der durch das Screening erhaltenen Informationen,
– konsekutiv getroffene Maßnahmen,
– Konsequenzen dieser Maßnahmen,
– Kosten des Screenings und der nachfolgenden Maßnahmen. ·

Die durch das Screening gelieferte Information ist offensichtlich von Bedeutung für dessen Bewertung. Ein Screening mit niedriger Sensitivität ist von geringem Nutzen, da zuviele Kranke übersehen („falsch-negativ") oder Gesunde als Kranke („falsch-positiv") eingestuft werden.

Nachdem die Information vorhanden ist, werden die – vermutlich vom Screening abhängigen – getroffenen Maßnahmen ebenfalls zum Wert des Screenings beitragen. Wenn – um ein extremes Beispiel zu nennen – die

Maßnahmen unabhängig vom Screening veranlaßt werden, dann wird dieses Screening nur von geringem Wert sein (abgesehen von dem psychologischen Nutzen), da die Krankheitsfreiheit belegt wurde. Die im Anschluß an das Screening angeordneten Maßnahmen orientieren sich am Ergebnis des Screenings. Diese Maßnahmen und ihre Konsequenzen (Kosten und Nutzen) erlauben es, den Wert des Screenings abzuschätzen. Ein Screening ist dann von geringem Wert, wenn die durch ein positives Resultat ausgelöste Intervention das endgültige Behandlungsergebnis kaum verbessert.

Wichtig ist auch die vollständige Erfassung der Screening-Kosten. Zusätzlich zu den „konventionellen" Kosten müssen im Einzelfall auch die Kosten gerechnet werden, die durch die perioperative Morbidität entstehen, falls der Eingriff eine direkte Folge des positiven Screening-Resultates ist.

Schließlich müssen die vollständigen Kosten und Konsequenzen eines Screening-Programms unbedingt mit der nächstbesten – ähnlich evaluierten – Alternative oder dem derzeitig üblichen Vorgehen verglichen werden, d. h., das Screening sollte nicht isoliert evaluiert werden. Wenn ein Screening ein bestehendes Screening-Programm oder eine bereits durchgeführte Therapie lediglich ergänzt, so sollte es gemeinsam mit diesen Interventionen evaluiert werden; der auf das Screening zurückzuführende Nutzen und dessen Kosten sollten insgesamt beurteilt werden.

Diese Kosten-Nutzen-Relation – zusätzliche Kosten pro zusätzlicher Effektivitätseinheit (z. B. Anzahl der geretteten Menschenleben durch die *zweite* in einer von mehreren Screening-Untersuchungen gegenüber der Anzahl, die durch die *erste* Untersuchung allein gerettet wurden) – wird höchstwahrscheinlich signifikant von der Kosten-Nutzen-Relation eines isoliert betrachteten Screenings (also ohne Berücksichtigung einer vielleicht vorhandenen Serie) abweichen. Wenn das erste Screening effektiv ist, wird das nachfolgend zusätzliche Screening weniger effektiv sein, verglichen mit der Situation, wenn es das einzige Screening wäre. Darüber hinaus können auch unterschiedliche weitere Kosten anfallen. Diese steigende Kosten-Nutzen-Relation ist von großer Bedeutung für jeden, der an der Optimierung des Angebots und der Leistungen des Gesundheitssystems interessiert ist. Wieviel gewinnt man dazu? Wieviel mehr kostet der Zugewinn?

Informationen durch das Screening

Die durch das Screening gewonnenen Informationen hängen von verschiedenen Variablen ab: Prävalenz, Sensitivität [Rate richtig-positiver Ergebnisse (oder TP für „true positive")] und Spezifität [Rate richtig-negativer Ergebnisse (oder TN für „true negative") = 1 – Rate falsch-positiver Ergebnisse]. Diese Variablen bestimmen den prädiktiven Wert oder die Wahrscheinlichkeit, daß bei einem positiven Resultat des Screenings die untersuchte Person tatsächlich die Erkrankung hat, nach der gesucht wird. Die Wichtigkeit dieser Variablen ist klar; ihre häufige gegenseitige Beeinflussung dagegen weniger.

Zwei Forderungen sollten an ein Screening gestellt werden. Man sollte sowohl die Erkrankung (also bei Krankheit einen positiven Test erhalten = TP) als auch

44   B. E. Rittenhouse

die Gesundheit erkennen (also einen negativen Test erhalten = N). Nur selten sind
Screening-Verfahren so perfekt, daß Sensitivität und Spezifität die 100%
erreichen. Da jeder Wert unter 100% bei diesen Messungen mit einem falsch-
positiven oder falsch-negativen Resultat gleichzusetzen ist, müssen zur vollständigen Erfassung der Auswirkungen des Screenings die „Kosten" der falschen
Ergebnisse beziffert werden. Es ist leider eine Erfahrungstatsache, daß falsch-
positive und falsch-negative Resultate sich umgekehrt proportional verhalten.
Der Anteil falsch-positiver (FP = false positive) Teste läßt sich nur senken, wenn
die Kriterien für eine Krankheit enger gefaßt werden. Im allgemeinen steigt
dadurch der Anteil falsch-negativer Teste (FN = false negative). Das Umgekehrte
gilt gleichermaßen. Die Berechnung der Kosten und die Kenntnis der Folgen der
FPs und FNs ist wichtig, um den Einsatz eines Screenings zu optimieren.

Die Beziehung zwischen FPs und FNs ergibt sich aus dem Folgenden. Ein
Screening-Verfahren kann viele Indikator-Stufen einer Erkrankung enthalten.
Man muß sich entscheiden, welche Stufe man als Grenze wählt, so daß alle
höheren Werte als positives, alle niedrigeren Werte als negatives Ergebnis
gewertet werden. Je nach der gewählten Indikator-Stufe können Screening-
Verfahren andere Kombinationen von Sensitivität und Spezifität ergeben.

Abbildung 1 zeigt als Beispiel die Häufigkeitsverteilung von Laborergebnissen
für die Variable X einer erkrankten Person (D). Abbildung 2 projiziert hierauf die
Verteilungskurve der Werte von Gesunden (ND). Die Linie A bezeichnet ein
spezielles Screening mit der dazugehörigen Sensitivität und Spezifität. Jeder Wert
links von A steht für Krankheit (Test positiv). Ganz offensichtlich fallen einige
Werte der Gesunden in diesen Bereich (FP), diese stellen also die falsch-positiven
Ergebnisse dar. Andererseits werden die Erkrankten als „gesund" angesehen,
deren Werte rechts von A stehen (FN).

Eine Verschiebung der Variablen X, die bestimmt, ob ein Test als positiv oder
negativ bewertet wird, zum Punkt B verändert Sensitivität und Spezifität des
Screenings. Ob dieses ein besseres als das durch den Punkt A charakterisierte

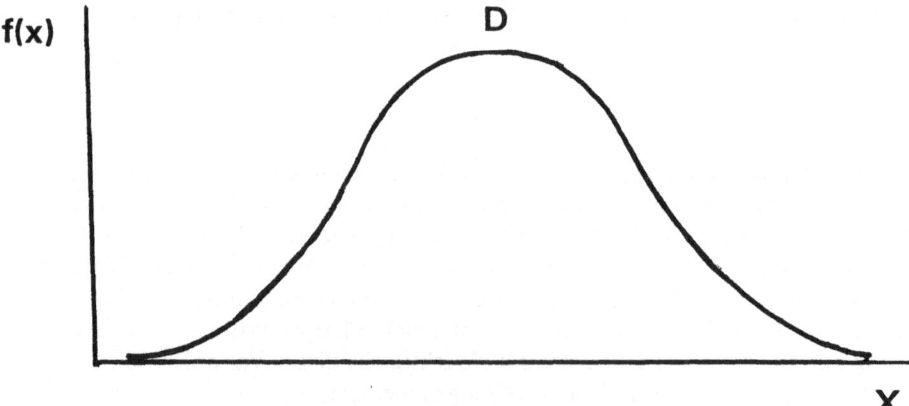

Abb. 1. Verteilung des Testergebnisses der Variablen X für eine erkrankte Person

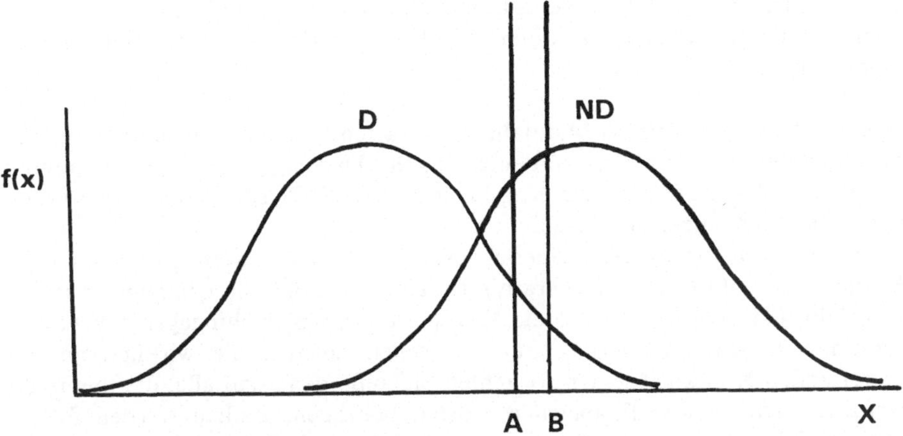

Abb. 2. Verteilungen für Erkrankte (*D*) und Nichterkrankte (*ND*) Personen zur Illustrierung der Beziehung zwischen falsch-positiven und falsch-negativen Testergebnissen

Screening darstellt, hängt von den Kosten und Folgen der FPs und FNs ab. Letztendlich ist man, was die durch das Screening gewonnenen Informationen betrifft, vor allem an den TPs und TNs interessiert.

Die Beweiskraft von Screening-Verfahren wird häufig fehlinterpretiert. Dies sei am anschließenden Beispiel illustriert:

Prävalenz	0,05:	5/100 Personen sind erkrankt
Sensitivität	0,90:	90% der Erkrankten sind TP
Spezifität	0,85:	85% der Gesunden sind TN

Wie groß ist der positive prädiktive Wert dieses Tests? Oder anders gefragt: Wie hoch ist die Wahrscheinlichkeit, daß die betreffende Person mit positivem Test tatsächlich erkrankt ist?

Tatsächlich beträgt die Wahrscheinlichkeit 0,24 – eine Zahl, die typischerweise sowohl Studenten als auch Praktiker überrascht. Sogar bei einem positiven Test liegt die Erkrankung mit überwiegender Wahrscheinlichkeit nicht vor. In diesem Beispiel wird das scheinbar nicht plausible Resultat durch die Prävalenz bedingt. Ähnliche Resultate können jedoch auch bei höherer Prävalenz auftreten, wenn der Test weniger präzise ist. Der positive Vorhersagewert eines Tests bestimmt, welche Maßnahmen angemessen sind.

Was ergibt sich aus den Informationen des Screenings?

Das Screening per se ist wertlos. Erst die Konsequenzen aus dem Screening bestimmen seinen Wert. Sie sind auch wichtig für die ökonomische Bewertung des Screenings. Solche Konsequenzen sind:

- zusätzliche diagnostische Verfahren (Folge-Screening, Biopsie),
- medizinische Maßnahmen (unterschiedlicher Aggressivität) zur Heilung oder palliativen Behandlung.

Was kann man von diesen Maßnahmen erwarten? Nehmen wir einmal an, alle Personen mit positivem Test werden behandelt. Diejenigen, die eine Behandlung erhalten und wirklich an der Krankheit leiden (24% der Patienten), werden voraussichtlich länger überleben.

Es kann sich aber auch die Überlebensdauer verkürzen, wenn die Therapie die Mortalität erhöht (z. B. perioperativ). Beachten Sie, daß die Überlebensverkürzung alle (TP + FP) betrifft, die therapiert werden, wohingegen die vorher erwähnte Lebensverlängerung nur bei denen auftritt, die wirklich an der betreffenden Krankheit leiden. Beachten Sie außerdem, daß alle, die therapiert werden, auch zu den finanziellen Kosten beitragen. Zudem werden falsch-negative Tests die richtige Diagnose verschieben – mit finanziellen und gesundheitlichen Folgen für den Patienten. Diese müssen bei einer Bewertung der Screening-Optionen miteinbezogen werden.

Abbildung 3 zeigt eine Entscheidungshilfe – den sog. Entscheidungsbaum, der typischerweise die Zufallsereignisse im Anschluß an die Verzweigungspunkte wiedergibt. Die Entscheidungsfolgen und Interaktionen der Zufallsereignisse (z. B. leben und sterben) werden mit dem Ziel analysiert, die Entscheidung zu optimieren. Aus der Abbildung, die ausschließlich Zufallsereignisse zeigt, ist abzulesen, daß eine Person bei einem positiven Test erkrankt oder gesund sein kann. Anhand der Sensitivitäts-, Spezifitäts- und Prävalenzdaten können wir die Wahrscheinlichkeit global oder partiell für einzelne Zweige ablesen (z. B. die Wahrscheinlichkeit, mit positivem Test krank zu sein = 0,045).

Die Wahrscheinlichkeit eines positiven Tests von Krankheit oder Gesundheit kann aus dem umgedrehten Entscheidungsbaum berechnet werden (Abb. 4). Danach wird der Screening-Test bei 18,75% positiv ausfallen; dies ergibt sich aus der Summe der beiden oberen Zweige. 4,5% des Gesamtkollektivs haben einen richtig-positiven Test oder konkreter: 4,5 von 100 Patienten sind testpositiv krank. 14,25 der 18,75 positiven Testresultate sind falsch-positiv. Wenn man nun annimmt, daß bei allen testpositiven Patienten eine chirurgische Intervention mit einer perioperativen Mortalität von 10% durchgeführt wird, sterben 1,875 (10% von 18,75) von 100 Personen am chirurgischen Eingriff. Das Screening „verursacht" also indirekt den Tod von 1,875 Personen, da es eine – im statistischen Sinn – gefährliche Intervention nach sich zieht. Daher muß mindestens eine gleich große Zahl den chirurgischen Eingriff überleben, um die Entscheidung zum Screening – im Gegensatz zum Screening-Verzicht – als überlegen (gemessen an der Zahl geretteter Leben) gelten zu lassen.

Das Screening ist also in der Tat für den Tod bei einigen Personen ohne krankheitsspezifisch erhöhtes Risiko verantwortlich. Diese Todesfälle müssen durch eine höhere Überlebensrate zumindest kompensiert werden, um die Wahl zwischen Screening und Screening-Verzicht auf der Grundlage der höchstmöglichen Anzahl geretteter Leben zu treffen. Man muß besonders beachten, daß, wenn 2% des Screening-Kollektivs sterben und nur 4,5% richtig-positiv sind, eine

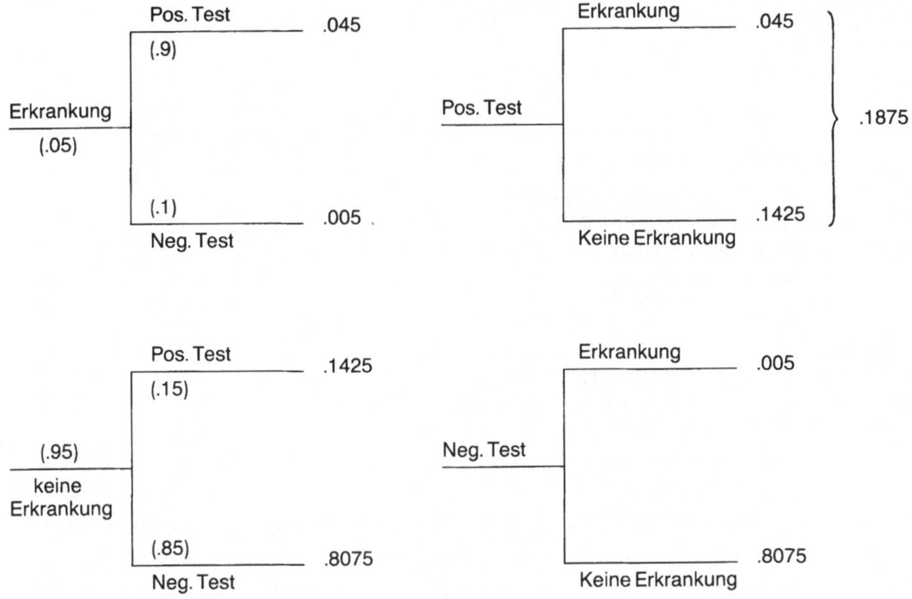

Abb. 3. Entscheidungsbaum mit Spezifität und Sensitivität

Abb. 4. Entscheidungsbaum mit positiven und negativen Vorhersagewerten

fast 50%ige chirurgische Erfolgsquote notwendig ist, um einen Screening-Nettoeffekt zu erzielen. Man muß also zwei von 100 Leben retten, und zwar aus dem Kreis der 4,5 Personen, die tatsächlich erkrankt sind.

In der Netto-Bilanz muß die Mortalität geringer sein als die der nächstbesten Alternative (in diesem Fall der Verzicht auf ein Screening). Wegen der Möglichkeit eines falsch-negativen Testes werden einige erkrankte Patienten als gesund klassifiziert. Deren Mortalität muß der Vollständigkeit halber ebenfalls der Screening-Gruppe zugerechnet werden und mit der Kontrollgruppe (kein Screening) verglichen werden (vgl. Tabelle 2). Bei dem angeführten Beispiel und auf der Basis der erwähnten Annahmen gilt diese kleine Anzahl der Todesfälle, die auf die Nichtbehandlung innerhalb des Screening-Kollektivs zurückzuführen sind, den Ausschlag – in Verbindung mit den durch das Screening „direkt" verursachten Todesfällen – für die leichte Überlegenheit der Option „kein Screening".

Zu beachten ist, daß diese Schlußfolgerung nicht auf finanziellen Überlegungen beruht. Alles bisher Vorgestellte bezieht sich auf Behandlungsergebnisse (Kosten und Nutzen auf der Basis von geretteten Menschenleben). Ökonomische Variablen können theoretisch auf der Grundlage der Behandlungsergebnisse die Schlußfolgerung sowohl untermauern als auch in Frage stellen. Praktisch wird die Antwort von den Kosten des Screenings und der Intervention – mit oder ohne ein Programm – abhängen. A priori scheint der Screening-Verzicht die billigere Alternative zu sein.

Tabelle 2. Hypothetisches Beispiel: Mortalität bei den Alternativen „Screening" und „Kein Screening"

	Screening	Kein Screening
Perioperative Todesfälle (auf 100)	1,875	–
Erkrankungsbedingte Todesfälle (auf 100) (Anzahl der falsch negativen Ergebnisse × Mortalitätsrate der Unbehandelten)	0,0094	1,88
Todesfälle gesamt	1,8844	1,88

Annahmen:
Erkrankungsbedingte Mortalitätsrate 10%
Heilungsrate bei Überlebenden der Operation 100%
Mortalität der unbehandelten Population 1,88%

Um Kosten und Nutzen (Tabellen 3 und 4) eines Screenings für die betreffende Population zu bewerten, benötigt man nicht nur die Kenngrößen des Screenings und der betreffenden Population, sondern auch einen Überblick über die anschließende Maßnahme und deren Erfolgswahrscheinlichkeiten. Nicht zuletzt sind die Kosten, um diese Information zu beschaffen, in Ansatz zu bringen.

Tabelle 3. Kosten des Screenings

76% der Patienten mit positivem Test nach Screening
    Psychologische Kosten der Diagnose (inkorrekt)
    Kosten der Interventionsverfahren (überflüssig)
    Vorzeitige(r) Morbidität/Tod nach Maßnahmen (überflüssig)

24% der Patienten mit positivem Test nach Screening
    Vorzeitige(r) Morbidität/Tod nach Maßnahmen

Tabelle 4. Nutzeffekt des Screenings

24% der Patienten mit positivem Test nach Screening
    Verlängerte Überlebenszeit (über die „Kein-Screening"-Option hinaus)

    Muß ausreichen, um die Screening-Kosten zu kompensieren

    Erfassen der Screening-Folgemaßnahmen und deren Erfolgsraten

Ein weiterer Aspekt der Kosten (und des Nutzens) des Screening sollte auch betrachtet werden: die Zunahme oder Abnahme der Mortalität je nachdem, ob ein Screening durchgeführt oder unterlassen wird. Solche Entscheidungen (Operation) und eventuelle Folgen sind ebenfalls kostenträchtig – Kosten der Operation und der Behandlung von Komplikationen. Eine Frühentdeckung kann die

Therapiekosten senken. Die Diagnose einer latenten Erkrankung verursacht ebenfalls Kosten (zusätzlich zu den Morbiditäts-, Mortalitäts- und psychologischen Kosten).

Welche Kosten sind relevant?

Am Ende der Analyse werden die Ergebnisse in einer für die Entscheidungsträger nützlichen Art zusammengefaßt. Wie kann man ihnen bei der Entscheidungsfindung am besten helfen? Im allgemeinen ist man nicht an den Kosten einer einzelnen Screening-Untersuchung interessiert, da diese nur selten eine relevante Rechengröße ist und per se keinen gesundheitsbezogenen Wert besitzt. Außerdem kann man das Screening nicht von den Folgemaßnahmen trennen, wenn man unter vielen möglichen Screening-Programmen auswählt; jedes Screening hat wahrscheinlich seine besonderen Eigenschaften und Kosten, wiederum mit unterschiedlichem Spektrum Folgemaßnahmen und -kosten.

Wir sind wahrscheinlich mehr an den Kosten eines zusätzlich entdeckten Karzinoms interessiert. Dies gibt uns zumindest eine Information über die Erkrankung selbst, im Gegensatz zu den Screening-Kosten, die nur indirekt mit den Behandlungsergebnissen verknüpft sind. Aber ein entdecktes Karzinom ist noch kein positives Behandlungsergebnis. Wahrscheinlicher sind die Kosten des durch das Screening zusätzlich geretteten Lebens interessant. Einige per Screening gefundene Karzinome werden erfolgreich behandelt, andere nicht, entsprechend sind die Kosten wechselnd. Aber weitaus wichtiger sind die QALYs (*quality adjusted life years*) und deren Kosten, die aus dem Screening und den nachfolgenden Interventionen gewonnen werden.

Bewertung der Behandlungsergebnisse

Zur Bewertung des Screenings braucht man mehr Informationen als über das Screening selbst, also über die Kosten und über die Maßnahmen aufgrund des Screeningsergebnisses. Im besonderen muß man lernen, wie sich die Behandlungsergebnisse nach Screening von denen ohne Screening unterscheiden, um zu einem Urteil darüber zu kommen, ob ein Screening-Programm wünschenswert ist. Die Erkenntnis setzt sich zunehmend durch, daß direkte Kosten und Behandlungsfolgen (z. B. Mortalität) und indirekte Kosten anfallen. Wenn der erzielte Gesundheitsgrad sich hinsichtlich der Zufriedenheit der Patienten unterscheidet, dann sollten diese Unterschiede gewertet und bei der Anordnung der Interventionen berücksichtigt werden. Im allgemeinen wirkt die Behandlung unterschiedlich auf die verschiedenen Patienten. Entsprechendes gilt auch für die Kosten. Jede auf die Optimierung von Behandlungsentscheidungen abzielende Analyse muß dies erkennen und berücksichtigen.

Fast jeder wird einräumen, daß durch zwei verschiedene Methoden gewonnene Lebensjahre nicht äquivalent sind, wenn die Lebensqualität verschieden ist. Derzeit wird eine Reihe von Techniken genutzt, um gewonnene Lebensjahre auf

Tabelle 5. Behandlungsstrategien für das Prostatakarzinom. (Nach Hirsh 1988)

Erkrankungsstadium	Behandlungsoptionen
B oder C	Radikale Prostatektomie Perkutane Strahlentherapie Interstitielle Bestrahlung
D1	Beobachtung, Zuwarten Bestrahlung Adjuvante Orchiektomie + Prostatektomie Hormon-/Chemotherapie?

Tabelle 6. Therapiewahl bei benigner Prostatahyperplasie

Prostatektomie vs. Beobachtung, Zuwarten

Verkürzte Lebenserwartung

Allgemein
  Vermehrte symptomatische Erleichterung
  Erhöhte Lebensqualität

Aber gewisses Risiko von
  Ausbleiben der symptomatischen Erleichterung
  Impotenz
  Inkontinenz

einen gemeinsamen Nenner zurückzuführen, der die Qualität berücksichtigt (Drummond 1987; Mehrez u. Gafni 1991). Der Qualitätsbezug ist für viele medizinische Interventionen wichtig; besonders aber für die Behandlung des Prostatakarzinoms. Drei verschiedene Screening-Instrumente und zahlreiche Behandlungsmethoden sind verfügbar (Tabelle 5). Da der Wert jeder einzelnen Screening-Maßnahme davon abhängen wird, was anschließend unternommen und welches Behandlungsergebnis erwartet wird, resultiert ein komplexes analytisches Problem.

Der Nutzeffekt ist nicht unbedingt einfach und eindimensional wie etwa die Rettung eines Lebens. Zur Rettung eines Lebens gibt es verschiedene Wege; jeder hat eine unterschiedliche Erfolgswahrscheinlichkeit (in bezug auf die Lebensqualität).

Die Forschungsergebnisse Wennbergs (1991) zur benignen Prostatahyperplasie geben einige brauchbare Anhaltspunkte (Tabelle 6). Die vergleichende Risiko-Bewertung durch den Patienten selbst ist von kritischer Bedeutung für eine richtige Entscheidung. Obwohl die Behandlungsstrategien beim Prostatakarzinom abweichen, sind ähnliche, die Präferenz des Patienten betreffende Problemstellungen auch dort von Bedeutung (s. Tabelle 5). Hirsh (1988) rät: Die Therapieentscheidung im Stadium A oder B wird immer durch die bei der Behandlung vom Personal gewonnenen Erfahrungen unter Berücksichtigung der

Nebenwirkungen bestimmt. – Die optimale Behandlung im Stadium D1 ist kontrovers. Wennbergs Ergebnisse legen den Schluß nahe, daß diese unterschiedlichen und mehrschichtigen Folgen nach den vielfältigen Behandlungsmortalitäten berücksichtigt werden müssen, um ihren Effekt richtig einzustufen.

Es ist unklar, worin die Ursache der von Hirsh (1988) angesprochenen Kontroverse liegt, also ob mit „Berücksichtigung der Nebenwirkungen" die Erfragung der Patienten-Präferenzen gemeint ist oder lediglich auf die ärztliche Einschätzung der Nebenwirkungen vertraut wird. Wennberg (1991) ist der Auffassung, daß die Konsultation des Patienten die einzige „korrekte" Art der Entscheidungsfindung darstellt; denn seine individuellen Präferenzen sind für die Bewertung des letztendlichen Nutzeffekts von kritischer Bedeutung: den Grad der Zufriedenheit mit dem Therapieergebnis. Der Autor betont, daß seine Forschungsergebnisse darauf hinweisen, daß „das, was der Patient wirklich will, nicht aus objektiven, dem Arzt zugänglichen Informationen, Ergebnissen der körperlichen Untersuchung, Labordaten wie z. B. der Urinflußmessung oder sogar aus Fragen über die Schwere von Symptomen oder eine mögliche Beeinträchtigung der Lebensqualität abgeleitet werden kann. Patienten, die nach diesen objektiven Maßstäben ähnlich sind, können sich hinsichtlich ihrer Behandlungspräferenzen unterscheiden". G. B. Shaw drückt es einfach aus: „Tue nicht das anderen an, das Du – wärest Du in ihrer Haut – verlangen würdest; ihr Geschmack könnte nicht der gleiche sein."

Tatsächlich ist es wichtig, die Präferenz des Patienten zu erfragen. Entgegen dem Anschein ist es schwierig, Präferenzen zu erhalten. Es existiert eine Fülle an Literatur zu den Tücken der verschiedenen Methoden (McNeil et al. 1982). Die Schwierigkeit besteht darin, Laien mögliche Behandlungsfolgen auf eine Art und Weise zu vermitteln, daß eine brauchbare Antwort erhalten wird. Untersuchungen haben gezeigt, daß die Antworten stark von anscheinend unwichtigen Varianten bei der Schilderung der medizinischen Maßnahmen abhängen. Das ideale Vorgehen ist aber bei weitem nicht eindeutig geklärt.

Screening des Prostatakarzinoms

Unter zwei Voraussetzungen läßt sich das präsentierte fiktive Modell beim Prostatakarzinom anwenden:

1. Beachtung der tatsächlichen Möglichkeiten des Screenings:
   - Vielfalt der Screening-Verfahren,
   - wahre Spezifität und Sensitivität des Screening;
2. Beachtung der tatsächlichen Prävalenz.

Abhängig von der Wechselbeziehung zwischen den Resultaten aus verschiedenen Screening-Verfahren und den aufgestellten Entscheidungsregeln (z. B.: werden zwei positive und ein negatives Resultat als positiver oder negativer Test angesehen?) können Sensitivität und Spezifität erhöht sein (allerdings wahrscheinlich nicht auf die Werte von 0,90 und 0,85 aus dem obigen Beispiel). Jedoch wird der marginale Nutzen des zweiten und dritten Tests, wenn der genaueste Test zuerst angewandt wurde, nach gesundheitlichen oder ökonomischen Maßstäben die Kosten nicht rechtfertigen. Natürlich verbessert sich die Aussagegenauigkeit, wenn man eine Biopsie als viertes Screening-Verfahren miteinbezieht – allerdings erhöhten sich gleichzeitig die Kosten. Dies wäre zu rechtfertigen, der positive Vorhersagewert einer Biopsie beträgt 100%. Dies führt zum zweiten oben erwähnten Punkt: der Prävalenz.

Autopsieergebnisse belegen die hohe Prävalenz des Prostatakarzinoms (z. B. 40%). Dies zieht zunächst einmal hohe Screening-Kosten nach sich: Bei vielen Personen wird durch das Screening ein Prostatakarzinom entdeckt, welches anschließend biopsiert wird und danach einer kostspieligen und nicht ungefährlichen Behandlung (z. B. Mortalität 1–2%) unterzogen wird. Die höhere Prävalenz erhöht den positiven Vorhersagewert über die 5% des früheren Beispiels.

Dieser hohe positive Vorhersagewert ist aber irreführend; denn der Begriff Prävalenz selbst ist irreführend. Zwar haben 40% der Bevölkerung einer bestimmten Altersgruppe ein Prostatakarzinom, aber nur wenige Personen werden irgendwann an einem manifesten Karzinom erkranken. Nach den bekannten Daten wird vielleicht nur 1 von 13 Karzinomen progredient. Wenn man von dieser Zahl ausgeht, so werden wir, falls das Screening alle diese Karzinome entdeckte, viele Patienten unnötig biopsieren oder womöglich operieren und in einigen Fällen einem tödlichen Risiko aussetzen, die niemals klinisch relevante Komplikationen der Erkrankung bekommen hätten.

Natürlich gibt es keine Garantie, daß die Gruppe der entdeckten Karzinome (ein Teil der 40%) alle diejenigen mit Progressionstendenz beinhaltet (Torp-Pedersen 1992). Wenn wir einen extrem pessimistischen Standpunkt einnehmen, dann wird vielleicht kein einziger Tumor mit Progressionstendenz neu entdeckt. Nach diesem Szenario bedeuten Screening, Biopsien und Interventionen eine „Verschwendung" von menschlichen Ressourcen, Mortalität, Morbidität und Geld. Auch bei optimistischer Sicht der Dinge – angenommen alle neuentdeckten Karzinome stellen sich später als klinisch gefährlich heraus – ergeben sich zahlreiche Überbehandlungen.

Schlußfolgerung

Der Wert einer Therapie hängt nicht allein vom objektiv meßbaren Ergebnis ab (z. B. Mortalität). Die Vorliebe für verschiedene Gesundheitszustände sollte bei der Bewertung des medizinischen Nutzens berücksichtigt werden; diese Vorliebe kann nur durch eine Befragung der Patienten ermittelt werden. Dieser Vorgang mag einfach sein; das Gewinnen aussagefähiger Informationen aus diesen Antworten ist jedoch problematisch.

Besser definierte Behandlungs-Nutzeffekte sind kritische Eingabevariablen für die Bewertung des Screenings, da das Screening selbst nicht direkt auf die Gesundheit wirkt. Dazu bedarf es der nachfolgenden Interventionen. Der Wert eines Screenings im Vergleich zu einer alternativen Maßnahme (z. B. Unterlassen des Screenings oder Einsatz eines anderen Screening-Instruments ergibt sich aus den Unterschieden bei den Kosten und dem Behandlungsergebnis. Die Komplexität dieser Evaluation sollte nicht unterschätzt werden.

Die Schlußfolgerungen sollten nicht dahingehend interpretiert werden, daß Screening oder Behandlungen beim Prostatakarzinom etwa nicht hilfreich wären. Skepsis in Sachen Screening ist jedoch angebracht. Die Entdeckung möglichst vieler Fälle von Prostatakarzinom kann nicht das einzige Ziel der „Anbieterseite" im Gesundheitswesen sein. Dieses muß gegen die Kosten falsch-positiver Teste und die finanziellen Kosten des gesamten Interventionspakets abgewogen werden. Mehr Gesundheit kann vielleicht auch erreicht werden, indem man die Ressourcen für etwas anderes ausgibt.

Zusammenfassend ist die systematische Untersuchung der folgenden Fragen zu empfehlen, um zu weiterführenden Informationen zu kommen.

- Retten wir durch irgendeine Maßnahme mehr Menschenleben, oder entdecken wir lediglich mehr Karzinome?
- Ist die Rettung von Menschenleben (angenommen, dies wäre möglich) das einzige wichtige Ziel? (Wennberg 1991)
- Was sind die Interventionskosten pro Erfolgseinheit? (Führt das Screening auch nach dem Maßstab der qualitätsbereinigten Lebensjahre zu einem Gewinn?)
- Ist der bezahlte Preis angemessen, oder gibt es andere medizinische Interventionen, die – ähnlich evaluiert – einen größeren Nutzeffekt erbringen?

Literatur

Drummond M (1987) Methods for the economic evaluation of health care programmes. Oxford University Press
Hirsh J (1988) Prostate cancer. In: Herfindal et al. (ed) Clinical pharmacy and therapeutics, 4th ed. Williams & Wilkins, Baltimore, pp 929–936
McNeil B et al (1982) On the elicitation of preferences for alternative therapies. N Engl J Med 306:1259–62
Mehrez A, Gafni A (1991) The healthy-years equivalents: how to measure them using the standard gamble approach. Med Decis Making 11:140–46
Torp-Pedersen S (1992) „Is screening a harmful intervention?" Presentation at conference: Searching for Prostatic Carcinoma. München, 19.–21. März
Wennberg J (1991) Keynote address at Institute of Medicine Conference: The changing health care economy: Impact on physicians, patients and innovators. Washington DC, 18.–19. April

Wirtschaftliche Voraussetzungen eines Früherkennungsprogramms für das Prostatakarzinom

I. M. Thompson und S. A. Optenberg

Einleitung

Seit 1989 gilt das Prostatakarzinom als häufigster Tumor in der amerikanischen männlichen Bevölkerung mit 132000 neudiagnostizierten Fällen und ungefähr 34000 Toten im Jahre 1992 [1]. Dabei wird geschätzt, daß von den 1985 geborenen Weißen und Schwarzen 8,7% bzw. 9,4% an einem Prostatakarzinom erkranken werden und 2,6% bzw. 4,3% möglicherweise an dieser Krankheit sterben werden [2]. Es ist bekannt, daß die Inzidenz des Prostatakarzinoms in den letzten zehn Jahren von 70000 Fällen im Jahre 1980 auf über 130000 Fälle im Jahre 1991 erheblich angestiegen ist [3]. (Obwohl die Inzidenz sich innerhalb dieses Zeitraums fast verdoppelte, stieg die prostatakarzinomsbedingte Mortalitätsrate nur um 50%.)

Die signifikant erhöhte Inzidenzrate hat zusammen mit dem mäßigen Anstieg der krankheitsbedingten Mortalitätsrate in den USA ein vermehrtes Interesse an der Früherkennung dieser Krankheit geweckt. Obwohl eine genaue Stadienverteilung der diagnostizierten Fälle nicht bekannt ist, wurde 1979 durch die Erhebung des „American College of Surgeon" festgestellt, daß zum Zeitpunkt der Diagnose bei mehr als 25% aller neudiagnostizierten Fälle eine bereits metastasierte und bei weiteren 15% eine organüberschreitende Krankheit vorlag [4]. Eine nachfolgende Auswertung der Bemühungen um eine Früherkennung der Krankheit ergab, daß eine Stadienverschiebung stattgefunden hat. In der am „Brooke Army Medical Center" in San Antonio, Texas durchgeführten Studie wurde über einen Zeitraum von zwei Jahren eine Analyse durchgeführt, deren Gegenstand die Stadienverteilung vor und nach Einführung des Screenings war [5]. Vor Einführung des Screenings waren nur 61% der entdeckten Tumoren organbegrenzt, nach Einführung des Screenings dagegen 79%. Ähnliche Ergebnisse wurden durch den Einsatz des prostataspezifischen Antigens (PSA) erzielt. Bei den von Catalona et al. untersuchten 1,653 Patienten wiesen 36 von 37 mittels PSA identifizierten Patienten ein klinisch lokal begrenztes Prostatakarzinom auf [6]. Bei der Stadienbestimmung am Operationspräparat hatten nur 59% dieser Patienten mit PSA-Werten zwischen 4,0 ng/ml und 9,9 ng/ml und nur 13% der Patienten mit PSA-Werten über 10 ng/ml pathologisch lokal begrenzte Adenokarzinome.

Einige Autoren wiesen bereits darauf hin, daß eine Verringerung der krankheitsbedingten Mortalität das wichtigste Ziel einer Früherkennung darstellt [7]. Viele Faktoren, wie zum Beispiel ein unterschiedlicher natürlicher Krankheitsverlauf [8], eine relativ geringe Auswirkung auf die Anzahl der karzinombedingt verlorenen Lebensjahre [9], die sogenannte Length-Time-Bias [10] und die behandlungsbedingte Mortalität [11], können die Bedeutung eines Screenings auf die krankheitsbedingte Mortalität verringern. Angesichts dessen ist die Frage nach den Behandlungskosten wichtig, da die Entscheidung, ob ein allgemeines Früherkennungs-Programm für Männer eingeführt werden sollte, am ehesten durch die Kosten beeinflußt wird, solange die Vorteile eines solchen Screenings nicht eindeutig belegt sind [11].

Eine objektive Analyse der Kosten einer Früherkennungsuntersuchung beim Prostatakarzinom stellt das Thema dieses Beitrages dar.

Klinische Entscheidungsanalyse bezüglich der ökonomischen Voraussetzungen eines Prostatakarzinom-Screenings

Die Überlegung zu dieser Kostenstudie beruhte darauf, daß die Endkosten eines Prostatakarzinom-Screenings eine lange Liste von Teilausgaben umfassen. 1990 wurde eine formale klinische Entscheidungsanalyse durchgeführt, in welcher die Kosten des ersten Jahres des in den USA durchgeführten Prostatakarzinom-Screenings berechnet wurden [11]. Bei dieser Entscheidungsanalyse ging man davon aus, daß die Kosten des Prostatakarzinom-Screenings die Aufwendungen für folgende Maßnahmen beinhalten:

1. Anwendung des Screening-Tests,
2. Durchführung von Biopsien bei Patienten mit positiven Testergebnissen,
3. Klinische Stadienbestimmung des Prostatakarzinoms bei Patienten mit positiver Biopsie,
4. Stadienspezifische Behandlung,
5. Therapie der behandlungsbedingten Komplikationen.

Darüber hinaus fallen in Zusammenhang mit der Einführung eines Screening-Programmes noch weitere Kosten an:

1. Werbekampagnen für das Screeningprogramm,
2. Analyse des Screeningprogrammes,
3. Ausarbeitung eines Systems zur Gewährleistung der Verlaufskontrolle der Patienten,
4. Kosten für Verlaufskontrolluntersuchungen und nachfolgende Therapie.

Zur Aufstellung der Mindestkosten des ersten Screening-Jahres in den USA unter Anwendung der am häufigsten verwendeten Screening-Instrumente wurde eine Entscheidungsanalyse entwickelt. Nach Bestimmung der Wahrscheinlichkeiten an jedem „Punkt" der Entscheidungsanalyse anhand der vorhandenen Literatur wurde das Modell der Entscheidungsanalyse unter Zugrundelegung der Anzahl der Männer mit Erkrankungsrisiko und der laut Medicare tatsächlich anfallenden Kosten zur Berechnung der Screening-Kosten angewendet. Die Annahmen und Wahrscheinlichkeiten der verschiedenen „Punkte" werden hier kurz diskutiert.

Erkrankungsrisiko

Obwohl es eine Reihe von Risikofaktoren für die Entstehung des Prostatakarzinoms (z. B. Rasse, Ernährung, Kadmium-Exposition) gibt, stellen Geschlecht (männlich) und Lebensalter in den USA die wichtigsten Risikofaktoren dar [12]. Am „Brooke Army Medical Center" wurde in einer Reihe mittels digitaler rektaler Untersuchung (DRE) gescreenter Patienten bei 365 Männern im Alter zwischen 40 und 49 Jahren kein einziges Prostatakarzinom entdeckt [13]. Dabei verringert sich mit zunehmendem Alter die Lebenserwartung, so z. B. bei weißen Männern von 26,1 Jahren im Alter von 50 Jahren auf 11,7 Jahre im Alter von 70 Jahren [14]. Da jedoch einige der über 70jährigen Männer bevorzugte Kandidaten für Früherkennungsbemühungen sein können (diese Bemühungen aber nur die mit dieser Entscheidungsanalyse berechneten Endkosten erhöhen würden) wurde angenommen, daß ein Screening bei Männern im Alter zwischen 50 und 70 Jahren durchgeführt wird. Entsprechend den des „Bureau of Census" (Volkszählungsstelle) beläuft sich die Gesamtanzahl der Männer im Alter zwischen 50 und 70 Jahren in den USA auf 19675380 [14]. Damit die Screening-Population auf die für eine Behandlung am besten geeigneten Männer (was Männer mit signifikanten Begleitkrankheiten ausschließt) eingegrenzt werden konnte, wurde geschätzt, daß bei etwa 11,4% der o. g. Population eine Herzerkrankung vorliegt [15]. Daraus ergibt sich in den USA als Screening-Population eine Gesamtzahl von 17496288 Männern im Alter zwischen 50 und 70 Jahren.

Screening-Tests

In groß angelegten Screening-Studien für das Prostatakarzinom wurden hauptsächlich drei Tests angewendet: rektal-digitale Untersuchung (DRE), prostataspezifisches Antigen (PSA) und transrektale Sonographie (TRUS). Dabei ist die unterschiedliche Effizienz dieser Tests bei der Entdeckung des Prostatakarzinoms, das bei bis zu 30% aller Männer jenseits des 50. Lebensjahres vorhanden sein kann, für diese Entscheidungsanalyse relativ unwichtig [16]. Doch muß jeweils die ungefähre Anzahl der 50- bis 70jährigen Männer berechnet werden, bei denen

1. mindestens einer dieser drei Tests ein auffälliges Ergebnis aufweist (da der nächste Teil der Entscheidungsanalyse, i.e. Prostatabiopsie, davon abhängig ist,
2. das Vorliegen eines Prostatakarzinom durch eine Prostatabiopsie bestätigt wird.

Tabelle 1. Rektal-digitale Untersuchung (DRE) beim Prostatakarzinom-Screening. (Nach Optenberg u. Thompson [11])

Autoren	Anzahl der Patienten	Positives Screening-Ergebnis [%]	Karzinom [%]
Gilbertsen [17]	5856	?	1,3
Thompson [13]	2005	3,2	0,85
Chodak [18]	811	5,3	1,3
Vihko [19]	711	3,5	0,78
Imai [20]	5770	10	1,0
Lee [21]	784	3,7	1,3
Waaler [22]	480	3,3	0,2
Chodak [23]	2131	6,7	1,7
Durchschnitt		6,5	1,2

Tabelle 2. Transrektale Sonographie (TRUS) beim Prostatakarzinom-Screening. (Nach Optenberg u. Thompson [11])

Autoren	Anzahl der Patienten	Positive Screening-Ergebnisse [%]	Karzinom [%]
Cooner [26]	225	43	12,4
Lee [21]	784	8,2	2,6
Perrin [27]	666	24,3	1,7
Ragde [28]	765	18	6,5
Hunter [28]	508	23,4	5,7
Rifkin [30]	112	7,1	2,7
Fritsche [31]	228	53	18
Durchschnitt		25,8	7,3

Tabelle 1 zeigt die Ergebnisse von acht Studien, in denen die rektal-digitale Untersuchung (DRE) bei unterschiedlichen Patientenzahlen zur Entdeckung des Prostatakarzinoms angewendet wurde. Die durchschnittliche Anzahl „positiver" DRE-Befunde beträgt 6,5% und die vermeintlich repräsentative durchschnittliche Entdeckungsrate des Prostatakarzinoms 1,2%. Unserer Entscheidungsanalyse wurden diese zwei Werte zugrundegelegt.

Tabelle 2 zeigt die Ergebnisse, die bei einem Prostatakarzinom-Screening unter Anwendung der transrektalen Sonographie (TRUS) bei 7 Patientenreihen erzielt wurden. Wie leicht festgestellt werden kann, ist die Rate der suspekten TRUS-Befunde erheblich höher als die Rate der positiven DRE-Befunde in Tabelle 1. Es ist jedoch anzumerken, daß mit zunehmender Erfahrung beim Screening wohl weniger „abnorme" TRUS-Befunde erzielt werden. Mit der Erkenntnis, daß ein signifikanter Anteil der Prostatakarzinome nicht hypodens ist und hypodense Läsionen das geringste biologische Malignitätspotential haben können, verliert das „hypodense Areal" als Indikation zur Biopsie an Bedeutung [24, 25].

Das prostataspezifische Antigen (PSA) ist vielleicht der zur Zeit interessanteste Screening-Test. Obwohl seit unserer Veröffentlichung der ursprünglichen Entscheidungsanalyse über eine Reihe von Studien berichtet wurde, in denen PSA als Screening-Instrument angewandt wurde, und die Anzahl der Patienten mit erhöhten PSA-Werten und positiven Biopsiebefunden sich möglicherweise verringert hat, ist die Berechnungsmethode gleich geblieben. Unter Zugrundelegung der Daten-Cooners wurde berechnet, daß die Rate der positiven Testergebnisse bei 4,0 ng/ml und 10 ng/ml als Cut-off-Werten 27% bzw. 8% betrug [26]. Die Karzinomentdeckungsrate wurde auf 9,3% bzw. 4,4% geschätzt. Seit Durchführung dieser Entscheidungsanalyse wurden die Ergebnisse einiger Studien veröffentlicht, in denen PSA als einziges Screening-Instrument beim Prostatakarzinom angewandt wurde. In der Studie von Catalona hatten 8,3% aller Patienten PSA-Werte über 4,0 ng/ml, und bei 2,2% aller Männer mit erhöhtem PSA-Wert wurde ein Prostatakarzinom diagnostiziert [6]. In der Studie von Brawer hatten 15% von 1249 Männern PSA-Werte über 4,0 ng/ml und 4,6% aller Patienten ein Prostatakarzinom (wenn man von den Daten hochrechnet, da nicht bei allen diesen Patienten eine Biopsie vorgenommen wurde) [32].

Ein signifikantes Problem in den Reihen von Brawer und Catalona besteht jedoch darin, daß die gescreenten Patienten nicht den strengen Kriterien eines Screenings entsprechen. Zwei potentielle „Bias" sind möglich. Bei symptomatischen Patienten kann die Wahrscheinlichkeit größer sein, daß sie Screening-Untersuchungen in Anspruch nehmen. Ebenso ist es jedoch möglich, daß vor allem besonders gesundheitsbewußte Patienten ohne urogenitale Symptome Screening-Untersuchungen in Anspruch nehmen. Im ersten Fall wäre bei der allgemeinen Bevölkerung eine geringere Rate an positiven Untersuchungsergebnissen und im zuletzt genannten Fall die Entdeckung einer größeren Anzahl von Prostatakarzinomen in der allgemeinen Bevölkerung zu erwarten.

Labrie et al. wandten ebenfalls den PSA-Assay von Hybritech bei 1002 Freiwilligen an, die sich für ein Screening zur Verfügung stellten; von 124 (12,4%) Patienten mit einem erhöhten PSA-Wert hatten 41 (4,1%) ein Prostatakarzinom [33]. Darüber hinaus wurde bei 16 weiteren Patienten mit Werten < 3 ng/ml, die zusätzlich mittels DRE und TRUS untersucht wurden, ein Prostatakarzinom diagnostiziert. Die von Labrie et al. vorgenommene Sensitivitäts-Analyse ergab, daß ein PSA-Cut-off-Wert von 3,0 ng/ml mit einer Sensitivität und Spezifität von 80,7% bzw. 89,6% einhergeht und dieser Wert somit effektiver wäre. Die Anwendung dieses Cut-off-Wertes hätte bei 19,1% der Patienten eine weitere Auswertung zur Folge, und bei insgesamt 4,6% würde ein Prostatakarzinom entdeckt werden. Unter Berücksichtigung nachfolgender Studien kann sich die Entdeckungsrate des Prostatakarzinoms mittels PSA auf nur ungefähr die Hälfte der in der klinischen Entscheidungsanalyse angewandten Entdeckungsrate belaufen. Es muß jedoch betont werden, daß die tatsächliche Anzahl der durch Screening entdeckten Tumore solange unbekannt ist, bis große populationsspezifische Screening-Studien durchgeführt wurden.

Diagnose und Staging

Wie bereits erwähnt, stellt die Bestätigung der Prostatakarzinom-Diagnose durch eine Prostatabiopsie den nächsten Schritt in der Entscheidungsanalyse dar. Obwohl ein gewisser Prozentsatz der Tumoren durch eine digital- oder ultraschallgezielte Biopsie verfehlt wird, wurde bei der hier vorgestellten Entscheidungsanalyse eine Spezifität und Sensitivität von 100% angenommen [34]. Des weiteren gingen wir davon aus, daß die postbioptische Stadienbestimmung folgende Untersuchungen umfaßt:

1. serologische Tests, einschließlich des prostataspezifischen Antigens (PSA) und der prostataspezifischen Phosphatase (PAP),
2. Zystoskopie,
3. intravenöse Pyelographie und
4. Knochenszintigraphie.

Sowohl Auswertungen von Biopsien als auch Staging-Untersuchungen wurden in die Kostenanalyse eingeschlossen.

Anhand der verfügbaren Daten ist es möglich, die verschiedenen Krankheitsstadien der Prostatakarzinome vorherzusagen, welche bei einem Screening mit DRE, PSA (Cut-off-Werte 4 ng/ml oder 10 ng/ml) und TRUS entdeckt werden. Die Stadienverteilung der mittels DRE entdeckten Prostatakarzinome ergab, daß 57% der Tumoren sich im Stadium B, 13% der Tumoren im Stadium C und ungefähr 30% der Tumoren im Stadium D befanden [11]. Entsprechend den Daten von Lee et al. wurde in der Entscheidungsanalyse angenommen, daß die transrektale Sonographie (TRUS) zweimal so sensitiv wie die rektal-digitale Untersuchung (DRE) wäre und alle mit TRUS allein entdeckten Tumoren klinisch organbegrenzt wären [21]. Die Stadienverteilung bei PSA-Werten unter 4 ng/ml wurde als ähnlich wie bei TRUS und bei 10 ng/ml als ähnlich wie bei DRE eingeschätzt. Diese Annahmen unterscheiden sich von den in zwei jüngeren Studien gewonnenen Daten zur Stadieneinteilung. In der Untersuchung von Catalona wiesen 36 von 37 Patienten mit erhöhten PSA-Werten klinisch organbegrenzte Prostatakarzinome auf; jedoch nur 12 von 33 Patienten (36%), bei denen eine operative Stadienbestimmung vorgenommen wurde, hatten ein organbegrenztes Karzinom [6]. In der Studie von Brawer wurden 30 von 32 mittels PSA diagnostizierten Prostatakarzinomen zunächst als klinisch lokal begrenzt klassifiziert, doch eine operative Stadienbestimmung bei 16 dieser Patienten ergab, daß nur 56% der Karzinome auf die Prostata begrenzt waren [32].

Aus diesen Daten läßt sich schlußfolgern, daß die Gesamtanzahl der mittels PSA identifizierten Prostatakarzinom-Patienten in der ursprünglichen Entscheidungsanalyse möglicherweise überschätzt wurde. Neuere Untersuchungen haben gezeigt, daß die meisten Patienten am Anfang eine klinisch lokal begrenzte Krankheit haben. Die sich daraus ergebende größere Anzahl an durchgeführten kostenintensiven Behandlungen eines lokal begrenzten Prostatakarzinoms führt jedoch nur zu minimalen Veränderungen der durch den betreffenden Test verursachten Gesamtkosten.

Therapieentscheidung

Nach durchgeführter Prostatabiopsie und klinischer Stadienbestimmung muß ein entsprechender Therapieentscheid erfolgen. Obwohl in den USA verschiedene therapeutische Modalitäten in den verschiedenen Krankheitsstadien zur Anwendung kommen [4], beinhaltet die hier vorgestellte Entscheidungsanalyse drei Optionen (Algorithmen):

1. Ein Prostatakarzinom in Stadium B wird mit radikaler Prostatektomie behandelt.
2. Ein Prostatakarzinom im Stadium C wird mit perkutaner Strahlentherapie behandelt.
3. Ein Prostatakarzinom im Stadium D wird mit bilateraler Orchiektomie behandelt.

Therapie behandlungsbedingter Komplikationen

Der letzte Teil der Entscheidungsanalyse zur Bestimmung der Kosten eines Prostatakarzinom-Screenings besteht in der Kostenaufstellung für die Behandlung therapiebedingter Komplikationen. Zwecks Vereinfachung wurden nur fünf Behandlungskomplikationen analysiert:

1. Impotenz;
2. Rektumverletzung, Kolostomie;
3. Harninkontinenz;
4. Harnröhrenstriktur im Anastomosenbereich;
5. behandlungsbedingte Mortalität.

Radikale Prostatektomie

Mit der Einführung der nervenschonenden radikalen Prostatektomie sind die operationsbedingten Erektionsstörungen beträchtlich zurückgegangen. Obwohl nicht alle Patienten gleich gute Kandidaten für diese Behandlung sind, war davon auszugehen, daß 25% der Patienten nach der Operation impotent sein würden [35]. Eine weitere Annahme dieses Entscheidungsmodells bestand darin, daß 25% der impotenten Männer die Implantation einer Penisprothese wünschen würden.

Die nach radikaler Prostatektomie angegebenen Inkontinenzraten sind sehr unterschiedlich. Entsprechend den in zwei Studien berichteten Raten von etwa 6% [36, 37] wurden diese unserem Entscheidungsmodell zugrundegelegt. Wir nahmen an, daß ungefähr die Hälfte dieser Patienten (3%) einen artefiziellen Sphinkter wünschen würden.

In der Literatur wurde bei 18% der Patienten eine Anastomosenstriktur angegeben [36]; diese Rate wurde in unserer Entscheidungsanalyse berücksichtigt.

Eine durch radikale Prostatektomie bedingte Rektumverletzung ist zwar ziemlich selten, jedoch wurde in zwei Arbeiten über Raten von 3% und 5% berichtet [36, 37]. In der Entscheidungsanalyse wurde angenommen, daß die Rate der Rektumverletzung 3% beträgt und 2/3 der Patienten Kandidaten für einen primären Verschluß wären. Bei den nichtverschlossenen Rektumverletzungen gingen wird davon aus, daß eine Kolostomie mit verzögerter Reanastomose erforderlich wäre. 2% der diesem Verfahren unterzogenen Patienten sterben postoperativ [38].

Strahlentherapie

Die durch eine Strahlentherapie bedingten Impotenzraten sind ähnlich wie die Impotenzraten infolge radikaler Prostatektomie, so daß ebenfalls eine Rate von 25% angenommen werden kann [39]. Wie im Falle der radikalen Prostatektomie wurde bei 25% der Patienten der Wunsch nach einer Penisprothese vorausgesetzt.

Entsprechend der Erfahrung der meisten medizinischen Zentren ist Inkontinenz eine seltene Komplikation der Strahlentherapie. Während die Raten in zwei Untersuchungsreihen 7% und 0,5% betrugen [40, 41], diagnostizierte Zagars bei 17% seines Patientengutes Blasenkomplikationen [42]. Wir nahmen an, daß bei 8% der Patienten eine Inkontinenz entsteht. Harnröhrenstrikturen wurden einem Bericht zufolge bei 8% der strahlenbehandelten Patienten beobachtet, und diese Rate wurde auch in dieser Entscheidungsanalyse angewendet [40].

Mit der modernen Strahlentherapie wird das Risiko einer Rektumverletzung immer geringer. Doch da die Rate in zwei Untersuchungsreihen 2% bzw. 0,5% betrug [40, 41], wurde bei unserer Analyse eine Rate von 1% angenommen. Behandlungsbedingte Sterbefälle traten relativ selten ein. In zwei Berichten betrug die Mortalitätsrate 0,5% [40, 41], so daß diese Rate dieser Analyse zugrundegelegt wurde.

Bilaterale Orchiektomie

Bei Patienten mit Prostatakarzinom im Stadium D bestand die Behandlung in einer bilateralen einfachen Orchiektomie. Trotz möglicher Komplikationen wie Impotenz oder Hitzewallungen wurde angenommen, daß infolge dieser Komplikationen keine zusätzlichen Kosten entstehen.

Kosten in Abhängigkeit von dem jeweiligen Ergebnis

Für jede mögliche Maßnahme im Entscheidungsbaum (z. B. Prostatabiopsie, Staging-Zytoskopie, radikale Prostatektomie, artefizieller Sphinkter wegen Inkontinenz) ist eine Kostenaufstellung erforderlich. Obwohl eine Beurteilung anhand berechneter Kosten gut möglich ist, stellen die tatsächlich eingereichten Erstattungsansprüche eine bessere Methode zur Beurteilung der effektiven

Tabelle 3. Kosten für die Primärbehandlung des Prostatakarzinoms in Abhängigkeit vom klinischen Stadium. (Nach Optenberg u. Thompson [11])

Medizinische Versorgungs- kategorie	Stadium B Rad. Prost.	Stadium D Orchiek- tomie	Medizinische Versorgungs- kategorie	Stadium C Radio- therapie
Krankenhaus	$ 11003	$ 4647	Behandlung Planung	$ 246
Primär- behandlung	$ 3400	$ 883	Tägliche Behandlung	$ 3432
Prä-/postoperative Pflege	$ 566	$ 340	Knochenszinti- graphie,	$ 151
			CT des kleinen Beckens	$ 343
Insgesamt	$ 14969	$ 5870		$ 5090

Tabelle 4. Kosten in Zusammenhang mit Behandlungskomplikationen. (Nach Optenberg u. Thompson [11])

Versorgungs- kategorie	Penis- prothese	Artefi- zieller Sphinkter	Kolostomie	Kolostomie	Harn- röhren- Striktur
Krankenhaus	$ 5681	$ 5124	$ 19435	$ 28153	$ 5124
Behandlung	$ 1825	$ 2047	$ 1443	$ 2993	$ 356
Prä-/Post- operative Versorgung	$ 246	$ 333	$ 869	$ 1307	350
Insgesamt	$ 7752	$ 7504	$ 21747	$ 32453	$ 5830

Kosten eines solchen Screening-Programms dar. Zwecks Bestimmung dieser Werte wurden die Erstattungsansprüche für die verschiedenen Verfahren und Tests, welche 1988 Medicare gegenüber geltend gemacht wurden, in dieser Analyse neu verarbeitet [43]. Tabelle 3 stellt eine Zusammenfassung der Kosten dar, die in Zusammenhang mit der jeweiligen Primärbehandlung im Krankheitsstadium B, C und D anfallen. Tabelle 4 stellt eine Zusammenfassung der Kosten dar, die in Zusammenhang mit der Therapie der vier zuvor genannten behandlunsbedingten Komplikationen anfallen.

Zusammenfassung der Kosten

Da das Modell der Entscheidungsanalyse inzwischen fertiggestellt ist, steht es nun an, anhand einer Patientengruppe damit Erfahrungen zu sammeln. Die mittels des Entscheidungsmodells zu analysierenden Patienten, d. h. 50- bis 70jährige ohne andere signifikante Krankheiten in ihrer Krankengeschichte (insgesamt 17496288 Männer), wurden bereits identifiziert. Diese Männer können sich einem der vier Screeningtests unterziehen: DRE, TRUS oder PSA mit 4,0 ng/ml oder 10 ng/ml als obere Grenze für Normalwerte. Nach Anwendung des Screening-Tests bei dieser Population wird bei Patienten mit „positivem" Testergebnis eine Prostatabiopsie durchgeführt. Bei Patienten mit positivem Biopsiebefund wird eine Stadienbestimmung (Staging) und anschließend eine Behandlung entsprechend dem o. g. Algorithmus durchgeführt. Im Falle von Behandlungskomplikationen werden die Patienten sich einer geeigneten Behandlung (z. B. artefizieller Sphinkter wegen Harninkontinenz nach radikaler Prostatektomie unterziehen. Die Anzahl der Männer an jeder möglichen „Gabelung" des Entscheidungsbaumes wird immer kleiner, und an jedem Punkt fallen Kosten an. Damit lassen sich die Gesamtkosten für das erste Jahr eines Screeningprogramms in den USA berechnen. In Tabelle 5 sind diese Kosten dargestellt.

Modellvalidierung

Zwecks weiterer Validierung der zuvor geschätzten Behandlungskosten in dem Screening-/Behandlungsmodell für das Prostatakarzinom wird zur Zeit eine einzigartige Software-Entwicklung und -Analyse im Rahmen eines gemeinsamen Projektes der US-Army Health Care Analysis und Clinical Investigation Activity sowie der Urologischen Abteilung des „Brooke Army Medical Center" durchgeführt (beide in Fort Sam Houston, Texas). Die Mehrzahl der diesem Projekt zugrundegelegten Forderungen sind dem „Civilian und Medical Program for the Uniformed Services" (CHAMPUS) entnommen.

In den USA sind Patienten, welche für eine von einer der verschiedenen Organisationen für uniformiertes Personal (z. B. Verteidigungsministerium, US-Küstenwache usw.) bezahlte medizinische Versorgung auswählbar sind, unter gewissen Voraussetzungen auch für CHAMPUS auswählbar. Lebt ein Anspruchsberechtigter außerhalb des Zuständigkeitsbereiches (über 60 km) eines

Tabelle 5. Kosten des ersten Screening-Jahres. (Nach Optenberg u. Thompson [11])

Screening-Test	Gesamtkosten
Rektal-digitale Untersuchung	$ 3839391047
Transrektale Sonographie	$ 23562585493
PSA (10 ng/ml Cut-off-Wert)	$ 11339802192
PSA (4 ng/ml Cut-off-Wert)	$ 27954854880

Krankenhauses, das einer der Organisationen für uniformiertes Personal gehört, oder innerhalb des Zuständigkeitsbereiches eines solchen Krankenhauses, das aber die für den Patienten erforderliche medizinische Versorgung nicht anbietet, dann kann der Patient die Kosten mit Hilfe von CHAMPUS auf der Basis eines Kostenanteils begleichen.

Die gemeinsamen Bemühungen in Fort Sam Houston, nämlich das sog. „Tri-Service CHAMPUS Statistical Database Project" (TCSDP), führten innerhalb eines Zeitraums von 5 Jahren zur Ansammlung von 120 Millionen Ansprüchen aller Patienten, die aufgrund ihres Status als Verteidigungsministeriums-Angestellte CHAMPUS-berechtigt waren. Diese Ansprüche wurden in einer großen Datenbank gespeichert, was eine effiziente und effektive Analyse der medizinischen Ergebnisse und epidemiologische Analysen der medizinischen Behandlung ermöglichte.

Kosten und Vergütungen für die primäre radikale Prostatektomie

Anhand der Daten aus dem TCSD-Projekt wurde eine Pilotbeurteilung der Kosten für die radikale Prostatektomie in den USA vorgenommen. Die erstmalige Identifizierung der Patienten war zwischen dem 1. Januar 1989 und dem 30. Juni 1991 durch eine Prostatakarzinom-Diagnose (ICD-9-CM-Code 185) erfolgt. Ausgeschlossen wurden Patienten mit zuvor diagnostizierter metastasierter Krankheit und Patienten, bei denen eine hormonelle Behandlung oder vor der Prostatektomie eine Strahlentherapie durchgeführt worden war. Im Rahmen von CHAMPUS werden professionelle (nicht krankenhausbezogene) Dienstleistungen aufgrund einer Berechnung durch den ICD-9-CM-Diagnose-Code und den CPT-4-Verfahrens-Code vergütet, wohingegen die Krankenhauskosten aufgrund des ICD-9-CM-Diagnose- und des CPT-9-Verfahrens-Code berechnet und vergütet werden. Die zur Bestimmung der Effizienz einer radikalen Prostatektomie verwendeten Verfahrens-Codes beinhalteten die CPT-4-Codes 55810–55815, 55840–55845 und den ICD-9-CM-Code 605. Um die Kosten und Vergütungen für die radikale Prostatektomie zu bestimmen, wurden für jeden Patienten die Dauer des Krankenhausaufenthaltes und die entsprechenden Kosten/Vergütungen berechnet.

Insgesamt wurden 275 radikal prostatektomierte Patienten analysiert. Die durchschnittliche Krankenhausaufenthaltsdauer betrug 9,59 Tage, wobei in einem Fall ein Krankenhausaufenthalt von 91 Tagen erforderlich war. Die Standardabweichung bezüglich der Aufenthaltsdauer betrug 7,87 Tage. Das Durchschnittsalter der Patienten lag bei 60,1 Jahren. Wähend ihres Krankenhausaufenthaltes erhielten die Patienten durchschnittlich 25 verschiedene fachspezifische Dienstleistungen. Die Tabellen 6, 7 und 8 zeigen die verschiedenen Kosten für die medizinische Versorgung des Patienten sowie die jeweiligen Vergütungen durch drei verschiedene Institutionen, nämlich die US-Bundesregierung (via CHAMPUS), der Patient in Form von Anteilszahlungen, Steuern usw. sowie andere Finanzierungsquellen. Diese anderen Finanzierungsquellen beinhalten dritte Anteilszahler wie z. B. andere Versicherungsträger (Zusatzversiche-

Tabelle 6. Durchschnittliche berechnete Krankenhauskosten und Kosten für fachbezogene Dienstleistungen in Zusmamenhang mit der Hospitalisation wegen primärer radikaler Prostatektomie (n = 275)

Krankenhaus-Leistungen		Fachspezifische Dienstleistungen		
Abteilung/ Sparte	Berechnete Kosten	Fachrichtung	Berechnete Kosten	Behandlung/ Konsultationen
Zimmer/Verpflegung	$ 2944	Anästhesie/ Chirurgie	$ 4624	5,2
Chirurgie	$ 2387	Medikamentöse Behandlung	$ 882	9,9
Versorgung	$ 1918	Labor/Pathologie	$ 471	7,2
Pathologie	$ 1689	Radiologie	$ 315	2,7
Pharmazie	$ 1553			
Andere	$ 943			
Anästhesie	$ 619			
Nicht bewilligt	$ 527			
Intensivstation (ICU)	$ 519			
Rehabilitation	$ 404			
Insgesamt	$ 13503	Insgesamt	$ 6292	25,0

rung), welche die Krankenhaus- und Arztkosten anteilsmäßig mitbegleichen. Es wurde durch eine Regelung seitens der US-Bundesregierung festgelegt, daß CHAMPUS der zweite Anteilszahler ist, wenn für CHAMPUS qualifizierte Patienten noch eine andere Krankenversicherung haben.

Tabelle 6 enthält eine detaillierte Unterteilung der durchschnittlichen Kostenberechnung in Abhängigkeit von der Krankenhaus-Abteilung und der entsprechenden Fachrichtung. Die durchschnittlich berechneten Krankenhaus-Gesamtkosten betrugen $ 13791 und die durchschnittlich berechneten Kosten für fachbezogene Dienstleistungen $ 6294. In Tabelle 7 sind die tatsächlich bezahlten Vergütungen für den Krankenhausaufenthalt wegen primärer Prostatektomie unterteilt in Regierung, Patient sowie andere Finanzierungsquellen dargestellt. Anzumerken ist, daß in den meisten Beispielen die Standardabweichung der durchschnittlichen Vergütung oft größer ist als der Durchschnitt selbst, was auf große Unterschiede bei der Höhe der Vergütung hinweist. Tabelle 8 stellt eine Zusammenfassung der in Rechnung gestellten und tatsächlich vergüteten Beträge dar. Der vergütete Betrag liegt durchschnittlich $ 5329 unter dem berechneten Betrag.

Wichtig ist der Hinweis auf einige einzigartige Aspekte der in den Tabellen 6–8 dargestellten Daten. Die berechneten Kosten sind ein auf die radikale Prostatektomie angewandtes bundesweites Musterbeispiel unter Einbeziehung von Patienten aus allen geographischen Teilen der USA. Diese Daten sind auch insofern aktuell, als Patienten einbezogen wurden, bei denen von 1989 bis 1991 radikale Prostatektomien durchgeführt wurden. Zu beachten ist auch, daß die in Tabelle 7

Tabelle 7. Zusammenfassende Darstellung der durchschnittlichen Vergütungen für den Krankenhausaufenthalt wegen primärer radikaler Prostatektomie (n = 275)

Kostenträger	Krankenhaus		Arzt		Durch-schnittl. Gesamt-kosten
	Durch-schnittl.	S.D.	Durch-schnittl.	S.D.	
Regierung (CHAMPUS)	$ 4018	$ 6447	$ 3820	$ 8535	$ 7838
Dritte Anteilszahler (z. B. Zusatz-versicherung)	$ 2606	$ 4898	$ 972	$ 1722	$ 2694
Patient	$ 2201	$ 2532	$ 1139	$ 1145	$ 3340

Tabelle 8. Zusammenfassende Darstellung der Differenzen zwischen Kosten und Vergütungen für die Hospitalisierung wegen primärer radikaler Prostatektomie (n = 275)

Rechnungssteller	Kosten		Vergütungen	
	Insgesamt berechnete Kosten	Insgesamt bewilligte Beträge	Vergütungen insgesamt	Differenz zwischen berechneten Kosten und Vergütungen
Krankenhaus	$ 13791	$ 7596	$ 8825	$ 4966
Arzt	$ 6294	$ 5561	$ 5931	$ 363
Insgesamt	$ 20085	$ 13157	$14756	$ 5329

wiedergegebenen Daten nur die Kosten/Vergütungen für die primäre radikale Prostatektomie darstellen. Nicht dargestellt sind andere Faktoren wie die Kosten für die Rehospitalisation wegen behandlungsbedingter Komplikationen und die Kosten der Verlaufskontrolle und Behandlung wegen Prostatakarzinom nach der anfänglichen Hospitalisation. Entweder für die Regierung oder den Patienten fallen noch weitere Kosten an, die in Tabelle 7 und 8 nicht dargestellt sind. So beliefen sich zum Beispiel die berechneten Krankenhaus-Gesamtkosten im Durchschnitt auf $ 13503, jedoch der an das Krankenhaus rückvergütete Gesamtbetrag betrug nur durchschnittlich $ 8825. Die Differenz von $ 4966 kann man entweder als betriebliche Unkosten oder möglicherweise in Abhängigkeit vom Einzelfall als zusätzliche Verbindlichkeit für den Patienten auffassen. Im ersten Fall verringert sich das steuerpflichtige Einkommen der Institution, was eine Verringerung des Steuereinkommens der Regierung darstellt, falls die

Institution sich in Privatbesitz befindet. Der zweite Fall bedeutet, daß für den Patienten nicht einkalkulierte Kosten anfallen. Beide Möglichkeiten zeigen, daß die „Kosten" des Verfahrens erheblich höher als die Vergütungen sind. Auch die nicht berechneten Kosten für fachspezifische Dienstleistungen in Höhe von $ 363 (Tabelle 8) können entweder als betriebliche Unkosten oder zusätzliche Verbindlichkeit für den Patienten aufgefaßt werden, was zu ähnlichen Ergebnissen führt. Wenn man die durchschnittlich berechneten Gesamtkosten in Höhe von $ 20085 und die durchschnittliche Gesamtvergütung in Höhe von $ 14756 mit den zuvor berechneten Kosten von $ 14969 (Tabelle 3) vergleicht, sind die Kosten der primären radikalen Prostatektomie mindestens so hoch wie zuvor geschätzt, wahrscheinlich jedoch sogar erheblich höher. Somit können die Endkosten für die Einführung von Screening-Programmen aufgrund der höheren geschätzten Kosten der primären radikalen Prostatektomie höher als die Beiträge in Tabelle 5 sein.

Zusammenfassung

Die hier vorgestellte Entscheidungsanalyse scheint zwar ziemlich komplex zu sein, stellt jedoch in Wirklichkeit nur eine relativ oberflächliche Beurteilung der Kosten dar, die in Zusammenhang mit der Einführung eines Screening-Programmes für das Prostatakarzinom entstehen. Aufgrund einer noch laufenden Studie über die Primär- und Folgekosten der Komplikationen infolge Strahlentherapie und radikaler Prostatektomie werden die tatsächlich anfallenden Kosten dieser Behandlungsmodalitäten in den USA besser beurteilt wserden können. Durch diese zusätzlichen Daten werden sich die Kosten gegenüber den in Tabelle 5 dargestellten Kostenschätzungen sicherlich erhöhen. Weitere, bisher noch nicht diskutierte Variablen beinhalten die Werbungskosten für ein Früherkennungsprogramm, Kosten für die Gewährleistung der Verlaufskontrolle und Kosten, die in Zusammenhang mit der Effizienzanalyse und Aufstellung von Kostenstatistiken für ein solches Programm anfallen. Diese zusätzlichen Kosten, die nicht zu unterschätzen sind, können im Falle der Einführung eines Screening-Programmes in das gegenwärtige Gesundheitssystem der USA ähnlich hoch wie die o. g. Kosten sein.

Solange die Auswirkung eines Screening-Programmes für das Prostatakarzinom auf die krankheitsbedingte Mortalitätsrate ungewiß ist, ist es wichtig zur Kenntnis zu nehmen, daß die Einführung eines solchen Programmes reale und gravierende ökonomische Auswirkungen hat. Die Bewilligung von Geldern für ein mit derartigen Ungewißheiten verbundenes Unternehmen stellt eine entsprechende Verringerung der für andere Gesellschaftsbereiche verfügbaren Mittel dar. Es obliegt den Planern der Gesundheitspolitik, die Größenordnung der für ein solches Früherkennungs-Programm erforderlichen Mittel zu beurteilen und von der allgemeinen Einführung eines solchen Programmes wissenschaftliche Studien durchzuführen, in denen die Effizienz des Screenings untersucht wird.

Literatur

1. Boring CC, Squires TS, Tong T (1992) Cancer Statistics, 1989. Cancer 42:19–38
2. Seidmann H, Mushinski MH, Gelb SK et al. (1985) Prohabilities of eventually developing or dying of cancer – United States, 1985. Cancer 35:36–56
3. Silverberg E: Cancer Statistics 1980 to 1991. CA volumes 30–41, 1980–1991
4. Murphy GP, Natarajan N, Pontes JE et al. (1982) The National Survey of Prostatic Cancer in the United States by the American College of Surgeons. J Urol 127:928
5. Thompson IM, Rounder JB, Teague JL et al. (1987) Impact of routine screening for adenocarcinoma of the prostate on stage distribution. J Urol 137:424
6. Catalona WJ, Smith DS, Ratliff TL et al. (1991) Measurement of prostate-specific antigen in serum as a screening test for prostate cancer. New Engl J Med 324:1156
7. Whitmore WF (1990) Natural history of low-stage prostatic cancer and the impact of early detection. Urol Clin North Amer 17:689
8. Whitmore WF, Warner JA, Thompson IM (1991) Expectant Management of localized prostatic cancer. Cancer 67:1091
9. Horm JW, Sondik EJ (1989) Person-years of life lost due to cancer in the United States, 1970 and 1984. Am J Public Health 79:1490
10. Chodak GW, Thompson IM, Gerber GS et al. (1991) Results from two prostate cancer screening programs. J Urol 141:251A
11. Optenberg SA, Thompson IM (1990) Economics of screening for carcinoma of the prostate. Urol Clin North Amer 17:719
12. Silverberg E (1987) Statistical and epidemiologic data on urologic cancer. Cancer 60 [Suppl]:692
13. Thompson IM, Ernst JJ, Gaingai MP et al. (1984) Adenocarcinoma of the prostate: Results of routine urological screening. J Urol 132:690
14. US Department of Commerce (1989) Statistical Abstract of the United States, 1989. Washington, DC, Bureau of the Census
15. Kannel WB (1976) Some lessons in cardiovascular epidemiology from Framingham. Am J Cardiol 37:269
16. Moore RA (1935) The morphology of small prostatic carcinomas. J Urol 33:224
17. Gilbertsen VA (1971) Cancer of the prostate gland. JAMA 215:81
18. Chodak GV, Schoenberg HV (1984) Early detection of prostate cancer by routine screening. JAMA 252:3261
19. Vihko P, Kontturi M, Lukkarineu O et al. (1985) Screening for carcinoma of the prostate. Cancer 56:173
20. Imai K, Zinbo S, Shimizu K et al. (1988) Clinical characteristics of prostate cancer detected by mass screening. Prostate 12:199
21. Lee F, Littrup PJ, Torp-Pedersen S et al. (1988) Prostate cancer: Comparison of transrectal US and digital rectal examination for screening. Radiol 168:389
22. Waaler G, Ludvigsen TC, Runden TO et al. (1988) Digital rectal examination to screen for prostatic cancer. Eur Urol 15:34
23. Chodak GV, Keller P, Schoenberg HV (1989) Asessment of screening for prostate cancer using the digital rectal examination. J Urol 141:1136
24. Salo JO, Rannikko S, Makinen J et al. (1987) Echogenic structure of prostate cancer imaged on radical prostatectomy specimens. Prostate 10:1
25. Rifkin MD, McGlynn ET, Choi H (1988) Endorectal prostate US: Echogenicity of cancer versus histologic grade and desmoplastic reaction. Radiol 169:236
26. Cooner WH, Mosley BR, Rutherford CL et al. (1988) Clinical application of transrectal ultrasonography and prostate specific antigen in the search for prostate cancer. J Urol 139:758
27. Perrin R, Mouriquand P, Monsallier M et al. (1989) Hypothetical place of transrectal ultrasound in the diagnosis of prostatic cancer at an early stage. J Endourol 3:109
28. Radge H, Bagley CM, Aldape HC et al. (1989) Screening for prostatic cancer with high-resolution ultrasound. J Endourol 3:115

29. Hunter PT, Butler SA, Hodge GB et al. (1989) Detection of prostatic cancer using transrectal ultrasound and sonographically guided biopsy in 1410 symptomatic patients. J Endourol 3:167
30. Rifkin MD, Friedland GW, Shortliffe L (1986) Prostatic evaluation by transrectal ultrasonography: Detection of carcinoma. Radiol 158:85
31. Fritzsche PJ, Axford PO, Ching VC et al. (1983) Correlation of transrectal sonographic findings in patients with suspected and unsuspected prostatic disease. J Urol 30:272
32. Brawer MK, Chetner MP, Beatie J et al. (1992) Screening for prostatic carcinoma with prostate specific antigen. J Urol 47:841
33. Labrie F, Dupont A, Suburu R et al. (1992) Serum prostate specific antigen as pre-screening test for prostate cancer. J Urol 147:846
34. Lippman HR, Bhiatas AA, Sarosdy MF (1992) Systematic transrectal ultrasound guided prostate biopsy after negativ digitally directed prostate biopsy. J Urol 147:827
35. Walsh PC (1987) Radical prostatectomy, preservation of sexual function, cancer control. Urol Clin North Am 14:663
36. Gibbons RP, Correa RJ, Brannen GE et al. (1987) Total prostatectomy for localized prostatic cancer. J Urol 131:73
37. Middleton RG, Smith JA, Melzer RB et al. (1986) Patient survival and local recurrence rate following radical prostatectomy for prostatic carcinoma. J Urol 136:422
38. Elder JS, Jewett HJ, Walsh PC (1982) Radical perineal prostatectomy for clinical stage B2 cancer of the prostate. J Urol 127:704
39. Hanks GE (1988) Radical prostatectomy or radiation therapy for early prostate cancer. Cancer 61:2153
40. Gibbons RP, Mason JT, Correa RJ et al. (1979) Carcinoma of the prostate: local control with external beam radiation therapy. J Urol 121:310
41. Perez CA, Walz BJ, Zivnuska FR et al. (1980) Irradiation of carcinoma of the prostate localized to the pelvis: Analysis of tumor response and prognosis. Int J Radiat Oncol Biol Phys 6:555
42. Zagars GK, von Eschenbach AC, Johnson DE et al. (1987) Stage C adenocarcinoma of the prostate. Cancer 60:1489
43. Department of Health and Human Services, Health Care Financing Administration, Office of Statistics and Data Management (1988) Prospective Payment System Bill Data. Baltimore

Prostatakarzinom und Lebensalter

M. WIRTH und D. HEIMBACH

Die Beantwortung der Frage, welchen Einfluß das Alter auf die Häufigkeit und die Therapie des Prostatakarzinoms einnimmt, ist für ein Screening-Programm von großer Bedeutung. Liegt ein direkter Zusammenhang zwischen dem Alter und der Häufigkeit der Erkrankung vor, kann möglicherweise eine Altersgruppe definiert werden, bei der eine allgemeine Vorsorgeuntersuchung besonders sinnvoll ist. Bei Überprüfung der Wertigkeit eines Screening-Programmes muß auch untersucht werden, ob sich für die diagnostizierten Patienten mit einem Prostatakarzinom eine günstige Therapieoption ergibt und inwieweit diese vom Lebensalter beeinflußt wird. Bei dem bekannt langsamen Tumorwachstums des Prostatakarzinom bedeutet dies z. B., daß für die Patienten eine aggressive Therapie nur dann angezeigt ist, wenn sie aufgrund ihrer Lebenserwartung davon profitieren. Dabei ist jedoch zu beachten, daß die durchschnittliche Lebenserwartung in Deutschland zunimmt – so ist die Lebenserwartung der 60jährigen Männer in der BRD zwischen 1972 und 1988 um über 2 Jahre angestiegen.

Altersabhängige Häufigkeit des Prostatakarzinoms

Zunächst soll anhand der Literatur die bekannte Tatsache, daß es sich beim Prostatakarzinom um einen Tumor handelt, dessen Häufigkeit mit dem Alter zunimmt, näher dargestellt werden. Dabei soll auch geprüft werden, ob ein Zusammenhang zwischen dem Auftreten typischer urologischer Symptome, die mit dem Prostatakarzinom einhergehen können, und dem Alter bestehen. In der Baltimore Longitudinal Study of Aging wurden von Arrighi et al. [1] an mehr als 1000 Männern in einem Zeitraum von 30 Jahren in bezug auf die Prävalenz (d. h. die Häufigkeit eines bestimmten Merkmals zu einem bestimmten Zeitpunkt) folgende Symptome beobachtet: Nykturie, Nachträufeln, imperativer Harndrang und Dysurie. Während die Dysurie ein nicht altersabhängiges Symptom darstellte, konnten Arrighi et al. eine deutliche Zunahme der Prävalenz der übrigen untersuchten urologischen Symptome – vor allem der obstruktiven – mit zunehmendem Alter beobachten (Abb. 1). In derselben Studie stellten Arrighi et al. auch fest, daß die Rate der inzidentellen Prostatakarzinome bei Patienten, die unter der klinischen Diagnose eines Prostatakarzinoms operiert worden waren, mit zunehmendem Alter anstieg (Tabelle 1).

Norlén [12] beobachtete ebenfalls eine altersabhängige Zunahme der neu diagnostizierten Prostatakarzinome. Es bestand dabei ein besonders deutlicher

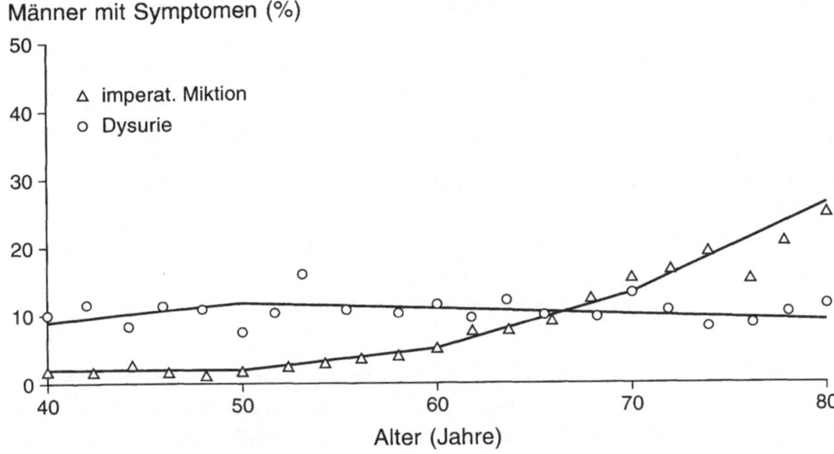

Abb. 1. Prävalenz urologischer Symptome. Baltimore-Längsschnittaltersstudie (n = 1057 Männer). (Nach Arrighi et al. [1])

Tabelle 1. Baltimore-Längsschnittaltersstudie (Beobachtung von 1057 Männern). (Nach Arrighi et al. [1])

Alter (Jahre)	Inzidenzraten pro 1000 Männer pro Jahr		Prostata-karzinom
	Prostataadenom		
	Operation	Klinische Diagnose	
45–49	1,32	6,60	1,32
50–54	2,92	15,80	0,00
55–59	3,99	22,80	0,00
60–64	14,20	52,90	0,615
65–69	13,60	52,30	1,62
70–74	14,50	75,00	3,41
75–79	24,40	108,00	6,10
80–84	36,80	159,00	4,90

Anstieg ab dem 70. Lebensjahr (Tabelle 2). Dagegen konnte unterhalb des 50. Lebensjahres in dieser Studie nur eine sehr geringe Anzahl neu diagnostizierter Prostatakarzinome festgestellt werden.

Im Jahre 1974 berichtete bereits Nagel [11], daß die Erkrankungsgefährdung beim Prostatakarzinom mit zunehmendem Alter wächst und die Mortalität vom 55. Lebensjahr an mit zunehmendem Alter steigt. Er schloß aus seinen Beobachtungen, daß vor dem 50. Lebensjahr regelmäßige Untersuchungen zur Erkennung des Prostatakarzinoms aufgrund der Seltenheit der Erkrankung nicht erforderlich sind.

Tabelle 2. Neu diagnostizierte Prostatakrebsfälle in Schweden im Jahre 1984. (Nach Norlén [12])

Alter	n	[%]
< 50 Jahre	7	(0,16)
50–70 Jahre	1211	(27,71)
> 70 Jahre	3152	(72,13)
Insgesamt	4370	

Mettlin et al. [10] stellten im Rahmen einer Screening-Untersuchung mit Hilfe der digital-rektalen Untersuchung (DRE), transrektaler Sonographie der Prostata (TRUS) und Bestimmung des PSA-Wertes ebenfalls mit zunehmendem Alter einen Anstieg der Häufigkeit des Prostatakarzinoms fest. Während durch DRE, TRUS und PSA-Bestimmung in der Altersgruppe der 55- bis 60jährigen in 1,3% der Fälle Prostatakarzinome diagnostiziert wurden, konnten in der Altersgruppe der über 65jährigen durch diese Untersuchungen in 3,3% der Fälle Prostatakarzinome erkannt werden.

Die Studien von Ross et al. [13], Hohbach und Dhom [7] sowie von Boufioux [2] und von Cohen und Dix [4] bestätigen die Ergebnisse von Nagel, Mettlin und Norlén. Ab dem 70. Lebensjahr ist das Prostatakarzinom zudem der häufigste Tumor des Mannes.

Aus diesen Ergebnissen geht hervor, daß aufgrund der geringen Inzidenz des Prostatakarzinoms im Alter unter 50 Jahren eine allgemeine Vorsorgeuntersuchung nicht notwendig erscheint. Erst ab dem 50. Lebensjahr ist diese Erkrankung so häufig, daß eine sog. Screening-Untersuchung zur Diagnose eines Prostatakarzinoms sinnvoll ist.

Besteht eine Abhängigkeit zwischen Tumorgrad und Tumorstadium im Alter?

Eine Untersuchung zur Häufigkeit pathologischer Tumorstadien des Prostatakarzinoms in verschiedenen Altersgruppen wurde von Hohbach und Dhom [7] im Jahre 1980 vorgenommen. Diese Autoren stellten fest, daß die Verteilung der verschiedenen Tumorstadien in den beiden Altersgruppen unter 55 Jahren und über 55 Jahren praktisch nicht differiert (Abb. 2). Nur Prostatakarzinome im klinischen Stadium A wurden bei jüngeren Patienten häufiger beobachtet.

Des weiteren untersuchten die genannten Autoren bei 4000 Patienten die Morphologie der Prostatakarzinome in Abhängigkeit vom Lebensalter (Abb. 3). Sie beobachteten, daß unabhängig vom Lebensalter alle histologischen Differenzierungsmöglichkeiten des Prostatakarzinoms auftreten. Dabei bestand vor allem im höheren Lebensalter eine Tendenz zu einer schlechteren Differenzierung der Tumoren. Dies spricht gegen die These, daß Tumoren in höherem Alter eine

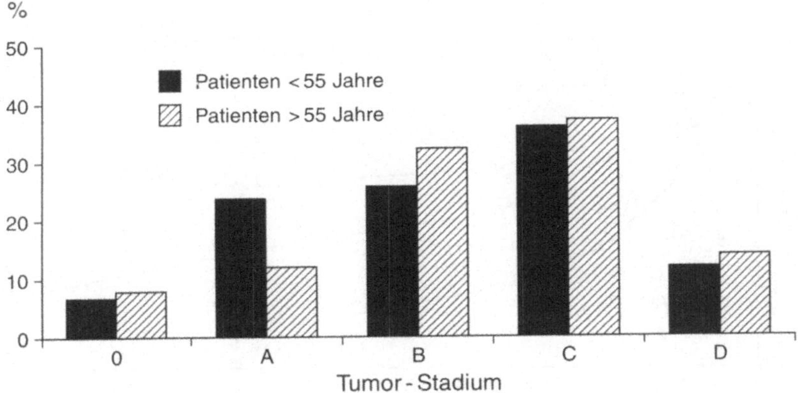

Abb. 2. Stadium und Altersverteilung (n = 3272). (Nach Hohbach u. Dhom [7])

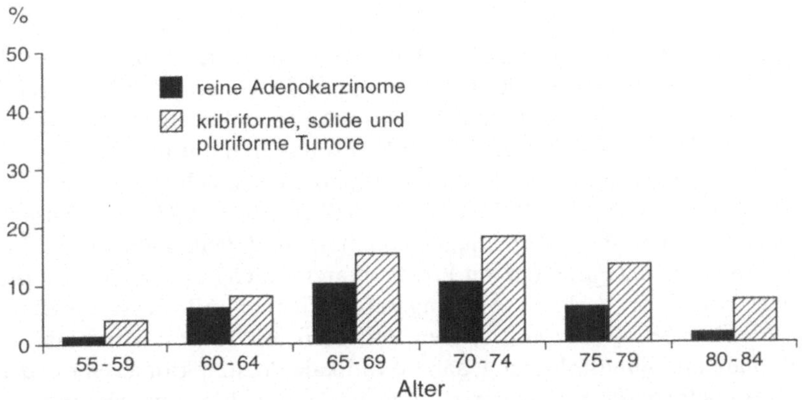

Abb. 3. Morphologie des Prostatakarzinoms in Abhängigkeit vom Alter (n = 4000). (Nach Hohbach u. Dhom [7])

günstigere Prognose besitzen. Da die Lebenserwartung in höherem Alter vermindert ist, erleben allerdings Patienten den Tod am Prostatakarzinom häufig nicht mehr.

Bei Männern mit 70 Jahren beträgt die Lebenserwartung z. B. derzeit 10,87 Jahre, bei 75jährigen 8,19 Jahre und bei 80jährigen 6,05 Jahre. Aufgrund der insgesamt langsamen Tumorverdopplungszeit des Prostatakarzinoms, die nach Carter et al. [3] im Tumorstadium A und B ungefähr 2–4 Jahre beträgt, führt dieser Tumor dann, wie bereits ausgeführt, in höherem Lebensalter nur noch selten zum Tode der Patienten. Dies läßt sich auch anhand der Ergebnisse von Hanash et al. [6] aus dem Jahre 1972 erkennen. Diese Autoren beobachteten, daß bei der jüngsten Patientengruppe (Alter: 50–59 Jahre) mit Prostatakarzinomen die Überlebensrate am schlechtesten war (Abb. 4). Daraus läßt sich folgern, daß

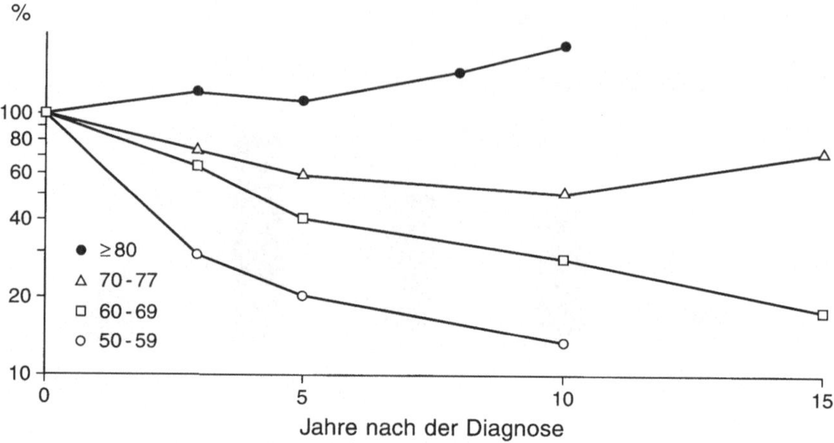

Abb. 4. Relatives Überleben der Patienten mit Prostatakarzinom nach alleiniger TUR in Abhängigkeit vom Alter (Stadium A–D, n = 200). (Nach Hanash et al. [6])

das Alter zum Zeitpunkt der Diagnosestellung die Prognose, am Tumor zu sterben, erheblich beeinflußt. Insbesondere Patienten im Alter unter 70 Jahren müßten entsprechend dieser Untersuchung einer kurativen Therapie zugeführt werden. Diese Patienten erleben ihr Prostatakarzinom und haben deshalb ohne adäquate Therapie die schlechteste Prognose bezüglich ihrer Tumorerkrankung.

Johansson et al. [8] berichteten jedoch 1989, daß kein Zusammenhang zwischen dem Alter bei Diagnosestellung und dem natürlichen Verlauf der Erkrankung bei Patienten mit Prostatakarzinomen bestehe. Sie postulierten, daß der natürliche Verlauf von jüngeren Patienten mit Prostatakarzinom nicht schlechter sei als der von älteren Patienten mit Prostatakarzinom, und zogen deshalb die Schlußfolgerung, daß die radikale Prostatektomie eine experimentelle Therapieform sei. Ihre Untersuchung erscheint jedoch nur sehr bedingt aussagefähig, da die Grundanforderungen, die an eine solche Studie gestellt werden müssen, nicht erfüllt wurden. So führten die Autoren z. B. eine ausgeprägte Selektion des Patientenguts zugunsten guter Differenzierungsgrade und niedriger Tumorstadien durch. Insbesondere beträgt der Anteil inzidenteller Prostatakarzinome in ihrer Studie 47 % und der Anteil der G1-Tumoren 66 % (Tabelle 3). Weiterhin waren 62 % aller Patienten 70 und mehr Jahre alt (Tabelle 4). Dies entspricht nicht der normalen Altersverteilung bei Patienten mit Prostatakarzinom und läßt laut Hanash et al. [6] auch bei natürlichem Verlauf der Erkrankung eine relativ gute Überlebensrate erwarten.

Lerner et al. [9] stellten jedoch 1991 in einer Studie an 360 Patienten im Gegensatz zu Johansson fest, daß das Prostatakarzinom die Hauptursache des Todes bei Patienten mit lokalisiertem Prostatakarzinom ist. Das Risiko, am Prostatakarzinom zu sterben, betrug 10 Jahre nach Diagnosestellung 30 %. Die Autoren empfahlen aus diesem Grund bei Diagnose eines lokalisierten Prostatakarzinoms eine kurative Therapie wie die radikale Prostatektomie durchzuführen.

Tabelle 3. Tumorstadium und Tumorgrad bei Patienten mit unbehandeltem Prostatakarzinom. (Nach Johansson et al. [8])

	Grad			Stadium	
	n	[%]		n	[%]
G1	148	(66)	T0	106	(47)
G2	66	(30)	T1	13	(6)
G3	9	(4)	T2	104	(47)

Tabelle 4. Prostatakarzinom ohne anfängliche Behandlung im Frühstadium. Durchschnittlicher Beobachtungszeitraum: 78 Mon.; sek. Hormontherapie: 23%. (Nach Johansson et al. [8])

Alter zum Zeitpunkt der Diagnose	n	[%]	Progredienz		Tod durch	
			n	[%]	P-Ca. n	andere Ursache n
< 60	9	(4)	3	(33)	0	0
60–69	76	(34)	26	(35)	7	15
70–79	100	(45)	28	(28)	7	31
< 80	38	(17)	8	(21)	2	21
Insgesamt	223		65	(29)	16	67

Die Frage, bis zu welchem Alter eine kurative Therapie sinnvoll ist, läßt sich z. B. aufgrund der Daten von Hanash et al. [6] beantworten. Bedenkt man, daß bei Neudiagnose des Prostatakarzinoms in einem Lebensalter über 80 Jahre die Letalität durch den Tumor sehr gering ist, so kommen diese Patienten sicher für eine kurative Therapie nicht mehr in Frage. Es hat sich insgesamt auch aufgrund der Daten von Lerner et al. [9] gezeigt, daß wegen des normalerweise langsamen Wachstums des Prostatakarzinoms in bezug auf das Überleben nur die Patienten von einer kurativen Therapie wie der radikalen Prostatektomie profitieren, die eine Lebenserwartung von 10 Jahren oder mehr haben. Aufgrund der Lebenserwartung in Deutschland trifft dies im Normalfall nur für Patienten mit einem Alter von bis zu 70 Jahren zu. In höherem Lebensalter ist eine kurative Therapie deshalb nur dann zu rechtfertigen, wenn das biologische Lebensalter der Patienten eine Lebenserwartung von 10 Jahren als sicher erscheinen läßt.

Aus diesen Gründen führt auch eine Screening-Untersuchung im höheren Lebensalter (> 70 Jahre) im allgemeinen zu keiner Verbesserung der Prognose, da kurative Behandlungsformen nur noch in Ausnahmefällen empfehlenswert sind.

Literatur

1. Arrighi HM, Guess HA, Metter EJ, Fozard JL (1990) Symptoms and signs of prostatism as risk factors for prostatectomy. Prostate 16:253–261
2. Boufioux CR (1980) Etiological and epidemiological considerations in prostatic cancer. Scand Urol Nephrol 55:9–16
3. Carter HB, Morell CH, Pearson JD, Brant LJ, Plato CC, Metter EJ, Chan BW, Fozard JL, Walsh PC (1992) Estimation of prostatic growth using serial prostate-specific antigen measurements in men with and without prostate disease. Cancer Res 52:3323–3328
4. Cohen P, Dix D (1985) On the role of aging in cancer incidence: An interpretation of the prostate cancer anomaly with implications for routine screening. Prostate 6:437–443
5. Frohmüller H (1991) Is screening for prostatic cancer justified? Acta Oncologica Vol 30, No 2
6. Hanash KA, Utz DC, Cook EN, Taylor WF, Titus JL (1972) Carcinoma of the prostate: a 15-year followup. J Urol 107:450–453
7. Hohbach C, Dhom G (1980) Pathology of prostatic cancer. Scand J Urol Nephrol 55:37–47
8. Johansson JE, Andersson SO, Krusemo UB, Adami HO, Bergstróm R, Kraaz W (1989) Natural history of localised prostatic cancer. A population-based study in 223 untreated patients. Lancet 1:799–803
9. Lerner SP, Seale-Hawkins C, Carlton CE jr, Scardino PT (1991) The risk of dying of prostate cancer in patients with clinically localized disease. J Urol 146:1040–1045
10. Mettlin C, Lee F, Drago J, Murphy GP (1991) Findings on the detection of early prostate cancer in 2425 men. Cancer 67:2949–2958
11. Nagel R (1974) Das Prostata-Karzinom in den verschiedenen Altersgruppen. Akt Urol 5:25–32
12. Norlén BJ (1988) Epidemiology: Is prostatic cancer mostly a "benign" tumor? J Urol Nephrol 110:71–75
13. Ross RK, Paganini-Hill A, Henderson BE (1983) The etiology of prostate cancer: what does the epidemiology suggest? Prostate 4:333–444

III. Such- und Nachweisverfahren

Digitale rektale Untersuchung
bei der Früherkennung des Prostatakarzinoms

G. W. Chodak

Bis vor kurzem war die digitale rektale Untersuchung (DRE) die wichtigste und sensitivste Methode zur Früherkennung eines Prostatakarzinoms. Die größten Nachteile dieser Untersuchung bestehen darin, daß das Testverfahren subjektiv und daher schwer zu standardisieren ist; ferner eine minimale Tumorgröße und Lokalisation des Tumors voraussetzt, um erfolgreich zu sein, und für den Patienten, der sich dieser Untersuchung unterzieht, mit gewissen physischen und psychischen Unannehmlichkeiten verbunden ist.

Die Sensitivität der DRE hat sich in Verbindung mit der Interpretation des prostataspezifischen Antigens (PSA) und der transrektalen Sonographie (TRUS) verbessert. Früher oft vernachlässigte geringfügige Prostata-Anomalien wie eine leichte Induration oder Asymmetrie werden nun als Zeichen für ein Tumorfrühstadium gewertet. Infolgedessen hat sich die Effizienz dieser Untersuchung bei der Früherkennung im Verhältnis zu den vor 5 bis 15 Jahren veröffentlichten Studien wahrscheinlich erhöht. Gleichzeitig scheint die DRE jedoch bei der Entdeckung kleinerer Karzinome nicht entsprechend sensitiv zu sein. Die folgende Diskussion wird sich mit den Screening-Ergebnissen unter Anwendung der DRE kritisch auseinandersetzen, ebenso wie die Bedeutung der DRE im Vergleich zum Screening mit PSA und TRUS dargestellt wird.

Es gibt zahlreiche Publikationen, die sich mit der Anwendung der DRE beim Screening nach dem Prostatakarzinom befassen. Die Erkennungsrate schwankt zwischen 0,2% und 9,1% [1–5] in Abhängigkeit vom Alter und dem Ausmaß der subjektiven Miktionsbeschwerden. Im allgemeinen ist die Erkennungsrate bei Männern unter dem 60. Lj. niedrig, bei Männern über dem 70. Lj. dagegen erwartungsgemäß erheblich höher. Die Erkennungsraten im Vergleich zu PSA und TRUS unterscheiden sich z. T. erheblich. Nesbitt et al. [2] sowie Lee et al. [3] berichteten über Erkennungsraten von 1,4% und 3,3% unter Anwendung von DRE im Vergleich zu 2,6% und 4,5% unter Anwendung von TRUS, was darauf hindeutet, daß der TRUS sensitiver zu sein scheint. In anderen Studien wurde ein Vorteil zugunsten des TRUS nicht festgestellt. Palken et al. [4] berichteten über eine Erkennungsrate von 5,3% mit DRE im Gegensatz zu nur 4,3% mit TRUS. Desgleichen erzielten Babaian et al. eine Erkennungsrate von 9,1% mittels DRE im Gegensatz zu 8,6% mit TRUS und 8,3% mit PSA [5]. Das einzige Problem der zuletzt genannten Studie besteht darin, daß einige der Patienten gezielt von Ärzten überwiesen wurden, was die Ergebnisse zugunsten von DRE verfälscht, da es sich dabei um kein echtes Screening handelt.

Eine Erklärung für die unterschiedlichen Erkennungsraten besteht darin, daß eine erhebliche größere Anzahl von Männern sich einer Biopsie unterziehen muß, wenn beim Screening entweder TRUS oder PSA angewendet wird. Der allgemeine positive Vorhersagewert ist insgesamt ziemlich ähnlich. Da sich die Gesamt-Prävalenz des Prostatakarzinoms in einem Anteil von 30% bis 50% auf Autopsie-Studien stützt [6], ist die Wahrscheinlichkeit, daß ein Karzinom entdeckt wird, um so größer, je mehr Biopsien durchgeführt werden.

Dies wird am besten in der Arbeit von Valencien et al. dokumentiert, in der bei Männern mit normalem rektalen Untersuchungsbefund systematische sog. Random-Biopsien vorgenommen wurden und bei 14% ein Karzinom diagnostiziert werden konnte [7]. Daher kann das Screening mit PSA und TRUS auch deshalb zu einer höheren Erkennungsrate führen, weil diese Untersuchungsverfahren eine Rechtfertigung zur Erhöhung der Biopsierate darstellen. Es scheint auch, daß die Erkennungsrate sich infolge von PSA oder TRUS insofern verändern kann, als diese Untersuchungsverfahren dazu führten, daß Primäruntersucher auch minimal suspekte Tastbefunde heute stärker beachten, als dies in der Vergangenheit der Fall war.

Ein Hauptvorteil des Screenings durch DRE besteht in einer Verbesserung der Früherkennung. Während nur ein Drittel aller Karzinome bei einer nichtgescreenten Population zum Zeitpunkt der Diagnosestellung lokal begrenzt ist, erhöht sich die Rate um fast das Doppelte, wenn ein Screening durchgeführt wird. Thompson et al. [8] sowie Chodak et al. [9] stellten fest, daß ungefähr zwei Drittel der durch ein Screening entdeckten Karzinome klinisch lokalisiert waren.

Ein weiterer Vorteil des Screenings mit DRE besteht darin, daß es das Überleben zu verbessern scheint. Die wahrscheinlich bemerkenswerteste Screening-Studie wurde von Gilbertsen durchgeführt, der über 5000 Männer auswertete, die einmal jährlich über einen Zeitraum von 5 Jahren mittels DRE untersucht wurden. Bei 75 Männern wurde ein Karzinom diagnostiziert, wobei deren 5-Jahres- bzw. 10-Jahres-Überlebensrate mit der prostatakarzinomfreier Männer vergleichbar war [10]. Die Schlußfolgerung dieser Studie bestand darin, daß sich eine jährliche DRE bei symptomfreien Männern lohne.

Eine weitere Untersuchung von Jensen an einem ähnlichen Kollektiv zeigte, daß die Überlebensrate in den Fällen höher war, in denen ein Karzinom erst nach dem ersten Jahr diagnostiziert wurde, im Vergleich zu den Fällen, in denen die Krebsdiagnose bereits bei der Erstuntersuchung gestellt wurde [11]. Diese Arbeit deutete darauf hin, daß sich der Vorteil für ein jährliches Screening aus der regelmäßigen jährlichen Wiederholung ergibt. Die Validität dieser Schlußfolgerung ist jedoch unbekannt, da eine entsprechende Kontrollgruppe nie untersucht wurde und die höhere Überlebensrate durch die sog. Lead- und Length-Time-Bias vollständig erklärbar war [12].

Obwohl das Screening mit DRE einige Vorteile zu haben scheint, weist es auch einige mit der Praktikabilität einhergehende Einschränkungen auf. Sowohl die Entdeckungsrate als auch der positive Vorhersagewert sind niedrig. Aufgrund eines vermeintlich suspekten Tastbefundes werden viele Männer die Kosten, Risiken und Unannehmlichkeiten einer oft unnötigen Prostatabiopsie auf sich nehmen müssen.

Bei einem regelmäßigen, großangelegten Screening-Programm können beträchtliche Kosten anfallen. Wie berichtet wurde, betragen die geschätzten Kosten für das Screening mit DRE 4108 bis 6296 US-Dollar pro entdecktes Karzinom, wobei der größte Anteil die in Zusammenhang mit der Auswertung eines abnormen DRE-Befundes anfallenden nachfolgenden Kosten betrifft [13, 14].

Eine weitere potentielle Begrenzung der DRE besteht in der nicht bekannten Sensitivität. Die in jeder Studie berichtete Sensitivität stützt sich eher auf die Anzahl der diagnostizierten Karzinome als auf die pathologischen Befunde. Wenn in Betracht gezogen wird, daß die Entdeckungsrate 1% bis 3% beträgt und bei über 30% dieser Männer bekannt ist, daß sie ein Karzinom haben, kann sich die echte Sensitivität auf nur 3% bis 10% belaufen. Das Dilemma besteht darin, daß das Tumorvolumen in der Mehrzahl der Fälle so klein ist, daß ein Übersehen nicht notwendigerweise einen Nachteil darstellt, insbesondere wenn die Lebenserwartung des Patienten nicht mehr als 10 Jahre beträgt.

Es scheint, daß mit Hilfe der DRE im allgemeinen bereits größere Tumoren als mittels TRUS entdeckt werden. Lee et al. berichteten, daß die durchschnittliche und mittlere Größe der mit DRE entdeckten Tumoren 1,7 cm bzw. 1,5 cm im Vergleich zu 1,3 cm bzw. 1,2 cm bei den mit TRUS entdeckten Tumoren betrug [3].

Obwohl durch DRE weniger kleine Tumoren als mittels TRUS entdeckt werden, ist die Wahrscheinlichkeit geringer, daß die entdeckten Prostatakarzinome kurabel sind. Sowohl Chodak et al. [9] als auch Thompson et al. [8] stellten fest, daß bei ungefähr 50% der Patienten, die radikal prostatektomiert wurden, ein Upstaging erfolgen mußte und damit die Wahrscheinlichkeit einer Kurabilität geringer wurde. Betrachtet man die Studien von Chodak et al. sowie Thompson et al. zusammen, ergibt sich daraus, daß bei einem Screening mit DRE bei 30% bis 40% der Patienten ein organüberschreitendes Wachstum vorliegt, welches bei fehlendem Screening nur bei 15% bis 20% gefunden werden kann [15].

Es scheint, daß ein Screening mit DRE insgesamt mehr Vor- als Nachteile bietet und deshalb die am wenigsten kostenaufwendige Methode im Rahmen eines routinemäßigen Screenings darstellt. Obwohl durch jede zusätzliche diagnostische Untersuchung (z. B. PSA, TRUS), die zur Erhöhung der Biopsierate führt, eine größere Anzahl von Karzinomen entdeckt werden kann, sollte die DRE als Screening-Test nicht aufgegeben werden.

Angesichts dessen, daß es noch eine Reihe von unbeantworteten Fragen gibt, die Aufmerksamkeit verdienen, scheint es zur Zeit noch schwierig zu sein, Empfehlungen zur Durchführung eines Routine-Screenings mit DRE oder irgendeinem anderen Untersuchungsverfahren zu rechtfertigen. Insbesondere wegen des Fehlens von randomisierten Studien kann bisher nicht beurteilt werden, ob sich die Mortalität infolge routinemäßiger Anwendungen entsprechender Untersuchungsverfahren verringern wird. Es ist durchaus möglich, daß die lebensbedrohlichsten Tumoren mittels DRE nicht rechtzeitig genug entdeckt werden, um durch die gängigen Behandlungsmodalitäten geheilt werden zu können. Die langsame Verdopplungszeit der gut und mäßig differenzierten Tumoren könnte zur Diagnose und Behandlung bei vielen Männern führen, die weder das eine noch das andere benötigen.

Solange keine entsprechenden Studien vorliegen, wird der Streit für oder gegen Routine-Screenings mit DRE oder irgendeiner anderen Metode weitergehen. Die begeisterten Verfechter des Screenings sollten bedenken, daß einen Konsens anstrebende Konferenzen in Schweden, Frankreich und Kanada sowie staatliche Gesundheitsbeauftragte der USA und der UICC [16] alle verfügbaren Daten kritisch überprüft haben und zu der Schlußfolgerung kamen, daß zum damaligen Zeitpunkt weder ein Screening mit DRE noch irgendeiner anderen Methode gerechtfertigt war.

Der Pessimist dagegen sollte überlegen, ob die Durchführung einer geeigneten Studie inzwischen angesichts der zunehmenden routinemäßigen Anwendung wirklich unmöglich geworden ist und so verhindert würde, daß die Öffentlichkeit jemals erfährt, welchen Wert das Screening für das Prostatakarzinom tatsächlich hat.

Literatur

1. Faul P (1982) Experience with the German annual preventive check-up examination. In: Jacobi GH, Hohenfellner R (eds) Prostate cancer. Williams & Wilkins, Baltimore, p 57
2. Nesbitt JA, Drago JR, Badalament RA (1989) Transrectal ultrasonography. Urology 34:120–122
3. Lee F, Littrup PJ, Torp-Pedersen ST et al. (1988) Prostate cancer: comparison of transrectal US and digital rectal examination for screening. Radiology 168:389–394
4. Palken M, Cobb OE, Simons CE et al. (1991) Prostate cancer: comparison of digital rectal examination and transrectal ultrasound for screening. J Urol 145:86–92
5. Babaian RJ, Miyashita H, Evans RB et al. (1991) Urology 37:193–197
6. Franks LM (1954) Latent carcinoma of the prostate. J Path Biol 68:603
7. Vallencien G, Prapotnich D, Veillon B et al. (1991) Systematic prostatic biopsies in 100 men with no suspicion of cancer on digital rectal examination. J Urol 146:1308–1312
8. Thompson IM, Rounder JB, Teague JL et al. (1987) Impact of routine screening for adenocarcinoma of the prostate on stage distribution. J Urol 137:424–427
9. Chodak GW, Keller P, Schoenberg HW (1989) Assessment of screening for prostate cancer using the digital rectal examination. J Urol 141:1136–1138
10. Gilbertsen VA (1971) Cancer of the prostate gland: results of early diagnosis and therapy undertaken for cure of the disease. JAMA 215:81–84
11. Jenson CB, Shahon DB, Wangensteen OH (1971) Evaluation of annual examination in the detection of cancer. JAMA 215:81–84
12. Love RR, Camilli AE (1981) The value of screening. Cancer 48 [Suppl]:489–494
13. Torp-Pedersen ST, Littrup PJ, Lee F et al. (1988) Early prostate cancer: diagnostic costs of screening transrectal US and digital rectal examination. Radiology 169:351–354
14. Chodak GW, Schoenberg HW (1984) Early detection of prostate cancer by routine screening. JAMA 252:3261–3264
15. Gerber GS, Chodak GW (1991) Routine screening for cancer of the prostate. JNCI 83:329–335
16. U.S. Preventive Services Task Force (1989) Guide to clinical preventive services 42:4

Zuverlässigkeit der Malignitätsmerkmale bei der transrektalen Sonographie

M. Devonec

Die Anwendung der transrektalen Sonographie (TRUS) zur Untersuchung der Prostata wurde zuerst von Watanabe [1] und Holm [2] propagiert. Mit dem gleichzeitigen Erscheinen von zwei wichtigen Verbesserungen im Jahre 1986 stieg das Interesse an der TRUS beträchtlich an. Die erste Verbesserung war technischer Art: Der 7-MHz-Hochfrequenz-Schallkopf bewirkte eine viel bessere Auflösung des Schallbildes. Die zweite Verbesserung betraf die Biopsie-Technik: Die automatische Biopsie verbesserte die Technik der Materialgewinnung und führte zu einer geringeren Schmerzempfindung beim Patienten und damit besseren Akzeptanz dieser Untersuchung.

Malignitätskriterien

1985 glaubte man noch, daß das Karzinom als hyperdenses Areal imponiert [3, 4, 5]. Die Angaben in der Literatur stützten sich hauptsächlich auf die Auswertung lokal fortgeschrittener Prostatakarzinome T3–T4, die bereits mehrere Prostatazonen befallen haben. Die periphere Zone und die Übergangszone haben unterschiedliche Ultraschallmuster, so daß große Tumoren, die beide Zonen erfaßt haben, ein heterogenes Bild bieten, das oft schwer zu interpretieren ist.

Aus Veröffentlichungen von Frentzel-Beyme [6] sowie Lee et al. [7, 8] geht hervor, daß das frühe Prostatakarzinom, ebenso wie viele andere Karzinome parenchymalen Ursprungs, hypodens ist und hauptsächlich in der peripheren Zone auftritt. Dies wurde innerhalb kurzer Zeit durch andere Gruppen bestätigt [9, 10, 11]. Die Kenntnisse bezüglich der sonographischen Malignitätskriterien erweiterten sich aufgrund von Studien, in denen präoperativ erstellte Sonogramme mit histologischen Untersuchungen an Serienschnitten der Prostata nach radikaler Prostatektomie verglichen wurden [12, 13, 14, 15].

Anwendungsgrenzen

Ultraschalltechnologie

Der Anwendung des TRUS bei der Frühdiagnose des Prostatakarzinoms sind zumindest zwei Grenzen gesetzt:

1. *Frequenz des Schallkopfs:* Theoretisch ist die ideale Frequenz 7 MHz, womit eine bessere Auflösung als mit einem 5-MHz-Schallkopf erreicht werden kann.
2. *Fokussierungsmöglichkeit des Schallkopfes:* Die Fokussierungszone beginnt nicht im Abstand von 3 mm bis 5 mm von der Spitze des Schallkopfes (d. h. unmittelbar hinter der Rektumwand), sondern 10 mm bis 20 mm davon entfernt. Dies erklärt, warum einige Schallköpfe mit einem Ballon ausgestattet sind, um zu gewährleisten, daß sich die Prostata innerhalb der fokalen Zone des Schallkopfs befindet. Die vordere Hälfte der Prostata (Lobus anterior) kann oft durch die Dicke der Drüse mit der fokalen Zone des Schallkopfes nicht gut erreicht werden.

Histologie des Karzinoms

Ein Frühkarzinom entsteht nicht immer, sondern nur in 68 % der Fälle in der peripheren Zone; in 24 % der Fälle entsteht das Karzinom in der Übergangszone und in 8 % der Fälle in der zentralen Zone [11]. Darüber hinaus beginnt die Hälfte der Karzinome in der vorderen Drüsenhälfte zu wachsen, wo eine Exploration mit TRUS nur in geringem Maße möglich ist [14, 16].

Nicht jedes hypodense Areal muß ein Karzinom sein. TRUS ermöglicht keine Charakterisierung des Gewebes. Ein echoschwaches Areal kann auch vielen anderen nichtmalignen histologischen Veränderungen entsprechen. Die Interpretation des TRUS-Befundes ist daher schwierig, wobei bei der Interpretation von Sonogrammen desselben Patienten sowohl eine inter- als auch intraindividuelle Diskrepanz bei der Beurteilung auftreten kann. Zwecks Verbesserung der Sensitivität und Spezifizität der transrektalen Ultrasonographie sollten daher automatische computergesteuerte Systeme zur Bildanalyse auf der Basis von ultrasonographischen Signalen, die mit dem bloßem Auge nicht erkennbar sind, entwickelt werden [17].

Sensitivität und Spezifizität

Wegen seiner geringen Sensitivität und Spezifizität ist der TRUS als Screening-Test ungeeignet (Tabellen 1 und 2):

– Die Sensitivität (Anteil der tatsächlich Erkrankten bei den Untersuchten, die durch den Screening-Test als krank identifiziert wurden) schwankt zwischen 32 % und 91 %.

Tabelle 1. Spezifität und Sensitivität von TRUSS in Screening- oder Früherkennungsprogrammen (bei der Berechnung der Spezifität (Sp) und Sensitivität (Se) wurde angenommen, daß es sich bei allen nicht-biopsierten Fällen um echte negative Fälle handelt)

Autoren	n	Sp [%]	Se [%]	
Palken [18]	315	87	61	Screening
Babaian [19]	362	82	84	Früherkennung
Lee [20]	784	94	91	Screening

Tabelle 2. Spezifität und Sensitivität des TRUS bei normalen Palpationsbefund der Prostata

Autoren	n	Sp [%]	Se [%]	Prostata-Gewebsproben
Coffield [21]	63	64	32	Autopsie
Carter [14]	59	68	52	Radikale Prostatektomie (T1), kontralateraler Lobus
Terris [15]	51	75	53	Radikale Zystoprostatektomie

– Die Spezifität von TRUS (Anteil der tatsächlich Nichterkrankten bei den Untersuchten, die durch den Screening-Test als nichtkrank identifiziert werden) schwankt zwischen 64% und 94%.

Die aus den Studien hervorgehenden erheblichen Unterschiede bei der Spezifität und Sensitivität sind hauptsächlich zurückzuführen auf

– unterschiedliche Prävalenz des Karzinoms,
– unterschiedliches Volumen und unterschiedliche Lokalisation des Tumors,
– Möglichkeit einer Präselektion durch einen anderen Test (DRE und/oder PSA),
– unterschiedliche Qualifikation des Untersuchers.

Die einzige Möglichkeit, die Spezifität und Sensitivität genau zu berechnen, besteht dann, wenn der sonographische Befund mit dem histologischen Befund (Prostatektomiepräparat) vergleichbar ist (Tabelle 2). Diese besondere Situation ist gegeben, wenn bei den Kandidaten für eine radikale Prostatektomie wegen einer T1-Läsion der kontralaterale Lappen untersucht wird. In dieser Situation besteht eine hohe Prävalenz (50%) von zusätzlichen Karzinomherden im kontralateralen Lappen. In diesen Fällen erreicht der TRUS eine Spezifität von nur 68% und eine Sensitivität von nur 52% [14]. An postmortalen Gewebsproben der Prostata ist die Effizienz der TRUS vergleichbar niedrig [21]. Dieser Mangel an Spezifität und Sensitivität bei der Karzinomerkennung erklärt, warum der TRUS in zunehmendem Maße vor allem für ultraschall-gezielte Biopsien der Prostata als Organ und weniger für die Analyse entsprechend unterschiedlicher Schallmuster geeignet zu sein scheint [10, 22, 23].

Tabelle 3. PPW des TRUS in Abhängigkeit von Größe und Tastbarkeit des Tumors

DRE	US-Größe [cm]		
	0,1–1,0	1,1–1,5	> 1,5
+	16/37 (43%)	23/45 (51%)	32/35 (91%)
–	9/79 (11%)	13/40 (33%)	11/20 (55%)

Positiver Vorhersagewert (PPW)

Die Aussagekraft der TRUS ist sowohl von der Tumorbeschaffenheit als auch von der Patientenselektion abhängig.

Tumorbeschaffenheit

Die Größe und Tastbarkeit des Tumors haben einen direkten Einfluß auf den PPW des TRUS (Tabelle 3). Bei Durchführung des TRUS durch einen sehr erfahrenen Untersucher [24].

- erhöht sich der PPW des TRUS bei palpablen Tumoren entsprechend der Tumorgröße auf bis zu 91% bei Tumoren mit einem Durchmesser über 1,6 cm,
- ist der PPW bei nichtpalpablen Tumoren zwar viel niedriger (33%), jedoch insbesondere in der Gruppe mit einer Tumorgröße von 1,1 cm bis 1,5 cm und wahrscheinlich behandlungsbedürftigem Tumor noch befriedigend.

Patientenselektion

Die Treffsicherheit des TRUS ist ebenfalls in starkem Maße von der untersuchten Population abhängig. Der PPW drückt die Wahrscheinlichkeit aus, mit der die Krankheit bei einer Person mit einem positiven Testergebnis vorliegt. Er erhöht sich mit der Prävalenz der Krankheit in der entsprechenden Population. Der Urologe kann mit bis zu drei verschiedenen klinischen Situationen konfrontiert sein, wobei die Prävalenz der Krankheit und daher auch der PPW unterschiedlich sind:

Stark selektierte Gruppe: Patienten werden wegen eines suspekten DRE-Befundes oder deutlich erhöhten PSA-Wertes zum Urologen überwiesen. Bis vor kurzem stellte ein suspekter DRE-Befund die häufigste Überweisungsdiagnose dar. Neuerdings ist jedoch ein erhöhter PSA-Wert der häufigste Grund zur Überweisung eines Patienten zum Ausschluß eines Prostatakarzinoms. Einer von zwei Patienten mit negativem Ergebnis einer digitalgesteuerten Biopsie weist bei einer

Tabelle 4. Karzinomentdeckungsrate (selektierte Population). Ergebnisse der TRUS-gezielten Biopsie nach negativer digitalgesteuerter Biopsie der Prostata

Autoren	n	Karzinom n [%]	Benigne n [%]
Hodge [10]	53	23 (53)	20 (47)
Brawer [26]	22	11 (50)	11 (50)

Tabelle 5. Karzinomentdeckungsrate: Selektion aufgrund von Symptomen

Autoren	n	DRE		TRUS	
		n	[%]	n	[%]
Cooner [28]	1807	203	(11,2)	263	(14,6)
Devonec [29]	666	34	(5,1)	45	(6,7)

ultraschallgezielten Biopsie einen positiven Befund auf (Tabelle 4). In dieser Situation, in der die Prävalenz des Karzinoms hoch ist (eines von zwei palpablen Knötchen ist ein Karzinom), ist der PPW des TRUS höher [25].

Selektion auf der Basis urologischer Symptome: Dies stellt die häufigste klinische Situation dar. Die Prävalenz des Karzinoms bei Männern, die über Prostatabeschwerden klagen und Kandidaten für eine TUR oder Operation sind, liegt bekanntlich zwischen 6% und 21% [27]. Bei ihnen wird die Rate der mit DRE allein entdeckten Karzinome durch Anwendung des TRUS erhöht (Tabelle 5). Der durch Anwendung des TRUS bei dieser Patientengruppe erzielte Vorteil ist verhältnismäßig gering. Der PPW ist jedoch noch hoch, ebenso wie die Chancen auf ein positives Biopsie-Ergebnis akzeptabel hoch sind.

Selektionskriterium Lebensalter: 50 Jahre und älter entspricht der üblichen Screening-Situation. In diesem Fall verdoppelt sich die Rate der mit DRE allein diagnostizierten Karzinome durch Anwendung des TRUS (Tabelle 6). Anscheinend ist dieses Ergebnis günstiger als im vorangegangenen Fall. Die Prävalenz ist jedoch ebenso wie der PPW des TRUS niedrig, so daß die Chancen auf eine positive Biopsie in der vorliegenden Situation unannehmbar niedrig sind.

Eine theoretische Berechnung auf der Basis von veröffentlichten Daten zur Spezifizität und Sensitivität ebenso wie der Prävalenz des Karzinoms in einer vorgegebenen Population zeigt, daß der PPW [32] und die Anzahl der zur Entdeckung eines Karzinoms notwendigen Biopsien erheblich schwanken (Tabelle 7 und 8). In der Tat kann in einem selektierten, wegen urologischer Symptome überwiesenem Krankengut bzw. einer Population mit einer Prävalenz von 0,12 (12% der Patienten haben nach der TUR einen positiven Befund) unter

Tabelle 6. Krebserkennungsrate: Screening

Autoren	DRE	TRUS
Mettlin [30]	8/992 (0,8%)	13/992 (1,3%)
Lee [31]	10/784 (1,3%)	20/784 (2,6%)

Tabelle 7. PPW des TRUS (theoretische Schätzung)

Prävalenz	Sensitivität	Spezifizität	PPW
0,00117	0,32	0,64	0,001
0,00117	0,91	0,94	0,017
0,12	0,32	0,64	0,108
0,12	0,91	0,94	0,674

Tabelle 8. Anzahl der für eine positive Biopsie notwendigen negativen Biopsien (PPW in Klammern) entsprechend der Prävalenz 0,12 (Früherkennungsprogramm) oder 0,00117 (Screening-Programm)

	Niedrige Sp/Se	Hohe Sp/Se
Früherkennung	9 (0,108)	0,5 (0,674)
Screening	999 (0,001)	58 (0,108)

Berücksichtigung der Höchstwerte von Spezifizität und Sensitivität eine positive Biopsie nach jeweils 0,5 negativen Biopsien registriert werden; unter Berücksichtigung der niedrigsten Werte der Spezifizität und Sensitivität dagegen nur nach jeder neunten Biopsie. Diese Situation ist akzeptabel und trifft in der täglichen Praxis des Urologen bei der routinemäßig durchgeführten Früherkennung des Prostatakarzinoms zu. In diesem Fall kann der TRUS als ein für den Urologen wertvolles Instrument betrachtet werden.

Dagegen werden bei einer nichtselektierten Population (Screening-Population zwischen dem 50. und 60. Lebensjahr mit einer Prävalenz von 0,00117 [33]) unter Berücksichtigung des Höchstwertes von Spezifizität und Sensitivität 58 und (unter Berücksichtigung des niedrigsten Wertes der Spezifizität und Sensitivität) bis zu 999 negative Biopsien nötig sein, bevor die erste positive Biopsie registriert wird. Infolge der niedrigen Erkennungsrate durch den TRUS im Hinblick auf das Prostatakarzinom ist ein Screening-Programm auf der Basis von TRUS allein nicht akzeptabel. Darüber hinaus hat die Prostatabiopsie eine Morbidität zwischen 1% und 2%, welche auch durch prophylaktische Anwendung von Antibiotika nicht ausgeschlossen werden kann.

Zusammenfassend sei festgestellt: Der TRUS kann weder als alleiniges noch als wichtigstes Screening-Instrument empfohlen werden [34, 35]. Er sollte jedoch im Falle eines positiven DRE-Befundes als Screening-Instrument zweiter Wahl für eine gezielte Biopsie oder im Falle eines negativen DRE- und TRUS-, jedoch positiven PSA-Befundes bei einer systematischen sog. Random Biopsie angewandt werden.

Literatur

1. Watanabe H, Kaiho H, Tanaka M, Terasawa Y (1971) Diagnostic application of ultrasonography to the prostate. Invest Urol 8:548–559
2. Holm HH, Gammelgaard J (1981) Ultrasonically guided precise needle placement in the prostate and the seminal vesicles. J Urol 125:385–387
3. Brooman PJC, Griffiths GJ, Roberts E, Peeling WB, Evans K (1981) Per rectal ultrasound in the investigation of prostatic disease. Clin Rad 32:669–671
4. Resnick MI, Willard JW, Boyce WH (1980) Transrectal ultrasonography in the evaluation of patients with prostatic carcinoma. J Urol 124:482
5. Watanabe H, Date S, Ohe H, Saitoh M, Tanaka S (1980) A survey of 3000 examinations by transrectal ultrasonography. Prostate 1:271
6. Frentzel-Beyme B, Schwarz J, Aurich B (1982) Das Bild des Prostataadenoms und -karzinoms bei der transrektalen Sonographie. RÖFO, 137:261
7. Lee F, Gray JM, MacLeary RD (1985) Transrectal ultrasound in the diagnosis of prostate cancer: location, echogenecity, histopathology and staging. Prostate 7:117–129
8. Lee F, Gray JM, MacLeary RD et al. (1986) Prostatic evaluation by transrectal sonography: criteria for diagnosis of early carninoma. Radiology 158:91–95
9. Cooner WH, Mosley BR, Rutherford CL Jr, Beard JH, Pond HS, Bass RB, Terry WJ (1988) Clinical application of transrectal ultrasonography and prostate specific antigen in the search for prostate cancer. J Urol 139:758–761
10. Hodge KK, MacNeal JE, Terris MK, Stamey TA (1989) Random systematic versus directed ultrasound guided transrectal core biopsies of the prostate. J Urol 142:71–75
11. Kabalin JN, MacNeal JE, Price HM, Freiha FS, Stamey TA (1989) Unsuspected adenocarcinoma of the prostate in patients undergoing cystoprostatectomy for other causes: incidence, histology and morphometric observations. J Urol 141:1091–1094
12. Salo JO, Rannikko S, Mäkinen J, Lehtonen T (1987) Echogenic structure of prostatic cancer imaged on radical prostatectomy specimens. Prostate 10:1–9
13. Shinohara K, Wheeler TM, Scardino PT (1989) The appearance of prostate cancer on transrectal ultrasonography: correlation of imaging and pathological examinations. J Urol 142:76–82
14. Carter HB, Hamper UM, Sheth S, Sanders RC, Epstein JI, Walsh PC (1989) Evaluation of transrectal ultrasound in the early detection of prostate cancer. J Urol 142:1008–1010
15. Terris MK, Freiha FS, MacNeal JE, Stamey TA (1991) Efficacy of transrectal ultrasound for identification of clinically undetected prostate cancer. J Urol 146:78–84
16. MacNeal JE, Price HM, Redwine EA, Freiha FS, Stamey TA (1988) Stage A versus stage B adenocarcinoma of the prostate: morphological comparison and biological significance. J Urol 139:61–65
17. Wijksta IH (1992) Anatomic picture analysis of TRUS
18. Palken M, Cobb OE, Simons CE, Warren BH, Aldape HC (1991) Prostate cancer: comparison of digital rectal examination and transrectal ultrasound for screening. J Urol 145:86–92
19. Babaian RJ, Miyoshita H, Evans RB, von Eschenbach AC (1991) Early detection program for prostate cancer: results and identification of high risk patient population. Urology 37:193–197

20. Lee F, Littrup PJ, Torp-Pedersen ST et al. (1988) Prostate cancer: comparison of transrectal US and digital rectal examination for screening. Radiology 168:389–394
21. Coffield KS, Speights VO, Brawn PN, Riggs MW (1992) Ultrasound detection of prostate cancer in postmortem specimens with histological correlation. J Urol 147:822–826
22. Vallancien G, Prapotnich D, Veillon B, Brisset JM, Andre-Bourgaran J (1991) Systematic prostatic biopsies in 100 men with no suspicion of cancer on digital rectal examination. J Urol 146:1308–1312
23. Lippman HR, Ghiatas AA, Sarosdy MF (1992) Systematic transrectal ultrasound guided prostate biopsy after negative digitally directed prostate biopsy. J Urol 147:827–829
24. Lee F, Torp-Pedersen ST, Wittrup PJ (1989) Hypoechoïc lesion of the prostate: clinical reliance of tumors size, digital rectal examination and prostate specific-antigen. Radiology 170:29–32
25. Jewett HJ (1956) Significance of the palpable prostatic nodule. JAMA 838–839
26. Brawer M, Nagle RB (1989) Transrectal ultrasound guided prostate needle biopsy following negative digitally guided biopsy. J Urol 141:278A (abstract 433)
27. Mostofi FK, Price EB (1973) Tumors of the male genital system. Atlas of tumor pathology. Sec Ser Fasc 8. AFIP Washington
28. Cooner WH, Mosley BR, Rutherford CL Jr et al. (1990) Prostate cancer detection in a clinical urological practice by ultrasonography, digital rectal examination and prostate specific antigen. J Urol 143:1146–1154
29. Devonec M, Fendler JP, Monsallier M et al. (1990) The significance of the prostatic hypoechoic area: results in 226 ultrasonically guided prostatic biopsies. J Urol 143:316–319
30. Mettlin C (1988) National Prostate Cancer Detection Program. Presented at the Third International Symposium on Transrectal Chicago, 23. September
31. Lee F, Torp-Pedersen ST, MacLeary RD (1989) Diagnosis of prostate cancer by transrectal ultrasound. Urol Clin North Am 16 [4]:663–674
32. Galen RS, Gambino SR (1975) Beyond normality: the predictive value and efficiency of medical diagnoses. John Wiley & Sons, New York
33. Roush GC, Holford TR, Schymura MJ, White C (1987) Cancer risk and incidence trends. The connecticut perspective. Hemisphere, Washington
34. Chodak GW (1989) Screening for prostate cancer: role of ultrasonography. Urol Clin North Am 16 [4]:657–662
35. Stamey TA (1992) Diagnosis of prostate cancer: a personal view. J Urol 147:830–832

Anwendung des Automatic Urologic Diagnostic Expert (AUDEX)-Systems zur Erkennung des Prostatakarzinoms

R. J. B. Giesen, A. L. Huynen, R. Laduc,
F. M. J. Debruyne und H. Wijkstra

Einleitung

Dieser Beitrag befaßt sich mit einer Studie, in welcher die Möglichkeiten einer automatischen Bildanalyse des Prostatakarzinoms untersucht werden. Ein Ergebnis dieser Studie ist die Entwicklung des sog. Automatic Urologic Diagnostic Expert (AUDEX)-Systems, mit welchem aufgrund sonographischer Kriterien mit einer hohen Wahrscheinlichkeit zwischen benignem und malignem Prostatagewebe unterschieden werden kann. Dieses System stellt eine reproduzierbare und zuverlässige Methode zur Erkennung des Prostatakarzinoms (PK) dar und ist für den Urologen ein hilfreiches diagnostisches Instrumentarium. In Zukunft wird eine objektive Methode zur Früherkennung des PK besonders wichtig sein.

Wegen der steigenden Lebenserwartung der Bevölkerung und der zunehmenden Inzidenz des Prostatakarzinoms in Abhängigkeit vom Lebensalter hat das PK jetzt und sicherlich auch in Zukunft eine große Bedeutung. Die Diagnose von Prostataerkrankungen konnte in den letzten Jahren durch die Einführung des prostataspezifischen Antigens (als Tumormarker) und infolge der wachsenden Bedeutung der transrektalen Sonographie deutlich verbessert werden (Lee et al. 1989; Ragde et al. 1988; Hodge et al. 1989). Obgleich der Ultraschall nicht das modernste bildgebende Verfahren in der Medizin ist, wird er wegen seiner leichten Anwendbarkeit und der verhältnismäßig geringen Kosten von fast allen Urologen bei der PK-Diagnose eingesetzt. Dennoch sind mit der Anwendung des Ultraschalls gewisse Nachteile verbunden (Dähnert et al. 1986; Shinohara et al. 1989). Der bedeutendste Nachteil besteht darin, daß die Beurteilung subjektiv erfolgt und eine Interpretation der Sonographiebilder oft schwierig ist. Das Ergebnis der Untersuchung ist zudem schwer reproduzierbar und darüber hinaus von der Erfahrung des Untersuchers abhängig (Scardino et al. 1989). In der Urologischen Abteilung des Universitäts-Krankenhauses Nijmegen wurde deshalb das AUDEX-System entwickelt, welches eine computergestützte Interpretation von Prostatasonogrammen ermöglicht. Durch Anwendung eines solchen Systems verbessert sich auch die Genauigkeit und Objektivität der Prostatakarzinom-Diagnose (Zielke et al. 1985).

Da die Algorithmen zur Bildanalyse einen Hinweis auf die Wahrscheinlichkeit des Vorhandenseins des Prostatakarzinoms in einer bestimmten Prostataregion liefern können, sind diese Algorithmen für den Urologen ein nützliches Werkzeug bei der Interpretation der Sonographiebilder ebenso wie bei der Entscheidung, ob eine Biopsie vorgenommen werden soll oder nicht. Auf diese Weise kann die Anzahl der notwendigen Biopsien verringert werden.

Wegen der sich erhöhenden Inzidenz eines Prostatakarzinoms wird die Diskussion darüber, ob Screeningprogramme notwendig sind, immer intensiver. Besonders bei einer derartigen Untersuchung an einer großen Population ist es wichtig, daß die verschiedenen Screeningtests einander angepaßt werden.

Methoden

Das System besteht aus einem gewöhnlichen Personal Computer (PC) mit einer zusätzlichen Hardware zum Speichern der Bilder. Es kann mit fast jedem Ultraschall-Scanner (USC) durch Eingabe des Videosignals des Scanners verbunden werden. In unserer Studie wurden zwei verschiedene Ultraschallgeräte verwendet: das Modell 1846 von Brüel & Kjaer und das Modell Combison 330 von Kretz, wobei beide Geräte mit einem transrektalen 7,5-MHz-Schallkopf ausgestattet waren. Das Ziel der Studie bestand in der Entwicklung von Bildanalyse-Algorithmen, aufgrund deren mit hoher Wahrscheinlichkeit eine Unterscheidung zwischen benignem und malignem Prostatagewebe möglich ist. Conners untersuchte verschiedene Textur-Algorithmen, wobei er feststellte, daß mit der sog. Cooccurrence-Matrix die besten Ergebnisse erzielt wurden (Conners u. Harlow 1980). In unserer Studie wurde untersucht, inwiefern mit dieser Cooccurrence-Matrix die Textur der Sonogramme von verschiedenen Prostatageweben unterschieden werden kann.

Zunächst wurden die entsprechenden Biopsiestellen in der Prostata sonographisch erfaßt und gespeichert. Zum einen wurde das Gewebe histologisch untersucht, zum anderen erfolgte die Analyse des Sonographiebildes. Im Anschluß daran wurden beide Untersuchungsergebnisse miteinander verglichen. Bei guter Korrelation vermag der Sonographiebefund das Ergebnis der Histologie eventuell vorherzusagen. Damit kann dem Urologen die Entscheidung, eine Biopsie durchzuführen oder sie zu unterlassen, erleichtert werden.

Die Parameter wurden nicht speziell zur Analyse von Prostatasonogrammen oder zur Karzinomerkennung entwickelt. Es handelt sich hierbei um Standard-Parameter, die von der Satelliten-Bildverarbeitung abgeleitet wurden. Diese Parameter beschreiben die Bildstruktur statistisch, wobei die Parameter mit Hilfe der o. g. Cooccurrence-Matrix berechnet werden. Diese Matrix repräsentiert eine zweidimensionale räumliche Abhängigkeit von Grautönen, die jedoch nicht von den absoluten Grautönen abhängig sind. Die Berechnung dieser Cooccurrence-Matrix wird von Conners und Harlow (1980) sowie Haralick et al. (1973) und in anderen Publikationen (z. B. Giesen u. Huynen 1991) detailliert beschrieben.

Nach Berechnung der Parameter aus einer Population mit bekannten histologischen Befunden muß das System „lernen", welches die wahrscheinlichen Parameter für die unterschiedlichen Gewebe sind. Diese Wahrscheinlichkeiten können dazu verwendet werden, verschiedene Gewebearten mit bestimmten Parametern zu korrelieren. Damit die Signifikanz (begrenzte Parameteranzahl) der Ergebnisse erhalten bleibt, muß festgestellt werden, welche Kombination von Parametern mit dem größten Diskriminierungsvermögen einhergeht. Sowohl die Auswahl als auch die Berechnung der verschiedenen Möglichkeiten wird mit Hilfe der Entscheidungstheorie von Bayes (Weinstein u. Fineberg 1980) durchgeführt. Nach einer Lernperiode kann dieses System die Parameter für unbekanntes Gewebe erkennen und aus diesen Parametern unterschiedliche Gewebearten mit entsprechender Wahrscheinlichkeit berechnen. Durch Festlegung gewisser Grenzwerte ist eine Anpassung dieses Systems an verschiedene Fragestellungen möglich. In einem Screeningprogramm kann zum Beispiel der geringste Malignitätsverdacht (geringe Wahrscheinlichkeit) einen Anlaß für weitere Untersuchungen darstellen; demgegenüber wird bei der Entscheidung für eine Therapie eine hohe Wahrscheinlichkeit vorgezogen. Gegenwärtig wird das System auf seine klinische Anwendbarkeit an drei verschiedenen holländischen Krankenhäusern untersucht.

Ergebnisse

Wir werteten die Sonogramme (mit dem Ultraschallgerät von Brüel & Kjaer durchgeführt) von 40 Biopsien aus, von denen 24 aus benignem und 16 aus malignem Gewebe entnommen wurden. Alle Sonogramme wurden unter Standardbedingungen mit dem Ultraschall-Scanner aufgenommen, wobei alle Gewebsproben aus suspekten Läsionen entnommen wurden. Unter diesen Voraussetzungen erzielten wir retrospektiv eine Sensitivität von 81,3%, eine Spezifizität von 91,7% sowie einen positiven und negativen Vorhersagewert von 86,7% bzw. 88,0%.

Mit dem Ultraschallgerät von Kretz konnten bei 19 benignen und 17 malignen Gewebsproben vergleichbare Ergebnisse erzielt werden; die Sensitivität betrug 88,2%, die Spezifizität 84,2%, der positive und negative Vorhersagewert 83,3% bzw. 88,9%. Es muß jedoch betont werden, daß dieses Krankengut nicht nur Biopsien von suspekten Läsionen beinhaltet, sondern auch sog. Random-Biopsien durchgeführt wurden, d. h. Biopsien in sonographisch unauffälligen Arealen, wodurch der Lerneffekt verbessert werden konnte. Darüber hinaus wurden die Sonographiebefunde zu verschiedenen zeitlichen Terminen erhoben. Die Ergebnisse für beide Ultraschall-Geräte sind in Tabelle 1 dargestellt.

Eine andere Möglichkeit der Auswertung durch das System besteht in der Betrachtung der Vorhersagewerte. Dies bedeutet eine Klassifikation der Gewebsproben, welche in der Lernphase des Systems nicht verwendet wurden. Da wir den Scanner von Brüel & Kjaer für die Untersuchungen nicht mehr verwenden, wird nur für das Gerät von Kretz eine prospektive Auswertung vorgenommen. Um eine größere Lern- und Testpopulation zu erhalten, wird jede Gewebeprobe in fünf Teilen analysiert. Um prospektive Ergebnisse zu erzielen, wird eine Randomisation in zwei Gruppen gleicher Größe vorgenommen. Eine dieser Gruppen kann als Lernpopulation und die andere als Testpopulation verwendet werden. Von der ersten Gruppe „lernt" das System, während die zweite Gruppe

Tabelle 1. Testpopulationen der verschiedenen Scanner und die AUDEX-Klassifikationen

Histologie	Brüel & Kjaer		Kretz	
	AUDEX		AUDEX	
	Benigne	Maligne	Benigne	Maligne
Benigne	22	2	16	3
Maligne	3	13	2	15

als Testpopulation dienen kann. Die Lernpopulation wächst von 0 % auf 50 % der Gesamtpopulation, wobei die histologischen Befunde der Lern- und Testphase schrittweise vorausgesagt werden können.

Diskussion

Trotz der guten Untersuchungsergebnisse sei folgendes festgestellt. Erstens sollten im Hinblick auf die Relevanz der Test-/Lernpopulation zwei Punkte diskutiert werden, nämlich deren Größe und Ursprung: Mit beiden Ultraschall-Geräten wurden relativ kleine Populationen untersucht, die nicht gleichmäßig auf die gesamte männliche Bevölkerung verteilt waren. Mit keinem der Scanner wurden gesunde Personen untersucht: Mit dem Scanner von Brüel & Kjaer wurden nur Patienten mit sonographisch suspekten Läsionen untersucht und mit dem Scanner von Kretz nur Patienten mit Verdacht auf PK (suspekte Läsionen und Random-Biopsien). Zur Zeit wird die Population vergrößert, indem auch vor einer geplanten radikalen Prostatektomie erstellte Sonographiebefunde Verwendung finden. Nach Entfernung der Prostata wird diese entsprechend den Sonographiebildern in Serienschnitten aufgearbeitet. Dieses Gewebe kann exakter als Biopsiematerial differenziert werden.

Eine andere Möglichkeit, das Untersuchungsgut zu vergrößern, besteht in der Verwendung von transurethralem Resektionsmaterial in Verbindung mit den entsprechenden Ultraschallbildern. Obwohl die Prostata primär nicht karzinomverdächtig ist, wird in 10 % bis 20 % der Fälle ein inzidentes Prostatakarzinom diagnostiziert (Goodman et al. 1988).

Ferner wurden die verwendeten Parameter weder speziell für die Prostatadiagnostik oder Karzinomerkennung noch für die Analyse von Sonogrammen entwickelt. Wir wissen nicht, in welchem Ausmaß die Ergebnisse sich durch Verwendung spezifischer Parameter verbessern ließen. Darüber hinaus wird die sonographische Beurteilung von Geweben durch gewisse Umstände erschwert wie Homogenität des Gewebes, Beeinflußung der Textur durch den Abstand der Ultraschallsonde von der Läsion, Abhängigkeit der Untersuchungsergebnisse von der Art des verwendeten Scanners und Fehlen einer Gesamtübersicht (Schuster et al. 1987).

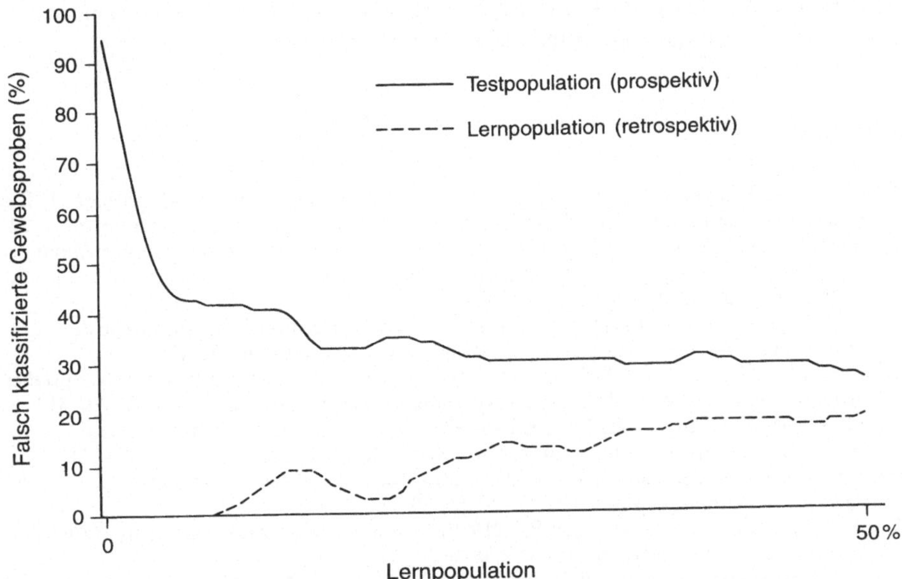

Abb. 1. Angepaßte Lernkurven des Systems, bezogen auf die Test- und Lernpopulation. Mit einer wachsenden Lernpopulation (maximal 50% der Gesamtpopulation) werden sowohl für diese als auch für die Testpopulation (komplementäre 50%) Prognosen erstellt; die Prozentsätze der falsch klassifizierten Gewebsproben sind graphisch dargestellt

Retrospektiv läßt sich feststellen, daß die Ergebnisse beider Ultraschall-Scanner (dem von Brüel & Kjaer sowie dem Kretz) vergleichbar sind. Wir erwarten jedoch, daß die Ergebnisse mit dem Gerät von Kretz durch Korrektur der nichtstandardisierten Bildqualität sowie des nichtstandardisierten Scanners verbessert werden können. Auch die Lernpopulation war bei dem Gerät von Kretz größer und deshalb komplizierter.

Theoretisch läuft die Lernkurve für die Lern- und Testpopulation auf denselben Wert zu. Dies ist dann der Fall, wenn die Lernpopulation signifikant ist. In Abb. 1 ist erkennbar, daß beide Kurven sich zu stabilisieren beginnen, doch noch nicht konvergieren. Das bedeutet, daß die Anzahl der Übungspräparate (Biopsien) vergrößert werden muß, um relevante Prognosen über das unbekannte Gewebe zu ermöglichen.

Ein Vergleich der vorliegenden Untersuchungsergebnisse mit den in der Literatur berichteten ist schwierig. Der Hauptgrund besteht im Unterschied der klinischen Zielsetzung; weitere Gründe betreffen die Zusammensetzung der Testpopulation, Ansatz und Ziel der Studie, Präsentation der Ergebnisse usw. F. Lee, einer der Experten auf dem Gebiet der Prostatasonographie, berichtete über einen Vorhersagewert von 41% bei der transrektalen Sonographie (Lee et al. 1989). Daraus läßt sich schließen, daß das AUDEX-System mit den entscheidenden Vorteilen der Reproduzierbarkeit und Zuverlässigkeit eine für den Urologen wichtige Hilfe bei der Interpretation von Sonographiebildern der Prostata bedeuten kann. Dies wird für die Früherkennung des Prostatakarzinoms in zukünftige Screeningprogrammen sicherlich wichtig sein.

Literatur

Conners RW, Harlow CA (1980) A theoretical comparison of texture algorithms. IEEE transactions on pattern analysis and machine intelligence, vol pami-2, no 3, pp 204–222

Dähnert WF, Hamper UM, Eggleston JC, Walsh PC, Sanders RC (1986) Prostatic evaluation by transrectal sonography with histopathologic correlation: the echopenic appearance of early carcinoma. Radiology 158:97–102

Giesen RJB, Huynen AL (1991) Ultrasonographic tissue discrimination; automatic detection of prostate carcinoma. Master Thesis, University of Twente, Enschede

Goodman CM, Busuttil A, Chisholm GD (1988) Age and size and grade of tumour predict prognosis in incidentally diagnosed carcinoma of the prostate. Br J Urol 62:376–512

Haralick RM, Shanmugam K, Dinstein I (1973) Textural features for image classification. IEEE transactions on systems, man, and cybernetics, vol smc-3, no 6, pp 610–621

Hodge KK, McNeal JE, Stamey TA (1989) Ultrasound guided transrectal core biopsies of the palpably abnormal prostate. J Urol 142:66–70

Lee F, Torp-Pedersen ST, McLeary RD (1989) Diagnosis of prostate cancer by transrectal ultrasound. Urol Clin North Am 16:663–673

Lee F, Torp-Pedersen ST, Siders DB, Littrup PJ, McLeary RD (1989) Transrectal ultrasound in the diagnosis and staging of prostatic carcinoma. Radiology 170:609–615

Ragde H, Aldape HC, Bagley CM (1988) Ultrasound-guided prostate biopsy. Urology 32:503–506

Scardino PT, Shinohara K, Wheeler TM, Carter SSC (1989) Staging of prostate cancer; value of ultrasonography. Urol Clin North Am 16:713–734

Shinohara K, Scardino PT, Carter SSC, Wheeler TM (1989) Pathologic basis of the sonographic appearance of the normal and malignant prostate. Urol Clin North Am 16:675–691

Weinstein MC, Fineberg HV (1980) Clinical decision analysis. Saunders, Philadelphia

Zielke T, Nauth P, Stein N, v Seelen W, Loch EG, Gaca A, Pfannenstiel P (1985) Quantitative Verfahren bei der Ultraschalldiagnostik. Radiologe 25:468–473

IV. TRUS – Screening und Staging

Screening der Prostata – Erfahrungen aus Japan

H. Watanabe

Einleitung

Seit meinem ersten Versuch mit dem Massenscreening der Prostata im Jahre 1974 [4, 5] mußte ich mich mit vielen kontroversen Meinungen in der ganzen Welt auseinandersetzen. Erst in den letzten Jahren wurde das Massenscreening der Prostata als eine effektive Methode zur Krankheitsprävention in Betracht gezogen, doch selbst jetzt noch hält sich die Anzahl der Befürworter in Grenzen. Aus diesem Grund begrüße ich dieses erste internationale Symposium zum Screening der Prostata, ebenso wie ich erfreut bin, über meine eigenen Erfahrungen in Japan berichten zu können.

Modell des natürlichen Krankheitsverlaufs

Am Anfang meines Berichtes muß die unterschiedliche Prävalenz des Prostatakarzinoms (PK) in verschiedenen Ländern erwähnt werden. Es ist bekannt, daß in Nordeuropa ebenso wie in der schwarzen Bevölkerung Amerikas die Todesrate infolge eines Prostatakarzinoms hoch ist, wohingegen sie in den asiatischen Ländern relativ niedrig ist. Im Jahre 1985 belief sich die Krebstodesrate des Prostatakarzinoms in Japan auf 3,3%, während sie in der amerikanischen weißen Bevölkerung 5mal höher und in der schwarzen Bevölkerung der USA sogar 8mal höher war [2].

Obwohl die Inzidenz des klinisch manifestierten Prostatakarzinoms in Japan in der Tat viel niedriger als in den USA ist, bestehen in der Häufigkeit des latenten Karzinoms keine sehr großen Unterschiede. Entsprechend einer statistischen Erhebung von Yatani [9] belief sich die Inzidenz des latenten Karzinoms in der schwarzen Bevölkerung Amerikas auf 36,9% und in Japan auf 20,5%.

McNeal [3] führte in 100 Fällen eine Größenbestimmung latenter Karzinomherde durch und unterteilte diese nach der Ausdehnung in klein und groß. Die Verteilungskurve der jeweils gemessenen Größe zeigte einen logarithmischen Anstieg, und die größeren Herde, deren Ausdehnung einen gewissen Wert überschritt, wiesen einige Merkmale klinischer Karzinome wie extrakapsuläre Invasion oder Metastasierung auf, obwohl es sich per Definitionem um ein „latentes Karzinom" handelte.

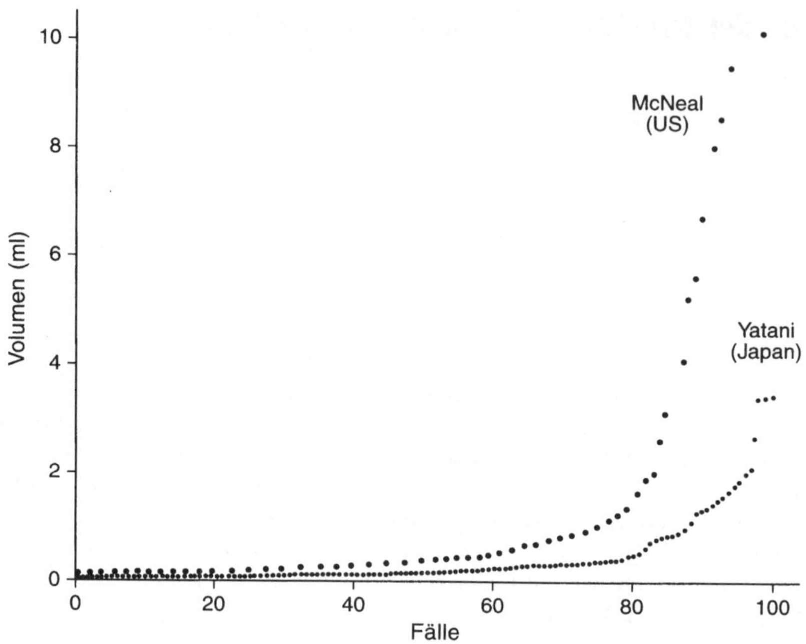

Abb. 1. Volumen latenter Prostatakarzinome in den USA (McNeal [3]) und Japan (Yatani [9])

In Japan nahm Yatani (persönliche Mitteilung) ebenfalls in 126 Fällen Größenbestimmungen latenter Karzinomherde vor. Die Ergebnisse wurden wie bei McNeal der Größe nach ausgewertet, wobei zwar eine ähnliche logarithmische Kurve gefunden wurde. Die Größe der latenten Karzinome in Japan erwies sich in der Regel aber als kleiner als in den USA (Abb. 1). Mit Hilfe einer semilogarithmischen Methode wurden die Daten zur Größe der latenten Karzinomherde miteinander verglichen (Abb. 2). Interessanterweise war die logarithmische lineare Verteilung der beiden Datensätze ähnlich, wobei drei Phasen erkennbar waren, der Gradient für die USA jedoch steiler war als der für Japan. Anhand dieser Daten ließe sich vermuten, daß die Progredienz des latenten Karzinoms in den USA möglicherweise schneller als in Japan erfolgt.

Die Verdopplungszeit des Prostatakarzinoms zu messen ist sehr schwierig, weil hierzu eine langfristige Verlaufskontrolle der Patienten erforderlich ist, ohne daß eine Behandlung stattfindet. Wir waren jedoch glücklicherweise in der Lage, mit Hilfe des Ultraschalls die Verdopplungszeit bei 4 Patienten zu messen, die aus verschiedenen Gründen über eine Reihe von Jahren in unserem Screening-Programm oder in der klinischen Ambulanz beobachtet wurden [8] (Abb. 3). Die Verdopplungszeit, die in diesen vier Fällen gemessen wurde, lag zwischen 180 und 780 Tagen mit einem Durchschnitt von 405 Tagen (Tabelle 1). Diese Ergebnisse deuteten darauf hin, daß das Prostatakarzinom möglicherweise ein sehr langsam wachsender Tumor ist, mit einer Verdopplungszeit von ungefähr einem Jahr.

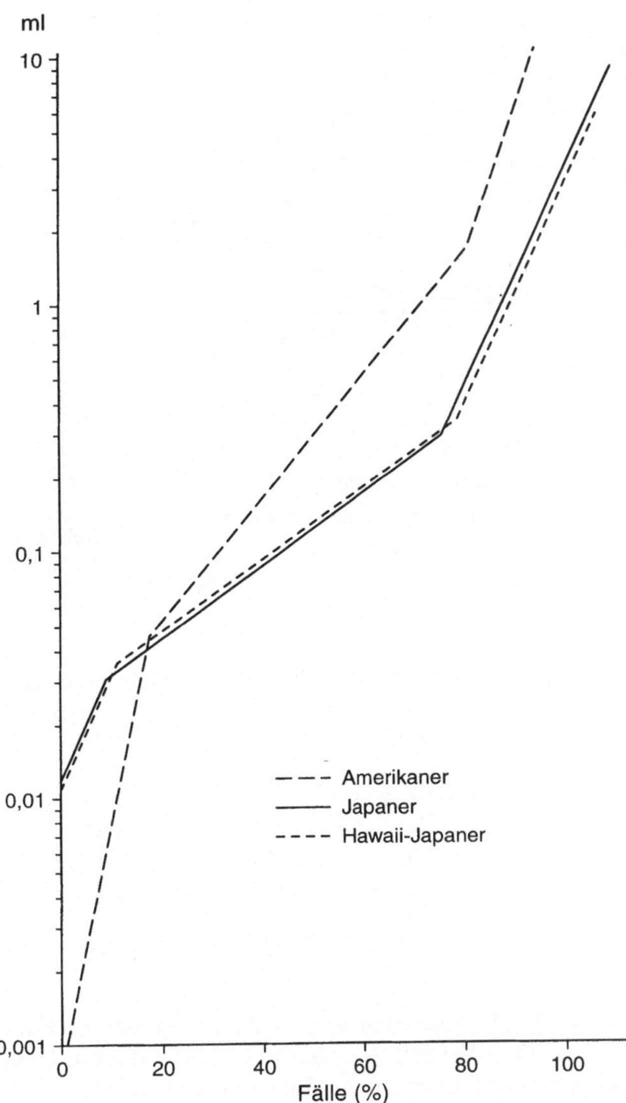

Abb. 2. Darstellung der unterschiedlichen Größe latenter Karzinome bei Amerikanern, Hawai-Japanern und Japanern

Angenommen die folgenden zwei Hypothesen wären haltbar (wenn auch rein spekulativ), dann könnte die bereits erwähnte Kurve, welche die verschiedenen Tumorgrößen darstellt, als Wachstumskurve des Prostatakarzinoms gedeutet werden. Die erste Hypothese besteht darin, daß das Entwicklungsmuster aller Prostatakarzinome gleich ist; die zweite Hypothese beinhaltet, daß die Anzahl der vorliegenden Fälle zufällig vorgenommen wurde. Die Verdopplungszeit könnte

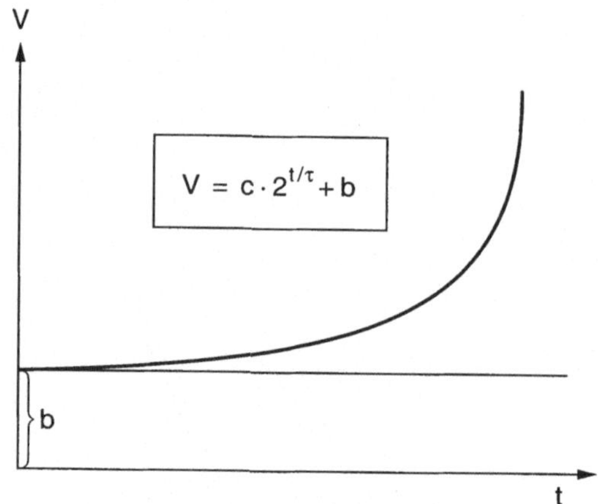

V: Gesamtvolumen der Prostata
c: Collins-Konstante
t: Zeit nach Erkrankungsbeginn
τ: Verdopplungszeit
b: Volumen des befallenen Anteils

Abb. 3. Methode zur Berechnung der Verdopplungszeit des Prostatakarzinoms

Tabelle 1. Berechnung der Verdopplungszeit (*DT*) des Prostatakarzinoms in 4 Fällen

Fall	Alter	V_1 [g]	V_2 [g]	Dauer (Tage)	DT (Tage)
S. O.	75	17,9	24,5	2300	260
H. S.	74	39,6	43,7	310	780
J. N.	82	21,3	38,4	1280	400
S. F.	72	17,7	22,4	1230	180

unseren Meßergebnissen entsprechend auf durchschnittlich ein Jahr festgelegt werden. Das Verhältnis zwischen der Verdopplungszahl und der Herdgröße wurde bereits früher von Collins beschrieben [1].

Ein auf diesen beiden Hypothesen basierendes Modell für den natürlichen Krankheitsverlauf des Prostatakarzinoms in Japan ist in Abb. 4 dargestellt. Entsprechend diesem Modell dauert es 27 Jahre, bis ein Karzinomherd einen Durchmesser von 0,5 cm erreicht, und 36 Jahre, bis der Durchmesser 1 cm beträgt. Wenn eine andere Verdopplungszeit auf das Modell angewandt wird, ändert sich selbstverständlich die Zeit, die bis zum Erreichen einer bestimmten Tumorgröße erforderlich ist.

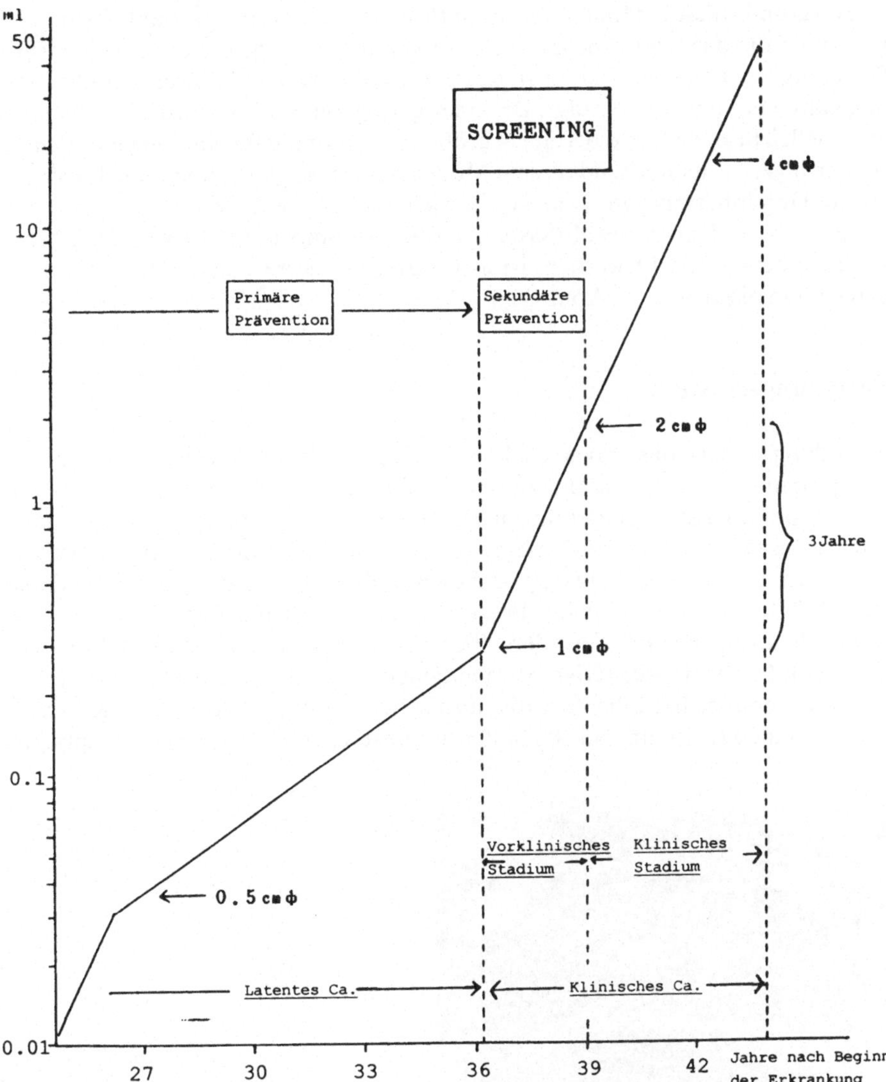

Abb. 4. Modell der natürlichen Krankheitsentwicklung des Prostatakarzinoms und der Intervention durch das Screening

Zeitliche Interventionsplanung

McNeal [3] stellte darüber hinaus fest, daß nur bei Karzinomherden mit einem Volumen über 0,46 ml (diese werden im Modell simuliert mit einem Durchmesser von 1,2 cm), eine Invasion in die Prostatakapsel stattfand, ebenso wie bei den Karzinomherden mit größerem Volumen als 1,4 ml (Durchmesser von 1,7 cm) eine Invasion über die Kapsel hinaus oder Fernmetastasen beobachtet wurden.

Aufgrund dieses Modells zum natürlichen Krankheitsverlauf kann eine Richtlinie für das Screening des Prostatakarzinoms vorgeschlagen werden: Ein Screening erscheint nur bei einer Karzinomgröße sinnvoll, deren Durchmesser ungefähr 1 cm bis 2 cm beträgt. Bei einer geringeren Größe würde eine Behandlung vielleicht zu früh und bei einem größeren Tumor die Behandlung vielleicht zu spät erfolgen. Entsprechend diesem Modell dauert es 2 bis 3 Jahre, bis Herde mit einem Durchmesser von 1 cm zu Herden mit einem Durchmesser von 2 cm heranwachsen. Um zu gewährleisten, daß Karzinomherde mit einem Durchmesser über 1 cm entdeckt werden, ist es ratsam, mindestens alle 2 bis 3 Jahre ein Screening vorzunehmen (Abb. 4).

Screening-System

Abbildung 5 zeigt das transrektale Sonographiebild im Vergleich zum Resektionspräparat eines Prostatakarzinoms im Stadium B1, das mittels transrektaler Sonographie diagnostiziert und mit einer radikalen Prostatektomie behandelt wurde. Der Durchmesser des Karzinomherdes, der im Ultraschallbild als typische hypodense Läsion auffiel, betrug in diesem Fall 1,2 cm. Daraus ergibt sich, daß die TRUS für das Screening des Prostatakarzinoms geeignet ist.

Die diagnostische Effizienz der TRUS im Hinblick auf das Prostatakarzinom ist je nach Bewertungskriterien beträchtlichen Schwankungen unterworfen. Was unsere Ergebnisse bezüglich der diagnostischen Treffsicherheit beim PK betrifft, so beträgt die Sensitivität bei 102 Fällen aus unserer eigenen klinischen Ambulanz

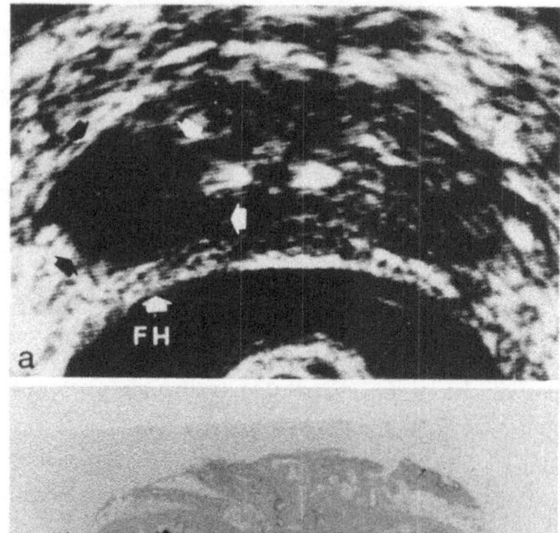
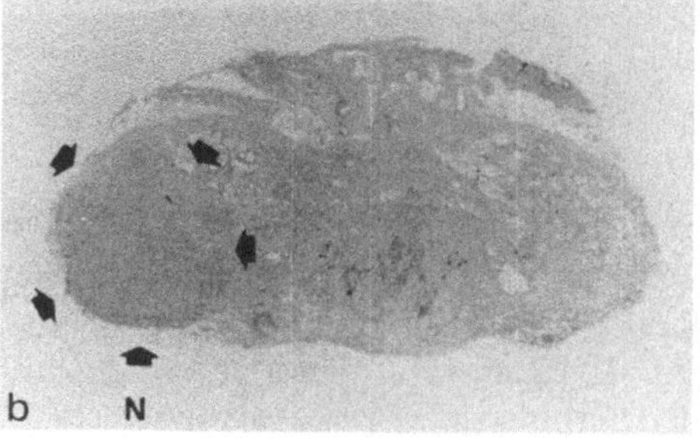

Abb. 5a, b. Prostatakarzinom: transrektales Sonogramm (a) und Serienschnitt eines Operationspräparates (b) nach radikaler Prostatektomie (Karzinomknoten mit einem Durchmesser von 1,2 cm). *FH* Fokale hypodense Läsion, *N* Karzinomknötchen

Tabelle 2. Diagnostische Bedeutung der transrektalen Sonographie beim Prostatakarzinom unter verschiedenen Untersuchungsbedingungen

Untersuchungsbedingung	Fälle	Sensitivität [%]	Spezifizität [%]
Eigenes Krankengut	102	97,1	–
Massenscreening	3479	86,3	91,4
Blindversuch	100	64,2	76,2
Erfahrenster Untersucher	100	88,9	78,9

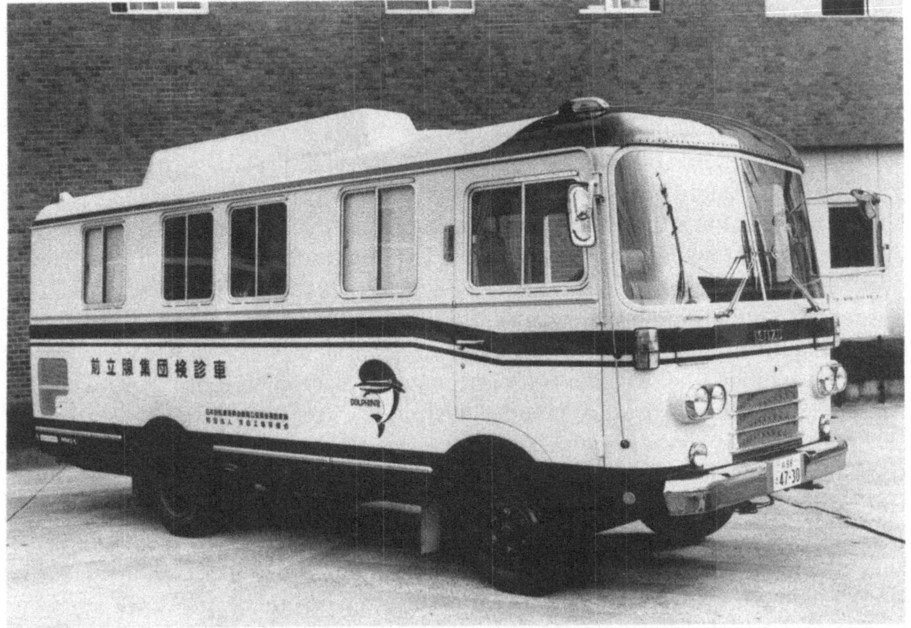

Abb. 6. Die mobile Einheit „Delphin" für das Screening der Prostata

97,1% und in 3479 Fällen aus unserem Massenscreening-Programm 86,3% und die Spezifität 91,4%. Die Ergebnisse eines von 21 Urologen durchgeführten offiziellen Blindversuches, der vom japanischen Gesundheits- und Sozialministerium unterstützt wurde, beinhalteten eine Sensitivität von 64,2% und eine Spezifität von 76,2%. Bei dieser Studie waren jedoch infolge eines sehr unterschiedlichen Kenntnisstandes unter den Urologen unterschiedliche Ergebnisse zu beobachten. Dabei erzielte der erfahrenste Urologe eine Sensitivität von 88,9% und eine Spezifität von 78,9% (Tabelle 2).

Im Jahre 1975 entwickelten wir ein neues Massenscreening-Programm für Prostataerkrankungen, wobei die transrektale Sonographie als Primäruntersu-

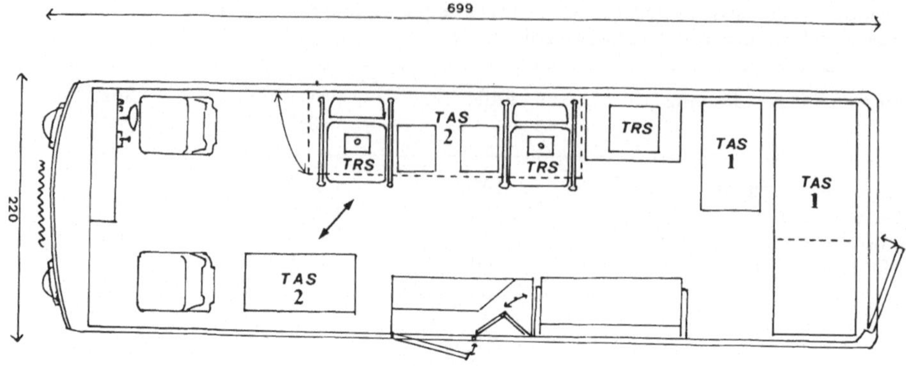

Abb. 7. Skizzenplan des „Delphin 2" (*TRS* transrektale Sonographie, *TAS* transabdominale Sonographie)

chung angewandt wurde [4, 5]. Das System dieses Programms kann wie folgt beschrieben werden: Untersucht werden in der Regel nur Männer, welche älter als 55 Jahre sind. Jeder Untersuchte wird zuerst gebeten, einen Fragebogen zu seiner Krankengeschichte auszufüllen. Anschließend wird die transrektale Sonographie durchgeführt. Gewöhnlich erfolgt dies in Kombination mit der rektalen Palpation. Seit einiger Zeit wird zusätzlich der PSA-Wert bestimmt. Im Anschluß daran werden die Sonogramme ausgewertet. Bei sonographischem Malignitätsverdacht erfolgt die ultraschallgezielte Biopsie des verdächtigen Areals in der Prostata.

Im Dezember 1980 war die Entwicklung einer speziellen mobilen Einheit für das Screening der Prostata, genannt Delphin, abgeschlossen [6]. Der Name „Delphin" wurde deshalb gewählt, weil dieses Säugetier sich über Ultraschall verständigt (Abb. 6). Die Grundfläche des Busses beträgt ungefähr 8 qm, mit zwei Untersuchungsstühlen, auf welchen der transrektale Scanner montiert ist. Während eine Person untersucht wird, bereitet sich eine andere Person auf die Untersuchung vor. Innerhalb der mobilen Einheit ist keine Umkleidekabine erforderlich, da die Männer für das Untersuchungsverfahren nur ihre Hosen bis zu den Knien herunterlassen müssen. In der mobilen Einheit können etwa 20 Personen pro Stunde untersucht werden, was einer Anzahl von ungefähr 150 Personen pro Tag entspricht. Da unser „Delphin" bereits seit mehr als 10 Jahren im Einsatz ist, planen wir zur Zeit die Konstruktion einer neuen mobilen Einheit, den „Delphin 2". Dieser ist für ein sonographisches Mehrzweck-Screening, einschließlich der Sonographie von Abdominalorganen vorgesehen (Abb. 7).

Ergebnisse

Bis Dezember 1991 wurden 9070 Männer aus verschiedenen Regionen Japans im Rahmen des Massenscreening-Programms untersucht. Bei der Erstuntersuchung wurden mittels TRUS bei 2252 Männern auffällige Befunde diagnostiziert. Davon bestand bei 1808 Männern (19,9%) ein Verdacht auf eine benigne Prostata-

Tabelle 3. Ergebnisse des Massenscreenings (1975 bis 1991)

Untersuchte	9070
Durchschnittsalter	65,8 Lj.
Auffällige Befunde	2252 (24,8%)
– Verdacht auf PK	866 (9,5%)
– Verdacht auf BPH etc.	1386 (15,3%)
Enddiagnose	
– Prostatakarzinom	50 (0,6%)
– BPH I/II	1808 (19,9%)

Tabelle 4. Klinisches Tumorstadium der durch das Massensreening entdeckten Prostatakarzinome

Stadium A	1 (2,0%)
Stadium B	24 (48,0%)
Stadium C	15 (30,0%)
Stadium D	10 (20,0%)
Gesamt	50 (100%)

Tabelle 5. Ergebnisse des Massenscreenings in 16 japanischen Institutionen (Erhebung der Foundation for Prostate Research)

Alter	Untersuchte	BPH		PK	
		n	[%]	n	[%]
≤ 39	107	1		0	
40–49	744	19	(2,6)	0	
50–54	2231	93	(4,2)	2	(0,09)
55–59	4283	313	(7,3)	7	(0,16)
60–64	8289	623	(7,5)	23	(0,28)
65–69	7791	688	(8,8)	47	(0,60)
70–74	6460	687	(10,6)	69	(1,07)
75–79	3831	408	(10,6)	63	(1,64)
≥ 80	1768	244	(13,8)	41	(2,32)
Gesamt	35504	3076	(8,7)	252	(0,71)

Hypertrophie (BPH), und bei 50 Männern (0,6%) wurde ein Prostatakarzinom diagnostiziert (Tabelle 3). Die Entdeckungsrate von 0,6% beim Prostatakarzinom liegt damit erheblich höher als bei anderen gescreenten Organen in Japan wie z. B. beim Magenkarzinom (0,1%), Uteruskarzinom (0,15%) oder Mammakarzinom (0,06%).

50% der Patienten mit Prostatakarzinom wurden dem Tumorstadium A oder B zugeordnet (Tabelle 4). Die auf den Frühstadien bezogene Entdeckungsrate in unserem Screening-Programm ist wesentlich höher als die entsprechende Entdeckungsrate in urologischen Abteilungen, die sich in der Regel lediglich auf 10% bis 20% in diesen Krankheitsstadien beläuft.

Dem Beispiel unseres Projektes folgend wurde in Japan bis 1989 in 16 weiteren Institutionen mit einem Prostata-Screening begonnen. Insgesamt konnte in allen Institutionen bei 252 Fällen oder 0,71% der Untersuchten ein Prostatakarzinom diagnostiziert werden (Tabelle 5). Je älter die Patienten waren, desto höher war auch die Entdeckungsrate.

Das Massenscreening der Prostata ist also auch in Japan verbreitet, wo allerdings die Inzidenz des Prostatakarzinoms erheblich niedriger als in den westlichen Ländern ist. Präventive onkologische Projekte in Zusammenhang mit dem Prostatakarzinom (7), welche die Epidemiologie und das Screening einbeziehen, stellen eine wesentliche Herausforderung für den Urologen dar.

Literatur

1. Collins VP, Loeffler RK, Tivery H (1956) Observations on growth rates of human tumors. Am J Roentgenol Radium Ther Nucl Med 76:988–1000
2. Kurihara M, Aoki K, Hisamichi S (1989) Malignant neoplasm of prostate. In: Kurihara M, Aoki K, Hisamichi S (eds) Cancer mortality statistics in the world 1950–1985. The University of Nagoya Press, Nagoya, pp 28–29
3. McNeal JE, Bostwick DG, Kindrachuk RA, Redwine EA, Freiha FS, Stamey TA (1986) Patterns of progression in prostate cancer. Lancet January 11:60–63
4. Watanabe H, Igari D, Tanahashi Y, Harada K, Saitoh M, Hisamichi S, Kobayashi K (1975) Untrasonotomography of the prostate (22nd report). A model experiment of mass screening program for prostatic cancer by means of transrectal ultrasonotomography. Proc Jap Med Ultrasonics 27:177–178
5. Watanabe H, Saitoh M, Mishina T, Igari D, Tanahashi Y, Harada K, Hisamichi S (1977) Mass screening program for prostatic diseases with transrectal ultrasonotomography. J Urol 117:746–748
6. Watanabe H, Ohe H, Inaba T, Itakura Y, Saitoh M, Nakao M (1984) A mobile mass screening unit for prostatic disease. Prostate 5:559–565
7. Watanabe H (1987) Preventive oncology project for prostatic cancer. In: Lee F, McLeary RD (eds) The use of transrectal ultrasound in the diagnosis and management of prostatic cancer. Liss, New York, pp 133–142
8. Watanabe H (1989) Estimation of the doubling time of prostatic cancer by means of transrectal sonography. J Kyoto Pref Univ med 98:777–780
9. Yatani R, Yabana T, Soga T (1985) Atypical hyperplasia and latent carcinoma of the prostate and an early stage of carcinoma. Jpn J Cancer Chemother 12:714–719

Kann man das Prostatakarzinom rechtzeitig diagnostizieren?

F. LEE

Prüft man die Methodik der Früherkennung des Prostatakarzinoms, dann erhebt sich die Frage, kann man zu diesem Zweck die digitale rektale Palpation (DRE), die transrektale Ultraschalluntersuchung der Prostata (TRUS) und die Bestimmung des prostataspezifischen Antigens (PSA) kombinieren?

Im Rahmen einer Früherkennungsstudie, die 784 Männer umfaßte, wurde die Leistungsfähigkeit der TRUS mit der DRE verglichen. Es zeigte sich, daß durch die TRUS die Entdeckungsrate 2,6% (20/784) betrug und damit doppelt so hoch war wie durch die DRE alleine mit 1,3% (10/784) (Lee et al. 1988). Kombiniert man beide Früherkennungsverfahren, dann steigt die Entdeckungsrate auf 2,8% (22/784). Beachtet man die Größe des Tumors, der sonographisch aufgedeckt wurde, dann hat dieser einen durchschnittlichen Durchmesser von 1,32 cm. Dieses entspricht dem Durchmesser der nicht palpablen Prostatakarzinome (DRE-; Tabelle 1). Es ist bemerkenswert, daß 2 sonographisch negative Prostatakarzinome einen durchschnittlichen Durchmesser von 3,0 cm aufwiesen. Daraus läßt sich ableiten, daß bei intraprostatisch fortgeschrittenen Karzinomen die Sonographie weniger geeignet sein dürfte.

Prostataspezifisches Antigen

Die TRUS zeigt eine kleine karzinomatöse Läsion in der Außendrüse mit einem Durchmesser von 8 mm (Abb. 1), deren Spezifität durch eine ultraschallgeführte Biopsie bestätigt wurde (Abb. 2). Nachdem eine radikale Prostatektomie vorgenommen wurde, ließ sich am Großflächenschnitt ein Karzinom mit einem Volumen von 0,5 ml nachweisen (Abb. 3). Im radikalen Prostatektomiepräparat

Tabelle 1. Nachweis eines Prostatakarzinoms durch TRUS und DRE

Ergebnis		n	Größe [cm]	Durch-schnitt	Median	Standard-abweichung
TRUS	(+)	20	0,73–2,4	1,32	1,2	0,419
DRE	(−)	12	0,8 –2,4	1,29	1,2	0,415
DRE	(+)	10	0,73–3,0	1,69	1,45	0,76
TRUS	(−)	2	3,0	3,0	3,0	−

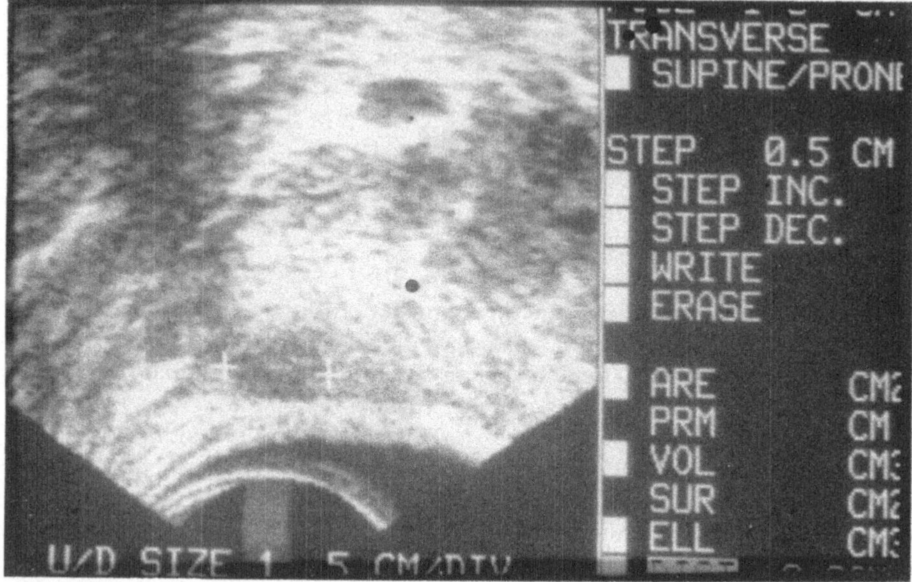

Abb. 1. TRUS mit einem kleinem Karzinom der Außendrüse (Ø 8 mm)

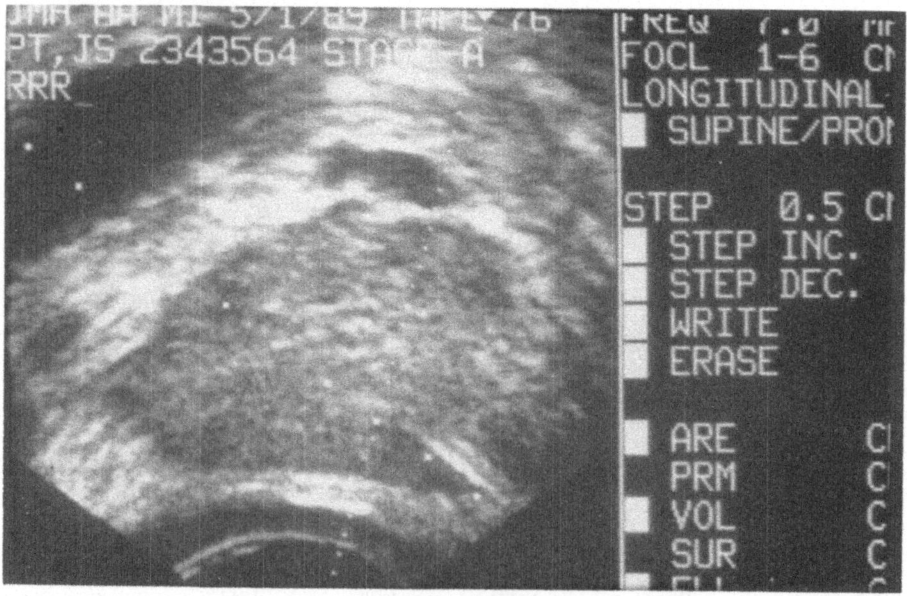

Abb. 2. Ultraschall-geführte Biopsie der Läsion aus Abbildung 1 (gepunktete Linie = Biopsie-kanal)

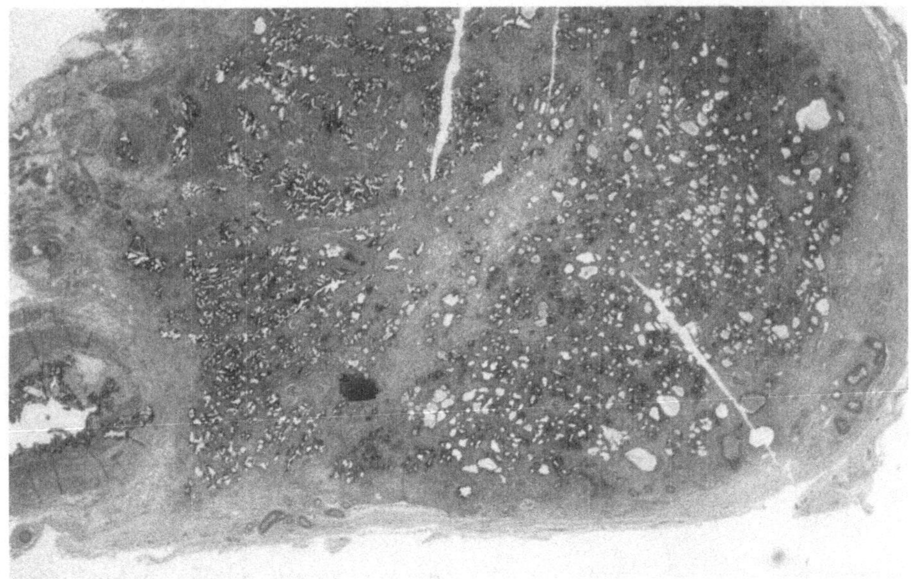

Abb. 3. Histologischer Großschnitt nach radikaler Prostatektomie. Das Karzinom aus Abbildung 1 hatte einen Durchmesser von 5 mm

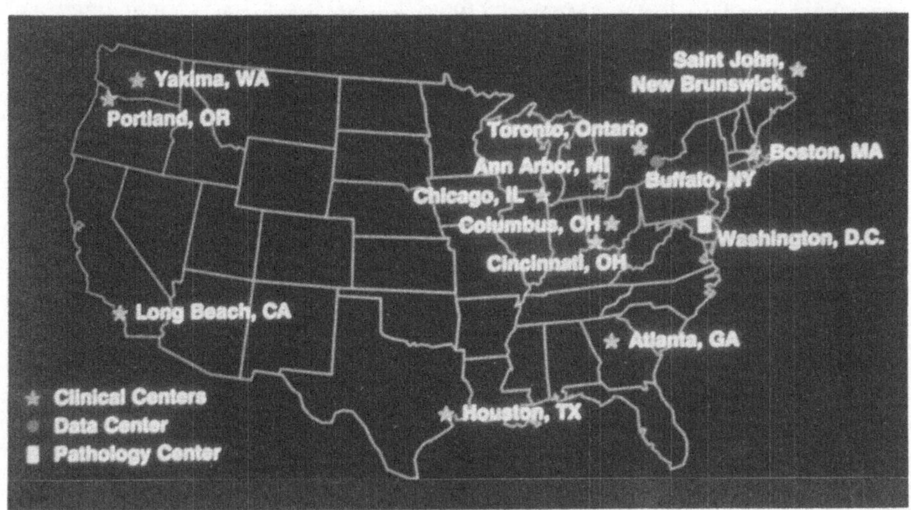

Abb. 4. Nationales Prostatakarzinom – Früherkennungsprojekt der amerikanischen Krebsgesellschaft und teilnehmende Kliniken

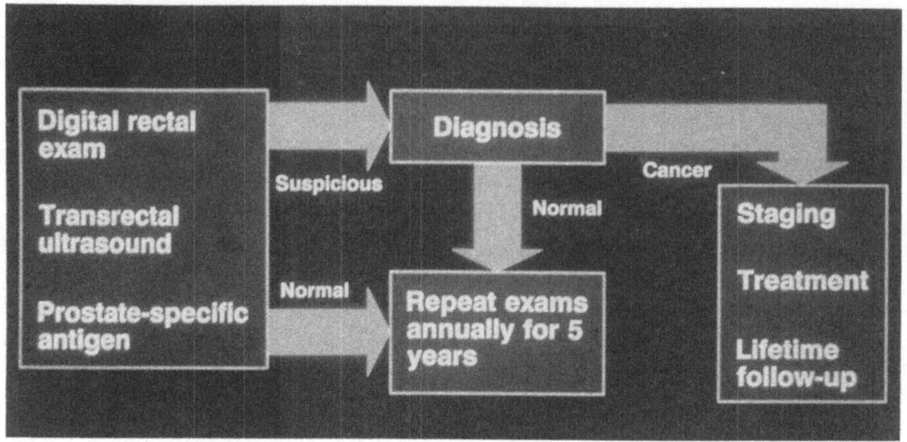

Abb. 5. Studienablauf

erkennt man darüber hinaus, daß der Tumor eindeutig intrakapsulär gelegen ist.

Brawn et al. (1991) untersuchten im Rahmen einer Autopsiestudie die Prostate in Serienschnitten bei Patienten, deren PSA bekannt war. Sie konnten nachweisen, daß ein Karzinomvolumen von unter 1 ml in einer Prostatadrüse unter 80 mg PSA nicht erhöht. Dieses Beispiel und diese pathohistologische Studie zeigen, daß weder die TRUS noch das PSA besonders geeignet ist, um ein latentes Prostatakarzinom aufzudecken bzw. früh zu erkennen. Es sei an dieser Stelle nachgetragen, daß Tumoren mit einem Volumen von 0,5 ml durchaus als latentes Karzinom bezeichnet werden dürfen. McNeal (1993) konnte nachweisen, daß 97% der Prostatakarzinome mit einem Volumen von kleiner als 0,5 ml hochdifferenziert waren; diese Beobachtung stützt die vorangehende Definition des latenten Karzinoms.

Von der Amerikanischen Krebsgesellschaft wird seit 1988 ein Früherkennungsprogramm durchgeführt (Abb. 4). Als das Programm aktiviert wurde, war keineswegs geklärt, wie man die drei Screening-Instrumente am besten einsetzen solle. An diesem Programm beteiligten sich neben zahlreichen klinischen Zentren auch unterschiedliche Fachdisziplinen; allerdings bestand die Mehrzahl der Teilnehmer aus Urologen. In Abb. 5 ist eine Übersicht über die einzelnen Untersuchungsschritte wiedergegeben. Das Einjahresergebnis bei 2427 untersuchten männlichen Patienten belegte, daß die TRUS sensitiver ist als die DRE, bei etwas niedrigerer Spezifität (Tabelle 2).

Vergleicht man diese Daten mit denjenigen anderer Untersucher (Tabelle 3), dann zeigt sich in der Altersgruppe der 55- bis 70jährigen eine Frühentdeckungsrate von 2,4%. Wenn man die Beobachtungsserie von Catalona et al. (1991) auf die Altersgruppe der 55- bis 70jährigen umrechnet, dann fällt die Entdeckungsrate für das PSA-gestützte Screening auf 1,7%, ein Wert, der nicht viel besser ist als derjenige von Chodak (1989), der lediglich eine DRE vornahm. In der Serie von

Tabelle 2. Sensitivität und Spezifität der DRE und des TRUS bei 2427 Männern (Babaian et al. 1992)

	Sensitivität		Spezifität	
	[%]	(n)	[%]	(n)
DRE	57	(33/58)	96	(2218/2303)
TRUS	78	(45/58)	89	(2058/2303)

Tabelle 3. Screening und Früherkennung des Prostatakarzinoms

	ACS/NPCDP Babaian et al. 1992	Catalona et al. 1991	Palken et al. 1991	Chodak et al. 1989
Kohorte (N)	2425	1653	323	2135
Alter	55–70	50–89	50–86	45–80
karzinompositiv	2,4%	2,2%	7%	1,5%
DRE positiv	58%	68%	74%	100%
TRUS positiv	77%	57%	61%	0

Palken et al. (1991) ist zwar die Entdeckungsrate mit 7% außerordentlich hoch, aber die Fallzahl ist niedrig, und das Alter der Untersuchten reicht von 50 bis 86 Jahren. Beim Vergleich der Untersuchungsserien, die Urologen durchgeführt hatten, mit der multidisziplinären Studie der Amerikanischen Krebsgesellschaft zeigt sich für die DRE eine höhere Entdeckungsrate als für den transrektalen Ultraschall.

Noch wichtiger ist die Erkenntnis aus der amerikanischen multidisziplinären Studie über die Beziehung zwischen PSA und Drüsenvolumen (Tabelle 4). Bei 298 Männern wurde das Prostatavolumen sonographisch gemessen. Weder durch DRE noch durch die TRUS wurde eine karzinomverdächtige Läsion aufgedeckt. Beachtet man die 95. Perzentile in den 4 Volumenkategorien der Tabelle 4, dann steigt bei einem PSA-Wert, der den volumenzugeordneten Wert überschreitet, das Risiko, ein Karzinom zu enthalten, um den Faktor 9. Unsere Erfahrung über die Beziehung des monoklonalen PSA-Spiegels bei Patienten mit einer benignen Prostatahyperplasie, die sich auf die Untersuchung von 34 Patienten stützt, zeigte, daß pro g Adenomgewebe der PSA-Spiegel um $0{,}12 \pm 0{,}008$ ng/ml Serum steigt; der Bereich schwankt zwischen 0,03 und 0,4. Wenn man das sonometrisch ermittelte Prostatavolumen mit den 0,12 ng/ml pro Gramm Adenom multipliziert, erhält man den Wert im Rahmen der 95. Perzentile für jedes Volumen der Tabelle 4. Damit kann man exakt ermitteln, ob es sich im vorliegenden Fall um ein Adenom oder Karzinom handeln dürfte.

Tabelle 4. PSA und Prostatavolumen im Verhältnis zur monoklonalen PSA-Konzentration (ng/ml)

Prostata-volumen [ml]	n	PSA		95. Perzentile $\times + (1,65 \times SA)$	Volumen $\times$ 0,12 ng/ml
		Durch-schnitt (μg/ml)	Standard-abweichung (SA) ($\pm$)		
0–30	158	1,3	1,1	3,1	3,3
31–40	75	1,9	1,2	3,9	4,4
41–50	35	3,0	2,1	6,5	5,5
> 50	30	5,0	3,9	11,4	–
Gesamt	298	2,0	2,1	5,5	–

Tabelle 5. PSA-Sensitivität beim Screening

PSA-Assay (Hybritech/Abbott)	Sensitivität erhöht [%]	Screening [%]	BPH
1,7	93	57	86
2,0	89	35	72
2,5	84	27	66
2,8	82	24	58
4,0	66	14	43

Es erhebt sich an dieser Stelle die Frage, welchen Grenzwert des PSA man in einem Screening bzw. Prostatakarzinom-Früherkennungsprogramm verwenden sollte, um möglichst effektiv zu sein. Für einen monoklonalen PSA-Assay, beispielsweise den Hybritech- oder Abbott-Assay zur PSA-Messung, sollte man einen Grenzwert von 2–3 ng/ml für das PSA ansetzen, um eine Screening-Sensitivität zwischen 80 und 90% zu erreichen (Tabelle 5). Würde man 2 ng/ml wählen, müßte man 35% der untersuchten Männer auf das Vorliegen eines Karzinoms abklären, würde man den PSA-Grenzwert auf 2,8 steigern, müßte man 24% einer weiteren Diagnostik unterziehen.

Man kann die Rate falsch-positiver PSA-Messungen dadurch senken, daß man den BPH-Anteil am PSA-Spiegel, d. h. das Drüsenvolumen mit 0,12 multipliziert. Die Frage ist, ob ein PSA-Grenzwert oder Cut-off-Wert von 4, den die Mehrzahl der Urologen verwendet, zum Screening ausreicht. Betrachtet man die Beziehung PSA-Spiegel versus Karzinominzidenz in drei weiteren Serien (Tabelle 6), wobei Partin et al. (1990) sich auf 350 radikale Prostatektomien stützen, dann würde man bei einem PSA-Grenzwert von 4 in unserer eigenen Studie ein Drittel der Karzinome übersehen. Aber in einem Screening-Programm ist eine derartig hohe Rate falsch negativer Befunde, d. h. übersehbarer Karzinome, zu hoch. Diese Beobachtung wurde in ähnlicher Art und Weise von Palken et al. (1991) gemacht,

Tabelle 6. PSA und Prostatakarzinom

PSA	ACS/NPCDP Babaian et al. 1992 [%]	Catalona et al. 1991 [%]	Palken et al. 1991 [%]	Partin et al. 1990 [%]
0–2	11	–	–	11
0–2,7	–	–	22	–
2–4	22	–	–	21
4–10	28	51	(2,8–10) 39	41
> 10	39	49	39	27

Tabelle 7. PSA-Spiegel und Ausdehnung des Prostatakarzinoms

PSA monoklonal	= < 2 [%]	= < 2,8 [%]	= < 4,0 [%]	> 4–10 [%]
Karzinom	11	21	32	38
Intrakapsulär	68	73	74	54
Extrakapsulär	32	27	26	46

bei denen ebenfalls 22% der Karzinome einen PSA-Spiegel von kleiner 2,7 ng/ml aufwiesen.

Somit muß der Cut-off-Value von 4 für das PSA in einem Screening-Programm in Frage gestellt werden. In der Serie der Amerikanischen Krebsgesellschaft wurden zwar bei einem PSA in der Grauzone zwischen 4 und 10 weniger Karzinome als in den Serien von Catalona et al. (1991), Palken et al. (1991) und Partin et al. (1990) entdeckt, aber das Ziel bleibt die Frühdiagnose intrakapsulärer Karzinome. Vergleicht man die PSA-Bestimmung im Rahmen eines Screening-Programms mit dem Mammographie-Screening, wodurch die Mortalität am Mammakarzinom gesenkt werden kann, dann wird man bei einer Senkung des PSA-Cut-off-Wertes auf 2 weitere 22% Karzinom-Patienten heilen können.

Es ist interessant festzustellen, daß bei einem PSA von kleiner 4 ng/ml 74% der Karzinome intrakapsulär liegen (Tabelle 7). Bei einem PSA zwischen 4 und 10 ng/ml sind allerdings dann nur noch 54% der Prostatakarzinome intrakapsulär.

Wenn man Screening-Programme, die DRE im Vergleich zum Programm von Catalona et al. (1991) und den Ergebnissen von Partin et al. (1990), durchführt, dann erhebt sich die Frage, ob bei einem Cut-off-Wert des PSA von 4 ng/ml ein Screening-Programm leistungsfähiger ist als ein DRE-gestütztes Programm, etwa wie das von Chodak et al. (1989). Tatsächlich unterscheiden sich die pathologisch gesicherten Tumorstadien beim Vergleich DRE versus PSA >4 nicht klinisch relevant (Tabelle 8). Somit ist der Feststellung von Chodak et al. (1989) zuzustimmen, daß ein empfindlicherer Test vorliegen muß, um kleinere Tumoren

Tabelle 8. Screening und pathologisches Stadium

Stadium	DRE	mPSA = 4–10 ng/ml	
	Chodak et al. 1989 [%]	Catalona et al. 1991 [%]	Partin et al. 1990 [%]
B	50	59	54
C	50	41	46

Tabelle 9. Transrektale Ultraschalluntersuchung mPSA > 2,0 ng/ml zur Frühentdeckung des Prostatakarzinoms

- 85–90% Sensitivität
- TRUS zur Bestimmung des Drüsenvolumens ist bei nur 35% der Kohorte erforderlich
- Drüsenvolumen (Breite × Höhe × Länge) nur 0,523 × 0,12 ergibt das erwartete PSA
- Bei 10% der Kohorte ist das Serum-PSA größer als das erwartete PSA

zu entdecken. Catalona et al. (1991) halten ebenfalls einen PSA-Grenzwert von 4 für ungenügend, um intrakapsuläre Prostatakarzinome nachzuweisen.

Welche Schlußfolgerungen sind aus der unzureichenden Sensitivität von DRE und einem PSA-Grenzwert von 4 zu ziehen? Wie sollte der Grenzwert von PSA neu definiert werden? Ich schlage einen PSA-Grenzwert zwischen 2 und 3 vor (Tabelle 9). Gemessen an der TRUS leistet ein Cut-off-Wert von PSA ≥ 2 ng/ml (monoklonal) eine Sensitivität zwischen 85 und 90%. Daraus leitet sich ab, daß nur 35% der Kohorte einen transrektalen Ultraschall, den ein medizinisch-technischer Assistent durchführen könnte, benötigt; denn es muß lediglich das Drüsenvolumen gemessen und dieser Wert mit 0,12 multipliziert werden, um das erwartete PSA zu berechnen. Ist der Wert des erwarteten PSA kleiner als derjenige des im Serum gemessenen PSA, was etwa für 10% der Kohorte mit einem Serum-PSA von größer 2 zutrifft, dann muß der Urologe die echoarme Zone genauer und womöglich bioptisch überprüfen. Der positive Vorhersagewert für diese 10% der Kohorte beträgt 70–80%. Dies rechtfertigt, daß man nicht nur eine Biopsie aus der echoarmen Zone ultraschallgesteuert entnimmt, sondern auch die übrige Drüse einer strategischen Biopsie unterwirft. Somit ergibt sich bei einem Eingangsspiegel des monoklonalen PSA zum Screening von 2 ng/ml und Kombination mit DRE und TRUS eine kostengünstige Frühentdeckungsmethode, um Karzinome im idealoperablen Stadium herauszufiltern.

Abschließend seien die Ergebnisse der amerikanischen Früherkennungsstudie wiedergegeben, die sich an der Kombination von Screening-Texten errechnen (Mettlin et al. 1993). Bei einem PSA < 4 µg/ml und positiver DRE war der positive prädiktive Wert (PPV) 4,5%; er stieg bei positiver TRUS auf 7,6% und positiver DRE und TRUS auf 18%. Bei einem Ausgangs-PSA > 4 µg/ml waren die entsprechenden PPW 54,5%, 32,6% und 74,1%. Ähnliche PPW wurden bei Nachuntersuchungen der gleichen Patienten erreicht.

Zusammenfassend ergibt sich, daß keines der drei Screening-Instrumente alleine eine ausreichend hohe Effizienz ereicht, um Karzinome rechtzeitig für eine kurative Therapie zu ermitteln. Wenn man aber als Grenzwert bei einem monoklonalen PSA 2 ng/ml annimmt und die beiden anderen Screening-Instrumente sinnvoll einsetzt, dann können Tumoren im intrakapsulären Stadium kostengünstig und zuverlässig entdeckt werden.

Literatur

Babaian RJ, Mettlin C, Kane R, Murphy GP, Lee F, Drago JR, Chesley A (1992) Cancer 69:1195–1200B

Brawn PN, Speights VO, Kuhl D et al. (1991) Prostate-specific antigen levels from completely sectioned, clinical benign, whole prostates. Cancer 68:1592–1599

Catalona WJ, Smith DS, Ratcliff TJ et al. (1991) Measurement of prostate-specific antigen in serum as screening test for prostate cancer. N Engl J Med 324:1156–1161

Chodak GW, Keller P, Schoenberg HW (1989) Assessment of Screening for prostate cancer using the digital rectal examination. J Urol 141:1136–38

Kane RA, Littrup PJ, Babaian R et al. (1992) Prostate-specific antigen levels in 1695 men without evidence of prostate cancer. Cancer 69:1201–1207

Lee F, Littrup PJ, Torp-Pedersen ST (1988) Prostate Cancer: Comparison of transrectal ultrasound and digital rectal examination for screening. Radiology 168:389–394

McNeal JE (1993) Prostatic micro-carcinomas in relation to cancer origin and the evolution to clinical cancer. Cancer 71:984–991

Mettlin C, Murphy GP, Ray P et al. (1993) American Cancer Society – National Cancer Detection Project. Cancer 71:891–898

Palken M, Cobb OE, Simons CE, Warren BH, Aldape HC (1991) Prostate cancer – Comparison of digital rectal examination and transrectal ultrasound for screening. J Urol 145:86–92

Partin AW, Carter HB, Chan DW et al. (1990) Prostate specific antigen in staging of localized prostate cancer: Influence of tumor differentiation, tumor volume and benign hyperplasia. J Urol (H3):747–752

Transrektale Sonographie der Prostata beim Screening und Staging des Prostatakarzinoms – Europäische Erfahrungen

R. Laduc, H. van Berkel und F. M. J. Debruyne

Einleitung

Seit einigen Jahren wird über die Vor- und Nachteile des Screenings beim Prostatakarzinom (PK) heftig diskutiert. Ein Grund für die Einführung von Screening-Programmen besteht darin, daß diese Erkrankung ein erhebliches Gesundheitsproblem darstellt. Sowohl in den USA als auch in Europa erhöht sich die Inzidenz stetig [5].

Ist ein Prostatakarzinom noch auf die Prostata begrenzt, dann ist eine kurative Behandlung vorzugsweise mit einer Radikaloperation und in einigen Fällen mit der Radiotherapie möglich. Patienten haben eine ausgezeichnete Lebenserwartung. Jedoch bei ungefähr der Hälfte der Patienten wird das PK erst in einem bereits lokal fortgeschrittenen oder metastasierten Stadium diagnostiziert. Bei diesen Patienten ist nur noch eine palliative Behandlung möglich. Die Früherkennung mittels effektiver Screening-Maßnahmen könnte bewirken, daß Patienten identifiziert werden, deren PK noch lokal begrenzt ist.

Zwei wichtige Fragen konnten bisher noch nicht beantwortet werden, von denen die erste die Identifizierung von Patienten mit einer schlechten Prognose betrifft. Dies erscheint wichtig, da viele Männer, noch bevor das Prostatakarzinom symptomatisch wird, an anderen Krankheiten sterben. Damit scheinen die Vorteile einer Frühdiagnose für *alle* Karzinome (mit schlechter und guter Prognose) eher fraglich zu sein, da Patienten mit guter Prognose einer radikalen Prostatektomie oder Strahlenbehandlung vielleicht gar nicht bedürfen, aber doch unter der Morbidität und Mortalität der Behandlung zu leiden haben. Die zweite Frage ist, ob zum gegenwärtigen Zeitpunkt gute Screening-Tests zur Verfügung stehen.

Einer der Screening-Tests ist die transrektale Sonographie der Prostata (TRUSP). Dieses Verfahren kann nicht nur für das Screening, sondern auch zur Stadienbestimmung des Prostatakarzinoms verwendet werden. Wahrscheinlich ist der transrektale Ultraschall der digitalen rektalen Untersuchung (DRE) bei der Stadienbestimmung überlegen. In diesem Beitrag möchten wir über die europäischen Erfahrungen mit der transrektalen Sonographie beim Screening und der Stadienbestimmung des Prostatakarzinoms, einschließlich unserer eigenen Erfahrung, berichten.

Screening

Es gibt derzeit kein großes prospektives europäisches PK-Screeningprogramm unter Anwendung der TRUSP, dessen Ergebnisse verfügbar wären. Eine Diskussion der Probleme und Unsicherheiten bei der Einführung von Screeningprogrammen beim Prostatakarzinom geht über den Rahmen dieses Artikels hinaus. Innerhalb von wenigen Jahren müßten zehntausende von männlichen Patienten untersucht werden. Bereits 1988 stellte Perrin [6] fest, daß das Massenscreening mit TRUSP viele unnötige Biopsien zur Folge hat, um nur ein Karzinom zu entdecken (600/2500:1). In Großbritannien führten Chadwick et al. [1] ein Prostata-Screening in einer Praxis für Allgemeine Medizin durch: bei 814 Männern wurde eine rektale Untersuchung sowie Bestimmung des PSA-Wertes vorgenommen. Falls dabei eine Anomalie entdeckt wurde, wurden transrektale Ultrasonographien ebenso wie ultraschallgezielte Biopsien durchgeführt. Bei 7 von diesen 814 Patienten wurde ein Karzinom diagnostiziert (weniger als 1%), wobei bemerkenswert ist, daß bei allen 7 Patienten ein lokal begrenztes PK vorlag. In einer schwedischen Studie mit 1494 Patienten wurde ebenfalls bei weniger als 1% ein Karzinom entdeckt [9].

Bei einer symptomatischen Population ist die mit TRUSP erzielte Entdeckungsrate beim Prostatakarzinom wesentlich höher. Perrin et al. [7] untersuchten ein derartiges Krankengut von fast 500 Patienten, wobei sie die DRE, den TRUS und die PSA-Bestimmung kombiniert anwendeten. Dabei konnte in 59 Fällen ein PK diagnostiziert werden. Die Entdeckungsrate betrug 12%. 7 von 8 Patienten mit abnormen DRE-Befunden wiesen auch bei der Sonographie Anomalien auf, so daß die Sonographie bei diesen Patienten wahrscheinlich keinen zusätzlichen Beitrag zur Diagnosestellung eines Prostatakarzinoms leistete. Von 135 Patienten mit suspektem Ultraschall- und DRE-Befund hatten nur 8 eine maligne Erkrankung. Nur 8 von 24 lokal begrenzten Karzinomen konnten mit TRUS identifiziert werden. Vallancien et al. [8] nahmen routinemäßige ultraschallgezielte Biopsien bei 100 Patienten mit Prostatabeschwerden vor, bei denen auch eine Bestimmung der PSA-Werte sowie DRE durchgeführt worden war. Dabei wurde in 14 Fällen ein Karzinom entdeckt. Nur zwei Karzinome wurden aufgrund eines suspekten Ultraschallbefundes der Prostata diagnostiziert. Bei 16 Patienten mit auffälligen Ultraschallbefunden konnte kein Tumor entdeckt werden. Corbusier et al. [2] fanden bei mehr als 20% der Patienten mit Prostatabeschwerden ein Karzinom (103/453). Der positive Vorhersagewert einer suspekten DRE oder eines suspekten TRUS der Prostata war ungefähr gleich (63,5%/59,5%). Ein falsch-negatives Ergebnis wurde mit der DRE bei 9 Patienten und mit TRUS bei 5 Patienten erzielt.

In der Urologischen Ambulanz der Universitäts-Klinik in Nijmegen wurden von Juli 1989 bis August 1991 350 symptomatische Männer mit DRE, TRUS und PSA untersucht. Bei 221 Patienten wurde darüber hinaus eine Biopsie durchgeführt. Das Durchschnittsalter der Patienten mit benigner Prostatahyperplasie (BPH) betrug 60 Jahre, der Patienten mit Prostatakarzinom dagegen 71,5 Jahre. In 67 Fällen wurde ein Karzinom diagnostiziert (38,3%). Nur 2 von diesen 67 Karzinomen wurden nicht durch die kombinierte Anwendung von DRE, TRUS und PSA entdeckt. Diese zwei Tumoren wurden im TUR-Material diagnostiziert. Bei einem der Patienten lag ein T1a-, bei dem anderen ein T1b-Tumor vor.

Die PSA-Werte lagen bei 70% der Patienten mit einer malignen Erkrankung der Prostata über 10 ng/ml (Hybritech), dagegen nur bei 22% der Patienten mit einer benignen Erkrankung. 91% der Patienten mit einer malignen Erkrankung hatten PSA-Werte über 4 ng/ml. Dies war jedoch auch bei 57% der Patienten mit einer benignen Erkrankung der Fall. Die prostataspezifische Phosphatase (PAP) erwies sich als Screening-Test nicht so nützlich wie das PSA. Dennoch waren bei den Patienten mit Prostatakarzinom die PSA-Werte nur in 40% der Fälle erhöht. Von den Karzinompatienten (n = 67) wiesen 54 Patienten (80%) einen abnormen DRE- und einen abnormen TRUS-Befund auf. Ein abnormer DRE-Befund wurde bei 57 Patienten (85%) und ein abnormer TRUS-Befund bei 61 Patienten (91%) festgestellt. Bei 2 Patienten waren DRE und TRUS unauffällig. Einer dieser zwei Patienten hatte einen deutlich erhöhten PSA-Wert (27 ng/ml), der andere Patient hatte einen PSA-Wert von 1,5 ng/ml.

Daraus kann die Schlußfolgerung gezogen werden, daß durch die alleinige digitale rektale Untersuchung 15% der Karzinome nicht entdeckt worden wären; und jeweils 9% der Tumoren würden bei alleiniger Anwendung von TRUS bzw. PSA (Grenzwert > 10 ng/ml) nicht entdeckt worden sein. Bei der Kombination aller drei Untersuchungsmethoden (DRE, TRUS und PSA > 10 ng/ml) wäre nur einer der 67 Tumoren unentdeckt geblieben.

Stadienbestimmung (Staging)

Jansen et al. [4] untersuchten 23 Patienten, die einer radikalen Prostatektomie zugeführt wurden. Bei 75% dieser Patienten wurden hypodense Areale festgestellt. Die Sensitivität der TRUS für eine Kapselpenetration belief sich auf 89%. Dies war im Vergleich zur Sensitivität der DRE von nur 41% sehr hoch. Die Spezifität von TRUS war jedoch mit 25% im Vergleich zu 83% bei der DRE sehr niedrig. Weder TRUS noch DRE wiesen also sowohl eine ausreichende Sensitivität als auch Spezifität auf. – Ebert [3] führte bei 62 Karzinomen eine Stadienbestimmung mit DRE, TRUS, CT und MRI durch. Die Ergebnisse wurden anhand der Prostatektomiepräparate verglichen. Angesichts der Tatsache, daß 51 von 62 Patienten ein pathologisches Stadium T3 aufwiesen, war ein klinisches Overstaging kaum möglich. Ein klinisches Understaging kam bei allen Untersuchungsarten häufiger vor. Insbesondere aufgrund von DRE und CT wurde das Tumorstadium bei mehr als 2/3 der Patienten zu niedrig eingeschätzt.

Schlußfolgerung

Während der TRUS als zuverlässiges Untersuchungsverfahren zur Diagnosestellung und Stadienbestimmung des PK gilt, ist seine Bedeutung für ein Massenscreening nach wie vor unklar. Selbst wenn die mit dem TRUS erzielte Entdeckungsrate wahrscheinlich höher ist als die mit DRE, ist der Vorteil des

TRUS aufgrund eigener Erfahrung und der Angaben in der Literatur eher begrenzt. Wie in unserem eigenen Krankengut zu beobachten war, hat der TRUS dagegen bei symptomatischen Patienten eine größere Bedeutung. Nicht nur, weil Prostata-Anomalien mittels TRUS häufiger als durch die DRE diagnostiziert werden, sondern auch weil der TRUS dem Urologen die Möglichkeit bietet, ultraschallgezielte Biopsien hypodenser Areale durchführen zu können. Die europäische Erfahrung mit der sonographischen Stadienbestimmung des Prostatakarzinoms ist ziemlich begrenzt. Ein Understaging mittels DRE scheint jedoch häufiger zu erfolgen als mittels TRUS.

Bevor der TRUS für ein Massenscreening eingesetzt wird, sollte das Verfahren verfeinert werden. Wir entwickeln und testen gegenwärtig in unserer Klinik ein System zur automatischen Bildanalyse (AUDEX), um herauszufinden, ob die Analyse der Textur des Ultraschallbildes die Erkennungsrate maligner Prostataerkrankungen verbessern könnte – und damit gleichzeitig auch den positiven und negativen Vorhersagewert des TRUS.

Literatur

1. Chadwik DJ, Kemple T, Astley JP, Maclver AG, Gillat DA, Abrams P (1991) Pilot study of screening for prostate cancer in general practice. Lancet 338:613–616
2. Corbusier A, Vandenbossche M, Mendes Leal A, Simon J, Wespes G, van Regemorter G, Schulman CC (1989) Fiabilité de l'échographie endorectale de la prostate dans le dépistage et le staging du cancer prostatique. Acta Urol Belg 57:831–841
3. Ebert T, Schmitz-Dräger BJ, Bürrig KF, Miller S, Pauli N, Kahn T, Ackermann R (1991) Accuracy of imaging modalities in staging the local extent of prostate cancer. Urol Clin North Am 18:453–459
4. Jansen H, Gallee MP, Schröder FH (1990) Analysis of sonographic pattern in prostatic cancer: comparison of longitudinal and transversal transrectal ultrasound with subsequent radical prostatectomy specimen. Eur Urol 18:174–178
5. Meikle AW, Smith JA (1990) Epidemiology of prostate cancer. Urol Clin North Am 17:709–718
6. Perrin P, Devonec M, Monsallier M, Mouriquand P (1988) Mass screening of early detection of cancer of the prostate by echography. J Urol (Paris) 94:449–453
7. Perrin P, Maquet JH, Bringeon G, Devonec M (1991) Screening for prostate cancer. Comparison of transrectal ultrasound, prostate specific antigen and rectal examination. Br J Urol 68:263–265
8. Vallancien G, Prapotnich D, Veillon B, Brisset JM, Andre Bougaran J (1991) Systematic prostatic biopsies in 100 men with no suspicion of cancer on digital rectal examination. J Urol 146:1308–1313
9. Varenhorst E, Pedersen KV, Carlsson P, Berglund K, Lofman O (1991) Screening for carcinoma of the prostate in a randomly selected population using duplicate rectal examination (1991) Acta Oncol 30:273–375

Eine französische Screeningstudie mit 600 Patienten

P. Teillac, J. Bron, F. Tobolski, O. Cussenot,
A. Lesourd, M. Leroy, B. Toubert, C. Brocheriou,
M. Laval-Jeantet und A. Le Duc

Einleitung

Das Adenokarzinom der Prostata stellt die zweithäufigste Todesursache bei älteren Männern dar. Im allgemeinen wird heute akzeptiert, daß Tumorgröße, klinisches Stadium sowie der histologische Differenzierungsgrad der Prostatatumoren eng mit ihrem malignen Potential korreliert sind [2]. McNeal zeigte, daß die Wahrscheinlichkeit der Metastasierung sich auf statistisch signifikante Weise erhöht, wenn das Tumorvolumen eine Größe von $1\,cm^3$ überschreitet [7]. Das Bestreben, einen größeren Anteil kleinerer Tumoren, die den Frühstadien entsprechen, zu entdecken, bei denen eine kurative Behandlung in Betracht gezogen werden kann, erscheint deshalb logisch. Eine Screening darf jedoch im Verhältnis zu dem durch die Frühdiagnose erzielten Vorteil nicht übermäßig aggressiv oder kostenaufwendig sein. – Die Zielsetzung dieser Studie bestand nicht darin, zu beurteilen, ob ein frühes Prostatakarzinom-Screening nützlich oder notwendig ist, sondern vielmehr in der Definition der Parameter, die verwendet werden sollen, falls eine Screening durchgeführt wird.

Patienten, Material und Methode

Diese prospektive Studie wurde in Zusammenarbeit mit verschiedenen medizinischen Zentren einzelner Betriebe-BNP (Pariser Nationalbank), CEA (frz. Atomenergiebehörde), RATP (halbstaatliche Pariser Verkehrsbetriebe), SNECMA (staatliche Gesellschaft für Entwicklung und Bau von Flugzeugmotoren) – in der Region von Paris durchgeführt [1]. Allen Männer jenseits des 50 Lj., die in den genannten Firmen arbeiten oder vor ihrem Ausscheiden gearbeitet haben, wurden von den Betriebsärzten ein kostenloses Routine-Screening auf das PCa. vorgeschlagen.

Folgende Screenings-Tests kamen zur Anwendung: serologische Bestimmung der prostataspezifischen Phosphatase (PAP) und des prostataspezifischen Antigens (PSA), klinische Untersuchung mit digitaler rektaler Untersuchung (DRE) sowie zweidimensionale transrektale Ultrasonographie (TRUS) unter Verwendung von zwei Ultraschallgeräten.

PAP-Assay und PSA-Assay

Die Blutproben für diese Tests wurden vor Beginn jeder Screening-Untersuchung entnommen, um eine Erhöhung der Werte infolge der digitalen rektalen Untersuchung oder der Sonographie zu vermeiden. PAP wurde mittels einer immunoenzymatischen Methode überprüft (PAP-EIA, Laboratoires Abbott). Die Normalwerte betrugen weniger als 3 ng/ml. PSA wurde durch ein radioimmunologisches Verfahren überprüft (PSA-PROS CHECK, Laboratoires Baxter-Clinical Assays). Die Normalwerte betrugen 2,5 ng/ml oder weniger.

Klinische Untersuchung

Der klinischen Untersuchung ging eine klinische Familien- und Eigenanamnese bezüglich urologischer Vorerkrankungen und jetziger Beschwerden voraus. Der rektale Palpationsbefund wurde wie folgt klassifiziert: 1.) nicht verdächtig, 2.) verdächtig. Folgende Merkmale galten als suspekt: Verhärtung, ausgeprägte Unregelmäßigkeit sowie ein solitärer Knoten.

Zweidimensionale transrektale Sonographie

Die transrektale Sonographie wurde mit dem Modell 1846, einem Ultraschallgerät von Bruel & Kjaer, durchgeführt. Transversalaufnahmen wurden mit einem rotierenden 7,5-MHz-Schallkopf, Sagittalaufnahmen dagegen mit dem 7-MHz-Schallkopf oder auch dem 7,5-MHz-Reihenschallkopf des Ultraschallgerätes Sonolayer SAL-77B von Toshiba erstellt. Schließlich wurde noch in Ergänzung zum dem Modell von Bruel & Kjaer das mit einem biplanaren Schallkopf ausgestattete Ultraschallgerät von Etna ausprobiert.

Prostatabiopsien

Indikationen

Dem Patienten wurde die Prostatabiopsie vorgeschlagen, wenn eines oder mehrere der folgenden Kriterien zutrafen:

- suspekter Befund bei der rektalen Palpation;
- hypodenses Areal beim TRUS;
- hypodenses Areal in Gegenwart von Verkalkungen beim TRUS;
- PAP höher als 3 ng/ml oder PSA höher als 5 ng/ml bei Patienten vor dem 60 Lj. (bei Patienten jenseits des 60 Lj. mit benigner Prostatahypertrophie wurde die obere Grenze für einen normalen PSA-Wert auf 10 ng/ml festgelegt).

Am Anfang der Studie wurden Gewebsproben von allen echoschwachen Zonen entnommen, nach kurzer Zeit jedoch wurde bei zentral gelegenen, zystenverdächtigen Arealen keine Biopsie mehr durchgeführt.

Biopsietechnik

Nach Anlegen einer Urinkultur sowie Ausschluß einer Gerinnungsstörung wurde eine transrektale Prostatabiopsie durchgeführt. Der Patient wurde mit einem Miniklistier am Vorabend und mit einer Antibiotikaprophylaxe (Sulphamethoxazol 800 mg, Trimethoprim 160 mg und Metronidazol 500 mg zweimal täglich) vorbereitet, wobei die Antibiose am Untersuchungstag und am darauffolgenden Tag durchgeführt wurde.

Die Biopsien wurden ultraschallgezielt mit einer 18-gg.-Nadel unter Verwendung des mit einer Punktionsvorrichtung ausgestatteten sagittalen Schallkopfes durchgeführt. Am Anfang der Studie wurden einige Biopsien wegen abnormer PSA-Werte in Einzelfällen ambulant ohne Ultraschall-Hilfe vorgenommen. Da die Vorrichtung (BIOPTY), mit der die Gewebsprobe entnommen wurde, mehrere sukzessive schmerzlose Gewebsentnahmen ermöglichte, wurde keine Prämedikation verabreicht. Die Patienten wurden über das Risiko von Rektumblutungen, Hämaturie oder Hämospermie aufgeklärt.

Die Patienten mit negativem Biopsiebefund erschienen nach mindestens einem Jahr zu einem erneuten Screening auf der Grundlage derselben Parameter wie bei dem ersten Screening. Diese Wiederholungsuntersuchungen werden noch in den nächsten fünf Jahren fortgesetzt werden.

Ergebnisse

Von September 1987 bis März 1989 untersuchten wir 600 Patienten. Die Altersverteilung dieser Patienten ist in Abb. 1 dargestellt. Von diesen 600 Patienten

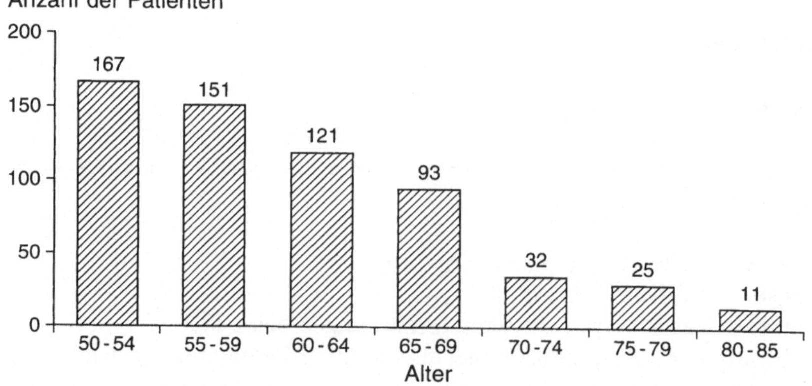

Abb. 1. Prostatakarzinom-Screening: Verteilung der Patienten nach Altersgruppe

konnten 25 (4%) Patienten wegen des Fehlens der DRE, des TRUS oder des PSA- bzw. PAP-Wertes nicht ausgewertet werden. Von den 575 auswertbaren Patienten wiesen 423 (74%) einen Normalbefund auf, bei 152 Patienten (26%) lag zumindest ein pathologischer Wert vor, der eine Prostatabiopsie rechtfertigte, wobei 93 Biopsien durchgeführt wurden. Bei 52 Patienten (34%) hätte eine Biopsie zwar vorgenommen werden sollen, doch lehnten die Patienten diese entweder ab oder warten noch auf eine Biopsie.

Wir entdeckten insgesamt 19 Karzinome, davon 18 Prostatakarzinome und ein in die Prostata infiltrierendes Urothelkarzinom. Die Inzidenz des PK betrug somit in der von der durchgeführten Studie 3,1% (18/575).

Digitale rektale Untersuchung (DRE)

11 Patienten (1,8%) wiesen ein nichtinterpretierbares Ergebnis der digitalen rektalen Untersuchung auf. Bei 556 Patienten (94%) der verbleibenden 589 Patienten lag ein nichtsuspekter rektaler Palpationsbefund vor, während 33 Patienten (6%) bei der rektalen Palpation einen suspekten Befund aufwiesen. Bei 26 (79%) dieser 33 Patienten wurde eine Prostatabiopsie durchgeführt, wobei 8 Karzinome entdeckt wurden. Die Sensitivität der rektalen Untersuchung betrug 42,8%, ihre Sepzifizität dagegen 75,7%. Der positive Vorhersagewert (PPW) belief sich auf 30,7%, der negative Vorhersagewert (NPW) dagegen auf 83,6%.

Transrektale Ultrasonographie (TRUS)

Bei 9 Patienten (1,5%) wurde keine Sonographie durchgeführt. Von den verbleibenden 591 Patienten wiesen 515 Patienten (87%) einen normalen Ultraschallbefund auf, während 76 Patienten (13%) bei der Sonographie eine Anomalie aufwiesen: es wurden 69 hypodense und 7 hyperdense Areale entdeckt. Bei 48 (63%) der 76 Patienten mit abnormen Schallmuster wurde eine Biopsie durchgeführt, wobei 9 Karzinome entdeckt wurden. Die Sensitivität der transrektalen Ultrasonographie betrug ebenso wie ihre Spezifizität 47,3%, der PPW belief sich auf 18,7%, der NPW dagegen auf 77,8%.

PAP und PSA

Bei 10 Patienten (1,6%) wurde keine PAP- und keine PSA-Bestimmung durchgeführt. Von den verbleibenden 590 Patienten hatten 487 (83%) einen PSA-Wert von 5 ng/ml oder weniger, 103 Patienten (17%) dagegen einen PSA-Wert über 5 ng/ml, wobei bei 60 (58%) von diesen 103 Patienten Biopsien vorgenommen wurden. Es wurden 19 Prostatakarzinome diagnostiziert (Tabelle 1).

Bei 5 ng/ml als obere Grenze für normale Werte betrug die Sensitivität des PSA-Assays 94,7%, die Spezifizität dagegen 43,3%; der PPW belief sich auf 30% und der NPW auf 96,7%. Bei 10 ng/ml als obere Grenze für normale Werte betrug

Tabelle 1. Entdeckungsrate in Abhängigkeit von PSA-Wert

PSA (ng/ml)	Patienten (n)	Biopsien (n)	Karzinome (n)	Tumorstadien
≤ 5	487	33	1	B: 1
> 5 und ≤ 10	67	38	5	A: 2, B: 1, C: 1, U[a]: 1
> 10 und ≤ 20	24	14	6	A: 5, B: 1
> 20 und ≤ 50	8	4	3	A: 2, B: 1
> 50	4	4	4	A: 1, C: 2, D: 1

[a] Urothelkarzinom.

Tabelle 2. Einzelbefunde bei entdeckten Prostatakarzinomen (*NS* nicht suspekt, *S* suspekt)

Alter	DRE	Hyper-dens	Hypo-dens	PAP	PSA	Sta-dium	Behandlung
59	NS	Nein	Nein	2,0	15,6	A	Prostatektomie
59	NS	Nein	Nein	1,4	7,4	A	Prostatektomie
60	NS	Nein	Nein	1,0	14,6	A	Prostatektomie
62	S	Nein	Ja	1,8	6,5	C	Kastration
64	NS	Nein	Ja	6,9	87,0	A	Prostatektomie
64	NS	Nein	Ja	1,3	10,3	A	Prostatektomie
65	NS	Nein	Nein	<0,5	10,5	A	Prostatektomie
66	S	Nein	Nein	14,0	138,0	C	Prostatektomie
67	NS	Nein	Ja	5,6	36,0	A	Prostatektomie
68	NS	Nein	Ja	64,0	150,0	D	LHRH-Analogow
69	S	Nein	Ja	1,0	2,3	B	Prostatektomie
70	NS	Nein	Nein	2,8	6,3	A	Prostatektomie
73	S	Nein	Ja	<0,5	6,8	B	Aus dem Follow-up ausgeschieden
73	S	Nein	Ja	1,2	26,0	B	Prostatektomie
74	S	Nein	Nein	2,4	7,7	Urothel-karzinom	Resektion
75	S	Nein	Ja	0,5	87,0	C	Kastration
77	NS	Nein	Nein	3,2	32,4	A	Kastration
80	NS	Nein	Nein	1,8	17,5	A	Kastration
80	S	Nein	Nein	1,0	11,1	B	Kastration

die Sensitivität des PSA-Assays 68,4%, die Spezifizität jedoch 87,4%; der PPW lag bei 57%, der NPW bei 91,5%. Fünf Patienten wiesen abnorme PAP-Werte auf, wobei in jedem dieser Fälle ein Karzinom entdeckt wurde.

Bei 8 der 19 entdeckten Karzinome war der digitale rektale Untersuchungsbefund (DRE) suspekt, und in 9 Fällen lag ein abnormer ultrasonographischer Befund vor; der PSA-Wert war in 18 Fällen höher als 5 ng/ml und in 13 Fällen höher als 10 ng/ml (Tabelle 2).

Folgende Einzelbefunde wurde erhoben:

- suspekte DRE oder PSA > 5 ng/ml: 19 entdeckte Karzinome,
- suspekte DRE oder PSA > 10 ng/ml: 17 entdeckte Karzinome,
- suspekte DRE oder abnorme Ultrasonographie: 12 entdeckte Karzinome,
- PSA > 10 ng/ml oder abnorme Ultrasonographie: 16 entdeckte Karzinome

Die Gesamtkosten für die Screening-Beurteilung umfaßten ungefähr 700 FF pro Patient, die Kosten für die Biopsie nicht eingeschlossen.

Diskussion

Seit der Entwicklung neuer Untersuchungsmethoden wie der PSA-Bestimmung und des TRUS besteht am Screening des PK ein erneutes Interesse [1]. Die Einstellung unserer Patienten zu dem Vorschlag, ein Screening durchführen zu lassen, war sehr positiv. Die Akzeptanz wurde durch die Tatsache erleichtert, daß das Screening nicht anonym vorgeschlagen wurde, sondern von der medizinischen Abteilung des Unternehmens, in dem sie arbeiteten. Die Tatsache, daß diese Screening-Untersuchung kostenlos erfolgte, hat sicherlich auch einige Patienten ermutigt. In diesem Zusammenhang muß noch angemerkt werden, daß manche Patienten, besonders die über 60jährigen, an Miktionsbeschwerden litten, so daß der Vorschlag eines kostenfreien Screenings sie überzeugte.

Eine der überraschendsten Merkmale dieser Studie war der hohe Anteil (über ein Drittel) der Patienten, bei denen trotz entsprechender Indikation keine Biopsie vorgenommen wurde. Eine gewisse Anzahl von Patienten wurde schriftlich zur Biopsie einbestellt, als nach der Screening-Untersuchung das Ergebnis des PSA-Tests vorlag. Es ist möglich, daß das Fehlen eines direkten Dialogs mit dem Patienten zu diesem Zeitpunkt dafür verantwortlich war, daß ein Termin für die Biopsie nicht wahrgenommen wurde. Darüber hinaus scheint die Verdachtsdiagnose Prostatakarzinome für einen asymptomatischen Patienten schwerer akzeptierbar zu sein, als dies bei einem Patienten mit bereits bestehenden Beschwerden der Fall ist.

Einige Studien verglichen die Ergebnisse, die mittels der digitalen rektalen Untersuchung und TRUS [5] oder der PAP-Bestimmung [9] bei der Diagnose des PK erzielt werden können. Andere Studien haben dagegen den Wert einer alleinigen digitalen rektalen Untersuchung beim Screening des PK nachgewiesen [3, 8]. Die in unserer Studie für die verschiedenen Screening-Parameter erzielten Ergebnisse beweisen, daß die digitale rektale Untersuchung einen PPV von nur 30,7% hatte. Dieser Prozentsatz ist jedoch höher als der bei der transrektalen Ultrasonographie (18,7%) und identisch mit dem Prozentsatz, der mittels PSA-Bestimmung erzielt wurde, als der Cut-off-Wert bei 5 ng/ml lag. Der niedrige PPV bei der digitalen rektalen Untersuchung kann teilweise dadurch erklärt werden, daß eine Biopsie nur bei einem wenn auch geringen palpatorischen Verdacht vorgeschlagen wurde. Eine Steigerung der durch TRUS erzielten Entdeckungsrate von 3,3% könnte möglicherweise durch eine bessere Definition sonographischer Malignitätskriterien erreicht werden.

Die transrektale Sonographie war sehr nützlich, wenn eine Biopsie angezeigt war. Da die Biopsien ultraschallgezielt durchgeführt wurden, war in 100% der Fälle Prostatagewebe zu gewinnen. Während der Biopsie ermöglicht die Sonographie es darüber hinaus, mehrere Proben aus sonographisch suspekten Arealen zu entnehmen. Der beste wurde mittels PSA-Bestimmung erzielt, woraus deutlich hervorgeht, daß nur wenige Prostatakarzinome einen normalen PSA-Wert aufweisen.

Eine Studie, die durchgeführt wurde, bevor das PSA und die transrektale Ultrasonographie verfügbar waren, zeigte, daß die digitale rektale Untersuchung der beste Screening-Test für das PK war [4]. Diese Schlußfolgerung ist noch heute gültig, muß jedoch infolge der Tatsache, daß durch die zusätzliche Anwendung von PSA und TRUS die Entdeckungsrate beim Prostatakarzinom erhöht werden konnte, modifiziert werden. Das Screening in dieser Studie führte zur Entdeckung von 18 Prostatakarzinomen, was einer Entdeckungsrate von 3,1% entspricht, während die meisten Screening-Studien [3, 6] über eine Entdeckungsrate von 1,4% berichteten. Schließlich wurden 10 der 19 Patienten mit einem Prostatakarzinom einer kurativen Therapie in Form der radikalen Prostatektomie zugeführt. Ein Patient wird zur Zeit untersucht, und 6 Patienten erhielten eine palliative Behandlung. Nur ein Patient schied aus dem Follow-up aus (Tabelle 2). Die Anzahl radikal operierter Männer lag damit wesentlich höher, als dies üblicherweise der Fall ist.

Schlußfolgerung

Das Prostatakarzinom-Screening sollte sich in erster Linie auf die digitale rektale Untersuchung in Kombination mit der PSA-Bestimmung stützen. Auch die transrektale Sonographie ist eine wertvolle ergänzende Untersuchungsmethode. Besonders nützlich ist sie bei einer Biopsie, deren Effizienz sie erhöht, und bei der topographischen Bestimmung der Läsionen.

Literatur

1. Boccon-Gibod L (1988) Le dépistage du cancer de la prostate. Défi de la décennie 1990? Ann Urol 22:385
2. Cantrell BB, DeKlerk DP, Eggleston JC, Boltnott JK, Walsh PC (1981) Pathological factors that influence prognosis in stage A prostatic cancer: the influence of extent versus grade. J Urol 125:516
3. Chodak GW, Schoenberg HW (1984) Early detection of prostatic cancer by routine screening. JAMA 252:3261
4. Guinan P, Bush I, Ray V, Vieth R, Rao R, Bhatti R (1980) The accuracy of the rectal examination in the diagnosis of prostate carcinoma. N Eng J Med 303:499
5. Kenny GM, Hutchinson WB (1988) Transrectal ultrasound study of prostate. Urology 32:401

6. Lee F (1987) Transrectal ultrasound in the diagnosis, staging, guided needle biopsy and screening for prostate cancer. Prog Clin Biol Res 237:73
7. MacNeal JE, Kindrachuk RA, Freiha FS, Bostwick DG, Redwine EA, Stamey TA (1986) Patterns of progression in prostate cancer. Lancet 1:60
8. Mueller EJ, Crain TW, Thompson IM, Rodriguez FR (1988) An evaluation of serial digital rectal examinations in screening for prostate cancer. J Urol 140:1445
9. Vihko P, Kontturi M, Lukkarinen O, Ervasti J, Vihko P (1985) Screening for carcinoma of the prostate. Rectal examination and enzymatic and radioimmunologic measurements of serus acid phosphatase compared. Cancer 56:173

V. Fehlermöglichkeiten der Markeranwendung

PSA-Interassay-Varianz

U. W. Tunn, S. M. Goldschmidt,
A. J. W. Goldschmidt und K. Griffiths

Bei der Interpretation von nicht prostatakarzinomspezifischen Beeinflussungen der PSA-Werte ist die Interassay-Varianz und die PSA-Beeinflussung durch die benigne Prostatahyperplasie (BPH) zu berücksichtigen. Unter Interassay-Varianz ist die Variationsbreite der PSA-Wert von einer Serumprobe bei Anwendung verschiedener Bestimmungsverfahren zu verstehen. Unterschiedliche Assays haben häufig auch verschiedene Normalbereiche (Bauer 1992). Die Interassay-Varianz wird dadurch ermöglicht, daß es keinen international akzeptierten Standard für PSA gibt, wie er schon seit Jahren gefordert wird (Graves et al. 1990).

Die in Deutschland und in den USA am häufigsten verwendeten kommerziellen Assays sind in Tabelle 1 aufgeführt. Es handelt sich dabei sowohl um Radio-Immuno-Assays (RIA) als auch Enzym-Immuno-Assays (EIA), die als Testverfahren monoklonale oder polyklonale Antikörper verwenden. Um die Interassay-Varianz zu verdeutlichen, sei ein Ringversuch der Deutschen Gesellschaft für Labormedizin erwähnt (Oesterling 1991). Hier fand sich bei der Anwendung von 22 verschiedenen Assays eine Interassay-Varianz von mehreren 100%.

Meßmethodenvergleich der PSA-Werte im unteren Nachweisbereich

Wir haben einen Meßmethodenvergleich der PSA-Werte im unteren Normbereich vorgenommen, wo die geringesten Streuungen zu erwarten waren. PSA-Bestimmungen erfolgten bei Patienten nach radikaler Prostatovesikulektomie (RPV), die unter kurativem Aspekt vorgenommen wurde.

Tabelle 1. Kommerzielle Assays für PSA-Bestimmung

Firma	KIT	Antikörper	Obere Normgr. [ng/ml]
Hybritech	Tandem-R-PSA	Monoklonal	4,0
Hybritech	Tandem-E-PSA	Monoklonal	4,0
DPC	Irma-Count-PSA	Monoklonal	2,5
Travenol	Pros-Check-PSA	Polyklonal	2,5
CIS	ELSA-PSA	Monoklonal	

Referenztest (PSA = 0):
1) IRMA - Count (Biermann [DPC])
2) Tandem-E (Hybritech)
3) UBI Magiwel (Biomar)
4) Milenia (DPC)
5) Delfia (Wallac Oy.)
EIA
PSA (ng/ml)
Proben - Nr.
1,5
1,0
0,5
0
1 4 8 12 16 20 24 28 32 36 40 44 48 52 56

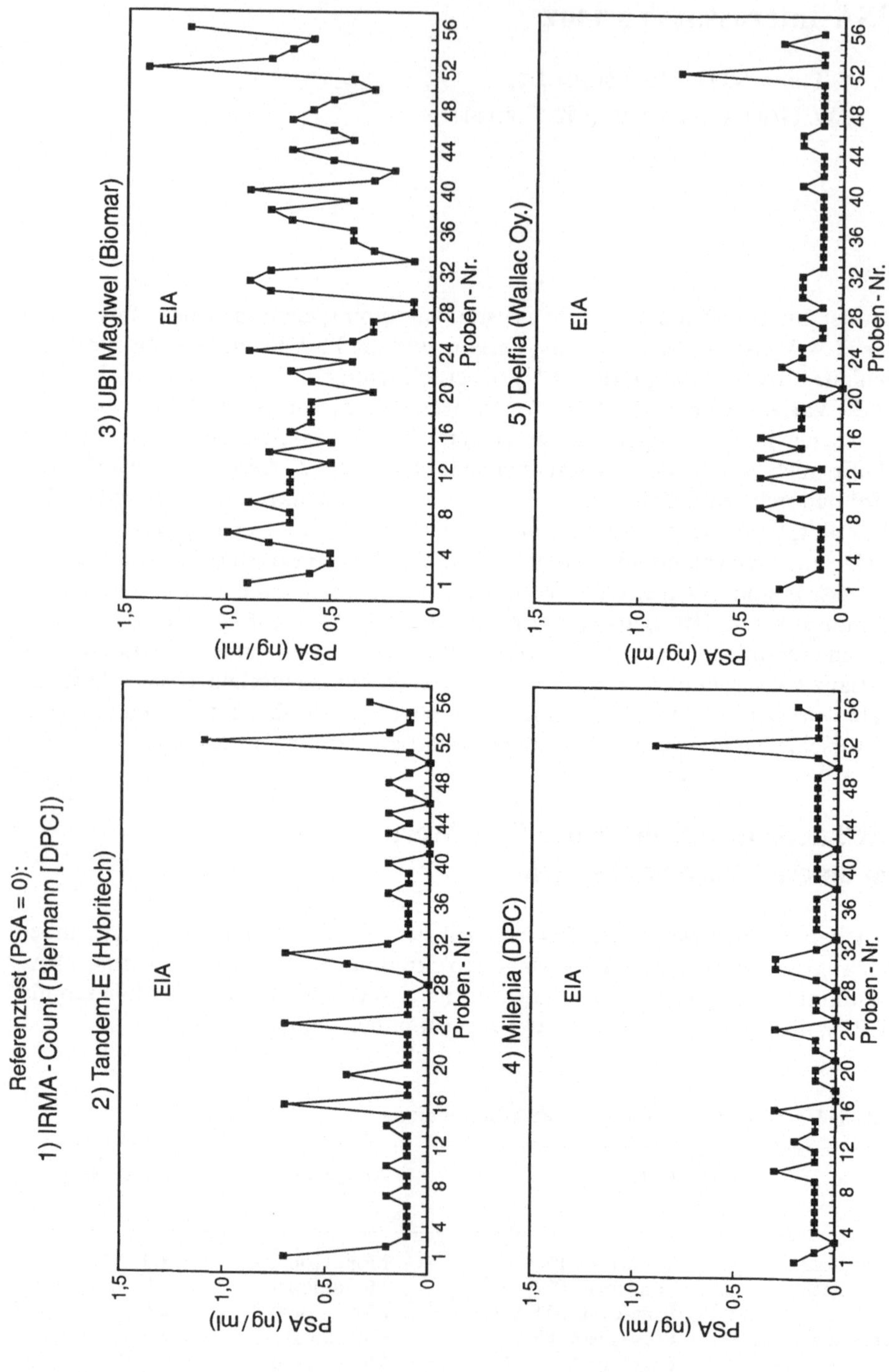

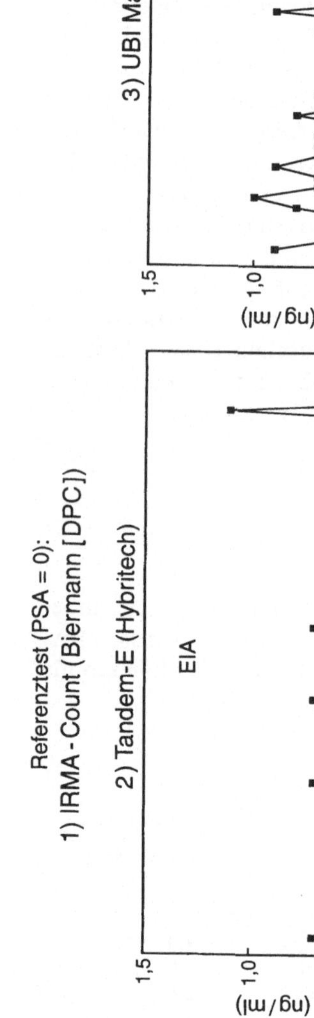

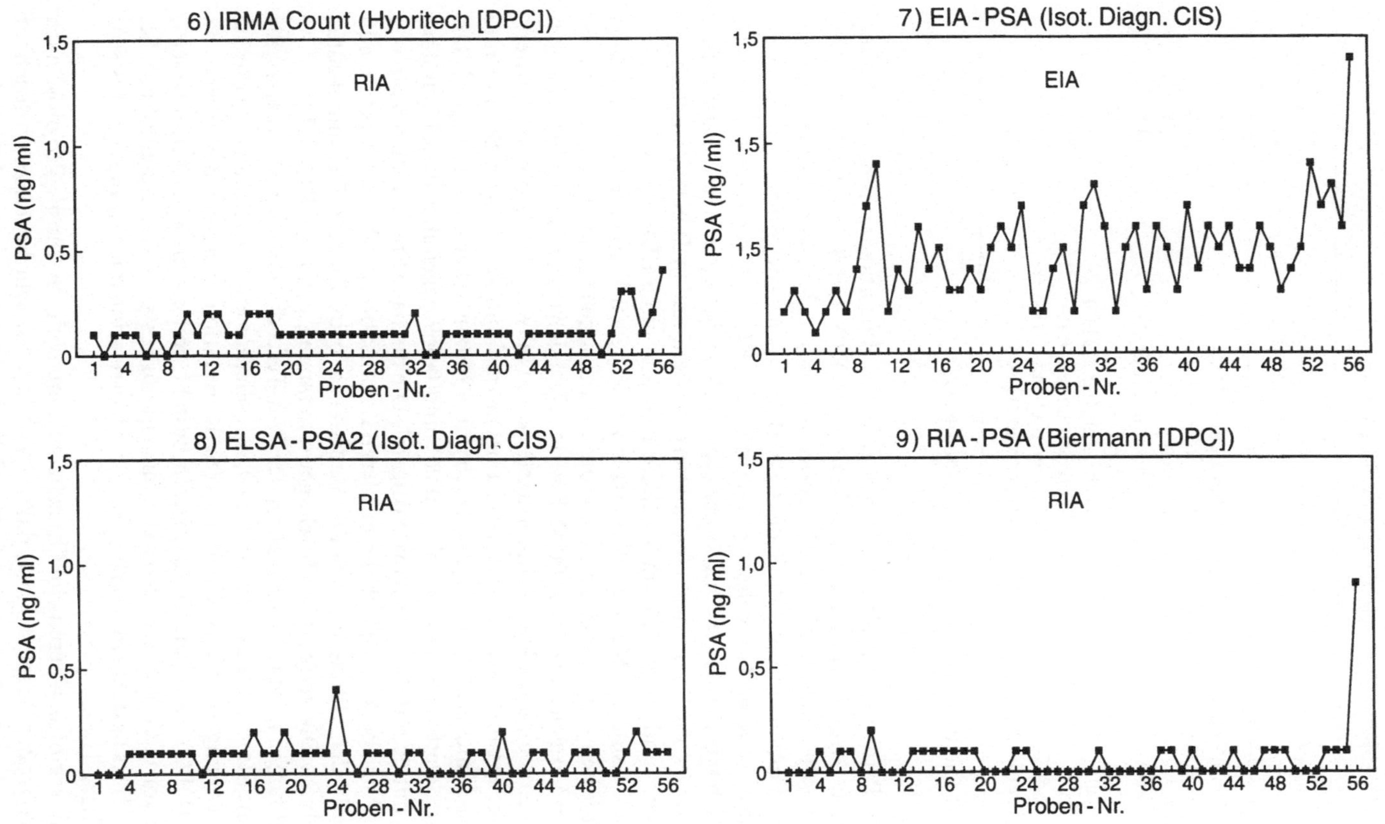

Abb. 1. PSA-Meßwertevergleich (9 Tests, n = 56)

Tabelle 2. PSA-Meßmethoden (4 RIA-Tests, 5 EIA-Tests)

Test[a]	Vertrieb (in Klammern: Hersteller, falls abweichend)	Testcharakteristik
1. IRMA-Count-PSA	Biermann (DPC)	RIA
2. Tandem-E PSA	Hybritech Inc.	EIA
3. UBI Magiwel PSA	Biomar	EIA
4. Milenia PSA	Diagnostic Products	EIA
5. Delfia	Wallac Oy.	EIA
6. IRMA COUNT PSA	Hybritech Inc. (DPC)	RIA
7. EIA-PSA	Isotopen Diagn. CIS	EIA
8. ELSA-PSA 2	Isotopen Diagn. CIS	RIA
9. RIA-PSA (J-125)	Biermann (DPC)	RIA

[a] 1, 6 und 9 sind RIA-Tests von Diagnostic Products Corp.

Bei 56 Patienten mit einem organbegrenzten Prostatakarzinom wurden aus identischen Serumproben die PSA-Werte nach RPV mit 9 verschiedenen Tests bestimmt. Alle Patienten hatten im Hausstandardtest Nullwerte. Als Hausstandardtest kommt in unserer Klinik der PSA-IRMA-Count der Firma Biermann zur Anwendung. Dieser Test gehört zur Gruppe der RIA und verwendet radioaktiv markierte hochspezifische Antikörper gegen PSA. Die weiteren PSA-Meßmethoden, mit denen die Serumproben analysiert wurden, sind in Tabelle 2 wiedergegeben. Dabei handelte es sich um 3 weitere RIA und um 5 EIA.

In Abb. 1 sind die Meßwertstreuungen zur visuellen Verdeutlichung als Polygone dargestellt, obwohl es sich nicht um zusammenhängende Funktionen handelt. Beim Vergleich der über 500 Meßwerte zeigte sich in der Mehrzahl im Gegensatz zum Ergebnis des Hausstandardtestes kein Nullwert. Die größten Meßwertausschläge ergaben sich bei den zwei Enzym-Immuno-Assays von Biomar und CIS (Test 3 und Test 7). Es ergaben sich dabei Maximalwerte bis 1,5 ng/ml. Die PSA-Mittelwerte streuten zwischen 0,061 und 0,569 gegenüber dem Hausstandardtest mit dem Referenzwert von 0 ng/ml. Die mediane Streubreite reichte von 0 bis 0,6. Auch beim Vergleich der mittleren Lokalisationsmaße der Tests fällt auf, daß sowohl der Mittel- als auch der Medianwert beim Biomar-Test am größten war (Abb. 2). Die geringsten Mittellagewerte fanden sich beim RIA-DPC.

Abbildung 3 zeigt die Korrelation der PSA-Tests der Größe nach sortiert. Sie zeigen eine Streubreite zwischen 0 und 0,831. Hieraus ergibt sich, daß der stärkste Zusammenhang im Sinne einer linearen Korrelation zwischen den Tests von Milenia (DPC) und Tandem-Hybritech besteht, mit einem Korrelationskoeffizienten r von 0,83. Von allen Korrelationen ist nur etwa ein Viertel signifikant. Bei den EIA-Tests besteht eine stärkere mittlere Korrelation mit den anderen Tests als bei den RIA-Tests.

Damit ergibt sich bereits im Grenzbereich um Null, der für die Prognose nach RPV von großer Bedeutung ist, daß PSA-Werte nur sehr begrenzt vergleichbar sind, wenn verschiedene Assays, z. B. in Klinik und Praxis, verwendet werden. So ist es möglich, daß ein Patient aus der Klinik mit einem PSA-Wert von 0 ng/ml

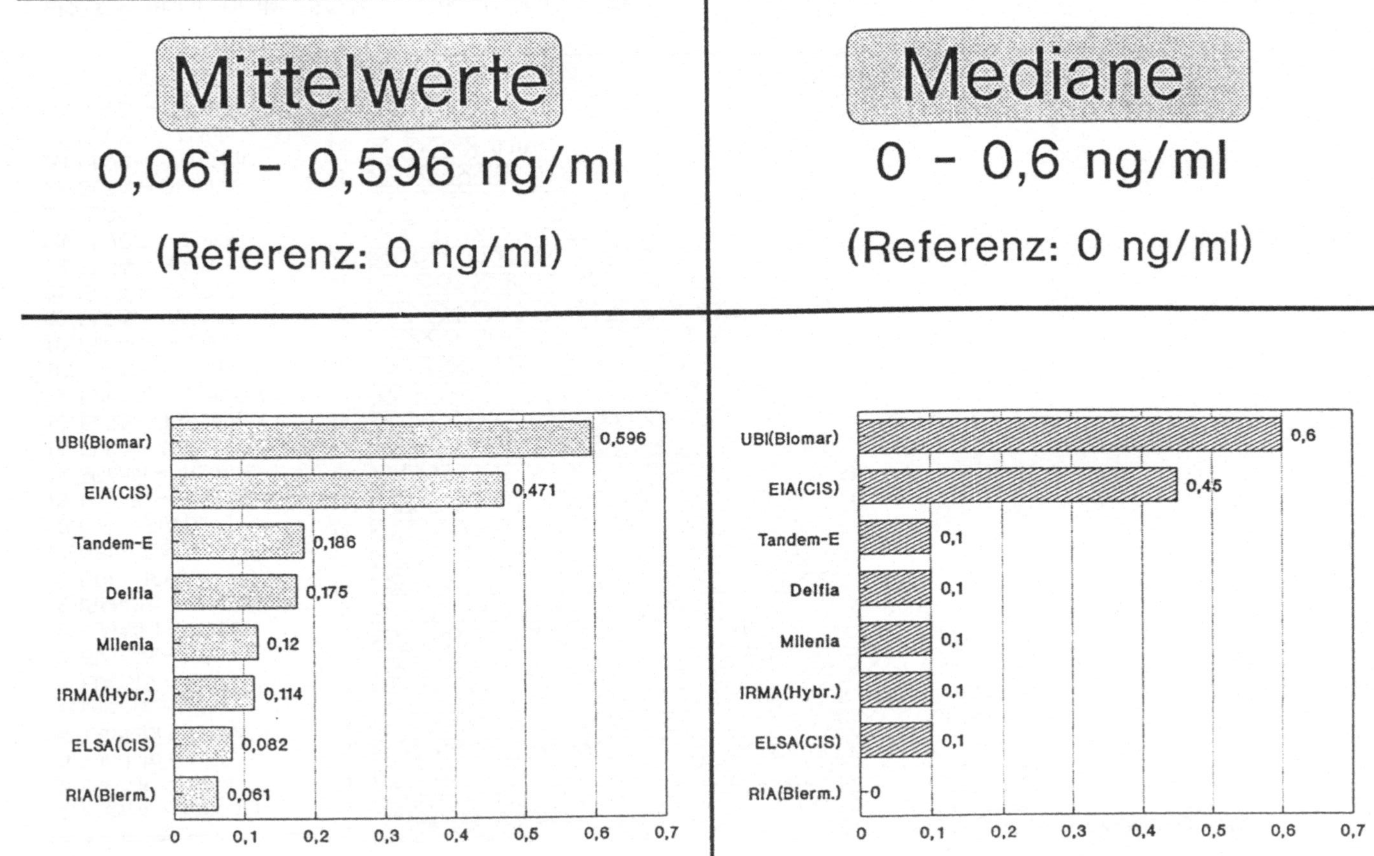

Abb. 2. Vergleich mittlerer PSA-Werte verschiedener Testkits im Nullbereich

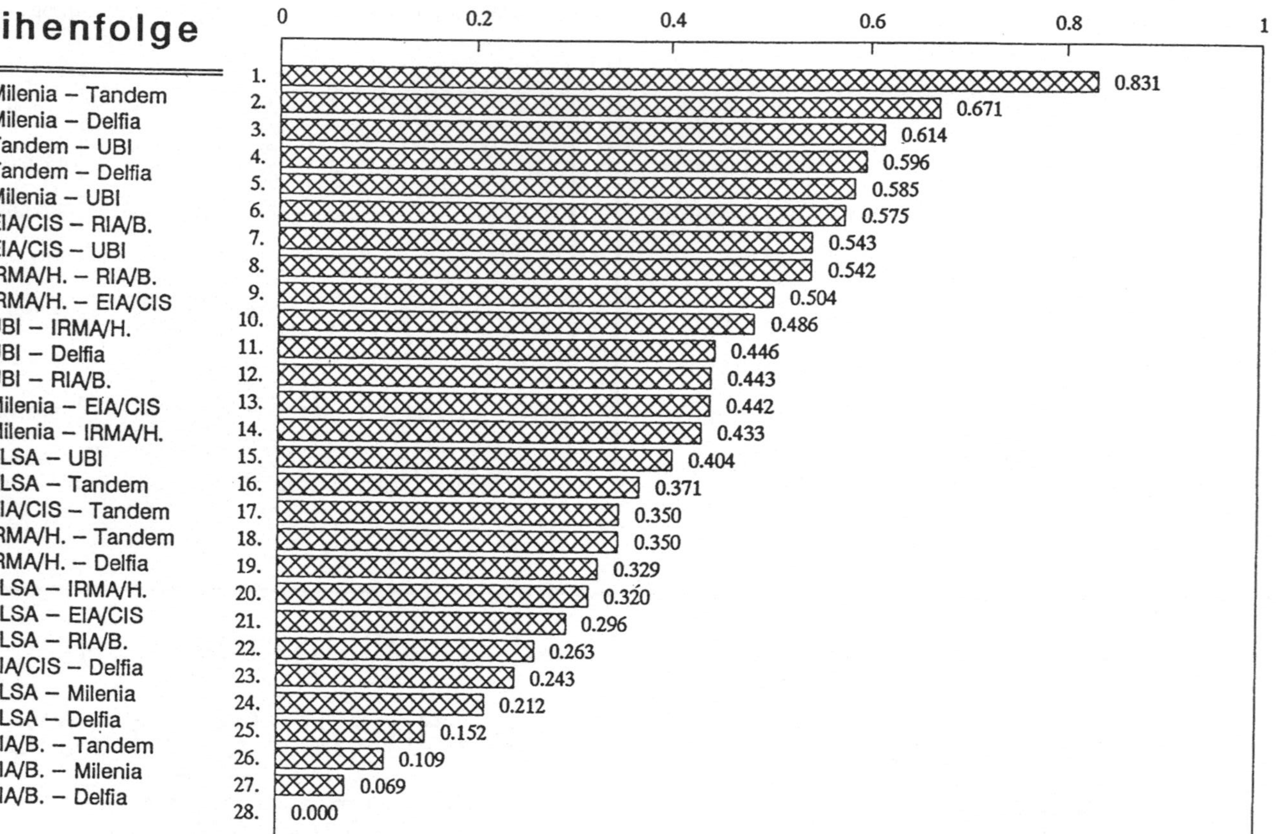

Abb. 3. Korrelationen der PSA-Tests, sortiert (8 Tests, n = 56)

entlassen wird, in der Praxis bei der Anwendung des Biomar-Tests aber ein Wert von 1,5 ng/ml gemessen wird. Die absoluten PSA-Werte sind somit nur testspezifisch zu interpretieren, und die Angabe des verwendeten Tests, der zu dem PSA-Wert führte, erscheint bei der Interpretation im Grenzbereich um Null unerläßlich.

Dies ist auch unter dem Aspekt der Entwicklung neuer hypersensitiver monoklonaler Tests wichtig, die inbesondere zur Prognoseprädiktion nach RPV ihren Einsatz finden werden.

PSA-Werte im höheren Meßwertbereich

Um die Problematik der Interassay-Varianz in höheren Meßwertbereichen darzustellen, wurden die PSA-Werte von 24 Patienten mit metastasierendem Prostatakarzinom, die unter einer androgenablativen Therapie standen, miteinander verglichen. Die PSA-Werte dieser Patienten wurden im Tenovus-Institut in Cardiff (Wales/U.K.) ermittelt (Turkes et al. 1991). Vier kommerzielle Tests wurden dabei mit dem dort selbstentwickelten *chemiluminometrischen Assay* (CLIA) in Bezug gesetzt. Bei den Vergleichstests handelte es sich um die vier kommerziellen RIAs TANDEM-R–PSA (Hybritech), IRMA-Count-PSA (DPC), ELSA-PSA (CIS) und PROS-Check-PSA (Yang).

Biometrische Analyse

Alle Meßergebnisse wurden deskriptiv-statistisch ausgewertet und graphisch entsprechend aufbereitet. Unter der berechtigten Annahme näherungsweise linearer Verhältnisse zwischen den Merkmalausprägungen von PSA in Abhängigkeit von den pathophysiologischen Gegebenheiten wurden bei der Auswertung der von Griffiths gewonnenen Daten Vorhersage- oder Erwartungswerte gemäß den linearen Regressionsgleichungen nach Pearson ermittelt, und zwar auf der Vergleichsbasis des PSA-Tests von Tenovus mit dem Index = 1. Aufgrund der multivariaten Regressions- und Korrelationsanalyse wurde eine Korrelationsmatrix nach Spearman erstellt und zu den jeweiligen Korrelationskoeffizienten die zugehörige Überschreitungswahrscheinlichkeit p ermittelt. Zur Untersuchung des Einflusses von Ausreißern wurden parallele Berechnungen durchgeführt. Als Ausreißer wurden hierbei PSA-Werte definiert, die mit dem Tenovus-Test Ergebnisse von größer als 200 ng/ml ergaben.

Bei der Auswertung der Meßreihe von Griffiths fanden sich in Einzelfällen Streuungen bis zu etwa 1000% zwischen den maximalen negativen und positiven Abweichungen vom Mittelwert. Eine Korrelation ist dann zwischen den Testergebnissen natürlich nicht mehr nachweisbar. Erst nach Elimination der Ausreißer, d. h. unter Einbeziehung aller Werte unterhalb von 200 ng/ml, zeigt sich in allen Fällen eine signifikante Korrelation. Doch auch bei hohen Werten bleibt das Problem bestehen, daß PSA-Werte, gemessen mit verschiedenen Testkits, untereinander in der Regel nicht vergleichbar sind. Ohne Elimination von Ausreißern

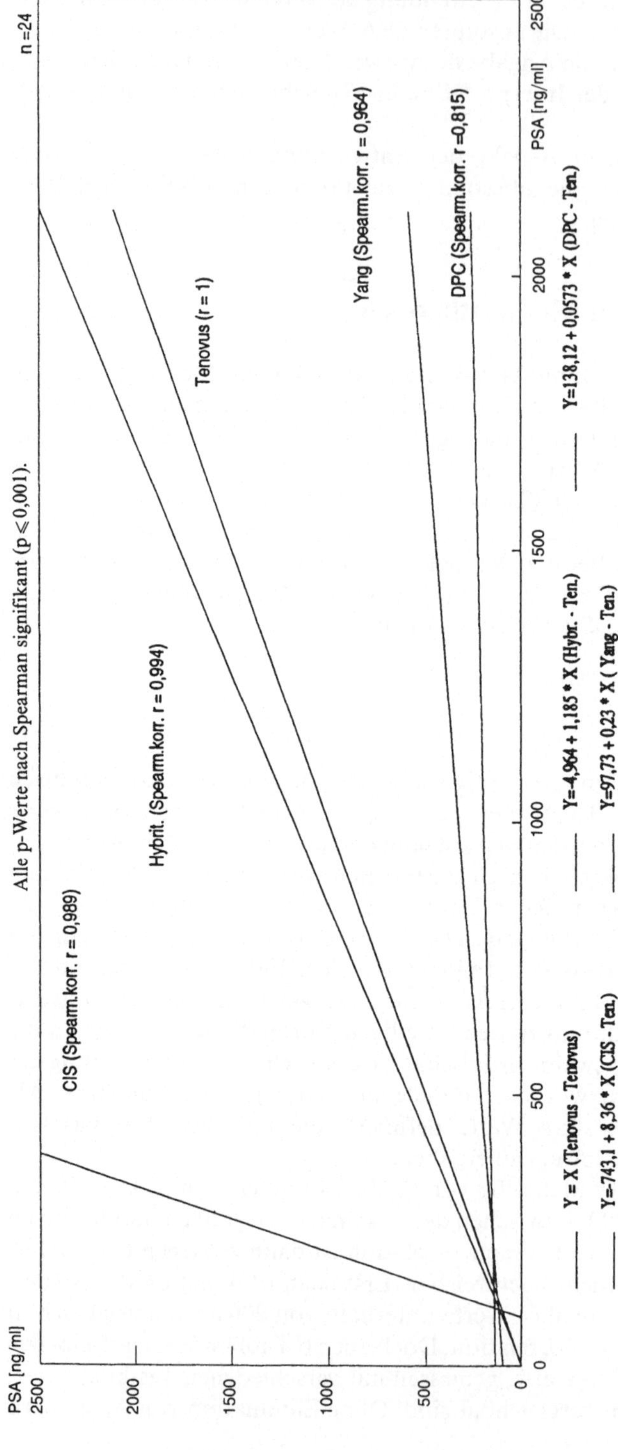

Abb. 4. Lineare Regressionen auf PSA-Referenz (Tenovus) nach Ausreißerelimination

Tabelle 3. Spearman-Korrelationsmatrix (jeweils 1. Zeile: Spearman's Korrelationskoeffizient r; jeweils 2. Zeile: Überschreitungswahrscheinlichkeit p) nach Ausreißerelimination (Werte >200 ng/ml)

	Tenovus	Hybrit.	DPC	CIS	Yang
Tenovus	1,0000	0,9941	0,8148	0,9889	0,9641
	0,0000	0,0010	0,0010	0,0010	0,0010
Hybrit.	0,9941	1,0000	0,8096	0,9830	0,9558
	0,0010	0,0000	0,0010	0,0010	0,0010
DPC	0,8148	0,8096	1,0000	0,8171	0,8310
	0,0010	0,0010	0,0000	0,0010	0,0010
CIS	0,9889	0,9830	0,8171	1,0000	0,9771
	0,0010	0,0010	0,0010	0,0000	0,0010
Yang	0,9641	0,9558	0,8310	0,9771	1,0000
	0,0010	0,0010	0,0010	0,0010	0,0000

Tabelle 4. Grobe Umrechnungsfaktoren entsprechend den von Ausreißern bereinigten Funktionsgeraden (Referenz X = Y)

Tenovus	Hybritech	DPC	CIS	Yang
1	1,2	1,1	2	0,9

ließen sich keine verwertbaren Vorhersage- oder Erwartungswerte im Vergleich zum CLIA-Tenovus-Test herausarbeiten. Lediglich beim Hybritech-Test war dies so noch möglich. Er zeigte einen Vorhersagewert von etwa 1,18 gegenüber 1 beim Tenovus-Test.

Die guten jeweiligen linearen Regressionsverhältnisse der 5 untersuchten PSA-Testkits gegenüber dem Tenovus-Test nach Elimination der Ausreißerwerte sind in Abb. 4 erkennbar. Die Spearman-Korrelationsmatrix bestätigte in allen Fällen eine hochsignifikante Korrelation (s. Tabelle 3).

Als grobe Umrechnungsfaktoren entsprechend den von den Ausreißern bereinigten Funktionsgeraden ergab sich, gegenüber CLIA-Tenovus mit dem Wert 1, für Hybritech der Wert 1,2, für DPC der Wert 1,1, für CIS der Wert 2 und für Yang 0,9 (Tabelle 4). Die Verteilung der methodenabhängigen PSA-Abweichungen vom Mittelwert und Median sind der Tabelle 5 zu entnehmen. Die relativen mittleren Abweichungen betrugen gegenüber dem Tenovus-Test + 13% beim Hybritech und erreichten bis zu + 147% beim CIS (Mittelwerte). Bei einem medianen Wert von 35 ng/ml betrug die Abweichung entsprechend minimal + 14 ng/ml beim Hybritech und maximal + 57 ng/ml beim CIS. Die Interassay-Varianz der Einzelwerte ist dem Histogramm in Abb. 5 zu entnehmen. Die maximalen relativen Abweichungen betrugen entsprechend − 98%, respektive + 929%.

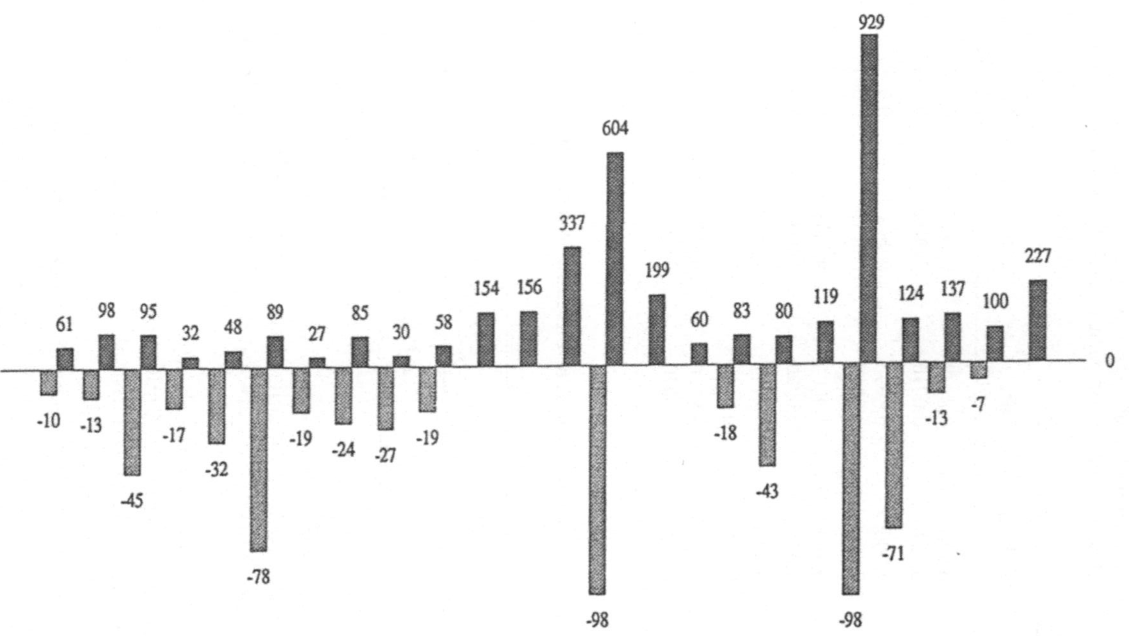

Testreihe-Nr.	1	2	3	4	5	6	7	8	9	10	11	12	13	14	15	16	17	18	19	20	21	22	23	24
	-10	-13	-45	-17	-32	-78	-19	-24	-27	-19				-98			-18	-43		-98	-71	-13	-7	
	61	98	95	32	48	89	27	85	30	58	154	156	337	604	199	60	83	80	119	929	124	137	100	227

Abb. 5. Interassay-Varianz (methodenabhängige PSA-Abweichungen vom Mittelwert/Median)

Tabelle 5. Verteilung der methodenabhängigen PSA-Abweichungen[a] (n = 24 identische Proben)

	Tenovus	Hybritech	DPC	CIS	Yang
Mittelwert (rel.)	100%	113%	142%	247%	139%
Median (abs.)	35 ng/ml	49 ng/ml	54 ng/ml	92 ng/ml	90 ng/ml
Range (rel.)	100%	76–195%	1,5–447%	73–1029%	18–393%
< 100% Anteil Range (rel.)	0%	25% 76–93%	42% 1,5–99%	8% 73–95%	42% 18–99%
> 100% Anteil Range (rel.)	0%	75% 100–195%	58% 128–447%	92% 127–1029%	58% 107–393%

[a] Referenz (Tenovus) = 100%

Diese Meßwertstreuungen belegen auch für den höheren Meßbereich die Ausschließlichkeit der testspezifischen Analyse. Die Angabe des Tests, mit dem der PSA-Wert ermittelt wurde, ist deshalb unerläßlich.

Literatur

Bauer HW (1992) Stellenwert des prostataspezifischen Antigens für Therapie und Verlaufskontrolle des Prostatakarzinoms. Urologe [B] 32:24–28
Graves HCB, Wehner N, Stamey TA (1990) Comparison of a polyclonal and monoclonal immunoassay for PSA: need for an international antigen standard. J Urol 144:1516
Oesterling JE (1991) Prostate specific antigen: a critical assessment of the most useful tumor marker for adenocarcinoma of the prostate. J Urol 145:910–911
Turkes A, Nott JP, Griffiths K (1991) Prostate-specific Antigen: Problems in Analysis. Eur J Canc 27:650–652

Beeinflussung des PSA-Serumspiegels durch die digitale rektale Untersuchung, durch Prostatitis und durch Stanzbiopsie

J. Breul, T. Block, T. Niesel und R. Hartung

Das prostata-spezifische Antigen (PSA) ist neben der digitalen, rektalen Untersuchung (DRE) der entscheidende Parameter zur Früherkennung des Prostatakarzinoms (Brawer et al. 1992). Wenn man sich dazu entscheidet, das PSA zum Screening des Prostatakarzinoms einzusetzen, muß man sich über Grenzen und Einflußfaktoren im klaren sein. Bei folgenden diagnostischen Maßnahmen oder benignen Erkrankungen der Prostata werden PSA-Erhöhungen diskutiert:

Diagnostische Maßnahmen
- DRE,
- Zystoskopie,
- Biopsie;

Benigne Erkrankungen
- BPH,
- Prostatitis.

Digitale rektale Untersuchung

Seit der Veröffentlichung von Stamey et al. im New England Journal of Medicine aus dem Jahr 1987 ist den Urologen bewußt, daß die Serum-PSA-Werte durch eine vorausgegangene Palpation der Prostata beeinflußt werden (Stamey 1989). Stamey fand, daß eine Minute nach Massage der Prostata eine Erhöhung des PSA-Wertes um den Faktor 1,5 bis 2 messbar war. Dies führt dazu, daß Patienten, bei denen ein suspekter Tastbefund erhoben wurde, erst nach einer Wartezeit von 1 Woche bis 14 Tagen Blut zur PSA-Bestimmung entnommen wird. Im Gegensatz dazu fanden andere Arbeitsgruppen keinen signifikanten Unterschied zwischen PSA-Werten vor und 30 Minuten nach Palpation (Brawer et al. 1988; Crawford et al. 1992; Yuan et al. 1992). Dies zeigt, daß der Einfluß der DRE auf die PSA-Serumkonzentration nicht klar definiert ist.

Wir haben bei 145 Patienten, die an unserer Klinik behandelt wurden, Blut zur PSA-Bestimmung vor und 1–3 Minuten nach Palpation der Prostata entnommen. Abbildung 1 zeigt die Diagnosen und die initialen PSA-Werte der Patienten.

Abbildung 2 zeigt in einer BOX-plot-Darstellung den Vergleich der Werte vor und nach Palpation. Die horizontale Linie stellt den Median dar, das Rechteck die 50%- und die vertikale Linie die 90%-Perzentile. Die Analyse der Daten mit dem

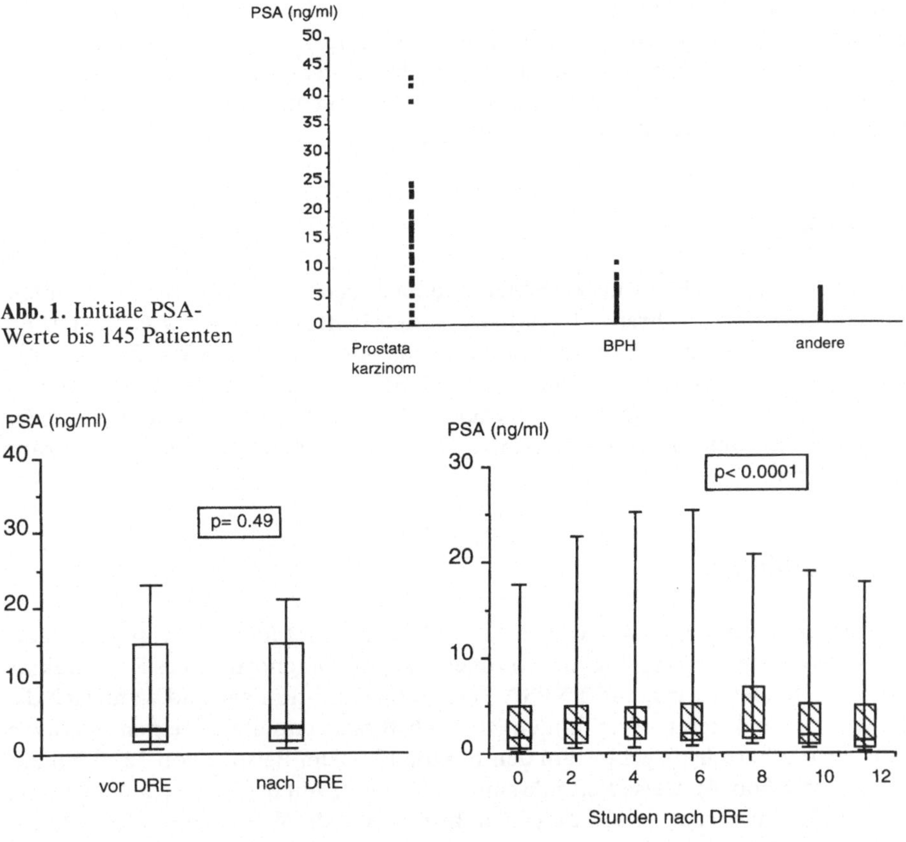

Abb. 1. Initiale PSA-Werte bis 145 Patienten

Abb. 2. PSA-Werte vor und nach Palpation

Abb. 3. PSA-Anstieg nach DRE

Wilcoxon-Test erbracht mit einem p von 0,49 keinen signifikanten Unterschied zwischen beiden Wertegruppen.

Auch wenn die Daten bezüglich der Diagnosen betrachtet werden, ergibt sich kein anderes Bild. Bei unserer Untersuchung fand sich in 33% der Fälle ein exakt gleicher PSA-Wert, in 33% ein erniedrigter und in 33% ein erhöhter Wert. Bei den erhöhten Werten wurde in keinen Fall ein klinisch relevanter Anstieg verzeichnet. Der höchste Anstieg war von 0,9 ng/ml auf 1,3 ng/ml gemessen worden.

Zur Klärung der Frage, ob es denn überhaupt zu einem Anstieg des PSA-Werts nach DRE kommt, haben wir bei 19 Patienten in 2stündigen Abstand nach DRE Blut zur PSA-Bestimmung entnommen, um so eine Kinetik erstellen zu können. 2–6 Stunden nach DRE kommt es zu einer hochsignifikanten Erhöhung des PSA-Werts (Abb. 3).

Es fanden sich Anstiege bis um den Faktor 3,6. In zwei Fällen wurden die Werte von einem primär nicht suspekten Niveau von unter 10 ng/ml auf Werte von über 10 ng/ml, die nach unserer Auffassung hochsuspekt für das Vorliegen eines Karzinoms sind, angehoben. In allen Fällen lagen die Werte 24 h nach

Palpation wieder im Ausgangsbereich. Dies ist im Widerspruch zu der Halbwertszeit des PSA, die nach radikaler Prostatektomie mit 2,2–3 Tagen ermittelt wurden. Nach unseren Untersuchungen bleibt also nach Palpation der Prostata genügend Zeit, um Serum zur PSA-Bestimmung zu entnehmen, ohne Gefahr zu laufen, falsch-positive Resultate zu erhalten.

Zystoskopie

Die Zystoskopie scheint unserer Meinung nach ebenfalls zu einer signifikanten PSA-Erhöhung zu führen, obwohl sorgfältige Untersuchungen von Oesterling hier keinerlei Effekt sowohl durch starre als auch durch flexible Zystoskopie nachweisen konnten (Oesterling et al. 1993). Unserer – nicht überprüften – Erfahrung nach kann auch ein einfacher Katheterismus der Harnblase bei einem Patienten mit obstruktiver Prostatahyperplasie zu einer deutlichen PSA-Erhöhung führen.

Prostatabiopsie

Wir untersuchen zur Zeit, welchen Einfluß die sog. „Mapping"-Biopsy (Sextantenbiopsie), die an unserer Klinik routinemäßig zur Diagnostik eines Prostatakarzinoms eingesetzt wird, auf die PSA-Serumkonzentration hat und wann sich die Spiegel normalisieren. Wir fanden 2 h nach Biopsieentnahmen einen massiven Anstieg der Serumspiegel bis um den Faktor 12 – zum Beispiel von 12 ng/ml auf 160 ng/ml (Abb. 4). Diese Befunde sind im Einklang mit der Literatur (Oesterling et al. 1993, Yuan et al. 1994). 24 h nach Biopsie sind die Werte deutlich abgefallen – auch dies entspricht nicht der beschriebenen Halbwertszeit-, sie liegen allerdings noch nicht wieder im Ausgangsbereich. In drei Fällen war der initiale PSA-Wert erst nach 4 Wochen wieder erreicht. Dies bedeutet für die Praxis, daß eine PSA Bestimmung nach erfolgter Biopsie erst nach ca. 6 Wochen sinnvoll ist.

Benigne Prostataerkrankungen

Das die *BPH* zu einer PSA Erhöhung führt, liegt an der Tatsache, daß das PSA ein organspezifischer und kein tumorspezifischer Marker ist. Der von der BPH beigesteuerte Anteil des Serum-PSA ist auch die Ursache für die sog. Grauzone.

Aber auch *entzündliche Veränderungen* der Prostata können einen Einfluß auf die Serum-PSA-Konzentrationen haben. So ist sind sicher jedem Urologen Patienten mit einer akuten eitrigen Prostatitis in Erinnerung, deren PSA-Werte bei Diagnose deutlich erhöht waren, die sich aber unter adäquater Therapie wieder normalisierten.

Aber können auch *klinisch inaparrente chronische Prostatitiden* den Serum-PSA-Wert beeinflußen? Um diese Frage zu untersuchen, haben wir bei 272 Patienten, die an unserer Klinik wegen einer BPH transurethral reseziert wurden,

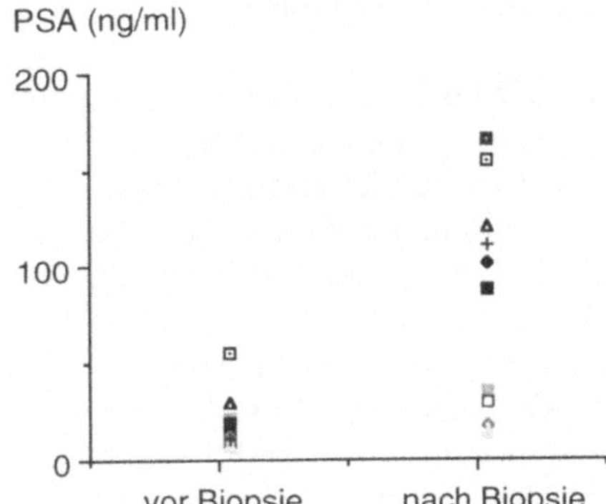

Abb. 4. PSA-Werte vor und nach „mapping"-
Biopsie der Prostata (n = 37)

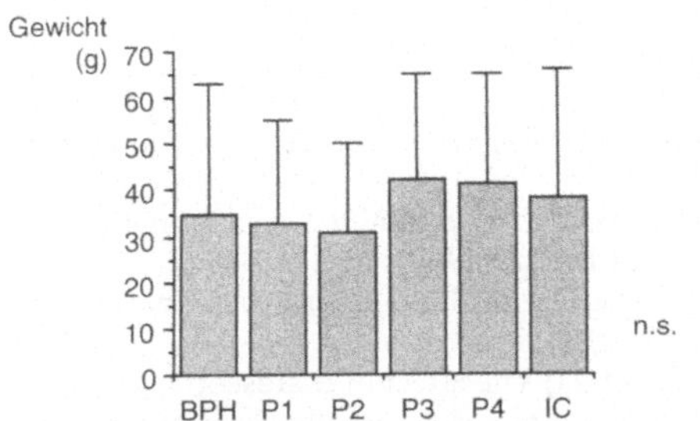

Abb. 5. Resektionsgewichte (n = 272)

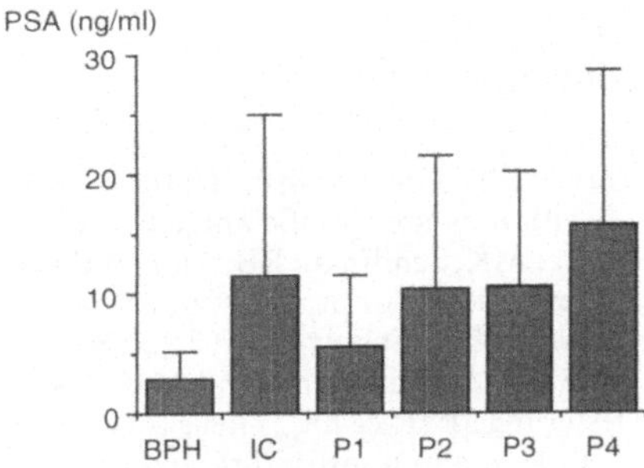

Abb. 6. PSA-Werte in Abhängigkeit von
den histologischen Befunden (n = 272)

das Resektionsmaterial von einem Pathologen in Hinblick auf die entzündlichen
Veränderungen begutachten lassen. Die Unterteilung erfolgte in reine BPH,
leichte (P1), mittlere (P2) und schwere (P3) und eitrig-granulomatöse Prostatitis
(P4). Die Befunde wurden mit den präoperativen PSA-Werten korreliert. Die
Resektionsgewichte unterschieden sich nicht signifikant (Abb. 5). Aus diesem
Grund ist ein statistischer Vergleich nach dem Mann-Whitney-Test zulässig.

Wir fanden, daß bereits leichte entzündliche Veränderungen zu einer signifikanten Erhöhung der PSA-Serum-Konzentration führen (Abb. 6). Auch das
inzidente Prostatakarzinom (IC), das wir in unserem Krankengut in 7,7% der
Fälle antreffen, führt im Vergleich zur einen BPH zu signifikant erhöhten PSA-
Werten. Eine Diskriminierung zwischen Prostatitis und inzidentem Prostatakarzinom ist jedoch nicht möglich.

18% der Patienten mit klinisch inapparenten entzündlichen Veränderungen
der Prostata wiesen in unserem Krankengut PSA-Werte von mehr als 10 ng/ml
auf. Diese Daten decken sich mit der Literatur. Bei diesen Werten muß man in
einem sehr hohen Prozentsatz mit einem Karzinom rechnen. Aus diesem Grund
führen wir die „Mapping-Biopsy" der Prostata durch. So auch bei den oben
erwähnten Patienten mit Werten über 10 ng/ml.

Zusammenfassung

1. Die DRE führt in einem Zeitraum von 1–3 Minuten nach Palpation zu keiner signifikanten Erhöhung des Serum-PSA-Werts.
2. Zwei Stunden nach Palpation kommt es zu einer statistisch hochsignifikanten Erhöhung des PSA-Werts bis um den Faktor 3,6.
3. 24 Stunden nach Palpation liegen die Werte wieder im Ausgangsbereich.
4. Bereits leichte entzündliche Veränderungen der Prostata führen im Vergleich zur reinen BPH zu einer signifikanten PSA-Erhöhung.
5. Das inzidente Prostatakarzinom führt im Vergleich zu einer reinen BPH zu einer signifikanten PSA-Erhöhung.
6. Die „mapping" Biopsie der Prostata führt zu einer massiven PSA Erhöhung (Faktor 12).

Literatur

Brawer MK, Chetner MP, Heatie J, Buchner DM et al. (1992) Secreening for prostate cancer with prostate specific antigen. J Urol 147:841–845

Brawer MK, Schilfman RB, Ahman FR et al. (1988) The effect of digital rectal examination on serum levels of prostate specific antigen. Arch Pathol Lab Med 112:1110–1112

Crawford ED, Schutz MJ, Clejan S et al. (1992) The effect of digital rectal examination on prostate specific antigen levels. AMA 267:2227–2228

Oesterling JE, Rice DC, Glenski WJ, Bergstrahl EJ (1993) The effect of cystoscopy, prostate biopsy, and transurethral resection of the prostate on the serum prostate specific antigen concentration. Urology, in press

Stamey TA (1989) Prostate specific antigen in the diagnosis and treatment of adenocarcinoma of the prostate. Monogr Urol 10:49

Yuan JJ, Coplen DR, Petros JA et al. (1992) Effects of digital rectal examination, prostatic massage, ultrasonography, and needle biopsy on serum prostate specifc antigen levels. J Urol 147:810–811

Andere für das Prostata-Screening interessante Marker

M. E. Harper, C. L. Eaton, A. Turkes und K. Griffiths

Einleitung

Das Prostatakarzinom entwickelt sich schnell zum am häufigsten diagnostizierten Karzinom in der westlichen Welt [71], mit einer stetig wachsenden Inzidenzrate [24, 73] und einer bei der schwarzen Bevölkerung Amerikas doppelt so hohen Mortalitätsrate wie bei der weißen Bevölkerung. Darüber hinaus nimmt der Anteil der männlichen Bevölkerung jenseits des 65. Lj. insbesondere in Nordamerika und in den EG-Ländern weiterhin zu [24]. Prostataerkrankungen wie die benigne Prostatahypertrophie (BPH) oder das Prostatakarzinom werden in wachsendem Maße zu einem schwerwiegenden gesundheitspolitischen Problem. Daher ist es sicherlich an der Zeit, unsere Kenntnisse bezüglich des natürlichen Krankheitsverlaufs der BPH und des Prostatakarzinoms sowie der biologischen Vorgänge, die mit der Pathogenese dieser Krankheiten zusammenhängen, erneut zu überprüfen.

Das wesentliche Problem bei der Behandlung des Prostatakarzinoms besteht darin, daß die Mehrzahl der Patienten sich erst vorstellt, wenn die Erkrankung nicht mehr auf die Prostata begrenzt ist und sich bereits regionale oder Fernmetastasen gebildet haben, so daß eine Heilung nicht mehr möglich ist. Die Notwendigkeit der Früherkennung führte zur Entwicklung von Screening-Programmen. Um ein Prostatakarzinom zu heilen, muß es in einem lokal begrenzten Stadium diagnostiziert werden. Bei der Entwicklung von Früherkennungsprogrammen sollten spezifische, grundlegende Probleme berücksichtigt werden, damit eine Verbesserung der Therapie (bzw. die Vertiefung unseres Verständnisses der an der Prostatakarzinogenese beteiligten Faktoren) möglich wird.

Aspekte des natürlichen Krankheitsverlaufs des Prostatakarzinoms

Es ist von besonderem Interesse, daß die Inzidenz des Prostatakarzinoms [59, 72] – und wahrscheinlich auch der BPH – nicht nur vom Lebensalter, sondern auch von der Rasse beeinflußt wird. Bei der asiatischen Bevölkerung, z. B. Japaner, Filipinos, Thailänder und Chinesen ist die Inzidenz des Prostatakarzinoms gering, mit einer in manchen Regionen der USA über 100mal höheren altersangepaßten Inzidenzrate als in Shanghai (China). Da Untersuchungen an Emigrantenpopulationen zeigten, daß die Mortalitätsrate des Prostatakarzinoms sich bei den in Amerika seßhaft gewordenen japanischen Emigranten an die Rate der US-Bevölkerung annähert [35, 87], muß die Ernährung einen Einfluß auf die Pathogenese der Krankheit haben.

Das latente Prostatakarzinom [68], dessen Inzidenz sich bei Männern jenseits des 50. Lj. Berichten zufolge auf 30% beläuft, ist bei japanischen Männern genauso häufig wie bei gleichaltrigen Kaukasiern [64]. Dasselbe trifft auf die Prävalenz mikroskopisch erkennbarer BPH-Herde zu [41]. Die Entwicklung des latenten Prostatakarzinoms und der BPH zu einer klinischen manifesten Erkrankung scheint bei der asiatischen Bevölkerung durch die Nahrungszusammensetzung oder andere Umweltfaktoren gehemmt zu werden. Die an den frühen proliferativen Veränderungen beteiligten biologischen Faktoren sind bei Männern in der ganzen Welt vorhanden, aber die Progredienz zu einer klinischen Erkrankung findet überwiegend bei Kaukasiern statt. Es ist nachweisbar, daß nur ein geringer Anteil der latenten Karzinome bei kaukasischen Männern metastasiert. Es ist fragwürdig, ob man im Rahmen der Früherkennung in der Lage sein wird, die latenten Karzinome zu identifizieren, die sich unbehandelt während der erwarteten Lebenszeit des Patienten zu einer lebensbedrohlichen Krankheit weiterentwickeln.

Über die molekularen Prozesse, die mit dem Beginn und der Progredienz des Prostatakarzinoms zusammenhängen, ist wenig bekannt. Man nimmt an, daß die Karzinogenese ein aus vielen Schritten bestehender Prozeß ist; an diesem Prozeß kann der durch Onkogene hervorgerufene Verlust der wachstumsregulierenden Kontrollmechanismen infolge von Mutation, Amplifikation oder Neuanordnung, die verringerte Expression von Tumorsuppressorgenen oder möglicherweise beides beteiligt sein [45, 70, 81]. Es ist jedoch notwendig, die molekularen Vorgänge zu verstehen, welche die niedrige Progredienzrate des häufig vorhandenen latenten Karzinoms zu einem klinisch manifesten Karzinom beeinflussen. Die Mikrofoci umgewandelter Zellen proliferieren und expandieren anscheinend nicht, was möglicherweise auf den hemmenden Einfluß ihrer normalen Nachbarzellen zurückzuführen ist [81].

Die an diesen Prozessen beteiligten genetischen Veränderungen müssen bestimmt werden. Dies könnte eine wirksame Unterscheidung der durch Screening oder TUR bzw. Prostatektomie entdeckten Karzinome hinsichtlich ihrer Aggressivität und Progredienz ermöglichen. Die notwendigen Marker für die Karzinomprogression und das „metastatische Potential" könnten entwickelt werden, wenn eine erhöhte Expression von Onkogenen oder Wachstumsfaktoren in Zusammenhang mit diesen frühen zellulären Veränderungen festgestellt wird.

Krankheitsprogression nach primärer Hormonbehandlung

In den vergangenen 20 Jahren befaßten sich sehr viele Autoren mit den an der Pathogenese des Prostatakarzinoms beteiligten endokrinen Faktoren [33, 34]. Dabei konzentrierte sich das Interesse besonders auf die Identifizierung von

Tumormerkmalen oder möglichen Markern, mit dem Ziel, die aggressiveren, androgenunabhängigen Karzinome zu definieren, die entweder nur in geringem Maße oder gar nicht auf eine endokrine Therapie ansprechen.

Das klinische Verhalten des Prostatakarzinoms läßt ein gewisses Maß an Androgenabhängigkeit erkennen, und ein großer Anteil der Patienten spricht auf eine primäre Antiandrogenbehandlung (meist mit LH-RH-Analoga) an, deren Ziel die Senkung des Plasmatestosteronspiegels ist. Ungefähr 70% der Patienten mit progredientem Prostatakarzinom sprechen auf diese Behandlung die allerdings rein palliativen Charakter hat, primär an.

Man nimmt an, daß die autonome Proliferation der androgenunabhängigen Zellen den Patienten letztendlich tötet. Obwohl Androgene das Prostatawachstum fördern, bewirken wahrscheinlich verschiedene wachstumsstimulierende Faktoren eine Proliferationsfähigkeit dieser Zellen. Für die Patientengruppe mit hohem Risiko und schlechter Prognose sind neue innovative Therapieformen erforderlich. Falls die Hormontherapie versagt, kann ein weiterer Behandlungsversuch mit chemo-hormoneller Therapie vorgenommen werden, wenn der Anteil an androgenunabhängigen Tumorzellen minimal ist. Auch hier sind Marker zur Charakterisierung der Karzinome erforderlich.

Ki-67-Expression und Tumoraggressivität

Die histopathologischen Gradeinteilungssysteme zur Charakterisierung des Prostatakarzinoms beinhalten keinen Parameter für die Zellproliferation. Beim Prostatakarzinom werden nur wenige Mitosen beobachtet, was eine Unterscheidung der Karzinome mit größerer Proliferationsfähigkeit erschwert. Wie in Studien mit anderen Karzinomformen [12, 16] nachgewiesen wurde, ist eine Schätzung der proliferativen Fraktion der Tumorzellpopulation mit Hilfe von monoklonalen Antikörpern möglich. Das nukleäre Antigen Ki-67 z. B. wird in der G1-, G2-, S- und M-Phase, nicht jedoch in der G0-Phase exprimiert. Die Untersuchungen von Oomens et al. [63] ergaben, daß die Ki-67-Expression bei der Charakterisierung des Prostatakarzinoms von Wert sein kann.

Eine laufende Studie am Tenovus-Krebsforschungszentrum befaßt sich ebenfalls mit dem Zusammenhang zwischen Ki-67-Expression beim primären Prostatakarzinom und dem histologischen Malignitätsgrad, Metastasenstatus, Alter und der Überlebenszeit von Patienten mit progredienter Erkrankung [37]. Die Gewebsproben von 153 nichtselektionierten Patienten wurden in flüssigem N_2 eingefroren und bis zur Analyse der Ki-67-Expression aufbewahrt. Die Patienten erhielten anschließend eine endokrine Therapie und wurden regelmäßig überwacht.

Nach Färbung mit Immunperoxidase wurde beurteilt, wie groß der Anteil proliferierender maligner Zellen mit gefärbten Nuclei in Ganzschnitten (300–1000 Zellen) war. Der Bereich der Immunpositivität wurde mit Hilfe eines Score- oder Punktzahlensystem festgelegt. Von den 153 untersuchten Tumoren waren 15 Ki-67-negativ, bei 53 Tumoren waren 1% der Nuclei gefärbt, bei 54 Tumoren

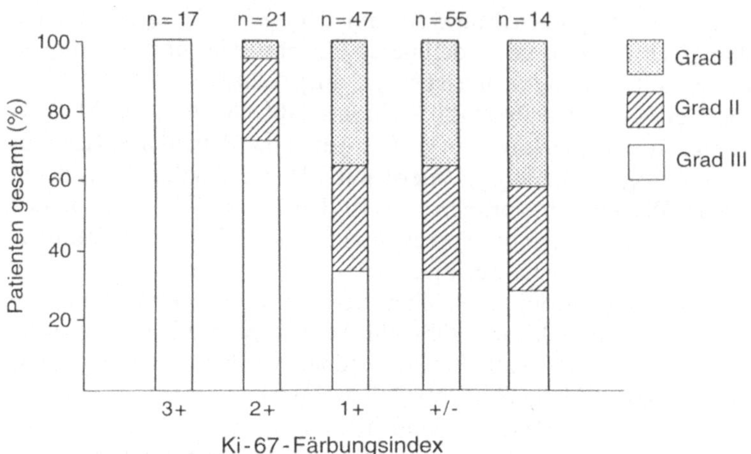

Abb. 1. Korrelation zwischen histologischem Malignitätsgrad des Prostatakarzinoms (Mostofi-System [61]) und semiquantitativem Scoresystem für Ki-67

1%–10%, bei 20 Tumoren 10%–20% und bei 11 Tumoren 20%–30%. Im Drüsenepithel von normalen und BPH-Gewebe wurden selten Ki-67-positive Nuclei beobachtet, doch wenn gefärbte Nuclei vorhanden waren, lagen sie distal des verzweigten Drüsengangsystems.

Unter Anwendung des Gradingsystems nach Mostofi [61] oder Gleason [31] wurde zwischen Malignitätsgrad und Ki-67-Expression eine statistisch signifikante Korrelation ($p < 0,001$) festgestellt (Abb. 1). Das Vorhandensein von Metastasen zum Zeitpunkt der Diagnosestellung und der Ki-67-Score korrelierten insofern, als nur wenige Patienten mit M0-Erkrankung (4/22) eine höhergradige Immunpositivität aufwiesen.

Die Life-table-Analyse der Daten von 86 Patienten, deren Überlebenszeit und Todesursache bekannt war, wurde mit der Ki-67-Expression korreliert. Dabei wurden signifikante Unterschiede hinsichtlich der Überlebenszeit von Patienten mit niedriger geschätzter „Tumorwachstums-Fraktion" und Patienten mit hohem Ki-67-Score festgestellt (Abb. 2).

„Proliferating cell nuclear antigen (PCNA)" und klinische Parameter

Es gibt immer mehr Anhaltspunkte dafür, daß die Ki-67-Expression beim Prostatakarzinom ein potentiell nützlicher Marker zur Beurteilung der Proliferationsaktivität des Tumors sein könnte. Da für die Ki-67-Analyse jedoch Gefrierschnitte erforderlich sind, wird noch anhand der für Messungen besser geeigneten fixierten paraffineingebetteten Gewebeschnitte untersucht, ob eine Expression anderer, ähnlich informativer Proliferationsmarker nachweisbar ist.

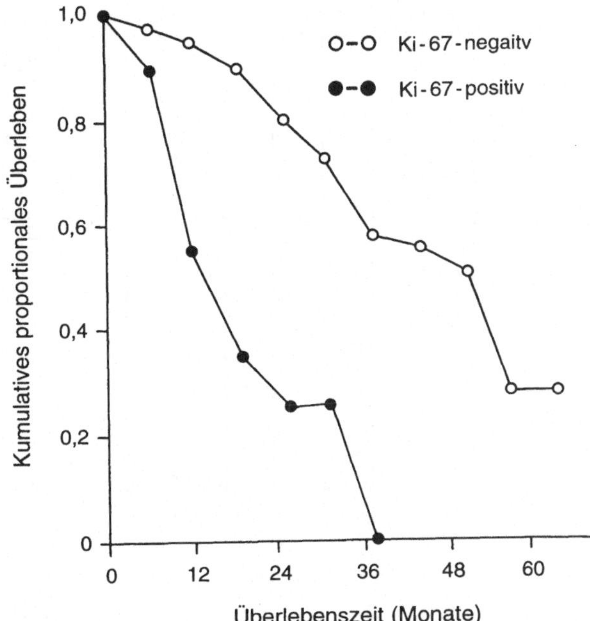

Abb. 2. Korrelation zwischen Ki-67-Scores der Prostatakarzinome und Überlebenszeit der Patienten nach der Prostatakarzinomdiagnose

Das Proliferating cell nuclear antigen (PCNA, Zyklin), ein Hilfsprotein der DNS-Polymerase-Delta [13], ist wie Ki-67 ein zellzyklusassoziierter Marker, der zur Einschätzung der Tumorwachstumsfraktion verwendet werden kann. Monoklonale Antikörper für PCNA sind verfügbar und lassen sich auf routinemäßig fixierten paraffineingebetteten Gewebeschnitten gut anwenden. In früheren Studien wurde bereits nachgewiesen, daß PCNA bei anderen Tumorerkrankungen ein potentieller Prognosefaktor sein kann [42, 89].

Die PCNA-Expression wurde bei 102 Prostatakarzinomgewebsproben unter Anwendung der Streptavidinbiotinimmunperoxidase [36] bestimmt, wobei zur Einschätzung des Anteils positiv gefärbter Nuclei ein Scoresystem entwickelt wurde. Bei den Prostatakarzinom- und BPH-Gewebsproben beschränkte sich die PCNA-Immunfärbung auf die Nuclei von Bouin-fixiertem Gewebe. In den Prostatakarzinomgewebsproben waren 1%–58% aller malginen Zellen PCNA-positiv. Die äußeren Areale der Tumorausdehnung und die dem Stroma benachbarte Zellschicht in kribiformen Tumoren zeigten im allgemeinen eine größere PCNA-Positivität als die Zellen in den eher zentralen Regionen.

Im Drüsenepithel von BPH-Gewebsproben lag der Anteil an gefärbten Zellen zwischen 0% und 10%, in der Basalzellschicht wurden gelegentlich relativ kleine PCNA-exprimierende Nuclei festgestellt; im Bereich zwischen der Basalzell- und der Sekretzellschicht des Azinus wurden häufiger größere gefärbte Zellkerne beobachtet. Darüber hinaus wiesen die distalen Drüsenausführungsgänge eine größere Anzahl von PCNA-gefärbten Zellkernen als die eher proximalen Regionen auf.

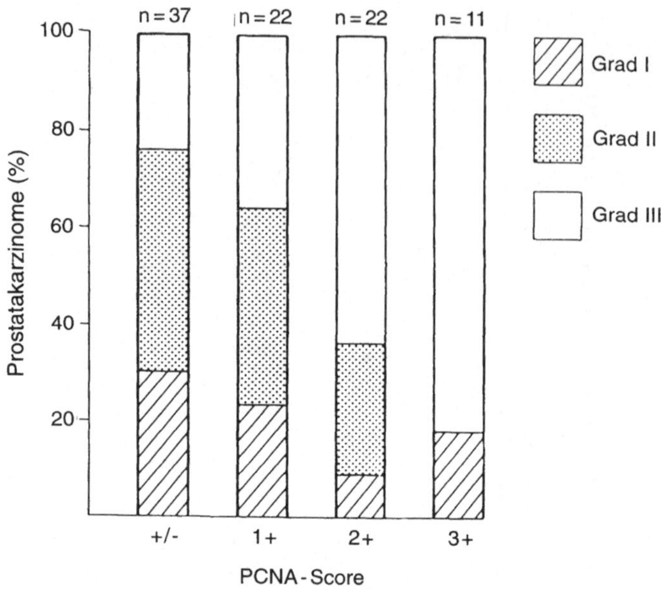

Abb. 3. Korrelation zwischen histologischem Malignitätsgrad des Prostatakarzinoms (Mostofi-System [61]) und semiquantitativem Scoresystem für PCNA (+/− <10%, *1*+ 10–20%, *2*+ 20–30%, *3*+ >30% positiv gefärbte Nuclei)

Der histologische Malignitätsgrad korrelierte auf signifikante Weise mit dem PCNA-Score, wobei die Wachstumsfraktion mit abnehmender Tumordifferenzierung zunahm (Abb. 3). Die Life-table-Analyse der Daten von 65 Patienten wurde mit dem PCNA-Score korreliert. Der kumulative Anteil der seit der Primärdiagnose überlebenden Patienten ist in Abb. 4 dargestellt; Patienten mit niedrigem PCNA-Score überleben länger.

Der „proliferative Status" eines biopsierten Tumors kann anhand von Gefrierschnitten oder fixierten Paraffinschnitten eingeschätzt werden. Die Anwendung solcher Verfahren bei Tumoren, die durch ein Screening entdeckt wurden, ist bei der Entscheidung für eine sofortige Therapie oder einen Behandlungsaufschub hilfreich. Zur Zeit werden neuentdeckte Marker getestet bei denen ein Zusammenhang mit der Zellzyklusaktivität vorliegen soll. Bei den therapeutischen Entscheidungen sind sowohl das Tumorwachstum verzögernde Faktoren als auch Faktoren, die das metastatische Potential des Tumors anzeigen, zu berücksichtigen. Die Marker müssen in minimalen Gewebemengen identifizierbar sein und in heterogenen Gewebsproben Karzinomzellen charakterisieren können.

In den Frühstadien der Krankheit sind die wachstumsverzögernden Faktoren besonders wichtig. Es könnte auch eine Androgensensibilität der Tumorzellen erwartet werden, obwohl über den Anteil androgenunabhängiger Zellen in den Frühphasen der Karzinogenese wenig bekannt ist. Hormonsensible Karzinomzellen lassen eine spezifische Androgenrezeptorexpression erwarten. Immunzyto-

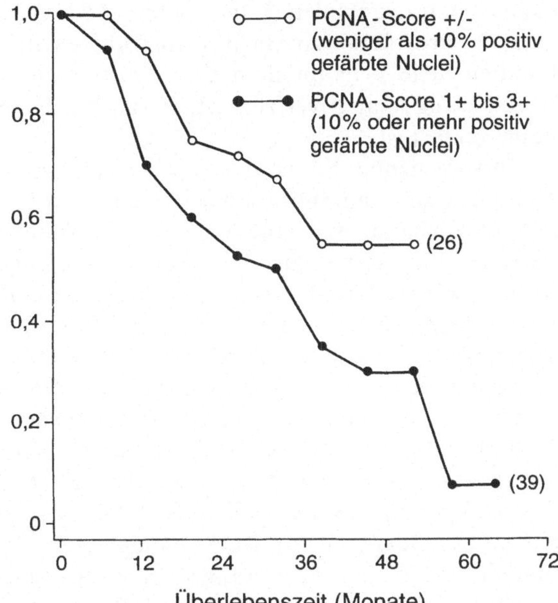

Abb. 4. Korrelation zwischen PCNA-Score der Prostatakarzinome und der Überlebenszeit der Patienten nach der Diagnose des Prostatakarzinoms. Zahlen in Klammern geben die Patientenzahl in der analysierten Gruppe

chemische Assays, mit denen bestimmt wird, ob der Androgenrezeptor vorhanden ist, könnten für die Vorhersage des Ansprechens auf eine hormonelle Therapie von entscheidender Bedeutung sein.

Aufgrund von Daten zur Expression der wachstumsregulierenden Faktoren und ihrer Rezeptoren in den Biopsieproben von durch Screening entdeckten Karzinomen könnte der Autonomiegrad des Karzinomwachstums beurteilt werden. Durch das Tenovus-Forschungsprogramm wurde festgestellt, daß gering differenzierte Tumoren signifikant größere Mengen des TGF α (transforming growth factor) exprimieren, wohingegen die mittels immunzytochemischer Verfahren bestimmte Expression des EGF-Rezeptors (epidermal growth factor) beim Prostatakarzinom keine Korrelation mit der Krankheitsprogredienz und dem Überleben aufwies.

Screening-Initiativen

Man kann davon ausgehen, daß Patienten mit lokal begrenztem Prostata Karzinom durch radikale Prostatektomie geheilt werden können. Möglicherweise werden mit zunehmendem Wissen über Tumorbiologie und zum natürlichen Krankheitsverlauf noch andere Behandlungsformen wie die Verabreichung von 5 α-Reduktase-Hemmern oder von Antiandrogenen in Betracht gezogen werden.

Durch Pilot-Screeningstudien unter Anwendung des PSA-Tests und der rektal-digitalen Untersuchung (DRE) als primäre Screeninguntersuchungen sowie der transrektalen Sonographie (TRUS) als nachfolgende Untersuchung kann das Prostatakarzinom in einem früheren Stadium identifiziert werden. Doch könnten viele behaupten, daß ein systematisches Screening der männlichen Bevölkerung solange verfrüht ist, bis das Wachstumsverhalten des Prostatakarzinoms geklärt ist.

Entsprechende Pilotstudien geben uns die Möglichkeit, mehr über die Krankheit zu erfahren, und wir können hoffen, daß eventuelle Überreaktionen auf das Vorhandensein eines ruhenden Prostatakarzinoms, das zu Lebzeiten des Patienten nur geringfügige Symptome hervorruft, sich dann in Grenzen halten. Kaum etwas deutet jedoch darauf hin, daß in unmittelbarer Zukunft bessere Tests als die gegenwärtig vorhandenen, wie PSA, DRE und TRUS, zur Verfügung stehen werden. Sicherlich werden weitere Untersuchungen zur Entdeckung noch spezifischerer Prostatakarzinommarker als PSA führen, derzeit jedoch sollten die Pilotstudien noch auf Basis des PSA-Serumwerts durchgeführt werden.

Nicht alle verfügbaren diagnostischen Testkits zur Messung der PSA-Plasmakonzentrationen führen zu demselben analytischen Wert [79]. Jede Testpackung hat unterschiedliche Standards zur Auswertung der Plasmawerte, so daß es besonders wichtig ist, so schnell wie möglich international anerkannte Standards bei den PSA-Assays zu entwickeln, damit die Genauigkeit der Analysen größer wird. Internationale Programme zur Qualitätsbeurteilung sind ebenfalls wichtig.

Pathogenese des Prostatakarzinoms

Die Tumorgenese ist ein komplexer, aus vielen Schritten bestehender Prozeß – von der Karzinomentstehung über die Wachstumsinduktion und Progression zu einem invasiven metastasierenden Karzinom –, wobei über die molekularen Veränderungen in Zusammenhang mit diesen Vorgängen in der Prostata wenig bekannt ist. Die Suche nach dem Frühkarzinom wird sicherlich zu neuen Forschungsinitiativen anregen, durch die sich unsere Kenntnisse der verschiedenen Stadien dieses Krankheitsprozesses erweitern und biologische Parameter entdeckt werden, mit denen eine bessere Beurteilung des metastatischen Potentials eines diagnostizierten Prostatakarzinoms möglich sein wird.

Seit langem wird angenommen, daß die Mehrzahl der Prostatakarzinome ihren Ursprung in der peripheren Drüsenzone hat [53]. Wie aus neueren Daten hervorgeht, entstehen ungefähr 75% der Karzinome in dieser Zone. Doch da bis zu 25% der Prostatakarzinome in der Übergangs- oder zentralen Zone lokalisiert sind [57] und somit im transurethralem Resektionsmaterial identifiziert werden können, muß dieses Gewebe sorgfältiger untersucht werden, was die Diagnoserate von Frühkarzinomen erhöht.

Lange Zeit war auch die Überzeugung vorherrschend, daß die bei einer wegen benigner Prostatahypertrophie durchgeführten TUR entdeckten inzidentellen Prostatakarzinome lediglich eine sehr frühe Phase in der natürlichen Entwicklung des Prostatakarzinoms, nämlich eine Läsion mit geringem endogenem Malignitätspotential, darstellen. Man ging davon aus, daß die Patienten bei nicht durchgeführter Behandlung dieselbe Lebenserwartung wie die normale Bevölkerung hätten, obwohl Berichten zufolge 33% der Patienten mit T1b-Karzinom eine progrediente Erkrankung aufwiesen [22], womit die Progredienzrate höher als bei rektal tastbaren Karzinomen im Stadium T2a ist [74].

Bei T1b-Patienten war außerdem die Wahrscheinlichkeit, daß nach einer radikalen Prostatektomie Lymphknotenmetastasen auftraten und das Karzinom geringer differenziert war, größer als bei radikal prostatektomierten Patienten mit T2a-Karzinom [32]. – Auch das T1a-Karzinom hat anscheinend nicht immer ein geringes malignes Potential [85], da bis zu 16% dieser Karzinome metastasieren [7, 28]. Die Wachstumsmerkmale dieser Frühkarzinome müssen charakterisiert werden, zumal durch Screeninginitiativen deutlich wird, wie verhältnismäßig wenig wir über die Frühphasen des natürlichen Krankheitsverlaufs beim Prostatakarzinom wissen.

Obwohl der Mittellappen und die periphere Zone mit dem Alter langsam, aber in zunehmenden Maße atrophieren [55], zeigen manche Drüsen eine ähnliche Morphologie wie bei jüngeren Männern. Bei der atypischen Hyperplasie, einer diffusen oder multifokalen Proliferation des Drüsengang- oder Epithelgewebes, die McNeal als prämaligne Erscheinung betrachtet [52], ist ein altersbedingter Anstieg der Inzidenz nachweisbar. Es konnte gezeigt werden, daß diese Form der Hyperplasie in karzinomatösem Gewebe häufiger als in normalem Gewebe auftritt [47]. Die Beziehung zwischen atypischer Hyperplasie und dem latenten autoptisch entdeckten Karzinom [4] ist noch ungeklärt.

Interessant erscheint der multifokale Ursprung des Prostatakarzinoms. Zu berücksichtigen ist, daß es vorrangig in der peripheren Zone entsteht, und es stellt sich die Frage, ob zwischen BPH und Karzinomentstehung in der Übergangszone möglicherweise ein kausaler Zusammenhang besteht. Bisher stimmten die Urologen darin überein, daß Prostatakarzinom und BPH keine gemeinsame Ätiologie aufweisen und daß letztere kein prämaligner Zustand ist. Doch in den Prostatektomiepräparaten bei BPH waren Läsionen nachweisbar, die als atypische adenomatöse Hyperplasie (AAH) bezeichnet werden [48]. Möglicherweise sollten die AAH und die intraepitheliale Prostataneoplasie (PIN) als prämaligne Läsionen bei der Karzinogenese in der peripheren Zone betrachtet werden [10, 11, 56], wobei das proliferierende Epithel keiner Wachstumsregulation mehr unterworfen ist [39]. Die Prävalenz und das Ausmaß von AAH und PIN sind in karzinombefallenen Drüsen stärker ausgeprägt als in Drüsen ohne Karzinom, und die altersbezogene Prävalenz dieser Läsionen unterstützt die Auffassung, daß sie progredient werden können [43, 52].

Molekulare Aspekte des Prostatakarzinoms

Die Suche nach Genen, die an der Entstehung des Prostatakarzinoms und der Unabhängigkeit der Zellen von hormonellen und wachstumsregulierenden Faktoren beteiligt sein könnten, hat zu einer beträchtlichen Menge von Informationen in einer Reihe von z. T. widersprüchlichen Berichten über die Molekularbiologie im Zusammenhang mit der Tumorprogression geführt. Gegenwärtig können noch keine allgemein akzeptierten „molekularen Marker" oder Prognosefaktoren identifiziert werden.

Die Karzinogenese umfaßt sowohl das „Fehlverhalten" verschiedener Onkogene und als auch Wachstumssuppressorgene. Die Onkogenaktivierung infolge von Mutation, Amplifikation oder Neuanordnung und der ebenfalls durch Mutation bedingte Verlust der Suppressorgenexpression scheinen die Basis der molekularen Veränderungen zu sein, durch die der maligne Phänotyp möglicherweise auf Zellen übertragen wird [45, 70, 81]. Obwohl über solche genetischen Veränderungen bei einigen Primärkarzinomen berichtet wurde [90], konnten beim Prostatakarzinom nur wenige identifiziert werden, die als Marker für eine Progression in Betracht kommen. Mit diesen molekularen Vorgängen befassen sich zahlreiche Untersuchungen. Die Daten zur Aktivierung der zellulären Protoonkogene und zur Identifizierung der das Prostatawachstum stimulierenden oder hemmenden Faktoren, die unter Androgeneinfluß fakultativ bzw. im Falle echter Autonomie konstant exprimiert werden, werden uns Einsichten in die Faktoren vermitteln, die den Prozeß der Tumorgenese entscheidend beeinflussen.

Brothman et al. [15] sowie Atkin und Baker [2, 3] konnten mittels zytogenetischer Analysen von Prostatakarzinomgewebsproben bestimmte chromosomale Deletionen und strukturelle Veränderungen identifizieren; ihre Studien waren jedoch auf eine geringe Patientenzahl begrenzt. Sie machten auf Deletionen der Chromosomen 10q und 7q aufmerksam. Solche Veränderungen könnten einen Aktivitätsverlust der an den Wachstumsregulationsprozessen beteiligten Gene bewirken.

Carter et al. [23] fanden Anhaltspunkte dafür, daß beim Prostatakarzinom ein spezifischer Allelenverlust auf den Chromosomen 10 und 16 vorliegt. Mit Hilfe eines gentechnologischen Verfahrens wurde die häufige Deletion des langen Arms des Chromosoms 17 bei kolorektalen Karzinomen identifiziert [5] sowie die Lokalisation der Deletionen auf 17p in die Region zwischen 17p13,3 und 17p12 vorgenommen, was die Identifizierung des p53 als Tumorsuppressorgen ermöglichte [6], das bei dieser Karzinomform inaktiviert ist. Obwohl viele Studienergebnisse auf die potentiell zentrale Rolle des p53 bei verschiedenen humanen Karzinomformen, einschließlich des kleinzelligen Lungenkarzinoms [88], des Mammakarzinoms [20] und des Harnblasenkarzinoms [78], hinweisen, wurde in Zusammenhang mit dem Prostatakarzinom kaum etwas über das p53-Gen berichtet.

In der DU145-Prostatakarzinomzellinie wurde ein mutiertes Protein identifiziert [9], das aus einem Retinoblastomgens (Rb-Gen) stammt [40]. Es wurde berichtet, daß bei Nacktmäusen eine Suppression der Tumorigenität nach Transfektion des klonierten normalen Rb-Gens in diese Zellen stattfand. In ähnlichen Studien mit anderen Zellinien gelang es nicht, aberrante Rb-Gen-Proteine zu entdecken. Die Analyse humaner Prostatakarzinomgewebsproben [8] ergab bei einer dieser Gewebsproben eine Deletion von 103 Nukleotiden aus der Promoterregion des Rb-Gens.

Besonderes Interesse verdient der Bericht, daß das Gen für den epithelialen Zelladhäsionsfaktor, E-Cadherin, auf Chromosom 16q22,1 lokalisiert ist. E-Cadherin wird als ein möglicher Regulator der Invasivität, also als ein potentielles

„Invasionssuppressorgen" beschrieben [17]. Carter et al. [23] berichteten außerdem, daß bei 20% der von ihnen untersuchten Prostatakarzinome anscheinend alle Deletionen auf den Chromosomen 17p und 13q, den Loci des p53- bzw. Rb-Gens, vorlagen.

Andere Berichte befaßten sich mit der Onkogenaktivierung und Genen, die wachstumsregulierende Faktoren und Transkriptions-Faktoren kodieren. Rijnders et al. [69] untersuchten die Protoonkogenexpression bei den niedrig differenzierten Prostatakarzinomzellinien PC3, PC133 und PC138 und berichteten über eine nachhaltig erhöhte Expression des c-Ha-ras und c-myc. Die c-fos-Expression korrelierte mit dem Androgenstatus der androgenabhängigen PC82-Zellinie. Die am Tenovus-Krebsforschungszentrum durchgeführten Untersuchungen [67] zeigten, daß im menschlichen Prostatagewebe zwischen der Expression der c-fos-mRNS und der Androgenrezeptorendichte ein Zusammenhang besteht. Durch diese Analyse wurde übereinstimmend mit anderen Berichten [29] deutlich, daß bei allen Malignitätsgraden des Prostatakarzinoms eine hohe c-myc-RNS-Expression vorliegt. Dagegen berichteten Buttyan et al. [18] nur beim Karzinomen mit hohem Malignitätsgrad über erhöhte Werte der c-myc-RNS-Transkripte.

Die Transfektion eines v-Ha-ras-Onkogens erhöhte das metastatische Potential eines experimentellen Dunning-Ratten-Prostataadenokarzinoms [65, 77], und ras und myc zusammen induzierten in einem experimentellen Rekonstitutionsmodell der Mausprostata [76] ein aktiv proliferierendes Prostatakarzinom. Exogene Gene wurden in dissoziierte fetale urogenitale Maussinuszellen eingebracht und unter die Nierenkapsel von erwachsenen isogenen männlichen Tieren transplantiert. Die Einbringung des ras- oder myc-Onkogens allein führte zu einer ausgeprägten Dysplasie mit fokaler Epithelhyperplasie. Auch bei humanen Prostatakarzinomgewebsproben wurde über ein aktiviertes ras-Onkogen berichtet [66]; es wurde jedoch gezeigt, daß die Häufigkeit derartiger Mutationen gering ist [23].

In anderen Studien mit dem Dunning-Tumor [25] konnte eine Assoziation erhöhter Werte der mRNS-Transkripte der nukleären Onkogene c-myc, c-fos und p53 mit dem Übergang von einer normalen Prostata zu einem androgenabhängigen HI-Tumor nachgewiesen werden. Signifikant erniedrigte Werte treten Berichten zufolge während der Progredienz zu einem androgenunabhängigen HI-Tumor und zu einem metastasierten Karzinom auf. Ferner konnte kein Zusammenhang zwischen Tumorprogression und Expression des ras-Onkogens gezeigt werden. Unstrittigerweise können Veränderungen der Onkogenexpression verschiedene Stadien der Karzinompathogenese widerspiegeln, doch lassen bisherige Untersuchungen weder einen eindeutigen Zusammenhang mit der Entstehung der Hormonunabhängigkeit noch der Tumorprogression und Metastasierung erkennen [25]. Bei weiteren Forschungen sind c-myc und c-fos mit ihrem bekanntlich schnellen Ansprechen auf eine mitogene Stimulation [26] einer detaillierten Untersuchung wert; das c-myc-Protein ist an der DNS-Synthese und das c-fos-Protein an der Übertragung der extrazellulären wachstumsstimulierenden Signale in intrazelluläre, auf das Zellwachstum bezogene biologische Antworten beteiligt [51].

Ob in der Protata durch Androgene ein Protoonkogen direkt induziert wird, muß noch nachgewiesen werden. Beim Uterus induzieren Östrogene die c-fos-, c-myc- und c-jun-Expression [82, 84]. Ein Östrogen-response-Element, das mit den Kernsequenzen für AP-1-Transkriptionsbindungsstellen assoziiert ist, konnte lokalisiert werden. Das schnelle Ansprechen des c-fos in der androgengeförderten regenerierenden Prostata von kastrierten Ratten [19, 44] weist darauf hin, daß weitere Studien zu diesem Onkogen im Hinblick auf die Entstehung der Androgenunabhängigkeit von Nutzen sein können.

Familienrisiko: genetische Prädisposition für das Prostatakarzinom

Die Beschäftigung mit den molekularen Ereignissen beim Prostatakarzinom zeigt, wie wenig wir über die genetische Prädisposition zu dieser Krankheit wissen. Die Anhaltspunkte dafür, daß das Prostatakarzinom in Familien gehäuft vorkommt, werden immer zahlreicher [21, 49, 58, 60, 75, 86]. Das Wissen um die erhöhte Inzidenz bei Verwandten von Prostatakarzinompatienten sollte bei der Identifikation potentieller prädisponierender genetischer Faktoren eine Hilfe sein. Auf diese Weise könnten Risikopatienten, für die eine regelmäßige Überwachung vorteilhaft ist, identifiziert werden. Entsprechende Forschungen könnten auch wertvolle Erkenntnisse hinsichtlich molekularer Ereignisse bei der Karzinomentstehung erbringen.

Die Ergebnisse der genannten Studien deuten darauf hin, daß manche Prostatakarzinompatienten bestimmte genetische Veränderungen, die mit den Frühphasen der Karzinogenese zusammenhängen, über die Keimbahn geerbt haben. Bei der erblichen Form des Retinoblastoms ist das „wachstumshemmende" Rb-Gen verändert [50]. Die mögliche Beziehung des Rb-Proteins zum Prostatakarzinom wurde bereits diskutiert. Die genetische Lokalisation der Mutationen derartiger Tumorsuppressorgene mit prostataspezifischer Expression muß noch bestimmt werden, doch bieten die Screeninginitiativen einen zusätzlichen Anreiz dafür, daß solche Untersuchungen weiterhin durchgeführt werden.

Es ist daher wichtig, in jedem Screeningprogramm der Asservierung von Proben (Karzinompatienten und eine Kontrollgruppe) für derartige Untersuchungen gebührende Aufmerksamkeit zukommen zu lassen. Die Sammlung und Lagerung (bei $-70\,^{\circ}C$) von Gewebsproben des nativen Prostatakarzinoms und extrahierter DNS- und RNS-Fraktionen ist von unschätzbarem Wert für die zukünftige Analyse molekularer Marker, die zur Zeit im Mittelpunkt vieler Forschungsprogramme stehen. Obwohl manche der Meinung sind, daß ein routinemäßiges DNS-Genotypieren (DNS-Fingerprinting) der Blut-DNS von gescreenten Individuen von Wert sein könnte, wäre ein solcher Ansatz zur Zeit unangemessen. Die Entdeckung der hypervariablen Minisatelliten-DNS bietet dem forensischen Wissenschaftler jetzt die Möglichkeit zur interindividuellen Unterscheidung mit einer Wahrscheinlichkeit von weniger als 3×10^{-11}, daß die

Blut-DNS-Fragmente, die anhand der Blutprobe eines bestimmten Individuums identifiziert wurden, auch in der Blutprobe eines anderen, zufällig gewählten Individuums vorhanden sind. Die Southernblot-Hybridisierung ermöglicht die DNS-Fingerprints, d. h. ein hochspezifisches genetisches Profil eines Individuums mit somatischer und Keimbahnstabilität. Vergleichende Hybridisierungsstudien an Prostatakarzinomgewebe und assoziiertem Normalgewebe mit spezifischen Oligonukleotidsonden für bekannte Gene oder bereits identifizierte Mutationen werden unsere Kenntnisse bezüglich der frühen molekularen Ereignisse bei der Prostatakarzinogenese erweitern.

Darüber hinaus wäre neben der inhärenten Untersuchung von DNS-Merkmalen die Asservierung biologischer Flüssigkeiten wichtig. Bezüglich der familienbezogenen Faktoren wurde von Meikle et al. [58] berichtet, daß die Brüder von Patienten mit vor dem 65. Lj. diagnostiziertem Prostatakarzinom ein 4mal höheres Prostatakarzinomrisiko als Männer aus der allgemeinen Bevölkerung hatten. Sowohl die Patienten als auch ihre Brüder und Söhne hatten erheblich niedrigere Testosteronplasmawerte als etwa gleichaltrige Kontrollpersonen. Letztere wiesen eine erhöhte stoffwechselbedingte Clearancerate des Testosterons, assoziiert mit einer erhöhten Testosteronkonversion zu Östrogenen, auf. In einer früheren Studie der British Prostate Study Group [14, 38] wurde ein Zusammenhang zwischen niedrigen Testosteron- und hohen Wachstumshormonwerten in prätherapeutisch entnommenen Plasmaproben und einer Verschlechterung der Prognose bei Patienten mit fortgeschrittenem Prostatakarzinom nachgewiesen. Die Sammlung von Plasma- und Speichelproben während der Durchführung von Screeninginitiativen scheint nicht nur sinnvoll zu sein, um neue Karzinommarker zu entdecken, sondern auch um den Hormonstatus von Patienten mit diagnostiziertem Prostatakarzinom in den Frühstadien der Krankheit im Vergleich zu Kontrollpatienten und nahestehenden Verwandten beurteilen zu können.

Das Prostatakarzinom in der Familienanamnese kann vererbt oder durch äußere Einwirkung karzinogener Stoffe aus der Umwelt auf die gesamte Familie bedingt sein. Auch aufgrund einer inhärenten Empfänglichkeit oder Prädisposition für Karzinomkrankheiten [46] kann sich das Prostatakarzinom entwickeln, jedoch spielen Umwelteinflüsse bei der aus vielen Schritten bestehenden Karzinogenese eine Rolle. Die erhebliche Aromatisierung der Androgene [58] beim familiären Prostatakarzinom spricht für eine mögliche Rolle der Östrogene.

Die gut dokumentierte unterschiedliche Inzidenz des Prostatakarzinoms in den westlichen und den asiatischen Ländern hängt eindeutig mit Umwelt- oder Ernährungsfaktoren [1] zusammen, wobei die mögliche Rolle der in der Nahrung geringfügig vorhandenen Östrogene, welche auf natürliche Weise – ähnlich der Wirkungsweise des Tamoxifens – als Antiöstrogene wirken, noch untersucht werden muß. Eingehende epidemiologische Studien unter Berücksichtigung des Einflusses von Ernährungs- und Erbfaktoren sowie einer möglichen äußeren Einwirkung karzinogener Stoffe aus der Umwelt sollten ein integraler Bestandteil jedes Screeningsprogrammes sein.

Literatur

1. Adlercreutz H (1988) Lignans und phytoestrogens: possible preventive role in cancer. In: Rozen P, Horwitz C (eds) Frontiers in gastrointestinal research. Karger, Basle, pp 165–176
2. Atkin NB, Baker MC (1985) Chromosome study of five cancers of the prostate. Human Genetics 70:359–364
3. Atkin NB, Baker MC (1985) Chromosome 10 deletion in carcinoma of the prostate. New Engl J Medicine 312:315
4. Baba S (1982) Epidemiology of cancer of the prostate: analysis of countries of high and low incidence. In: Jacobi GH, Hohenfellner R (eds) Prostate cancer, international perspectives in urology, vol 3. Williams & Wilkins, Baltimore, pp 11–28
5. Baker SJ, Fearon ER, Nigro JM et al. (1989) Chromosome 17 deletions and p53 gene mutations in colorectal carcinomas. Science 244:217–221
6. Baker SJ, Markowitz S, Fearon ER, Willson JKV, Vogelstein B (1990) Suppression of human colorectal carcinoma cell growth by wild-type p53. Science 249:912–915
7. Blute ML, Zincke H, Farrow GM (1986) Long-term follow up of young patients with stage A adenocarcinoma of the prostate. J Urol 136:840–843
8. Bookstein Rio P, Madreperla SA, Hong F, Allred C, Grizzle WE, Lee WH (1990) Promoter deletion and loss of retinoblastoma gene expression in human prostate carcinoma. Proc Natl Acad Sci 87:7762–7766
9. Bookstein R, Shew JY, Chen PL, Scully P, Lee WH (1990) Suppression of tumorigenicity of human prostate carcinoma cells by replacing a mutated RB gene. Science 247:712–715
10. Bostwick DG, Brawer MK (1987) Prostatic intraepithelial neoplasia and early invasion in prostate cancer. Cancer 59:788–794
11. Bostwick DG (1989) Prostatic intraepithelial neoplasia (PIN). Urology 34 [Suppl]:16–22
12. Bouzubar N, Walker KJ, Griffiths K, Ellis IO, Elston CW, Blamey RW, Nicholson RI (1989) Ki-67 immunostaining in primary breast cancer: pathological and clinical associations. Brit J Cancer 59:943–947
13. Bravo R, Frank R, Blundell PA, MacDonald-Bravo H (1987) Cyclin/PCNA is the auxilliary protein of DNA polymerase delta. Nature (Lond) 326:515–520
14. British Prostate Study Group (1979) Evaluation of plasma hormone concentrations in relation to clinical staging in patients with prostatic cancer. Brit J Urol 51:382–389
15. Brothman AR, Peehl DM, Patel AM, McNeal JE (1990) Frequency and pattern of karyotypic abnormalities in human prostate cancer. Cancer Res 50:3795–3803
16. Brown DC, Cole D, Galter KC, Mason DY (1988) Carcinoma of the cervix uteri: an assessment of tumour proliferation using the monoclonal antibody Ki-67. Brit J Cancer 57:178–181
17. Bussemakers MJG, Isaacs WB, Carter BS, van de Ven W, DeBruyne FMJ, Schalken JA (1991) E-cadherin is a candidate tumor suppressor gene implicated in prostate cancer. J Urol 145:294A
18. Buttyan R, Sawczuk IS, Benson MC, Siegal JD, Olsson CA (1987) Enhanced expression of the c-myc protooncogene high-grade human prostate cancers. The Prostate 11:327–337
19. Buttyan R, Zakeri Z, Lockshin R, Wolgemuth D (1988) Cascade induction of c-fos, c-myc, and heat shock 70 K transcripts during regression of the rat ventral prostate gland. Mol Endocrinol 2:650–657
20. Callahan R, Campbell G (1989) Mutations in human breast cancers: an overview. J Natl Cancer Inst 81:1780–1786
21. Cannon L, Bishop DT, Skolnick M, Hunt S, Lyon JL, Smart CR (1982) Genetic epidemiology of prostate cancer in the Utah Mormon genealogy. Cancer Surv 1:47–69
22. Cantrell BB, deKlerk DP, Eggleston JC, Boitnott JK, Walsh PC (1981) Pathological factors that influence prognosis in stage A prostatic cancer: the influence of extent versus grade. J Urol 125:516–520
23. Carter BS, Ewing CM, Ward SW et al. (1990) Allelic loss of chromosomes 16q and 10q in human prostate cancer. Proc Natl Acad Sci 87:8751–8755

24. Carter HB, Coffey DS (1988) Prostate cancer: the magnitude of the problem in the United States. In: Coffey DS, Resnick MI, Dorr FA, Karr JP (eds) A multidisciplinary analysis of controversies in the management of prostatic cancer. Plenum Press, New York, pp 1–7
25. Cooke DB, Quarmby VE, Mickey DD, Isaacs JT, French FS (1988) Oncogene expression in prostate cancer: Dunning R3327 rat dorsal prostate adenocarcinoma system. The Prostate 13:263–272
26. Curran T, Bravo R, Muller R (1985) Transient induction of c-fos and c-myc is an immediate consequence of growth factor stimulation. Cancer Surv 4:655–681
27. Ekman P (1989) BPH epidemiology and risk factors. The Prostate 2 [Suppl]:23–31
28. Epstein JI, Paull G, Eggleston JC, Walsh PC (1986) Prognosis of untreated stage A prostate carcinoma: a study of 94 cases with extended follow-up. J Urol 136:837–839
29. Fleming WH, Hamel A, MacDonald R, Ramsey E, Pettigrew NM, Dodd JG, Mutusik RJ (1986) Expression of the c-myc protooncogene in human prostatic carcinoma and benign prostatic hyperplasia. Cancer Res 46:1535–1538
30. Gerdes J, Dallenbach F, Lennert K, Lemke H, Stein H (1984) Growth fractions in malignant non-Hodgkin's lymphomas as determined in situ with the monoclonal antibody Ki-67. Haematol Oncol 2:365–371
31. Gleason DF (1966) Classification of prostatic carcinomas. Cancer Chemother Reps 50:125–128
32. Golimbu M, Schinella R, Morales P, Kurusu S (1978) Differences in pathological characteristics and prognosis of clinical A1 and B disease. J Urol 119:618–622
33. Griffiths K, Davies P, Eaton CL, Harper ME et al. (1987) In: Clark JR (ed) Oxford Reviews of Reproductive Biology, vol 9. Oxford University Press, pp 192–259
34. Griffiths K, Davies P, Eaton CL, Harper ME, Turkes A, Peeling WB (1991) In: Voigt KD, Knabbe C (eds) Endocrine dependent tumors. Raven, New York, pp 83–130
35. Haenzel W, Kurihara M (1968) Studies of Japanese migrants. Mortality from cancer and other diseases among Japanese in the United States. J Natl Cancer Inst 40:43–68
36. Harper ME, Glynne-Jones E, Goddard L et al. (1992) Relationship of proliferating cell nuclear antigen (PCNA) in prostatic carcinomas to various clinical parameters. The Prostate 20
37. Harper ME, Goddard L, Wilson DW, Matenhelia SS, Conn IG, Peeling WB, Griffiths K (1992) Pathological and clinical associations of Ki-67 defined growth fractions in human prostatic carcinoma. The Prostate 21:75–84
38. Harper ME, Wilson DW, Jensen HM, Pierrepoint CG, Griffiths K (1987) Steroid hormone concentrations in relation to patient prognosis and prostate tumour grade. J Steroid Biochem 27:521–524
39. Helpap B (1989) Do precursor lesions of prostatic carcinoma exist? World J Urol 7:27–33
40. Huang H-J, Yee J-K, Shew J-Y et al. (1988) Suppression of the neoplastic phenotype by replacement of the RB gene in human cancer cells. Science 242:1563–1566
41. Isaacs JT, Coffey DS (1989) Etiology and disease process of benign prostatic hyperplasia. The Prostate, Suppl 2:33–50
42. Jain S, Filipe MI, Hall PA, Waseem NH, Lane DA, Levison DA (1991) Prognostic value of proliferating cell nuclear antigen in gastric carcinoma. J Clin Path 44:655–659
43. Kastendieck H (1980) Correlations between atypical primary hyperplasia and carcinoma of the prostate. Pathol Res Pract 169:366–387
44. Katz AE, Benson MC, Wise GJ et al. (1989) Gene activity during the early phase of androgen-stimulated rat prostate regrowth. Cancer Res 49:5889–5894
45. Klein G (1987) The approaching era of the tumor suppressor genes. Science 238:1539–1545
46. Knudson AG (1985) Hereditary cancer, oncogenes and anti-oncogenes. Cancer Res 45:1437–1443
47. Koppe IM, Heranze DR, Shimkin MB (1967) Characteristics of patients with prostatic carcinoma: a control case study on 83 autopsy pairs. J Urol 98:229–233
48. Kovi J, Mostofi FK (1989) Atypical hyperplasia of prostate. Urology 34 [Suppl]:23–27
49. Krain LS (1974) Some epidemiologic variables in prostatic carcinoma in California. Preventive Medicine 3:154–159

50. Lee WH, Bookstein R, Lee EY-HP (1988) Studies on the human retinoblastoma susceptibility gene. J Cellular Biochem 38:213–227
51. Marx JL (1987) The fos gene as master switch. Science 237:854–856
52. McNeal JE, Bostwick DG (1986) Intraductal dysplasia: A premalignant lesion of the prostate. Human Pathol 17:64–71
53. McNeal JE (1978) Origin and evolution of benign prostatic enlargement. Invest Urol 15:340–345
54. McNeal JE (1981) The zonal anatomy of the prostate. The Prostate 2:35–49
55. McNeal JE (1975) Structure and pathology of the prostate. In: Goland M (ed) Normal and abnormal growth of the prostate. Thomas, Springfield, pp 55–65
56. McNeal JE, Bostwick DG, Kindrachuk RA, Redwine EA, Freiha FS, Stamey TA (1986) Patterns of progression in prostate cancer. Lancet I:60–63
57. McNeal JE, Price HM, Redwine EA, Freiha FS, Stamey TA (1988) Stage A versus stage B adenocarcinoma of the prostate: morphologic comparison and biologic significance. J Urol 139:61–65
58. Meikle AW, Smith JA, West DW (1985) Familial factors affecting prostatic cancer risk and plasma sex steroid levels. The Prostate 6:121–128
59. Miller JG (1988) Diagnosis of stage A prostate cancer in the People's Republic of China. In: Coffey DS, Resnick MI, Dorr FA, Karr JP (eds) A multidisciplinary analysis of controversies in the management of prostate cancer. Plenum Press, New York, pp 17–24
60. Morganti G, Gianferrari L, Cresseri A, Arrigoni G, Lovati G (1956) Récherches clinico-statistiques et génétiques sur les néoplasies de la prostate. Acta Genetica Statistica 6:304–305
61. Mostofi FK, Sesterhehn I, Sobin LH (1980) Histological typing of prostatic tumours. International histological classification of tumours, No 22. Geneva, World Health Organisation
62. Natt E, Magenis RE, Zimmer J, Mansouri A, Scherer G (1989) Regional assignment of the human loci for uvomorulin and chymotrypsinogen B with the help of two overlapping deletions on the long arm of chromosome 16. Cytogenetics and Cell Genetics 50:145–148
63. Oomens EHGM, van Steenbrugge GJ, van der Kwast TH, Schroeder FH (1991) Application of the monoclonal antibody Ki-67 on prostate biopsies to assess the proliferative cell fraction of human prostatic carcinoma. J Urol 145:81–85
64. Oota K, Misu Y (1958) A study of latent carcinoma of the prostate in Japanese. Gann 49:283–293
65. Partin AW, Isaacs JT, Treiger G, Coffey DS (1988) Early cell motility changes associated with an increase in metastatic ability in rat prostatic cancer cells transfected with v-Harvey-ras oncogene. Cancer Res 48:6050–6053
66. Peehl DM, Wehner N, Stamey TA (1987) Activated Ki-ras oncogene in human prostatic adenocarcinoma. The Prostate 10:281–289
67. Phillips MEA, Ferro MA, Smith PJB, Davies P (1987) Intranuclear androgen receptor deployment and protogene expression in human diseased prostate. Urol Int 42:115–119
68. Rich AR (1935) On frequency of occurrence of occult carcinoma of prostate. J Urol 33:215–223
69. Rijnders AWM, van der Korput JAGM, van Steenbrugge GJ, Romijn JC, Trapman J (1985) Expression of cellular oncogenes in human prostatic carcinoma cell lines. Biochem Biophys Res Commun 132:548–554
70. Sager R (1989) Tumor suppressor genes: the puzzle and the promise. Science 246:1406–1412
71. Silverberg E, Lubera JA (1989) Cancer Statistics. Cancer 39:3–20
72. Skeet RG (1976) Epidemiology of urological tumours. In: Williams DI, Chisholm GD (eds) Scientific foundations of urology, vol II. Heinemann, London, pp 199–211
73. Sondik E (1988) Incidence, survival and mortality trends in prostate cancer in the United States. In: Coffey DS, Resnick MI, Dorr FA, Karr JP (eds) A multidisciplinary analysis of controversies in the management of prostatic cancer. Plenum Press, New York, pp 9–16
74. Stamey TA (1982) Cancer of the prostate. In: Stamey TA (ed) Monographs in urology 3:1–10

75. Steinberg GS, Carter BS, Beaty TH, Childs B, Walsh PC (1990) Family history and the risk of prostate cancer. The Prostate 17:337–347
76. Thompson TC, Southgate J, Kitchner G, Land H (1989) Multistage carcinogenesis induced by ras and myc oncogenes in a reconstituted organ. Cell 56:917–930
77. Treiger B, Isaacs JT (1988) Expression of a v-Harvey-ras oncogene in a Dunning rat prostate adenocarcinoma and the development of high metastatic ability. J Urol 140:1580–1586
78. Tsai Y, Nichols P, Hiti A, Williams Z, Skinner D, Jones P (1990) Allelic losses of chromosomes 9, 11 and 17 in human bladder cancer. Cancer Res 50:44–47
79. Turkes A, Nott JP, Griffiths K (1991) Prostate-specific antigen: problems in analysis. Eur J Cancer 27:650–652
80. Vogelstein B, Fearon ER, Kern SE, Hamilton SR, Preisinger AC, Nakamura Y, White R (1989) Allelotype of colorectal cancinomas. Science 244:207–211
81. Weinberg RA (1989) Oncogenes, antioncogenes, and the molecular bases of multistep carcinogenesis. Cancer Res 49:3713–3721
82. Weisz A, Bresciani F (1988) Estrogen induces expression of c-fos and c-myc protooncogenes in rat uterus. Molecular Endocrin 2:816–824
83. Weisz A, Rosales R (1990) Identification of an estrogen response element upstream of the human c-fos gene that binds the estrogen receptor and the AP-1 transcription factor. Nucleic Acids Research 18:5097–5106
84. Weisz A, Cicatiello L, Persico E, Scalona M, Bresciani F (1990) Estrogen stimulates transcription of c-jun protooncogene. Molecular Endocrin 4:1041–1050
85. Whitmore WF (1986) Stage A prostatatic cancer. J Urol 136:883
86. Woolf CM (1960) An investigation of the familial aspects of carcinoma of the prostate. Cancer 13:739–744
87. Wynder EL, Mabuchi K, Whitmore WF (1971) Epidemiology of cancer of the prostate. Cancer 28:344–360
88. Yokota J, Wada M, Shimosato Y, Terado M, Sigimura T (1987) Loss of heterozygosity on chromosome 3, 13 and 17 in small-cell carcinoma and on chromosome 3 in adenocarcinoma of the lung. Proc Natl Acad Sci 84:9252–9256
89. Yu CC-W, Hall PA, Fletcher CDH, Camplejohn R, Waseem NH, Lane DP, Levison DA (1990) Immunohistochemical staining with a monoclonal antibody to proliferating cell nuclear antigen may be a good predictor of prognosis in haemangiopericytomas. J Path 161:342a
90. Yunis Y (1983) Chromosomal basis of neoplasia. Science 221:335–340

VI. Biopsie

Intraepitheliale Neoplasie der Prostata – derzeitiger Kenntnisstand und zukünftige Probleme

W. M. MURPHY

Hintergrund der intraepithelialen Neoplasie

Die Auffassung, daß durch ein Screening morphologische Veränderungen, die einem invasiven Karzinom vorausgehen, entdeckt werden können, wurde beim Zervixkarzinom mit der Anwendung der Papanicolaou-Methode in den 50er Jahren bestätigt.

Zum damaligen Zeitpunkt stellte das Zervixkarzinom eine der häufigsten Todesursachen bei Frauen dar. Das Organ war für eine Untersuchung leicht zugänglich, und der angewandte nichtinvasive Test billig und leicht durchzuführen. Die Behandlung war akzeptabel und mit geringen negativen Folgen verbunden. Die populärste These der Karzinogese, derzufolge alle biologischen Ereignisse von einer einzigen DNS-Mutation bestimmt würden, verlieh den Bemühungen wissenschaftliche Glaubwürdigkeit [11].

Die Kosten des Gesundheitssystems haben sich zwar durch das Massenscreening nicht verringert, doch von der terminalen Versorgung zur Prävention verlagert. Die größten Probleme bestanden darin, die Öffentlichkeit davon zu überzeugen, daß ein Mensch krank sein kann, selbst wenn er sich wohl fühlt und daß die Früherkennung für die Heilung wesentlich ist. Darüber hinaus war es notwendig, die praktizierenden Pathologen davon zu überzeugen, daß geringfügige Epithelveränderungen ernste Folgen haben könnten und die eigentliche Rolle des Pathologen darin besteht, diese Veränderungen näher zu definieren, damit das Karzinom in seinem frühesten Stadium entdeckt werden kann.

Im Falle des Zervixkarzinoms war es nicht schwierig, Daten zu sammeln, die das Konzept eines Massenscreenings und der frühen Prävention unterstützen. Die meisten Studien haben die Effizienz des Papanicolaou-Abstrichs dokumentiert, selbst wenn der wichtigste histologische Typ des Zervixkarzinoms sich im Laufe der Jahre von einem verhornenden zu einem großzelligen, nichtverhornenden Typ verändert hat. Die großzügige Durchführung der Zirzumcision bei Männern hat zur Verringerung eines der Risikofaktoren geführt: infolge zunehmender sexueller Promiskuität hatte sich die Häufigkeit der durch den Geschlechtsverkehr übertragenen Krankheiten erhöht (ein mutmaßlicher Risikofaktor). Das Konzept der Karzinogenese ist komplexer geworden; die Rate der Sterbefälle infolge des Zervixkarzinoms war schon vor Einführung des Massenscreenings im Abnehmen begriffen und hat sich im Laufe der Jahre selbst in den Teilen der USA verringert, in denen keine angemessenen Massenscreeningprogramme verwirklicht wurden [1].

Das Screeningkonzept stützt sich auf folgende Prinzipien:

1. Prämaligne Läsionen können aufgrund einer morphologischen Untersuchung an entsprechendem Gewebsmaterial frühzeitig entdeckt werden.
2. Bei Nichtbehandlung entwickeln sich möglicherweise alle Präkanzerosen schließlich zu einem invasiven Karzinom, falls der Patient lange genug lebt und nicht an einer interkurrenten Krankheit stirbt.
3. Die Heilungschance steht in einem engen Zusammenhang mit dem Zeitpunkt der Entdeckung, weil alle invasiven Karzinome über intraepitheliale Veränderungen entstehen, die unter dem Lichtmikroskop auf zuverlässige Weise erkennbar sind und langsam genug verlaufen, um entdeckt werden zu können.
4. Effektive Behandlungsprogramme stehen zur Verfügung und beinhalten in der Regel die vollständige Entfernung des befallenen Organs.

Diese in den 50er Jahren entstandene Denkweise hat fast alle Verfahren bezüglich intraepithelialer Läsionen und kleiner Karzinome beeinflußt, ob sie nun in der Mamma, Harnblase oder Lunge auftraten.

Bei der Prostata handelt es sich um ein von der Zervix sehr unterschiedliches Organ. Das Oberflächenepithel ist schwer zugänglich, die Gewebeentnahme erfolgt stets invasiv, die Behandlung ist stets eingreifend und für den Patienten mit entsprechenden Konsequenzen verbunden. Die Öffentlichkeit ist jetzt gegenüber präventiven Maßnahmen so sensibilisiert, daß einzelne Männer aus eigener Initiative die Durchführung einer entsprechenden Untersuchung wünschen, eine Früherkennung und nachfolgende Behandlung erwarten und (zumindest in den USA) ein nicht optimales Ergebnis als Beweis einer ungenügenden ärztlichen Behandlung betrachten, wofür eine Entschädigung angemessen ist.

Neuerdings besteht die Ansicht, daß die Karzinogese nicht die alleinige Folge weniger Mutationen ist, die zu einer kompletten Krebszelle führen, sondern ein komplexes Geschehen von sich gegenseitig beeinflussenden Vorgängen, welche unabhängig voneinander reguliert werden können, so daß die Entstehung invasiver Karzinome nicht aus den anfänglichen Mutationen vorausbestimmt werden kann [4]. Ein Karzinom wird nicht länger als eine Art Kaskade betrachtet, die unbeeinflußt von einer zur anderen Stufe abläuft.

Was wissen wir wirklich über die atypische Hyperplasie der Prostata?

In der Vergangenheit wurde der Begriff einer atypischen Hyperplasie auf fast jede Veränderung der Prostata angewandt, welche ein abnormes Wachstumsmuster und/oder atypische Zellen aufwies. Später wurden jedoch mindestens 3 verschiedene Veränderungen entsprechend ihrem lichtmikroskopischen Erscheinungsbild unterschieden: die hellzellige intraduktale Hyperplasie, die adenomatös-atypische Hyperplasie und die *Dysplasie (intraepitheliale Prostataneoplasie, PIN)* [5, 7, 8, 13]. In diesem Beitrag wird nur der zuletzt genannte Begriff diskutiert.

Was ist eine Dysplasie (PIN)?

Histologisch gesehen ist die Dysplasie eine intraepitheliale Läsion, die in großen Azini oder Drüsengängen vorkommt. Sie ist durch folgende Merkmale charakterisiert:

- „Crowding" von Zellkernen,
- unterschiedliche Zellkerngröße,
- Kernvergrößerung,
- erhöhte Chromatindichte,
  Nukleolen.

Wie bei vergleichbaren intraepithelialen Läsionen der Cervix uteri, der Harnblase und Lunge ähnelt der untere Teil des Spektrums der Läsionen Veränderungen, welche die meisten Pathologen als normal oder reaktiv interpretieren. Am oberen Ende des Spektrums finden sich zytologische Veränderungen, die nicht von intraduktalen oder invasiven Karzinomen zu unterscheiden sind. Läsionen hohen Grades zeigen intraluminale Brückenbildung, welche in das Spektrum einer Dysplasie einbezogen wird, solange es einen morphologischen Beweis der Reifung in den Zellbrücken selbst gibt. Desgleichen wurden Läsionen hohen Grades als Dysplasie akzeptiert, wenn in einigen Teilen der befallenen Drüsen Basalzellen vorgefunden werden. Wie bei anderen Organen können Pathologen eine Reihe von Veränderungen benennen, die sich vor allem hinsichtlich des Schweregrades unterscheiden, wobei dysplastische Läsionen gewöhnlich in 3 willkürlich definierte Entwicklungsstadien, d. h. leichte, mittelgradige und schwere Dysplasie, unterteilt werden.

In Anbetracht der auffallenden Ähnlichkeit der Zellen von Läsionen hohen Grades und der Zellen invasiver Karzinome ist es wahrscheinlich, daß diese Anomalien eine Form der intraepithelialen Dysplasie sind, für deren Beschreibung viele Pathologen den Begriff „intraepitheliale Prostataneoplasie (PIN) bevorzugen. Es sollte nicht überraschen, daß die Dysplasie (PIN) mit Anomalien bei der Lektinexpression und die Gradeinteilung (leicht, mittel, schwer) mit einer abnormen DNS-Ploidie sowie abnormen Proliferationsindizes und abnormen morphometrischen Messungen der Zellkerngröße korrelierte [10].

Die klinische Bedeutung der Dysplasie besteht hauptsächlich in der offenkundigen Beziehung zum invasiven Prostatakarzinom [6, 12]. Die in Autopsiestudien dokumentierte Gesamthäufigkeit von dysplastischen Läsionen erhöht sich von 50% bei Patienten, die im Alter von 50–60 Jahren verstorben sind, auf ungefähr 78% bei Patienten, deren Lebensalter zum Zeitpunkt ihres Todes jenseits des 80. Lebensjahres lag. Die Häufigkeit von dysplastischen Läsionen scheint bei diesen Patienten mit der Häufigkeit des Prostatakarzinoms zu korrelieren: 27%

bei der zuerst genannten Patientengruppe und über 74% bei der zuletzt genannten.

Bei diesen Zahlen muß die Tatsache berücksichtigt werden, daß die Mehrzahl der Karzinome bis zum Zeitpunkt des Todes auf die Prostata begrenzte lokalisierte Karzinome geblieben sind und nur wenige Patienten tatsächlich an dem Prostatakarzinom verstarben. Statistisch ist die Dysplasie hohen Grades (PIN 2–3) in Drüsen, die durch Autopsien als auch durch transurethrale Resektionen (TUR) gewonnen wurden, mit dem konkomitanten Prostatakarzinom korreliert [6, 7].

Bei einer Überprüfung von 479 konsekutiven Fällen in unserem Institut war die Wahrscheinlichkeit eines gleichzeitig vorhandenen Prostatakarzinoms bei Anwesenheit einer hochgradigen Dysplasie 70%, und das relative Karzinomrisiko war gegenüber der normalen Rate um das 2,5fache erhöht. Im Gegensatz dazu besteht zwischen Prostatakarzinom und dysplastischen Läsionen niedrigen Grades keine statistisch signifikante Korrelation. Es wurde berichtet, daß Läsionen niedrigen Grades bei mehr als 40% von ansonsten benignen Drüsen vorliegen [7]. Dysplastische Läsionen hohen Grades lagen in unserer Reihe bei 20% der karzinomatösen Prostatagewebe vor. In Abhängigkeit von der Untersuchungsmethode und dem Vorhandensein eines Karzinoms wurden Häufigkeitsraten von 30–80% berichtet [2, 6]. Im Gegensatz dazu wiesen nur 2% unserer Patienten mit ansonsten benignem Prostatagewebe Läsionen hohen Grades auf. In anderen Untersuchungsreihen reichte diese Zahl bis 26% [6].

Dysplastische Läsionen neigen dazu, an der Drüsenperipherie aufzutreten, doch sind multiple Herde häufig. Die Häufigkeit von Dysplasien hohen Grades ist oft mit dem klinischen Karzinomstadium korreliert, wobei diese Tendenz im Stadium B größer als im Stadium A ist [3]. Gelegentlich grenzen Dysplasien hohen Grades an invasive Karzinome, so als ob sich das invasive Neoplasma aus den Carcinoma-in-situ-Läsionen entwickelt hätte. Von einigen Autoren wurden Risse in Basalmembranen von dysplastischen Drüsen dokumentiert [12].

Während der Zusammenhang zwischen Dysplasie (PIN) und gleichzeitig vorhandenem Prostatakarzinom einiges zur Klärung der Eigenschaft der Dysplasie beitragen kann, ist das aggressive Potential dysplastischer Läsionen, die in Abwesenheit des Prostatakarzinoms auftreten, von erstrangiger Bedeutung. Es ist ein glücklicher Umstand, daß die Häufigkeit derartiger Läsionen recht gering ist, denn es ist fast nichts über das Verhalten der Dysplasie (PIN) bekannt, wenn kein Prostatakarzinom vorliegt. Auch unsere eigenen Erfahrungen damit waren nur sehr begrenzt. Während einer retrospektiven Überprüfung wurde bei 9 Patienten eine Dysplasie hohen Grades entdeckt, wobei sich während der Verlaufskontrolle offenbar bei keinem dieser Patienten ein klinisches Prostatakarzinom entwickelte. 3 dieser Patienten waren an anderen Ursachen verstorben, 3 schieden aus der Verlaufskontrolle aus, und 3 Patienten lebten noch 18 Jahre lang nach der Resektion weiter, ohne daß es irgendeinen Hinweis auf eine Krankheit gegeben hätte. Srigley stellte bei einer größeren Anzahl von Fällen fest, daß bei Patienten mit dysplastischen Läsionen in den transurethralen Resektionspräparaten im Vergleich zu Patienten ohne diese Anomalien keine erhöhte Häufigkeit eines nachfolgenden klinischen Prostatakarzinoms vorlag [14].

Was spricht dafür, daß die Dysplasie (PIN) eine Vorläuferläsion des Prostatakarzinoms ist?

- Starke dysplastische Läsionen treten häufig zusammen mit einem Prostatakarzinom auf.
- Dysplastische und karzinomatöse Läsionen grenzen oft aneinander an und gehen manchmal ineinander über.
- Die Zytologie der Dysplasie hohen Grades ist hinsichtlich Lichtmikroskopie, DNS-Ploidie, Proliferationsindex, Lektinzusammensetzung und Kernmorphometrie identisch mit dem Prostatakarzinom.
- Die Häufigkeit der Dysplasie in autoptischem Material ist in allen Altersstufen höher als die Häufigkeit von Karzinomen.
- Die Häufigkeit von Dysplasien hohen Grades ist direkt mit dem Volumen und Stadium des Prostatakarzinoms korreliert.

Diese Beweise sprechen dafür, daß es sich bei der Dysplasie hohen Grades (PIN II–III) um ein intraepitheliales Neoplasma handelt. Im Hinblick auf Läsionen niedrigen Grades ist eine ähnliche Schlußfolgerung jedoch nicht gerechtfertigt; und der Begriff der Neoplasie sollte nur mit großer Vorsicht auf diese Anomalien übertragen werden.

Nicht besonders stichhaltig sind die Anhaltspunkte dafür, daß es sich bei der Dysplasie hohen Grades um eine *Vorläuferläsion* des invasiven Karzinoms handelt. Fast alle zuvor genannten Beobachtungen lassen sich durch die Annahme erklären, daß eine Dysplasie hohen Grades ein begrenztes Wachstum bedeutet, dem die Fähigkeit zur Invasion fehlt und das gewöhnlich als intraepitheliale Komponente des invasiven Karzinoms auftritt.

Anhaltspunkte für die Auffassung, daß die Dysplasie hohen Grades (PIN II–III) eine intraepitheliale Komponente des invasiven Prostatakarzinoms und keine Vorläuferläsion ist

- Die Dysplasie hohen Grades (PIN) tritt fast immer in Gegenwart und oft in unmittelbarer Nähe eines invasiven Karzinoms auf.
- Das Vorhandensein der Dysplasie hohen Grades hat offenbar keine Auswirkung auf den weiteren Krankheitsverlauf.
- Es gibt keinen statistisch dokumentierten Beweis dafür, daß Patienten mit Dysplasie hohen Grades bei fehlendem invasivem Karzinom ein erhöhtes Risiko eines nachfolgenden Karzinoms haben; falls jedoch ein solches Risiko besteht, haben wir keine Vorstellung davon, wie groß es ist.
- Immunhistochemische und quantitative Studien spiegeln die lichtmikroskopische Definition der Dysplasie wider und können nicht als unabhängige Bestätigung der klinischen Bedeutung der Dysplasie gedeutet werden.
- Die in Autopsiestudien festgestellte Häufigkeit dysplastischer Läsionen im Vergleich zur Häufigkeit des Prostatakarzinoms kann solange nicht vollstän-

Tabelle 1. Bei PIN 1, 2 treten signifikante Anomalien nur im Falle eines konkomitanten Prostatakarzinoms auf. (Nach [10])

	Kein Karzinom PIN 1, 2	Karzinom PIN 1, 2	PIN 3	Karzinom
Ulex europeus	+	+	+	+
Proliferationsindex	Niedrig	Niedrig	Hoch	Hoch
Kernmorphometrie	Normal	Abnorm	Abnorm	Abnorm

dig beurteilt werden, bis uns die Häufigkeit dieser Läsionen bei Männern vor dem 50. Lj. bekannt ist.

- Rupturen in den epithelialen Basalmembranen treten in verschiedenen Situationen auf und können daher nicht als stichhaltiger Beweis für das Vorhandensein einer Vorläuferläsion akzeptiert werden.

Die Beurteilung der Eigenschaften der Dysplasie (PIN) wird angesichts einer neueren Studie von Petein et al. [10] noch komplizierter: Sie entdeckten, daß die kernmorphometrischen Eigenschaften von Dysplasien niedrigen Grades nicht bei allen Läsionen gleich waren, obwohl die Anomalien lichtmikroskopisch nicht unterscheidbar waren. Signifikante Anomalien in Bezug auf die Kernmorphometrie traten nur bei Drüsen auf, in denen ein konkomitantes Prostatakarzinom vorhanden war (Tabelle 1). Dies deutet darauf hin, daß (wirtsbezogene?) Faktoren, welche die Entwicklung eines invasiven Karzinoms verhindern, möglicherweise auch abnorme Veränderungen in großen Drüsen/Drüsengängen begrenzen und nicht alle dysplastischen Veränderungen gleich sind, selbst wenn sie unter dem Lichtmikroskop identisch erscheinen können.

Dies führt auch zu Fragen nach der allgemeinen Verwertbarkeit der Ergebnisse, die durch die Analyse von Dysplasien erzielt wurden, die in Prostatadrüsen auftraten, welche bereits ein Karzinom enthielten. Ferner deutet dies darauf hin, daß sowohl die Dysplasie als auch das Karzinom sich in der Mehrzahl der Fälle aufgrund einer Reihe von Defekten in den Abwehrmechanismen des Wirts oder aufgrund von neoplastischen Merkmalen entwickeln können. Daher sind jene intraepithelialen dysplastischen Läsionen, die Pathologen in durch Autopsie oder transurethrale Resektion (TUR) gewonnenen Prostatagewebe entdecken, nicht zwangsläufig die Vorläufer der biologisch aggressiven Krankheit, d. h. des Prostatakarzinoms.

Was ist bei der intraepithelialen Neoplasie der Prostata angesichts des gegenwärtigen Wissensstandes die beste Vorgehensweise?

Diese Frage beinhaltet zwei zusätzliche Aspekte:

1. Wie sollten Pathologen, die auf eine dysplastische Läsion stoßen, den Fall beurteilen, und wie sollte die Deutung des Pathologen dem Kliniker mitgeteilt werden?

2. Welche Studien sollten zukünftig zwecks Bestimmung der Eigenschaft und klinischen Bedeutung dieses Prozesses durchgeführt werden?

Intraepitheliale Läsionen der Prostatadrüse sollten unter Berücksichtigung der gegenwärtig vorhandenen Daten ausgewertet werden; ebenso sollte dabei die Tatsache berücksichtigt werden, daß die Mehrzahl der Patienten mit invasivem Prostatakarzinom an anderen Ursachen sterben. Da nur bei Läsionen hohen Grades ein stichhaltiger Beweis für eine Neoplasie vorhanden ist, sollten Pathologen nur diese beschreiben. Dagegen erweisen sich Läsionen niedrigen Grades weder bei der lichtmikroskopischen Untersuchung als neoplastisch, noch sind sie statistisch mit dem Karzinom korreliert und sollten nicht als PIN bezeichnet werden. Falls dagegen die Diagnose sich auf Läsionen hohen Grades beschränkt, kann dies durch die Begriffe PIN, schwere Dysplasie (SD) oder schwere Form einer atypischen Hyperplasie (SHA) mitgeteilt werden [9].

Prostatadrüsen mit intraepithelialen Läsionen hohen Grades (SD, SHA oder PIN) ohne ein konkomitantes Karzinom sollten beschrieben und einer sorgfältigen Verlaufskontrolle unterzogen werden. Das gesamte Prostatagewebe sollte auf ein Karzinom untersucht werden, ebenso wie in begrenztem Maße eine Stanz- bzw. Saugbiopsie durchgeführt werden sollte. Eine Operation scheint zu diesem Zeitpunkt nicht gerechtfertigt zu sein, eine regelmäßige Bestimmung des prostata- spezifischen Antigens (PSA), eine transrektale Sonographie (TRUS) und eine rektal-digitale Untersuchung (DRE) sind jedoch angezeigt.

Man sollte die schwere Dysplasie mit großer Vorsicht als den Vorläufer eines invasiven Karzinoms betrachten. Unabhängig von unserem wissenschaftlichen Standpunkt müssen wir uns unserer Verantwortung im Hinblick auf die öffentliche Meinung bewußt sein. Wenn wir zulassen, daß die Allgemeinheit die intraepitheliale Prostataneoplasie (PIN) für den Beginn einer lebensbedrohlichen Krankheit hält, während wir so gut wie keinen überzeugenden Beweis haben, erhöht sich wahrscheinlich die Nachfrage an diagnostischen und therapeutischen Dienstleistungen, die möglicherweise nicht gerechtfertigt sind und auf deren Durchführung wir nicht gut vorbereitet sind. Wenn bei über 40% der 60- bis 80jährigen Männer eine PIN vorliegt und die PIN eine Vorläuferläsion des Prostatakarzinoms ist, was wollen wir dann für diese Männer tun?

Falls formale klinische Studien jemals für das öffentliche Wohl wichtig waren, ist jetzt die Zeit dafür gekommen.

Literatur

1. Cervical cancer screening programs: The Walton report (1976) Canad Med Assn J 114:1– 32
2. Epsein JI, Cho KR, Quinn BD (1990) Relationship of severe dysplasia to stage A (incidental) adenocarcinoma of the prostate gland. Cancer 65:2321–2327
3. Epstein JI (1990) Relationship of dysplasia to prostate carcinoma. Sem Urol 8:2–8
4. Farber E (1988) Cancer development and its natural history. Cancer 62:1676–1679
5. Frauenhoffer EE, Ro JY, El-Naggar AK, Ordoñes NG, Ayala AG (1991) Clear cell cribriform hyperplasia of the prostate. Am J Clin Pathol 95:446–453

6. Helpap B (1991) Atypical hyperplasia, intraepithelial neoplasia, and incidental carcinoma of the prostate. In: Altwein JE, Faul P, Schneider W (eds) Incidental carcinoma of the prostate gland. Springer, Berlin Heidelberg New York Tokyo, pp 74–91
7. McNeal JE, Bostwick DG (1986) Intraductal dysplasia: A premalignant lesion of the prostate. Hum Pathol 17:64–71
8. Murphy WM (1989) Diseases of the urinary bladder, urethra, ureters, and renal pelves. In: Murphy WM (ed) Urological pathology. Saunders, Philadelphia, pp 64–96
9. Murphy WM (1991) Atypical intraepithelial lesions of the prostate gland. Am J Clin Pathol 96:561–563
10. Petein M, Michel P, van Velthoven R et al. (1992) Morphonuclear relationship between prostatic intraepithelial neoplasia and cancers as assessed by digital cell image analysis. Am J Clin Pathol 96:628–634
11. Richart RM (1967) Natural history of cervical intraepithelial neoplasia. Clin Obstet Gynec 10:748–794
12. Schulze H (1991) Biology of prostate cancer. In: Altwein JE, Faul P, Schneider W (eds) Incidental carcinoma of the prostate gland. Springer, Berlin Heidelberg New York Tokyo, pp 41–45
13. Srigley JR (1988) Small-acinar patterns in the prostate gland with emphasis on atypical adenomatous hyperplasia and small-acinar carcinoma. Sem Diag Pathol 5:254–272
14. Srigley J, Toth P, Hartwick RWJ (1989) Atypical histological patterns in cases of benign prostatic hyperplasia. Mod Pathol 2:90A

Systematische Feinnadelbiopsie vor Adenomektomie zum Screening?

P. Faul

Einleitung

Neben dem „Screening" einer asymptomatischen Population gibt es eine weitere Gruppe von Patienten, für welche die frühzeitige Entdeckung eines Prostatakarzinoms von nicht unerheblicher Bedeutung ist. Hierbei handelt es sich um Männer, bei denen wegen einer BPH eine offene oder transurethrale Operation oder andere Behandlungsform, wie z. B. Wärmetherapie, Ballondilatation, Lasertherapie oder focusiertem Ultraschall geplant ist. Dabei wird die Häufigkeit eines inzidenten Prostatakarzinoms zwischen 10 und 20% (Denton et al. 1965; Faul 1991; Sheldon et al. 1980) angegeben, bei einer Sensitivität der Feinnadelbiopsie von 81% und Spezifität bzw. pos. Vorhersagewert von 98% (Engelstein et al. 1994).

Die Diskriminierung zwischen einem Al-(T1a-) und einem A2-(T1b-)Karzinom ist aufgrund der unterschiedlichen biologischen Aktivitäten für die nachfolgende Therapie von entscheidender Bedeutung.

Die bioptische Diagnose eines klinisch okkulten Karzinoms *vor* einer geplanten TUR oder offenen Adenomektomie macht diesen Eingriff überflüssig, weil sich andere therapeutische Konsequenzen ergeben. Gleichzeitig wären auch die Kosten für eine unnötige Operation zu vermeiden. Zusätzlich entfallen negative Aspekte einer nachfolgenden Operation, wie z. B. die Möglichkeit einer TUR-bedingten Tumordissemination (Hanks et al. 1983) oder Veränderungen des zellulären Immunsystems (Alsheik et al. 1977). Ebenso erschwert eine vorausgegangene TUR oder offene Adenomektomie eine nachfolgende Strahlentherapie oder radikale Prostatektomie und erhöht deren Komplikationsrate.

Im Rahmen einer prospektiven klinischen Studie untersuchten wir deshalb, ob die systematische transrektale Feinnadelbiopsie bei rektal unauffälligem Tastbefund geeignet ist, ein inzidentes Prostatakarzinom mit ausreichender Sicherheit zu diagnostizieren.

Material und Methode

Zwischen Februar und August 1991 wurden 153 Männer im Alter zwischen 53 und 94 Jahren mit der klinischen Diagnose eines Prostataadenoms einer transurethralen Resektion unterzogen. Alle Männer hatten einen unauffälligen rektalen Tastbefund. Unmittelbar präoperativ wurde eine systematische, fächerförmige, die gesamte Prostata erfassende transrektale Feinnadelbiopsie durchgeführt. Die perioperative Antibiotikaprophylaxe erfolgte mittels einmaliger intravenöser Verabreichung von 75 mg Aminoglycosid (Gentamycin). Bei 97 Männern wurde der PSA-Wert radioimmunologisch mit einem monoklonalen Antikörper (Fa. Hybritech) bestimmt. Transrektale Ultraschallbefunde (TRUS) wurden nicht berücksichtigt.

Die zytologischen Präparate wurden luftgetrocknet und nach May-Grünwald-Giemsa gefärbt. Mindestens 6 Objektträger pro Patient wurden befundet. Das transurethrale Resektionsmaterial wurde in 4%igem Formalin fixiert und bis zu 12 g vollständig eingebettet. Bei einem Resektionsgewicht von 20 g wurden 15 g, bei einem Resektionsgewicht von 30 g wurden 25 g und bei über 40 g wurden 35 g Gewebe eingebettet. Bei zytologisch positivem und histologisch negativem Befund wurde der Pathologe informiert, und das vorliegende Material wurde weiter aufgearbeitet und untersucht.

Ergebnisse

Von 153 Männern hatten 35 (22,8%) zytologisch ein Karzinom und 33 (21,5%) histologisch ein Prostatakarzinom. Davon waren 29 (18,9%) zytologisch und histologisch positiv. 13 (8,4%) waren zytologisch und 6 (3,9%) waren histologisch suspekt (Tabelle 1).

Während bei der ersten zytologischen Untersuchung bereits 29 bzw. 100% der Karzinome nachweisbar waren, sind bei der ersten histologischen Untersuchung lediglich 21 (72,5%) der Karzinome diagnostiziert worden. 7mal (24,1%) war eine 2. und einmal (3,4%) eine 3. Durchsicht der Präparate erforderlich, um zur histologischen Diagnose „Prostatakarzinom" zu gelangen (Tabelle 2).

Von den 29 inzidenten Prostatakarzinomen waren 11 (37,9%) A1 bzw. T1a (bis zu 3 Karzinomherde, hochdifferenziert) und 18 bzw. 62,1% A2 bzw. T1b (mehr als 3 Karzinomherde oder mittel- bis niederdifferenzierte Karzinome). Histologisch waren 12 (41,4%) A1- und 17 (58,6%) A2-Karzinome (Tabelle 3).

Das mittlere Alter der Patienten mit einem Prostatakarzinom betrug 78 Jahre (61–88 Jahre). Der jüngste Patiente war 61 Jahre alt. Von 11 Männern unter

Tabelle 1. Zytologische und histologische Befunde nach transrektaler Aspirations- bzw. Feinnadelbiopsie (*FNB*) und TUR an 153 Männern mit unauffälligem Tastbefund

	Zytologie (FNB)		Histologie (TUR)	
	n	[%]	n	[%]
Positiv	35	(22,8)	33	(21,5)
		29 (18,9)		
		Zytologisch und histologisch positiv		
Suspekt	13	(8,4)	6	(3,9)

Tabelle 2. Entdeckungsrate inzidenter Prostatakarzinome nach transrektaler Feinnadel- bzw. Aspirationsbiopsie (*FNB*) vor TUR

	1. Untersuchung	2. Untersuchung	3. Untersuchung
Zytologie (FNB)	n 29/153 100%		
Histologie (TUR)	n 21/153 72%	n 7/153 24,1%	n 1/153 3,4%

Tabelle 3. Zytologische (FNB) und histologische (TUR) Diagnose bei 153 Männern mit BPH

	A1/T1a		A2/T1b		Gesamt	
	n	[%]	n	[%]	n	[%]
Zytologie (FNB)	11	(37,9)	18	(62,1)	29	(100)
Histologie (TUR)	12	(41,4)	17	(58,6)		

60 Jahren hatte keiner ein Prostatakarzinom. Von 40 Männern zwischen 60 und 70 Jahren hatten 5 (12,5%) ein Prostatakarzinom, von 52 Männern zwischen 71 und 80 Jahren hatten 11 (21%) und von 50 Männern über 80 Jahren hatten 13 (26%) ein Prostatakarzinom.

Die PSA-Bestimmung erfolgte radioimmunologisch mittels eines monoklonalen Antikörpers der Firma Hybritech. Von 29 inzidentellen Prostatakarzinomen lag in 24 Fällen der PSA-Wert vor. Bei den 9 A1-(T1a-)Karzinomen lag der Mittelwert des PSA bei 14,5 ng/ml, bei den 15 A2-(T1b-)Karzinomen bei 22,3 ng/ml. 4 von 9 A1- und 7 von 15 A2-Karzinomen wiesen einen PSA-Wert unter 10 ng/ml auf. Damit lag bei 46% aller inzidentellen Prostatakarzinome der PSA-Wert unter 10 ng/ml. Ein Cut-off-Wert von 10 ng/ml für diese Gruppe von Patienten scheint uns deshalb nicht relevant zu sein.

Eine Erhöhung des PSA-Wertes auch über Werte von 20 ng/ml bei suspektem oder normalem morphologischem Befund kann in Einzelfällen durch die Größe des Adenoms oder eine chronische Prostatitis bedingt sein. Damit muß ein PSA-Wert von 20 ng/ml oder höher nicht unbedingt mit dem Nachweis eines Karzinoms korrelieren.

Diskussion

Im untersuchten Krankengut beträgt die Entdeckungsrate inzidenter Prostatakarzinome durch transrektale Feinnadelbiopsie 18,9%. Dieses Ergebnis deckt sich nahezu völlig mit dem von Agatstein et al. (1987), welche bei identischer Biopsietechnik über eine Findungsrate von 18,6% berichten.

Unsere Ergebnisse zeigen deutlich, daß die Entdeckungsrate durch den zusätzlichen Einsatz des transrektalen Ultraschalls (TRUS) und eine ultraschallgezielte Biopsie nicht gesteigert werden kann. Bei Anwendung dieser Technik liegt die Entdeckungsrate im Durchschnitt bei 8%. Damit erscheint uns der Einsatz der ultraschallgezielten Biopsie bei unauffälligem Tastbefund überflüssig.

In unserem Krankengut war die Treffsicherheit der zytologischen Diagnose der der histologischen Diagnose ebenbürtig, wenn nicht überlegen. Im Gegensatz zu Agatstein et al. (1987) und Juusela et al. (1992) konnten wir auch zytologisch eine Unterscheidung zwischen einem A1-(T1a-) und einem A2-(T1b)Karzinom vornehmen.

Trotz der Tatsache, daß keine septischen – möglicherweise biopsiebedingten – Komplikationen zu beobachten waren, muß festgestellt werden, daß 81% der Männer umsonst biopsiert wurden. Unser Krankengut kann auch nicht als typisch für ein Screening angesehen werden, da sich alle Männer wegen Miktionsbeschwerden in urologische Behandlung begeben hatten und einer Operation unterziehen mußten. Damit waren sie bereits symptomatisch.

Wir schließen uns der Meinung von Vallencien et al. (1991) an und empfehlen eine systematische transrektale Aspirationsbiopsie bei unauffälligem Tastbefund nur dann, wenn es sich um einen jungen Mann handelt, der aus bestimmten Gründen wissen will, ob er an einem Prostatakarzinom leidet und bei dem eine Lebenserwartung von mehr als 10 Jahren vorliegt. Dabei sollte dieser Patient über die Vor- und Nachteile eines Screenings informiert werden. Zusätzlich würden wir zu einer Feinnadelbiopsie raten, wenn der PSA-Wert oberhalb eines Cut-off-Wertes von 10 ng/ml liegt. Dabei muß jedoch bedacht werden, daß in unserem Krankengut bei 46% der A1- und A2-Karzinome der PSA-Wert unter 10 ng/ml lag.

Schlußfolgerung

Zusammenfassend ist festzustellen, daß augenblicklich der Stellenwert einer randomisierten Biopsie vor der operativen Behandlung einer BPH noch unklar zu definieren ist. Obwohl die Möglichkeit besteht, im Falle einer positiven Biopsie die Kosten einer unnötigen Operation zu vermeiden und die Morbidität zu verringern, konnte die Bedeutung der randomisierten Biopsie beim Nachweis eines inzidenten Prostatakarzinoms bisher nicht eindeutig belegt werden. Dabei ist allerdings festzustellen, daß die Entdeckungsrate mittels transrektaler Feinnadelbiopsie allen anderen Nachweisverfahren gegenüber überlegen zu sein scheint.

Literatur

Agatstein EA, Hernandez FJ, Layfield LJ, Smith RB, De Kernion JB (1987) Use of fine needle aspiration for detection of stage of the prostate: a clinical trial. J Urol 138:551–553

Alsheik HI, Guinan PD, Ablin RJ, Nourkayhan SH, Bruns RB, Sadoughi N (1977) The effect of transurethral resection of the prostate on lymphocyte response in patients with prostatic cancer. J Urol 118:1022

Denton SE, Choy SH, Valk WL (1965) Occult prostatic carcinoma diagnosed by the steps section technique of the surgical specimen. J Urol 93:296–298

Engelstein D, Mukamel E, Cytron S, Konichezky M, Slutzki S, Servadio C (1994) A comparison between digitally-guided fine needle aspiration and ultrasound-guided transperineal core needle biopsy of the prostate for the detection of prostate cancer. Brit J Urol 74:210–213

Faul P (1991) Problems and clinical significance of incidental carcinoma of the prostate. In: Altwein JE, Faul P, Schneider W (eds) Incidental carcinoma of the prostate. Springer, Berlin Heidelberg New York Tokyo

Hanks GE, Leibel S, Kramer S (1983) The dissemination of cancer by transurethral resection of locally advanced prostate cancer. J Urol 129:309–311

Juusela H, Ruutu M, Permi J, Jauhiainen K, Talja M (1992) Can fine needle aspiration biopsy detect incidental prostatic carcinoma (T1) prior to TUR? Eur Urol 21:131–133

Sheldon CA, Williams RD, Fraley EE (1980) Incidental carcinoma of the prostate. A review of the literature and critical reappraisal of classification. J Urol 124:626–631

Vallencien G, Prapotnich D, Veillon B, Brisset JM, Andre-Bougaran J (1991) Systematic prostatic biopsies in 100 men with no suspicion of cancer on digital rectal examination. J Urol 146:1308–1312

Gegenwärtiger Stand
der ultraschallgezielten Prostatabiopsie

G. Jakse und V. Zambon

Im Jahre 1905 berichtete Hough Hampton Young über die perineale Enukleation von benignen Prostatadrüsen. Dabei fanden sich bei der sorgfältigen Aufarbeitung der Prostatadrüsen kleine Prostatakarzinomherde [1]. Aufgrund dieser eigenen Beobachtungen und jener von Albarran [2] nahm er an, daß durch die vollständige Entfernung der Prostata eine dauerhafte Heilung des Prostatakarzinoms bei organbegrenzten Tumoren möglich sein könnte. In seinem im „John-Hopkins-Hospital Bulletin" veröffentlichten Bericht empfahl er, die dem Rektum zugewandte Fläche der Prostata freizulegen und eine Gewebsprobe für einen Gefrierschnitt zu entnehmen [1]. Falls ein Karzinom vorliegt, sei eine radikale Prostatektomie indiziert. Jahrzehntelang war diese von Young vorgeschlagene Biopsietechnik das Verfahren der Wahl bei Patienten, die für die radikale Prostatektomie in Betracht gezogen wurden. Noch 1945 berichteten Hudson et al. über offene perineale Prostatabiopsien, die sie bei 300 zufällig ausgewählten Patienten durchgeführt hatten. Bei 13% der Patienten wurde ein Prostatakarzinom diagnostiziert [3].

Diese von Young vorgeschlagene Biopsietechnik blieb jedoch nicht unbestritten. Astraldi berichtete bereits 1926 über eine geschlossene transrektale Biopsietechnik, mit der er unter Verwendung eines speziellen Trokars offensichtlich befriedigende Ergebnisse erzielte [4]. Doch bei den Urologen fand das von Astraldi entwickelte Verfahren keine Akzeptanz, so daß diese Technik, als sie erneut angewandt, nicht mit seinem Namen in Verbindung gebracht wurde.

Die Saugbiopsie wurde am „New York Memorial Hospital" seit 1920 zur Gewebsentnahme bei verschiedenen Organtumoren durchgeführt. 1930 wurde von Ferguson über diese Biopsietechnik berichtet [5]. Er verwendete eine dünne Nadel (18 gauge), womit er transperineal Saugbiopsien durchführte. Er entnahm damit kleine Gewebsfragmente, aufgrund derer eine Diagnose des Prostatakarzinoms möglich war. Sein wichtigstes Ziel bestand darin, das Prostatakarzinom zu diagnostizieren, wenn es noch kleiner als 4 cm im Durchmesser war und beim Patienten weder subjektive noch objektive Anzeichen für Metastasen vorlagen. Darüber hinaus legte Ferguson Wert auf die Feststellung, daß bei diesem Biopsieverfahren Neoplasmen von inflammatorischem oder normalem Gewebe unterschieden werden können. Jedoch könnte damit nur in seltenen Fällen die Morphologie oder der Differenzierungsgrad des Prostatakarzinoms bestimmt werden.

In weiterer Folge wurden zusätzliche Verfahren, Biopsienadeln und Zugangswege entwickelt. So verwendete Lowsely zum Beispiel eine Spezialzange für einen halbgeschlossenen perinealen Zugangsweg [6]. Grabstald dagegen berichtete über eine offene transrektale Biopsietechnik [7]. Ein noch invasives Verfahren wurde von Culp et al. entwickelt [8]. Diese Autoren berichteten über eine offene retropubische Gewebsentnahme aus der dorsalen Prostataregion. Wenn die Biopsie positiv war, führten sie anschließend eine retropubische radikale Prostatektomie durch.

Schon in den frühen 50er Jahren wurden beträchtliche Anstrengungen unternommen, um mit der Nadelbiopsie das Karzinom präoperativ zu diagnostizieren und die Treffsicherheit dieser Methode zu bewerten. Rinker und Schumann [9] führten z. B. bei 84 Patienten, bei denen rektal-digital eine benigne Prostatahyperplasie diagnostiziert worden war, transperineale Nadelbiopsien durch. Bei allen Patienten stimmte die mittels Nadelbiopsie erhobene Diagnose mit der histologischen Enddiagnose nach der Enukleation überein. Bei 36 Patienten wurde die rektal-digitale Diagnose eines Prostatakarzinoms gestellt, die bei 34 Patienten durch anschließende perineale Biopsie bestätigt wurde.

Die Präzision dieser Biopsieverfahren ließ jedoch zu wünschen übrig. So konnten Kaufmann et al. zeigen, daß die diagnostische Genauigkeit bei kleinen Läsionen sehr gering war, da nur 61% der T1- und T2-Läsionen präoperativ korrekt diagnostiziert werden konnten [10]. Aufgrund dieser Ergebnisse verwunderte es nicht, daß Kaufmann et al. noch 50 Jahre nach Youngs Erstbericht die offene perineale Biopsie als beste Methode zur Diagnose des Prostatakarzinoms empfahlen [10]. Trotz dieser Empfehlungen wurden geschlossene Biopsieverfahren mit Trokar oder Nadeln immer mehr akzeptiert. Stanzbiopsien und/oder zytologische Auswertungen von abgesaugtem Zellmaterial wurden in den späten 60er und frühen 70er Jahren zur Routine [11–26].

Die Einführung des transrektalen Ultraschalls (TRUS) zur Untersuchung von Prostataerkrankungen stellte eine völlig neue Dimension bei der Diagnosestellung des Prostatakarzinoms dar [27–33]. Daß Saitoh im Jahre 1979 sowie Holm und Gamlegaard im Jahre 1981 technische Vorrichtungen entwickelten, mit denen ultraschallgezielte Prostatabiopsien durchgeführt werden konnten, war daher nur ein logischer Schritt [34, 35]. Durch diese technischen Neuerungen sollte eine größere Genauigkeit bei der Entdeckung und Diagnose des organbegrenzten Prostatakarzinoms möglich werden.

Entwicklung der Biopsietechnik

Die ersten klinischen Berichte im Zusammenhang mit der ultraschallgesteuerten Prostatabiopsie wurden 1981 und 1983 von Saitoh, Rifkin et al. und Fornage et al. veröffentlicht [36–38]. Anfänglich wurden Biopsien in Steinschnittlage mit Hilfe von Radialscannern durchgeführt, welche nur Transversalaufnahmen der Prostata ermöglichten. Die Nadel wurde während der Punktion erst sichtbar, wenn sie sich in der Läsion selbst befand. Im Gegensatz dazu konnten Rifkin et al. mit Hilfe eines longitudinalen Linear-Echtzeit-Scanners die Biopsienadel von der Plazierung in das Perineum bis zum Eindringen in das suspekte Areal und während der Gewebsentnahme selbst sehen [37]. Rifkin et al. räumten jedoch ein, daß die Identifizierung der suspekten Läsion mit dem transversalen Schallbild leichter als mit dem longitudinalen Schallkopf ist. Sie schlugen daher eine Kombination dieser zwei Ultraschallmodalitäten vor.

1987 verwandten Lee et al. ein transaxiales Schallbild zur Identifikation und anfänglichen Plazierung der Nadel im suspekten Areal. Anschließend wurde der axiale Schallkopf durch den sagittalen Real-time-Schallkopf ersetzt und die Führungsnadel in die Läsion hineinbewegt [39]. Auf diese Weise konnten unter anderem im selben Areal sowohl Material für die zytologische als auch histologische Untersuchung entnommen werden. Dank der Fortschritte bei der Ultraschalltechnik können derzeit beide Verfahren in einem Schallkolpf kombiniert werden, so daß die Durchführung von Biopsien mit viel geringeren Unannehmlichkeiten für Patienten und Arzt verbunden ist.

Gegenwärtige Technik der transrektalen ultraschallgezielten Prostatabiopsie

Der Patient wird in Steinschnitt- oder Seitenlage gelagert und erhält präoperativ intravenös ein Antibiotikum appliziert. Die Biopsie wird transrektal mit Hilfe eines 7-MHz- oder 7,5-MHz-Schallkopfes durchgeführt. Auf diese Weise kann die Prostata auf kurzem Weg erreicht werden, und Biopsien aus kleinen Arealen oder multiple Biopsien lassen sich mit größerer Genauigkeit und geringen Unannehmlichkeiten für den Patienten durchführen [40, 41]. Ein weiterer wesentlicher Vorteil ist in den dünnen federgeladenen Biopsienadeln zu sehen.

Bevor eine Biopsie durchgeführt wird, sollte man sicher sein, daß der Patient nicht mit Antikoagulanzien behandelt wird und keine Blutgerinnungsstörung vorliegt. Die Patienten werden über das Biopsieverfahren und mögliche Komplikationen wie Septikämie, Hämaturie, Rektumblutungen und Hämatospermie informiert. Klistiere werden vor der Biopsie nicht verabreicht, doch sollten Harntraktsinfektionen unbedingt adäquat behandelt werden. Darüber hinaus wird unmittelbar vor der Durchführung der Biopsie ein Antibiotikum intravenös injiziert. Eine orale Antibiose erfolgt dann für weitere zwei Tage.

Für die sonographische Steuerung der Biopsie verwenden wir einen multiplanaren transrektalen 7,5-MHz-Schallkopf (Kretz, Combison 330). Die Biopsie selbst wird vorzugsweise mit einer automatischen Biopsievorrichtung und 18-gauge-Biopsienadeln durchgeführt. Bei korrekter Ausführung gewinnt man mit diesen Nadeln Gewebsmaterial mit einer Länge von 17 mm. Damit der akustische Kontakt gewährleistet ist, wird der Schallkopf vor dem Überziehen eines Kondoms mit einem Kontaktgel beschmiert. Dann wird an dem Schallkopf eine Nadelschiene befestigt, durch die der Weg der Nadel innerhalb des sonographischen Feldes festgelegt wird. Nach Positionieren des Patienten in die Steinschnittlage wird der Schallkopf eingeführt und eine normale transrektale Untersuchung in der transversalen und longitudinalen Ebene durchgeführt. Anschließend findet eine erneute sonographische Untersuchung der Prostata in der transversalen Ebene statt. Die genaue Lage der Läsion wird bestimmt, wobei

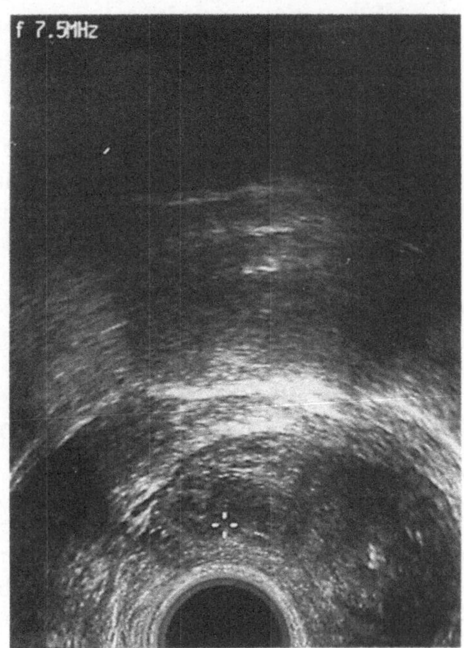

Abb. 1. Transversaler Schnitt. Punktionsmarker im hypodensen Areal

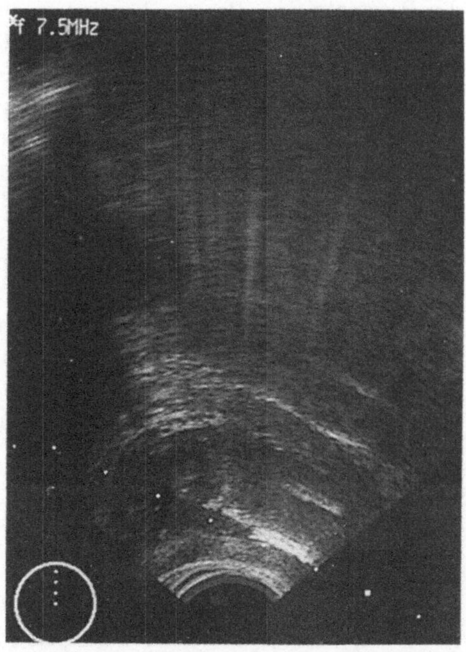

Abb. 2. Längsschnitt. Punktionslinie eingeblendet. Nadel sichtbar

der auf dem Ultraschallmonitor erscheinende Punktionspfeil auf die suspekte Läsion deuten sollte. Ohne den Schallkopf zu bewegen, wird die Prostata in der longitudinalen Ebene untersucht, und die gestrichelte Punktionslinie auf dem Bildschirm wird über der Läsion plaziert (Abb. 1 und 2).

Mit dieser Methode wird in zwei Ebenen überprüft, ob die Lage der Läsion richtig bestimmt wurde. Dann wird die Biopsienadel in die Prostatakapsel eingestochen und der Automatikmechanismus gelöst. Normalerweise entnehmen wir zwei Gewebsproben aus der suspekten Läsion und zwei weitere von der kontralateralen Seite.

Ergebnisse im Zusammenhang mit der ultraschallgesteuerten Prostatabiopsie

Fornage, Rifkin, Lee, Egender und andere berichteten, daß die meisten der palpatorisch karzinomverdächtigen Knoten durch perineale ultraschallgezielte Biopsien als Karzinom identifiziert werden [37, 38, 39, 42]. Es gibt wenige Untersuchungen, die sich mit der Frage beschäftigen, ob die ultraschallgezielten Biopsien im Vergleich zu digitalgeführten Biopsien äquivalent oder sogar überlegen sind.

Liddel et al. führten eine Studie mit 55 Patienten durch, bei denen nach dem Zufallsprinzip entweder transperineale ultraschallgezielte oder digitalgeführte transrektale Biopsien durchgeführt wurden [43]. Mit der ultraschallgezielten Biopsie, für die sie einen transrektalen 5-MHz-Schallkopf verwendeten, wurde bei 15 Patienten ein Prostatakarzinom diagnostiziert, mit der digitalgeführten transrektalen Biopsie dagegen nur bei 9 Patienten. Aus dieser Studie geht jedoch nicht deutlich hervor, ob die hohe Entdeckungsrate auf die Präzision der Nadelplazierung zurückzuführen ist oder auf den höheren Prozentsatz suspekter Läsionen, die sonographisch entdeckt wurden.

Resnik verwendete in einer ähnlichen Studie einen radialen 4-MHz-Scanner [44]. Da die von ihm erzielte positive Biopsierate bei beiden Biopsieverfahren (TRUS- oder DRE-gezielt) gleich war, kam er zu der Schlußfolgerung, daß eine ultraschallgezielte Biopsie im Falle eines umschriebenen palpablen Knotens nicht notwendig ist.

Weaver et al. führten bei 51 Patienten mit palpablen Prostataveränderungen Prostatabiopsien durch [54]. Von der suspekten Läsion wurden sonographisch gesteuert (7 MHz) 3 Gewebsproben mittels eines Biopsieautomaten transrektal entnommen und anschließend rektal-digital geführte Biopsien durchgeführt. Während sich der Karzinomverdacht bei 23 der 51 Patienten durch ultraschallgezielte Biopsien bestätigte, wurden mit der sog. Blindbiopsie nur 9 Karzinome diagnostiziert. Die Autoren wiesen darauf hin, daß 90% der Karzinome echoarm waren, jedoch nicht alle hypodensen Läsionen Karzinome sind (42% der hypodensen Läsionen waren benigne).

Ajzen et al. verglichen die digitalgeführte transrektale Saugbiopsie mit der perinealen ultraschallgezielten Biopsie [46]. Von den palpablen Prostataveränderungen wurden 17 durch digitalgeführte Biopsien und 16 durch ultraschallgezielte Biopsien als Karzinom identifiziert. Doch sonographisch waren noch 9 weitere hypodense Areale erkennbar, von denen 3 ein Karzinom waren. Die Ergebnisse dieser Studien deuten darauf hin, daß beide Methoden im Hinblick auf die Biopsie von palpablen Knoten gleichwertig sind, wenn sie von erfahrenen Untersuchern durchgeführt wird. Hodge et al. zeigten jedoch, daß mit der ultraschallgesteuerten Biopsie bei etwa 40% der Patienten ein Karzinom nachzuweisen ist, bei denen ein palpabler Knoten mit der rektal-digital geführten Biopsie verfehlt wurde [47]. Sollte bei der rektal-digital geführten Biopsie ein gutartiger Befund diagnostiziert werden, so ist eine ultraschallgezielte Kontrollbiopsie unbedingt durchzuführen.

Biopsie von hypodensen Prostataarealen

Die Entdeckungsrate des Prostatakarzinoms durch ultraschallgezielte Biopsien hängt eindeutig mit den sonographischen Merkmalen des Prostatakarzinoms zusammen. Durch die Pionierarbeit von Lee, Frenzel-Beyme, Egender und Dahnert wurde in In-vitro-Studien nachgewiesen, daß das Prostatakarzinom im allgemeinen echoarm ist [48–51].

Kürzlich verglichen Shinohara et al. den präoperativen Ultraschallbefund mit dem radikalen Prostatektomiepräparat [52]. Sie verwendeten einen transrektalen 5-MHz- und 7-MHz-Schallkopf und erstellten Sonographiebilder der Prostata in Abständen von 2 bis 5 mm. Von den Prostatektomiepräparaten wurden Serienschnitte angefertigt. Sie zeigten eindeutig, daß nur 60% der karzinomatösen Bezirke echoarm waren. Das bedeutet, daß nur ungefähr 35% der nichtpalpablen Läsionen sonographisch aufgrund von Hypodensität erkennbar sind. Palpable Läsionen und Karzinome mit Gleason-Score 5 oder noch höherem Gleason-Score sind häufiger hypodens als nichtpalpable Knoten, ebenso sind gut differenzierte Tumoren häufiger isodens. Das bedeutet, daß nur ungefähr 35% der nichtpalpablen Läsionen sonographisch aufgrund von Hypodensität erkennbar sind.

Darüber hinaus war der Tumordurchmesser bei Patienten mit hypodensen Läsionen durchschnittlich 4,8 mm kleiner als in Großflächenschnitten am Prostatektomiepräparat. Der größte transversale Durchmesser der sonographisch erkennbaren (hypodensen) Läsion korrelierte jedoch gut mit dem transversalen Durchmesser des Prostatakarzinomareales im Prostatektomiepräparat (r = 0,84). Dies steht im Gegensatz zu den an Prostatektomiepräparaten erhobenen Befunden von Terris et al., welche auf eine signifikante Unterschätzung des Prostatavolumens mittels Ultraschall hindeuteten [53].

Hodge et al., Cooner et al. und Bissada et al. führten bei Männern mit auffällig konsistenzvermehrten Prostatadrüsen oder palpablen Knoten im klinischen Stadium T2 ultraschallgezielte Biopsien durch [48, 54, 55]. Bei 36% bis 88% der Patienten konnte das Prostatakarzinom histologisch bestätigt werden. Hodge et al. berichteten, daß in 71% aller Prostatakarzinome hypodense Areale vorlagen [48]. Cooner et al. nahmen eine Auswertung von Patienten mit positiver DRE vor, bei denen Ultraschalluntersuchungen und anschließend ultraschallgezielte Biopsien durchgeführt wurden [54]. Die Karzinomentdeckungsrate betrug 35,9%. Die Autoren konnten nachweisen, daß sich die Karzinomentdeckungsrate bei einem PSA-Wert über 10 ng/ml auf 76,2% erhöhte.

Hypodense Läsionen in palpatorisch unauffälligen Prostatadrüsen

Da die Studien von Lee, Frenzel-Beyme, Egender und Dahnert [48–51] ergaben, daß das Prostatakarzinom im Sonographiebild als hypodense Läsion erkennbar ist, war es wichtig zu wissen, wie oft ein Karzinom diagnostiziert werden kann, wenn bei der transrektalen Prostatasonographie eine hypodense Läsion entdeckt wird, aber die Drüse palpatorisch unauffällig ist. Dieser Frage sind Cooner et al. und Lee et al. nachgegangen [56, 57]. Die positive Biopsierate betrug nur 9% bzw. 13%. Das bedeutet, daß bei 100 Patienten 70–90% der Biopsien unnötigerweise durchgeführt wurden.

Lee et al. konnten in einer prospektiven Studie in Zusammenhang mit hypodensen Arealen deutlich zeigen, daß 13% der hypodensen Areale in der Übergangszone mit einem Durchmesser von 1 cm oder größer positiv waren [57]. In der peripheren Zone erhöhte sich die Rate der positiven Läsionen auf 41%. Hammerer et al. werteten 41 Männer mit palpatorisch unauffälligen Prostatadrüsen aus [59]. Bei 14 (34%) Patienten wurden hypodense Areale entdeckt, doch nur bei einem Patienten wurde ein Karzinom histologisch nachgewiesen. Bei 27 Patienten mit Prostatakarzinom wurden zusätzlich multiple Biopsien durchgeführt. In dieser Studie wurde jedoch keine Unterscheidung hinsichtlich Größe und Lage der hypodensen Areale vorgenommen. Auf letzteres muß besonders hingewiesen werden, da Lee et al. vor allem nur bei hypodensen Arealen mit einem Durchmesser von 1 cm oder größer transrektale ultraschallgezielte Biopsien durchführten [57].

Systematische ultraschallgezielte Biopsien bei palpatorisch unauffälligen Prostatadrüsen

Wenn die ultraschallgezielte Prostatabiopsie transrektal durchgeführt wird, ist sie ein leichtes, schnelles, sicheres und für den Patienten schmerzloses Verfahren. In mehreren Studien wurde untersucht, ob eine Früherkennung des Prostatakarzinoms durch systematische (multiple) Prostatabiopsien möglich ist.

Valancien et al. berichteten 1991 über eine Studie von 100 Männern, deren Prostatadrüsen palpatorisch unauffällig waren [59]. Die meisten wurden wegen geringfügiger Miktionsprobleme untersucht, eine Prostatakarzinom-Vorsorgeuntersuchung erfolgte dagegen nur bei 19 dieser Patienten. Die transrektale Sonographie (TRUS) wurde mit dem 7-MHz-Schallkopf durchgeführt. Zur Bestimmung des PSA-Wertes wurden präbioptisch Blutproben entnommen. Anschließend wurden mit einem Biopsieautomaten systematische Biopsien durchgeführt. 18 Männer wiesen hypodense Areale auf, die zusätzlich biopsiert wurden. Im Durchschnitt wurden 5,9 Biopsien durchgeführt.

Bei 14 Patienten wurde ein Prostatakarzinom diagnostiziert. Die Patienten hatten PSA-Werte über 10 ng/ml. Von den 14 Prostatakarzinom-Patienten wiesen 12 Patienten PSA-Werte auf, die über dem mit dem Prostategewicht korrelierten Maximalwert lagen. Das heißt, daß nur bei 2 von 86 Patienten, bei denen der PSA-Wert mit dem Prostatagewicht korrelierte, ein Prostatakarzinom durch die sog. systematische Biopsie entdeckt wurde. Von 18 hypodensen Arealen enthielten nur 2 ein Karzinom. Die Areale waren 9 mm bzw. 13 mm groß.

Ähnliche Ergebnisse erzielten Hammerer und Huland bei 149 Patienten mit unauffälliger DRE [41]. Nur bei 4% der Patienten mit normalen PSA-Werten wurde ein Prostatakarzinom entdeckt. Bei Patienten mit erhöhten PSA-Werten stieg die Entdeckungsrate auf 11%. Ein suspekter TRUS-Befund lag bei 12 Patienten mit Prostatakarzinom vor.

Coplen et al. berichteten über ein Patientengut von 73 Patienten mit BPH [60]. Bei 7 (10%) Männern wurde ein Prostatakarzinom entdeckt, wobei zu beachten ist, daß bei 5 dieser Patienten gezielte Biopsien von sonographisch suspekten Arealen prostatakarzinompositiv waren. Bei 3% der Patienten wurde nur durch systematische Biopsien ein Prostatakarzinom entdeckt. Außerdem wurde bei 40 Patienten eine TUR durchgeführt. Bei 2 dieser Patienten wurde nur anhand des TUR-Präparates ein Karzinom entdeckt. Das heißt, daß das Prostatakarzinom bei mindestens 3% der Patienten oder 2 von 9 Karzinomen durch eine systematische Biopsie verfehlt wurden. Da bei 27 Patienten keine TUR durchgeführt wurde, kann der Prozentsatz natürlich noch höher sein. 9 Patienten mit Prostatakarzinom wurden der radikalen Prostatektomie unterzogen. Nur bei einem Patienten lag eine mikroskopisch erkennbare Tumorausdehnung in die Kapsel vor. Alle Operationspräparate bis auf eines zeigten gut bis mäßig differenzierte Tumoren. Ähnliche Ergebnisse wurden von Valancien et al. bei 7 Prostatektomiepräparaten von durch systematische Biopsien entdeckten Prostatakarzinomen festgestellt [59]. Keiner der Patienten wies positive Lymphknoten oder einen Samenblasenbefall auf.

Somit gibt es zwei sehr gute Argumente gegen die Durchführung von systematischen Biopsien bei Männern mit unauffälligem Palpationsbefund und normalen PSA-Werten:

1. Nur bei 0% bis 3% dieser Patienten wird ein Prostatakarzinom diagnostiziert.
2. Es ist unklar, was angesichts der niedrigen Entdeckungsrate mit jenen 97% der Patienten im weiteren Verlauf passiert, bei denen durch die systematische Biopsie kein Karzinom entdeckt wurde.

Systematische Biopsien bei karzinomverdächtigen Prostatadrüsen

Eine andere Frage ist, ob bei Patienten mit palpablen Knoten und/oder hypodensen Läsionen systematische Biopsien durchgeführt werden sollten.

Systematische Biopsien wurden von Dyke et al. bei 106 Patienten vorgenommen [61]. War der tastbare Knoten karzinompositiv, wurde bei 10 (15%) von 66 Patienten auch durch die systematische Biopsie ein Karzinom entdeckt. War der Knoten jedoch karzinomnegativ, so ergab die systematische Biopsie nur bei 3% der Patienten an anderer Stelle ein Karzinom.

Hodge et al. führten transrektale ultraschallgezielte Stanzbiopsien bei 156 Patienten mit Karzinomknoten im klinischen Stadium B (T2-Tumor) durch [62]. 91% bis 100% der Knoten waren im Sonographiebild als hypodense Areale erkennbar. Jeder karzinompositive Knoten entsprach einem hypodensen Areal. 25 von 26 B1- und B2-Läsionen enthielten hypodense Defekte in dem palpatorisch unauffälligen kontralateralen Lappen. Eine Biopsie dieser hypodensen Läsionen ergab bei 17 der 26 Patienten ein Karzinom. Der kontralaterale Lappen erschien in 30 Fällen sonographisch normal. Bei 11 dieser Patienten wurde jedoch durch Biopsie ein Karzinom entdeckt. Dies deutet darauf hin, daß eine zusätzliche „Blindbiopsie" des kontralateralen Lappens bei Patienten mit T2-Läsionen erheblich mehr Informationen zum Tumorvolumen liefert.

Hodge et al. berichteten auch über den Wert von ultraschallgezielten transrektalen Stanzbiopsien im Vergleich zu systematischen Biopsien [62]. Aufgrund ihrer Ergebnisse empfahlen sie systematische Biopsien, da diese in 98% der Patienten eine Tumordiagnose ermöglichen. Bei 86% von 57 Männern, bei denen sowohl systematische als auch gezielte Biopsien durchgeführt wurden, stimmten die Biopsieergebnisse überein. Dahingegen führten 9% der systematischen Biopsien zur Entdeckung von bei gezielten Biopsien verfehlten Karzinomen, und in 5% war dies in umgekehrter Richtung der Fall. Die Autoren wiesen darauf hin, daß durch diese Biopsietechnik das Tumorvolumen und der Differenzierungsgrad (nach Gleason) genauer eingeschätzt werden kann.

In einer ähnlichen Studie von Hostetter et al. wurden Feinnadel-Saugbiopsien von 6 oder 8 verschiedenen Prostatasektoren vorgenommen. Die zytologischen Untersuchungsergebnisse wurden mit den Ergebnissen der histologischen Untersuchung an Großflächenschnitten des radikalen Prostatektomiepräparates verglichen [63]. Bei der zytologischen Auswertung bestand eine erhebliche Tendenz zur Unterschätzung der Tumorausdehnung und des Differenzierungsgrades.

Beurteilung des Tumorstadiums

Die tatsächliche Tumorausdehnung in der Prostata kann besser eingeschätzt werden, wenn zusätzliche Biopsien des kontralateralen Lappens durchgeführt werden. Informationen zur Ausdehnung des Prostatakarzinoms können sowohl bei Patienten, die sich einer Radiotherapie oder einer anderen organerhaltenden Therapie unterziehen, als auch bei der Durchführung der nervenschonenden radikalen Prostatektomie nützlich sein.

Beim klinisch organbegrenzten Prostatakarzinom soll durch präoperative Untersuchungen möglichst exakt nachgewiesen werden, ob eine Tumorausdehnung in die Kapsel, eine Invasion in das neurovaskuläre Geflecht oder in die Samenblasen oder Lymphknotenmetastasen vorliegen. So schlugen Lee et al. zum

Beispiel strategische Biopsien der vermeintlichen anatomischen Schwachpunkte vor, d. h. Samenblasen des außerhalb der Prostata gelegenen Bereiches in der Nähe des Verumontanums und des Trapezbezirkes, welcher der Lage des neurovaskulären Geflechtes entspricht [57].

Im Hinblick auf das neurovaskuläre Geflecht untersuchten Hamper et al. 106 Patienten mit bioptisch bewiesenem Prostatakarzinom im klinischen Stadium T1 oder T2, bei denen vor der radikalen Prostatektomie die transrektale Sonographie (TRUS) durchgeführt wurde [64]. Bei 50% der Patienten war das neurovaskuläre Geflecht im Sonographiebild bilateral erkennbar. Bei 19% der Patienten konnte kein neurovaskuläres Geflecht identifiziert werden. Bei 45 von 82 Patienten wurde eine Invasion in das neurovaskuläre Geflecht durch die TRUS richtig identifiziert. Dagegen wurde bei 51 Patienten eine Invasion in das neurovaskuläre Geflecht falsch prognostiziert. Daraus ergibt sich ein positiver Vorhersagewert von 51% bzw. ein negativer Vorhersagewert von 85%. Die Genauigkeit des TRUS bei der Vorhersage einer Invasion in das neurovaskuläre Geflecht war bei Patienten mit signifikanter Kapselpenetration größer.

Abe et al. nahmen bei 25 Patienten eine Punktion der Samenblasen vor [65]. Bei 17 dieser Patienten gelang es ihnen, Samenblasenflüssigkeit zu entnehmen. Bei 7 der 17 Patienten wurden Karzinomzellen entdeckt. Diese Ergebnisse wurden jedoch nicht durch radikale Prostatektomie überprüft.

Valancien et al. untersuchten ebenfalls die Samenblasen von 25 Patienten mit lokal begrenztem Prostatakarzinom [66]. Sie führten transrektale ultraschallgezielte Biopsien unter Anwendung eines 7-MHz-Schallkopfes durch. Die präoperative Biopsie der Samenblase führte bei 21 Patienten zu einem normalen Ergebnis. Die endgültige pathologische Untersuchung ergab bei 19 Patienten, daß die Samenblasen normal waren. Bei 4 Patienten mit präoperativ positivem Biopsiebefund war auch der endgültige histologische Befund positiv. Von den Patienten mit einem PSA-Wert unter 20 ng/ml und einem negativen Biopsiebefund der Samenblasen wiesen 93% keine Lymphknotenmetastasen auf. Diese Patienten hatten eine Chance von 100%, daß keine Penetration der Prostatakapsel vorlag und eine Chance von 86%, daß bei der endgültigen Untersuchung keine Samenblaseninvasion festgestellt würde. Diese Daten müssen anhand von größeren Patientenzahlen überprüft werden.

Hodge et al. biopsierten 20 suspekte und 40 normale Samenblasen bei Patienten mit T2- und T3-Prostatakarzinomen [65]. Bei 14 der 20 suspekten Samenblasenbefunde wurde ein Karzinom entdeckt, während nur 7 der 40 Patienten mit unauffälligen Samenblasen positive Biopsiebefunde aufwiesen. Aus diesen Ergebnissen geht hervor, daß nur Patienten mit auffälligen Samenblasen und Patienten mit einem Prostatakarzinom im Stadium T3 sich einer transrektalen Biopsie unterziehen sollten, weil 4 der 7 positiven Biopsien der sonographisch unauffälligen Samenblasen bei Patienten mit Prostatakarzinom im klinischen Stadium T3 vorlagen.

Terris et al. berichteten über ihre Erfahrung mit 300 Patienten, die sich einer transrektalen Sonographie der Prostata und Samenblasen unterzogen, mit anschließender histologischer Untersuchung der Samenblasen durch Stanzbiopsien und/oder an Prostatektomiepräparaten [67]. Den histologischen Untersuchungsergebnissen zufolge lag bei 106 von 205 Prostatakarzinom-Patienten keine Samenblaseninvasion vor. Bei 75% dieser 106 Patienten war der TRUS-Befund unauffällig. Doch nur bei 8% von 38 Patienten mit histologisch erwiesener Samenblaseninvasion erschienen die Samenblasen normal. Von 95 Patienten ohne Prostatakarzinom, die ebenfalls durch eine transrektale Sonographie untersucht wurden, wiesen 12% suspekte Samenblasen auf. Hypodensität und gleichzeitiges Vorhandensein von zwei oder mehreren Anomalien wie zystische Dilatation, Asymmetrie und Vorverlagerung waren die mit der Tumorinvasion in die Samenblasen am besten korrelierten Sonographiebefunde.

Aufgrund ihrer Erfahrung nahmen Terris et al. an, daß eine Biopsie der Samenblasen bei Patienten mit ausgedehntem Prostatakarzinom im Stadium T2 angezeigt sei. Welche Auswirkung die Samenblasenbefunde auf die Behandlung haben, ist jedoch unklar. Bisher gibt es noch keine vergleichenden Studien, durch die die größere Treffsicherheit der Stanz- oder Saugbiopsie (wie sie von Abe et al. [65] angewandt wurde) bewiesen worden wäre. Den bisherigen Ergebnissen zufolge scheint die Stanzbiopsie jedoch die zuverlässigere Methode zu sein.

Das Vorhandensein von Lymphknotenmetastasen ist ein wichtiger Indikator für das krankheitsfreie Überleben. Darüber hinaus ist zu überlegen, ob die radikale Prostatektomie bei Patienten mit mäßig bis schwach differenzierten Tumoren und gleichzeitig bestehenden Lymphknotenmetastasen durchgeführt werden sollte. Hammerer und Huland wandten deshalb ein von der Standford-Gruppe vorgeschlagenes Verfahren zur Durchführung systematischer Biopsien bei 71 Patienten an, bei denen in weiterer Folge die radikale Prostatektomie vorgenommen wurde [41]. Sie bestimmten die Anzahl der positiven Biopsien und das Ausmaß des in der einzelnen Biopsie vorhandenen Karzinoms und korrelierten diesen Befund mit dem Auftreten von Lymphknotenmetastasen. Bei keinem Patienten mit 1 oder 2 positiven Biopsien lagen Lymphknotenmetastasen vor. Dagegen wiesen 66% der Patienten mit 5 bis 6 positiven systematischen Biopsien Lymphknotenmetastasen auf. Alle Patienten, bei denen das Gewebe aller 6 systematischen Biopsien überwiegend karzinomatös war, hatten Lymphknoten-metastasen.

Dies ist ein interessanter Ansatz, der noch anhand weiterer Studien verifiziert werden sollte. Zum gegenwärtigen Zeitpunkt ist unklar, ob die Anzahl der positiven Biopsien und das Ausmaß des Tumors pro Biopsie auch dann noch unabhängige Vorhersagefaktoren sind, wenn sie mit der Stadienbestimmung durch DRE, PSA-Wert, der TRUS sowie der bioptisch erwiesenen Samenblasen-invasion korreliert werden.

Schlußfolgerung

Aufgrund der vorhandenen Literatur sollte die ultraschallgezielte Biopsie das Verfahren der Wahl zur histologischen oder zytologischen Bestätigung des Prostatakarzinoms sein. Darüber hinaus können strategische Biopsien, Biopsien der Samenblasen und systematische Biopsien zusätzliche Instrumente zur genaue-ren Stadienbestimmung des Prostatakarzinoms darstellen sowie zur Auswahl der

Patienten dienen, die von einer radikalen Prostatektomie oder anderen Behandlungsformen profitieren werden. Jeder Urologe muß diese Technik erlernen und regelmäßig durchführen, damit er sie mit großer Treffsicherheit anwenden kann. Die modernen Ultraschallgeräte und Biopsievorrichtungen sind in dieser Hinsicht sehr hilfreich.

Zukünftig sollten diese Techniken mit der Frage der Tumorbiologie eingesetzt werden, indem selektiv Gewebsproben für genetische Untersuchungen oder im Hinblick auf das Vorhandensein von Rezeptoren und Proliferationsmarkern entnommen werden. Darüber hinaus ist es wichtig, die Sensitivität der Sonographie weiterhin zu verbessern, um das Tumorvolumen exakter zu bestimmen und die Rate der echogleichen Tumoren zu reduzieren.

Literatur

1. Young H (1905) The early diagnosis and radical cure of carcinoma of the prostata. Being a study of 40 cases and presentation of a radical operation which was carried out in four cases. Bulletin of the John Hopkins Hospital, vol XVI, no 175:316–321
2. Albarran J, Halle N (1900) Hypertrophie et néoplasies épithéliales de la prostate. Ann des Mals des Org, C.U., 17:225
3. Hudson PB, Finkle AL, Hopkins JA, Sproul EE, Stout AP (1954) Prostate cancer XI. Early prostatic cancer diagnosed by arbitrary open perineal biopsie among 300 unselected patients. Cancer 7:690
4. Astraldi BS (1937) Diagnosis of cancer of the prostate: biopsie by rectal route. Urol & Cutan Rev 41:421
5. Ferguson RS (1930) Prostatic neoplasms. Amer Jour Surg 9:507
6. Lowsley OS (1934) A new device for securing biopsie specimens. Annual Meeting of the American Urological Association. Atlantic City, N.J., May 22–24, 417–421
7. Grabstald H (1954) Further experience with transrectal biopsy of the prostate. J Urol 74:211–221
8. Culp DA, Flocks RH, Porto JR (1958) Repropubic biopsy of the prostate. J Urol 79:873–877
9. Rinker JR, Shuman WG (1952) Perineal punch biopsy fo the prostate with statistical analysis. J Urol 67:709–712
10. Kaufmann JJ, Schultz JI (1962) Needle biopsy of the prostate: A re-evaluation. J Urol 87:164–168
11. Peck S (1960) Needle biopsy of prostate. J Urol 83:176–180
12. Purser BN, Robinson BC, Mostofi FK (1967) Comparison of needle biopsy and transrethral resection biopsy in the diagnosis of carcinoma of the prostate. J Urol 98:224–228
13. Emmett JL, Barber KW, Jackman RJ (1962) Transrectal biopsy to detect prostatic carcinoma: A review and report of 203 cases. J Urol 87:460–474
14. German W (1963) Über den Wert der perinealen Punktionsbiopsie der Prostata. Helv Chir Acta 30:495–500
15. Sika JV, Lindquist HD (1963) Relationship of needle biopsy diagnosis of prostate to clinical signs of prostatic cancer: An evaluation of 300 cases. J Urol 89:737–745
16. Andersson L, Jönsson G, Brunk U (1967) Puncture biopsy of the prostate in the diagnosis of prostatic cancer. Scand J Urol Nephrol 1:227–234
17. Franzen S, Giertz G, Zajicek J (1960) Cytological diagnosis of prostatic tumours by transrectal aspiration biopsy: A preliminary report. Brit J Urol 32:193
18. Madsen PO, Kaveggia L (1964) Die Diagnose des Prostata-Karzinoms durch Nadelbiopsie. Z Urol 57:665

194   G. Jakse und V. Zambon

19. Ackermann R, Müller HA (1977) Retrospective analysis of 645 simultaneous perineal punch biopsies and transrectal aspiration biopsies for diagnosis of prostatic carcinoma. Eur Urol 3:29–34
20. Fortunoff S (1962) Needle biopsy of the prostate: A review of 346 biopsies. J Urol 87:159–163
21. Bachmann K (1969) Zytodiagnostische Untersuchung der Prostata mit transrektaler Aspirationsfunktion. Schweiz med Wschr 99:291–298
22. Brandtlow K (1972) Ergebnisse und Treffsicherheit der transrektalen Saugbiopsie nach Franzén. Z Urol 65:393–387
23. Ekman H, Hedberg K, Persson PS (1967) Cytological versus histological examination of needle biopsy specimens in the diagnosis of prostatic cancer. Br J Urol 39:544–548
24. Esposti PL (1966) Cytologic diagnosis of prostatic tumors with the aid of transrectal aspiration biopsy. A critical review of 1100 cases and a report of morphologic and cytochemical studies. Acta cytol 10:182–186
25. Faul P, Klosterhalfen H, Schmiedt E (1971) Erfahrungen mit der Feinnadelbiopsie (Saug- bzw. Aspirationsbiopsie nach Franzén) der Prostata. Urologe [A] 10:120–126
26. Faul P (1974) Die klinische Bedeutung der Prostatazytologie und ihre diagnostischen Möglichkeiten. Münch med Wschr 116:15–18
27. Peeling WB, Griffiths GJ, Evans KT, Roberts EE (1979) Dignosis and staging of prostatic cancer by transrectal ultrasonography: a preliminary study. Br J Urol 51:565–569
28. Denis L (1981) Evaluation of lower urinary tract pathology by ultrasound. Advances in diagnostic urology. Springer, Berlin Heidelberg New York, p 158
29. Resnick MI, Willard JW, Boyce WH (1977) Recent progress in ultrasonography of the bladder and prostate. J Urol 117:444
30. Resnick MI, Willard JW, Boyce WH (1980) Transrectal ultrasonography in the evaluation of patients with prostatic carcinoma. J Urol 124:482
31. Watanabe H, Igari D, Tanahashi Y, Harada K, Saitoh M (1975) Transrectal ultrasonotomography of the prostate. J Urol 114:734
32. Watanabe H, Kato H, Kato T, Terasawa Y (1968) Diagnostic application of the ultrasonotomography to the prostate. Jap J Urol 59:273
33. Gammelgaard J, Holm HH (1980) Transurethral and transrectal ultrasonic scanning in urology. J Urol 124:863
34. Saitoh M (1980) Needle placement with real-time guidance. In: Watanabe H, Holmes JH, Holm HH, Goldberg BB (eds) Diagnostics ultrasound in urology and nephrology. Igaku Shoin, Tokyo, p 243
35. Holm HH, Gammelgaard J (1981) Ultrasonically guided precise needle placement in the prostate and the seminal vesicles. J Urol 125:385–387
36. Saitoh M et al. (1981) Ultrasonically guided puncture for the prostate and seminal vesicles with transrectal real-time linear scanner. J Kyoto Pref Univ Med 90:47
37. Rifkin MD, Kurtz AB, Goldberg BB (1983) Sonographically guided transperineal prostatic biopsy: preliminary experience with longitudinal linear-array transducer. AJR 140:745–747
38. Fornage BD, Touche DH, Deglaire M, Faroux MJC, Simatos A (1983) Real-time ultrasound-guided prostatic biopsy using a new transrectal linear-array probe. Radiology 146:547–548
39. Lee F, Littrup PJ, Kumasaka GH, Borlaza GS, McLearly RD (1987) The use of transrectal ultrasound in the diagnosis, guided biopsy, staging and screening of prostate cancer. RadioGraphics, vol 7/4:627–644
40. Braeckman J, Corujeira-Figueira F, Goossens A, Keuppens F (1990) Ultrasonically guided prostatic biopsy: technical improvements. Eur Urol 17:203–205
41. Hammerer P, Huland H (1991) Zur Diagnostik des lokalisierten Prostatakarzinoms: Screening und präoperatives Staging. Urologe [A] 30:378–386
42. Egender G, Furtschegger A, Schachtner W, Priker E, Bartsch G (1986) Transrectal ultrasonography in diagnosis and staging of prostatic cancer. World J Urol 4:163–170

43. Liddel HT, McDougal WS, Burks DD, Fleischer AC (1986) Ultrasound versus digitally directed prostatic needle biopsy. J Urol 135:716
44. Resnick MI (1988) Transrectal ultrasound guided versus digitally directed prostatic biopsy: A comparative study. J Urol 139:754–757
45. Weaver RP, Noble MJ, Weigel JW (1991) Correlation of ultrasound guided and digitally directed transrectal biopsies of palpable prostatic abnormalities. J Urol 145:516–518
46. Ajzen SA, Goldenberg SL, Allen GJ, Cooperberg PL, Chan NH, Jones EC (1989) Palpable prostatic modules: comparison of US and digital guidance for fine-needle aspiration biopsy. Radiology 171:521–523
47. Hodge KK, McNeal JE, Stamey TA (1989) Ultrasound guided transrectal core biopsies of the palpable abnormal prostate. J Urol 142:66–70
48. Lee F, Gray JM, McLary RD et al. (1985) Transrectal ultrasound in the diagnosis of prostate cancer: location, echogenicity, histo-pathology, and staging. Prostate 7:117
49. Frentzel-Beyme B, Schwarz I, Aurich B (1982) Das Bild des Prostataadenoms und -karzinoms bei der transrektalen Sonographie. Fortschr Röntgenstr 137:261
50. Egender G, Rapf Ch, Feichtinger I, Mikuz G, Bartsch G, Frommhold H (1984) Vergleichende histopathologische und sonomorphologische Prostatauntersuchungen. Fortschr Röntgenstr 140:60–66
51. Dahnert WF, Hamper UM, Eggleston JC, Walsh PC, Sanders RC (1986) Prostatic evaluation by transrectal sonography with histopathologic correlation: the echogenic appearance of early carcinomy. Radiology 158:97
52. Shinohara K, Wheeler TM, Scardino PT (1989) The appearance of prostate cancer on transrectal ultrasonography: correlation of imaging and pathological examinations. J Urol 142:76–82
53. Terris MK, McNeal JE, Stamey TA (1992) Estimation of prostate cancer volume by transrectal ultrasound imaging. J Urol 147:855–867
54. Cooner WH, Mosley BR, Rutherford CL et al. (1990) Prostate cancer detection in a clinical urological practice by ultrasonography digital rectal examination and prostate specific antigen. J Urol 143:1146–1152
55. Bissada NK, Rountree GA, Sulieman JS (1977) Factors affecting accuracy and morbidity in transrectal biopsy of the prostate. Surg Gyn Obstet 145:869
56. Cooner WH, Mosley BR, Rutherford CL, Beard JH, Ponds HS, Bass RB, Terry WJ (1988) Clinical application of transrectal ultrasonography and prostate specific antigen in the search for prostate cancer. J Urol 139:758–761
57. Lee F, Tor-Pedersen ST, Siders DB, Littrup PJ, McLeary RD (1989) Transrectal ultrasound in the diagnosis and staging of prostatic cancer. Radiology 170:609
58. Hammerer P, Loy V, Dieringer J, Huland J (1992) Prostate cancer in nonurological patients with normal prostates on digital rectal examination. J Urol 147:833–836
59. Vallancien G, Prapotnich D, Veillon B, Brisset JM, Andre-Bougaran J (1991) Systematic prostatic biopsies in 100 men with no suspicion of cancer on digital rectal examination. J Urol 146:1308–1312
60. Coplen DE, Andriole GL, Yuan JJJ, Catalona WT (1991) The ability of systematic transrectal ultrasound guided biopsy to detect prostate cancer in men with the clinical diagnosis of benign prostatic hyperplasia. J Urol 146:75–77
61. Dyke CH, Toi A, Sweet JM (1990) Value of random US-guided transrectal prostate biopsy. Radiology 176:345–349
62. Hodge KK, McNeal JE, Terris MK, Stamey TA (1989) Random systematic versus directed ultrasound guided transrectal core biopsies of the prostate. J Urol 142:71–75
63. Hostetter AL, Pedersen KV, Gustafsson BL, Manson JC, Boeryd BRG (1990) Diagnosis and localization of prostate carcinoma by fine-needle aspiration cytology and correlation with histologic whole-organ sections after radical prostatectomy. Am J Clin Pathol 94:693–697
64. Hamper UM, Sheth S, Walsh PC, Holtz PM, Epstein JI (1990) Carcinoma of the prostate: value of transrectal sonography in detecting extension into the neurovascular bundle. AJR 155:1015–1019

65. Abe M, Watanabe H, Munekado K, Saitoh M, Ohe H (1989) Puncture of the seminal vesicles guided by a transrectal real-time linear scanner. J Clin Ultrasound 17:173–178
66. Vallancien G, Prapotnich D, Veillon B, Brisset JM, Andre-Bougaran J (1991) Seminal vesicle biopsies in the preoperative staging of prostatic cancer. Eur Urol 19:196–200
67. Terris MK, McNeal JE, Stamey TA (1990) Invasion of the seminal vesicles by prostatic cancer: detection with transrectal sonography. AJR 155:811–815

VII. Screening-Effizienz von DRE, TRUS und PSA

Suche nach dem Prostatakarzinom –
Verbessert die Kombination von DRE, TRUS und PSA die Effizienz des Screenings?

W. J. KIRKELS und F. H. SCHRÖDER

Einleitung

Das Prostatakarzinom (PK) ist eine häufige Erkrankung bei Männern jenseits des 50. Lj. und liegt in den meisten Ländern an der zweiten Stelle der Krebstodesfälle beim Mann nach dem Lungenkarzinom. In der Europäischen Gemeinschaft beträgt die Krebstodesrate des Prostatakarzinoms ca. 9% (Møller-Jensen et al. 1990). Dabei ist die Inzidenz und Mortalität des PK in den meisten westlichen Ländern im Ansteigen begriffen. Dies ist teilweise durch die erhöhte Lebenserwartung bedingt, jedoch dadurch allein nicht zu erklären.

Sowohl die Fachgruppe der Urologinnen und Urologen als auch die allgemeine Öffentlichkeit bezeugt am Screening des Prostatakarzinoms ein starkes Interesse. Die Befürworter argumentieren damit, daß nur ein Prostatakarzinom im Frühstadium durch eine radikale Prostatektomie oder Strahlenbehandlung heilbar ist.

Wenn bereits Fernmetastasen oder eine lokal fortgeschrittene Erkrankung vorliegen, ist eine Heilung nicht mehr möglich. Gegenwärtig werden 50% bis 70% der Prostatakarzinome in Stadien entdeckt, in denen die Erkrankung bereits zu weit fortgeschritten ist, um noch geheilt werden zu können. Diese Tatsachen liefern überzeugende Argumente dafür, daß mit allen verfügbaren Mitteln bei Männern ein Screening nach dem PK durchgeführt werden sollte. Die Gegner argumentieren mit dem fehlenden Nachweis einer Kosten-/Nutzen-Relation und dem bisher fehlenden Beweis, daß Patienten nach einer frühzeitigen Diagnose von einer Behandlung auch entsprechend profitieren. Wegen der mangelhaften Kenntnisse über den natürlichen Krankheitsverlauf des Prostatakarzinoms, insbesondere im Individualfall, ist weder bekannt, welches Prostatakarzinom behandlungsbedürftig ist noch welcher Tumor zunächst kontrollbedürftig ist.

Wie aus Autopsie-Studien hervorgeht, sterben viele Männer mit einem PK, jedoch nicht an ihrem PK (Franks 1954). Zur Klärung dieses Sachverhalts sind randomisierte Screening- und Therapiestudien notwendig. Was die europäischen Bemühungen betrifft, so gab es Vorschläge zur Durchführung einer randomisierten Screening-Studie in Belgien, den Niederlanden, England und Schweden. Diese Studie sollte wichtige Informationen dazu liefern, ob ein Massenscreening beim PK notwendig und auch nützlich ist. Darüber hinaus kann anhand solcher Studien der diagnostische Wert der verfügbaren Screening-Untersuchungsmethoden geklärt werden. Dabei wäre eine genaue Effizienzanalyse der digitalen rektalen Untersuchung (DRE), der transrektalen Sonographie der Prostata (TRUS) und der PSA-Bestimmung nötig. In diesem Zusammenhang muß nicht nur die Wertigkeit dieser Instrumente in bezug auf die Entdeckungsrate des PK untersucht werden, sondern auch die Kosten, die durch ein umfassendes Screening von Männern einer bestimmten Altersgruppe entstehen, müssen genau geprüft werden. Auch die durch das Screening sowie die Frühbehandlung induzierte Morbidität und Mortalität benötigen einer kritischen Betrachtung. Wichtigstes Ziel dieser Studien muß jedoch eine Antwort auf die Frage sein, ob durch ein Screening auch die Krebssterberate beim Prostatakarzinom gesenkt werden kann.

Gegenstand dieser Arbeit ist die Beurteilung der diagnostischen Wertigkeit der verfügbaren Screening-Instrumente wie DRE, TRUS und PSA. Ist die Kombination dieser Modalitäten besser als die alleinige Anwendung von DRE, TRUS und PSA? Müssen bei allen Männern, die zum Screening erscheinen, alle Untersuchungen zum Einsatz kommen?

Definitionen

Im folgenden werden einige der in Screening-Studien oft verwendeten Begriffe geklärt (Selker 1986):

Unter *Sensitivität* eines Tests versteht man die Anzahl der Patienten mit der Erkrankung, die ein positives Testergebnis (echte positive Diagnose) aufweisen, dividiert durch die Anzahl aller Patienten mit der Krankheit.

Unter *Spezifität* eines Tests versteht man die Anzahl der einem Screening unterzogenen Männer, bei denen die Erkrankung nicht vorliegt und der Test negativ (echte negative Diagnose) verläuft, dividiert durch die Anzahl aller einem Screening unterzogenen Männer ohne die Krankheit.

Die genannten Begriffe können in einer klinischen Studie genauer bestimmt werden als in einer Screening-Studie. Beim Screening kann die Anzahl der Männer, bei denen eine Krankheit nicht vorliegt, nur geschätzt werden, da kein zweiter Test als endgültiger Beweis zur Verfügung steht. Erst die Zukunft zeigt, wieviele Krankheitsfälle beim Screening nicht entdeckt wurden. Falls die Krankheit bei einem Patienten erst kurz nach dem Screening diagnostiziert wird, ist es wahrscheinlich, daß es sich um ein falsch-negatives Ergebnis handelt. Wenn jedoch nach dem Screening eine längere Zeit vergeht, bestehen Zweifel, ob die Krankheit zum Zeitpunkt des Screenings bereits vorlag oder der Tumor sich schnell von einem präklinischen (durch Screening nicht erkennbaren) Stadium in eine klinisch erkennbare symptomatische Erkrankung entwickelt hat.

Der *positive Vorhersagewert* zeigt die Wahrscheinlichkeit an, mit welcher die Krankheit tatsächlich vorhanden ist, wenn ein positives Testergebnis vorliegt. Er wird in starkem Maße von der Prävalenz der Krankheit beeinflußt. Hinsichtlich der Effizienz eines Screening-Tests finden sich große Unterschiede, je nachdem ob Patienten aus der allgemeinen Bevölkerung oder aus einer urologischen Praxis einem Screening unterzogen werden. Hier ist die Prävalenz von Prostataerkrankungen wesentlich höher als in der allgemeinen Bevölkerung. Damit verschiedene

Studien miteinander verglichen werden können, ist eine genaue Beschreibung der dem Screening unterzogenen Bevölkerung erforderlich.

Die *Entdeckungsrate* ist der Anteil der einem Screening unterzogenen Gesamtpopulation, bei dem das Vorliegen der Krankheit erkannt wurde.

Digitale rektale Untersuchung (DRE)

Das zur Erkennung von Prostataerkrankungen am häufigsten verwendete Verfahren ist die digitale rektale Untersuchung. Mit dem tastenden Finger wird die Beschaffenheit der Prostata wie Apex, Basis, mediane und laterale Sulci sowie Samenblasen untersucht. Eine Einschätzung der Prostatagröße und der Läsionen in der Prostata kann auf zweidimensionale Weise vorgenommen werden. Wenn das Prostatakarzinom auf die Prostata begrenzt ist (T2), kann es als diskrete Verhärtung oder als Knötchen in Erscheinung treten. Ein ausgedehnteres PK erscheint als diffuse solide Verhärtung und/oder als Induration, die sich über die lateralen Sulci hinaus oder in die Samenblasen ausdehnt (T3). Die Fixation an der Beckenwand wird gewöhnlich in dem Niveau des Musculus levator ani auftreten (T4). Ein inzidentes PK wird bei 8% bis 12% der wegen einer vermeintlichen benignen Prostataerkrankung behandelten Patienten diagnostiziert (Sheldon et al. 1980).

In einer neueren Literaturübersicht von Bentvelsen und Schröder (im Druck) über die DRE in einem reinen Screening-Programm liegt die Erkennungsrate zwischen 0,13% (Faul 1982) und 1,65% (Müller et al. 1988). Der erste Bericht stammt von Jensen (1960), der in den fünfziger Jahren 4367 asymptomatische Männer einem Screening unterzog. Die Entdeckungsrate über einen Zeitraum von 10 Jahren betrug mit 36 entdeckten Prostatakarzinomen 0,82%. Im Screening-Programm von Deutschland, über welches von Faul berichtet wurde, lag die Entdeckungsrate mit 0,13% extrem niedrig, bei einer Gesamtzahl von 1,5 Millionen untersuchten Männern. Eine nicht geringe Anzahl von falsch-negativen Ergebnissen wurde auf einen Mangel an Erfahrung bei der Durchführung der digital-rektalen Untersuchung (DRE) in der Fachgruppe der Allgemeinärzte und Internisten, die das Screening in Deutschland überwiegend durchführen, zurückgeführt.

Chodak et al. (1989) berichteten über eine Erkennungsrate von 1,45% mit der DRE als primäre Untersuchung. Nach 4160 Untersuchungen wurde bei 36 von 144 Männern mit abnormem DRE-Befund ein PK bestätigt. Dabei wurde ein positiver Vorhersagewert der DRE von 25% errechnet. Der aus anderen Berichten hervorgehende positive Vorhersagewert einer auffälligen DRE liegt zwischen 6% und 39% (Whaaler et al. 1988; Mueller 1988; Bentvelsen u. Schröder, im Druck).

Die niedrigen Entdeckungsraten sind ein Grund dafür, warum die digitale rektale Untersuchung allein beim Screening des PK als nicht ausreichend angesehen wird. Aus pathologischen Studien geht hervor, daß viele Prostatakarzinome sowohl multifokal als auch bilateral lokalisiert sind. Bei 8% bis 10% der wegen einer vermeintlich benignen Erkrankung operierten Männer wird bei der histologischen Untersuchung ein sog. inzidentes PK entdeckt. Diese Tumoren sind bei der präoperativen rektalen Untersuchung nicht palpabel. Die echte Prävalenz des PK muß höher sein, als dies der größten berichteten Entdeckungsrate von 1,65% entspricht. Beim Screening ist es zwar nicht notwendig, jedes Prostatakarzinom zu entdecken. Wichtig wäre jedoch die Frühdiagnose der Karzinome, die für den Patienten eine Lebensbedrohung darstellen.

Als alleiniges Screening-Instrument ist die DRE wegen ihrer geringen Sensitivität wenig geeignet. Andererseits kann die Entdeckung größerer Tumoren, bei denen die Wahrscheinlichkeit höher ist, daß sie klinische Signifikanz erreichen, eine besondere Eigenschaft der DRE sein. Die DRE kann einen Schutz vor der Erkrankung kleinerer Läsionen darstellen, schließt jedoch auch die Entdeckung einiger kleiner biologisch aktiver oder multifokaler Tumoren aus.

Transrektale Ultrasonographie (TRUS)

Bei der Sonographie der Prostata kommen heute moderne Ultraschall-Geräte mit 5-MHz- bzw. 7-MHz-Schallköpfen zur Anwendung. Um ein komplettes Bild der Prostata und der Samenblasen zu erhalten, sind Longitudinal- und Transversalaufnahmen notwendig.

In der Prostata kann die Übergangszone, die periphere Zone und der der Prostata vorgelagerte Sphinkter-Komplex identifiziert werden. Das Prostatavolumen und die Strukturen in der Prostata können mit akzeptabler Genauigkeit bestimmt werden. Das PK erscheint bei der TRUS in 80% der Fälle als hypodense (dunkle) Läsion. Es kann jedoch auch als isodenses und in seltenen Fällen als hyperdenses Schallbild imponieren. Beim Screening mit TRUS wird ausschließlich nach hypodensen Läsionen gesucht. Durch die ausschließliche Suche nach diesen Arealen wird eine unbekannte Anzahl von PK-Fällen nicht entdeckt.

Bis zum gegenwärtigen Zeitpunkt korreliert die mittels TRUS bestimmte Tumorausdehnung nicht gut mit der anhand von Prostatektomiepräparaten festgestellten Tumorausdehnung. In den meisten Fällen wird das Karzinom beim TRUS einem zu niedrigen Stadium (Understaging) zugeordnet (Terris et al. 1992), so daß Sonogramme kein sinnvolles Mittel zur Vorhersage des Tumorvolumens zu sein scheinen. Falls das Volumen eines Prostatakarzinoms für die Behandlungsplanung wichtig ist, kann das sonographisch gemessene Volumen keine Hilfe darstellen.

Eine andere wichtige Anwendungsform der TRUS ist die ultraschallgezielte Biopsie. Wenn ultraschallgezielte Biopsien mit den modernen Biopty-Systemen vorgenommen werden, besteht eine größere Bereitschaft des Untersuchers, Biopsien durchzuführen, die in der Regel mit einer niedrigen Komplikationsrate einhergehen. In einigen Studien beläuft sich der Anteil der Biopsien auf fast 50% (Cooner et al. 1990) der Männer, die an eine urologische Abteilung überwiesen wurden. Wie bereits dargelegt wurde, stellt eine solche Population im Vergleich zu einer Screening-Population keine repräsentative Gruppe für ein Screening dar. Angesichts der großen Bereitschaft, Prostata-Biopsien durchzuführen, ist es fragwürdig, ob die daraus resultierende höhere Entdeckungsrate auf die Effizienz des TRUS oder eben auf die großzügige Indikation zur Biopsie zurückzuführen ist. Dabei scheint die hohe Rate an Biopsien als Ursache für die höhere Entdeckungsrate wahrscheinlicher zu sein, da bei der ultraschallgezielten Biopsie die suspekte Läsion häufig auch verfehlt wird und das gewonnene Gewebe dann aus anderen Arealen der Prostata stammt. Solche „random biopsies" sind jedoch für Screening-Zwecke als zu invasiv anzusehen.

Bei Screening-Studien werden in der Literatur Entdeckungsraten zwischen 0,64% (Watanabe 1988) und 16,2% (Vallancien et al. 1989) bei Anwendung von TRUS angegeben. In dem bereits genannten Überblick (Bentvelsen u. Schröder, im Druck) wird über einige Studien berichtet, in denen das Screening bei Männern durchgeführt wurde, die zum Urologen überwiesen wurden (Cooner et al. 1990). In diesen Studien kann eine höhere Erkennungsrate erwartet werden als bei einer asymptomatischen, nichtselektierten männlichen Population, bei der keine Vorselektion hinsichtlich vorhandener urologischer Symptome oder entsprechender Befunde stattfand. Der positive Vorhersagewert eines suspekten TRUS-Befundes liegt Berichten zufolge zwischen 10% bis 56%. Im allgemeinen wird die Erhöhung der Sensitivität auf Kosten einer verringerten Spezifität erreicht.

Vorläufige Ergebnisse aus dem von der American Cancer Society (ACS) durchgeführten Projekt National Prostate Cancer Detection (NPCD) zeigten eine Gesamterkennungsrate von 2,4% bei 2425 freiweilligen Teilnehmern im Alter zwischen 55 und 70 Jahren. Bei den 2425 primären Untersuchungen wurde in 33 Fällen mit DRE und in 44 Fällen durch den zusätzlichen Einsatz des TRUS ein PK entdeckt. Bei 57 Karzinomen, die in dieser Population entdeckt wurden, betrug die Sensitivität des TRUS 77,2% und die Sensitivität der DRE 57,9%. Der positive Vorhersagewert von TRUS belief sich auf 15,2% und der von DRE auf 28%. Wenn eine Biopsie infolge der TRUS- und DRE-Ergebnisse angezeigt war, belief sich der positive prognostische Wert auf 32%. Wenn darüber hinaus der PSA-Wert (bei einem monoklonalen Assay auf über 4,0 ng/ml und bei einem polyklonalen Assay auf über 7,0 ng/ml) erhöht war, erhöhte sich der positive prognostische Wert auf 68% (Mettlin et al. 1991). Der durchschnittlich berichtete positive Vorhersagewert eines abnormen TRUS liegt zwischen 21% (Rifkin u. Choi 1988) und 56% (Vallancien et al. 1989). Die zuletzt genannte Studie betrifft eine symptomatische Population, die an eine urologische Abteilung überwiesen wurde. Bei einer „echten" Screening-Population belief sich der höchste positive Vorhersagewert, über den bisher berichtet wurde, auf 36% (138 suspekte Ergebnisse und 50 entdeckte Karzinome) (Ragde et al. 1989). Die Entdeckungsrate in dieser Studie betrug 4,8% (50 Karzinome bei 1051 Männern).

Im Rahmen eines Screenings läßt sich der DRE leicht durchführen und ist weniger invasiv und kostenaufwendig als der TRUS. Außerdem sind die Vorteile des TRUS als primäres Instrument beim Screening wenig überzeugend.

Prostataspezifisches Antigen (PSA)

Die PSA-Bestimmung ist für Screening-Programme mit großen Patientenzahlen geeignet, da der Test am Blutserum durchgeführt werden kann. Der Test verlangt keine besonderen Fertigkeiten und ist objektiv. Sensitivität und Spezifität des Testes korrelieren prinzipiell mit der Höhe des PSA-Wertes. – Dabei wird noch viel über den Normalwert diskutiert: Es werden sehr unterschiedliche Werte wie 2,8 ng/ml (Chan et al. 1987), 4,0 ng/ml (Myrtle et al. 1986; Brawer u. Lange 1989) und 10 ng/ml (Sidall et al. 1986) genannt. Ein weiteres Problem besteht darin, daß auch von der benignen und hypertrophierten Prostata (BPH) PSA produziert wird, so daß der PSA-Wert auch mit dem Volumen der Prostata korreliert und demnach kein spezifischer Tumormarker ist.

Catalona war der erste, der über eine Studie berichtete, in der das PSA bei einer asymptomatischen Population als primäres Screening-Werkzeug angewendet wurde (Catalona et al. 1991). In dieser Studie wurde ein Normalwert von 4,0 ng/ml und weniger angenommen. Bei einem PSA-Wert von 4,0 ng/ml oder höher wurden DRE, TRUS sowie eventuell eine zusätzliche Biopsie durchgeführt. Leider liegen bei dieser Studie keine Informationen über die Karzinomerkennungsrate bei einem PSA-Wert unter 4,0 ng/ml vor. Von 4293 Freiwilligen wiesen 88% einen normalen PSA-Wert auf. Bei 10% lag der PSA-Wert zwischen 4 ng/ml und 10 ng/ml. Bei 2% lag der PSA-Wert über 10 ng/ml. Bei 304 von 422 Männern mit einem PSA-Wert zwischen 4 ng/ml und 10 ng/ml ergab auch eine zweite PSA-Messung einen Wert über 4 ng/ml. 58 dieser Männer hatten ein PK, wobei 3/4 dieser Karzinome lokal begrenzt waren. Von den 78 Männern mit PSA-Werten über 10 ng/ml wiesen 60% (47 Männer) ein PK auf, wobei 1/3 der Karzinome noch organbegrenzt waren (Catalona 1990, persönliche Mitteilung). Die Entdeckungsrate in dieser noch nicht abgeschlossenen Studie beträgt 2,44% bei einem Normalwert von 4 ng/ml. Der positive Vorhersagewert betrug 33%. Catalona stellte fest, daß in einer Kontrollgruppe 21% der Patienten mit einem PK einen PSA-Wert unter 4,0 ng/ml aufwiesen. Entsprechend der vorläufigen Auswertung einer Studie des oben genannten NPCD-Projekts wären 30% der 88 entdeckten Prostatakarzinome verfehlt worden, wenn für das Screening nur die PSA-Bestimmung (Normalwert 4,0 ng/ml) angewandt worden wäre (Lee 1992; Babaian et al., im Druck).

Diskussion

Zum gegenwärtigen Zeitpunkt ist es am effizientesten, beim Screening PSA, TRUS und DRE in Kombination einzusetzen. Gut organisierte randomisierte Screening-Studien sind notwendig, um zu klären, ob ein Screening beim PK zu einer Verringerung der Mortalität und Morbidität führt. Es sei daran erinnert, daß durch ein Screening nie alle Karzinomfälle bei einer einmaligen Untersuchung entdeckt werden können. Im Hinblick auf die Kosteneffektivität ist es wahrscheinlich besser, nicht alle verfügbaren Testverfahren anzuwenden, selbst wenn dies zu Lasten der Effizienz eines Screenings ginge.

In Zukunft stellt die Bewertung der PSA-Dichte (PSA-Wert dividiert durch das Prostatavolumen) (Benson et al. 1992) eines der Themen für weitere Screening-Studien dar. Für Screening-Zwecke müssen die Kurven, welche die Wahrscheinlichkeit reflektieren, daß bei ein bestimmter PSAD-Wert mit einem

PK korreliert, für jedes Screening-Projekt getrennt erstellt werden. Auf Screening-Erfahrungen zurückzugreifen, die mit symptomatischen Populationen gewonnen wurden, scheint sinnlos zu sein. Auf der Basis des PSAD-Wertes könnte es möglich sein, die Anzahl der zur Aufklärung suspekter Prostataläsionen durchgeführten Ultraschall-Untersuchungen zu verringern.

Eine sonographische Bestimmung des Prostatavolumens kann von einem medizinisch-technischen Assistenten oder einer Krankenschwester durchgeführt werden, was zur Verringerung der durch TRUS entstehenden Kosten und einer Zeitersparnis führt. Man kann verschiedener Meinung darüber sein, ob eine TRUS erforderlich ist, wenn der PSA-Wert und der DRE-Befund normal sind.

Im Augenblick ist es am besten, alle drei Instrumente anzuwenden und dabei sorgfältig zu beurteilen, in welchen Situationen mit weniger eingreifender Diagnostik ein in gleichem Maße akzeptables Ergebnis erzielt werden kann. Bevor das Screening nach dem PK zu einem allgemein üblichen Verfahren bei der männlichen Bevölkerung wird, sind noch weitere Screening-Studien erforderlich.

Literatur

Babaian RJ, Mettlin C, Krane R, Murphy GP, Lee F, Drago JR, Chesley A, and the investigators of the American Cancer Society National Prostate Cancer Detection Project (in press). The relation of prostate specific antigen to digital rectal examination and transrectal ultrasonography. Cancer

Benson MC, Whang IS, Olsson CA, McMahon DJ, Cooner WH (1992) The use of prostate specific antigen density to enhance the predictive value of intermediate levels of serum prostate specific antigen. J Urol 147:817–821

Bentvelsen FM, Schröder FH. Modalities available for screening for prostate cancer. Eur J Cancer, in press

Brawer MK, Lange PH (1989) PSA in the screening, staging and follow-up of early stage prostate cancer: a review of recent developments. World J Urol 7:7–11

Catalona WJ, Smith DS, Ratliff TL (1991) Measurement of prostate-specific antigen in serum as a screening test for prostate cancer. New Engl J Med 324:1156–1161

Chan DW, Bruzek DJ, Oesterling JE, Rock RC, Walsh PC (1987) Prostate specific antigen as a marker for prostatic cancer: a monoclonal and a polyclonal immunoassay compared. Clin Chem 33:1916–1920

Chodak GW, Keller P, Schoenberg HW (1989) Assessment for screening for prostate cancer using the digital rectal examination. J Urol 141:1136–1138

Cooner WH, Mosley BR, Rutherford CL et al. (1990) Prostate cancer detection in a clinical urological practice by ultrasonography, digital rectal examination and prostate specific antigen. J Urol 143:1146–1154

Faul P (1982) Experience with the German annual preventive check-up examination. In: Jacobi GH, Hohenfellner R (eds) Prostate cancer. Williams & Wilkins, Baltimore, pp 57–70

Franks LM (1954) Latent carcinoma of the prostate. J Path Bact 68:603–616

Lee F, Torp-Pedersen ST, Littrup PJ et al. (1989) Hypoechoic lesions of the prostate: clinical relevance of tumor size, digital rectal examination and prostate specific antigen. Radiology 170:29–32

Mettlin C, Lee F, Drago J, Murphy GP and the Investigators of the American Cancer Society National Prostate cancer Detection Project (1991) Findings on the detection of early prostate in 2425 men. Cancer 67:2949–2958

Møller-Jensen, Estève J, Møller H, Renard H (1990) Cancer in the European Community and its member states. Eur J Cancer 26:1167–1256

Mueller EJ, Crain TW, Thompson IM, Rodriguez FR (1988) An evaluation of serial digital rectal examinations in screening for prostate cacer. J Urol 140:1445–1447

Myrtle KF, Klimley PG, Ivor LP, Bruni JF (1986) Clinical utility of prostate specific antigen (PSA) in the management of prostate cancer. Adv Cancer Diagnostics. Hybritech, San Diego

Ragde H, Bagley CM, Aldape HC (1989) Screening for prostatic cancer with high resolution ultrasound. J Endourol 3:115–123

Rifkin MD, Choi H (1988) Implications of small peripheral hypoechoic lesions in the endorectal US of the prostate. Radiology 166:619–622

Selker HP (1986) Letters to the editor. N Engl J Med 314:714–715

Sheldon CA, Williams RD, Fraley EE (1980) Incidental carcinoma of the prostate: a review of the literature and critical reappraisal of classification. J Urol 124:626–631

Sidall JK, Cooper EH, Newling DWW, Robinson MRG, Whelan P (1986) An evaluation of prostatic acid phosphatase and prostatic specific antigen in carcinoma of the prostate. Eur Urol 12:123–130

Terris MK, McNeal JE, Stamey TA (1992) Estimation of prostate cancer volume by transrectal ultrasound imaging. J Urol 147:855–857

Vallancien G, Prapotnich D, Sibert L, Lugagne PM, Veillon B, Brisset JM, Andre-Bougaran J (1989) Comparison of the efficacy of digital rectal examination and transrectal ultrasonography in the diagnosis of prostatic cancer. Eur Urol 16:321–324

Waaler G, Ludvigsen TC, Runden TO, Stenehjem E, Ogreid P, Schei OM (1988) Digital rectal examination to screen for prostatic cancer. Eur Urol 15:34–36

Watanabe H (1988) Screening for prostatic cancer in Japan. EORTC monograph 5: Progress and controversies in oncological urology II. Liss, New York, pp 99–110

DRE, PSA und TRUS
bei der Entdeckung des Prostatakarzinoms –
Richtlinien und praktische Aspekte

W. H. COONER

Es ist wichtig, zwischen einem Prostata-Screening bei einer nichtselektierten Gruppe von asymptomatischen Männern und Krebsfrüherkennungsmaßnahmen bei symptomatischen Patienten, die sich in ärztliche Behandlung begeben, zu unterscheiden. Patienten in einer urologischen Praxis sind bis zu einem gewissen Grad bereits einem sog. Vorscreening unterzogen worden. Vielleicht wurden sie wegen eines suspekten rektalen Palpationsbefundes (DRE) oder wegen eines erhöhten PSA-Wertes überwiesen, oder weil sie wegen einer entsprechenden Familienanamnese in Sorge sind.

Erkennung des Prostatakarzinoms mit DRE

Die Entdeckungsrate beim Prostatakarzinom (PK), die sich *nur* auf die DRE stützt, beträgt weniger als 2% [2–4]. Diese niedrige Rate ist in erster Linie auf die Subjektivität der Untersuchungsmethode zurückzuführen [5]. Mehr als die Hälfte aller PK entstehen in der anterioren Drüsenhälfte und sind somit einer Palpation nicht zugänglich [6]. Darüber hinaus wurde festgestellt, daß das PK in einem Drittel der Fälle verfehlt wird, wenn eine digitalgezielte Biopsie durchgeführt wird.

Erkennung durch PSA

Bei ungefähr 20% der Patienten mit einem Prostatakarzinom liegen die PSA-Werte innerhalb des Normalbereichs und bei ungefähr 4,3% der Patienten mit normalen PSA-Werten wurde ein Prostatakarzinom nachgewiesen, falls für die Diagnose noch andere Untersuchungen hinzugezogen wurden [7]. Obwohl die PSA-Bestimmung ein objektives Verfahren darstellt, muß die Interpretation eines PSA-Wertes in Zusammenhang mit anderen Faktoren insbesondere dem Prostatavolumen, erfolgen. Der PSA-Wert ist in seiner diagnostischen Aussagefähigkeit bezüglich des Vorliegens eines Prostatakarzinoms der DRE überlegen [7, 8].

Erkennung durch TRUS

Die alleinige Anwendung der transrektalen Ultrasonographie (TRUS) beim Screening einer asymptomatischen Population von Männern führt zu einer

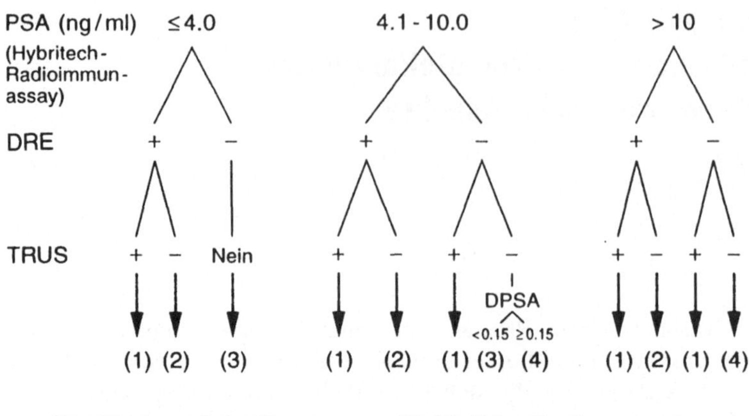

Abb. 1. Algorithmus zur Prostatakarzinomerkennung

Entdeckungsrate von ungefähr 2,6% [4]. Bei einer Gruppe von Patienten, deren Prostata vor einer (wegen eines Harnblasenkarzinoms angezeigten) radikalen Zystoprostatektomie mit TRUS untersucht wurde, konnte in 15,7% der Fälle ein gleichzeitig vorhandenes Prostata-Adenokarzinom entdeckt werden, obgleich bei diesen Patienten keine echten Screening-Bedingungen vorlagen. Die TRUS stellt eine dynamische Real-time-Untersuchung dar, die zeitaufwendig ist. Daher scheint die Anwendung des TRUS als vorrangige Untersuchung beim Screening angesichts der niedrigen Entdeckungsrate im Vergleich zu anderen Methoden ungeeignet zu sein.

Ein Algorithmus zur Prostatakarzinomerkennung

Die Kombination von PSA und DRE zur Selektion von Patienten, bei denen eine zusätzliche Untersuchung mittels TRUS und in Einzelfällen eine TRUS-gezielte Biopsie erforderlich ist, stellt eine praktische Methode zur Steigerung der Entdeckungsrate beim Screening des Prostatakarzinoms dar. Nach der Untersuchung von 2634 Patienten mit diesen drei Modalitäten wurde ein Algorithmus entwickelt, der als praktische Richtlinie für die Erkennung des Prostatakarzinoms bei Patienten, die sich urologisch untersuchen lassen wollen, verwendet werden kann (Abb. 1). Der Algorithmus stützt sich weitgehend auf die Anzahl der zur Entdeckung eines Karzinoms erforderlichen Sonographiebefunde bezogen auf verschiedene Kombinationen von PSA-Werten und DRE-Befunden (Tabelle 1).

Tabelle 1. Anzahl der zur Entdeckung jedes Prostatakarzinoms erforderlichen Sonogramme bezogen auf die PSA-Werte (monoklonal, Hybritech) und die DRE

PSA	DRE	Anzahl
$\leq 4,0$	+	9,7
	−	40,0
4,1–10,0	+	2,6
	−	18,1
> 10,0	+	1,5
	−	3,2

Suspekte DRE

Bei Patienten mit malignitätssuspekter DRE ist unabhängig vom PSA-Wert eine zusätzliche transrektale Sonographie angezeigt. Bei sonographischem Karzinomverdacht wird ultraschallgezielt und bei palpatorischem Verdacht digitalgezielt oder ebenfalls ultraschallgezielt biopsiert.

PSA-Wert unter 4,1 ng/ml (monoklonal)

Falls sowohl der DRE-Befund als auch der PSA-Wert normal sind, ist die Entdeckungsrate mittels TRUS sehr niedrig (2,5%). Bei dieser Patientengruppe besitzt der TRUS daher einen eingeschränkten diagnostischen Wert, da im Vergleich zur alleinigen Anwendung der DRE nur eine geringfügige Erhöhung der Entdeckungsrate erreicht werden kann. Bei diesen Patienten wird eine Verlaufskontrolle mit einer jährlichen Bestimmung des PSA-Wertes und Durchführung der DRE empfohlen.

PSA-Wert über 10,0 ng/ml

PSA-Werte in diesem Bereich machen zunächst einen TRUS erforderlich, zumal unter diesen Umständen nur 3,2 oder weniger Ultraschalluntersuchungen zur Identifizierung eines Karzinoms erforderlich sind. Wenn kein hypodenses Areal erkennbar ist, sollte eine gezielte Biopsie des palpatorisch suspekten Bereichs durchgeführt werden. Sind sowohl der Palpations- als auch Sonographiebefund unauffällig, ist eine sog. Random- oder Sextanten-Biopsie angezeigt.

PSA-Wert zwischen 4,1 ng/ml und 10,0 ng/ml

PSA-Werte in diesem Bereich stellen das größe Dilemma dar. Bei dieser Patientengruppe ist die Sonographie zur Volumenbestimmung der Prostata hilfreich. Die Beziehung zwischen PSA und Drüsenvolumen wird als Dichte des prostataspezifischen Antigens (DPSA), einem von Benson et al. [10] vorgeschlagenen Begriff, ausgedrückt. Der PSA-Wert in ng/ml geteilt durch das Prostatavolumen in Kubikzentimetern ergibt den Wert des DPSA. Obgleich auch mit diesem Wert nicht in jedem Fall ein Prostatakarzinom sicher zu prognostizieren ist, stellt der DPSA-Wert einen besseren Gradmesser für die Krebswahrscheinlichkeit als das PSA allein dar. In einer Studie mit 595 Männern stellten Benson et al. fest, daß bei Patienten mit einem DPSA-Wert unter 0,15 eine Krebswahrscheinlichkeit von 10% besteht [11]. Mit einem Ansteigen des DPSA-Wertes nimmt auch die Möglichkeit, daß ein Karzinom vorhanden ist, proportional zu. Der Grenzwert des DPSA von 0,15 ist willkürlich gewählt, liefert dem Arzt jedoch eine Hilfe bei der Entscheidung, ob sofort eine Biopsie durchzuführen ist oder zunächst nur regelmäßige Kontrollen des PSA-Wertes vorgenommen werden sollen.

Kommentar

Die Frage, ob eine erhöhte Entdeckungsrate des Prostatakarzinoms für den individuellen Patienten und die Gesellschaft letztendlich von Vorteil ist, muß durch weitere Studien, die den natürlichen Krankheitsverlauf, die Prognose, optimale Behandlung, Morbidität und Todesrate beurteilen, beantwortet werden. Trotz sich häufender Detailkenntnisse wird es wahrscheinlich noch viele Jahre dauern, bis eine Antwort auf diese Frage gefunden wird. Zwei Entwicklungen sind möglich. Wir können weitere Bemühungen zur Steigerung der Karzinomentdeckungsrate unterlassen, wodurch eine Klärung der Situation aufgeschoben wird, oder wir können um die Verbesserung der Entdeckungsrate des Prostatakarzinoms bemüht sein und gleichzeitig versuchen, ungelöste Fragen zu beantworten. Angesichts der gegenwärtig verfügbaren Informationen scheinen Anstrengungen zur Erhöhung der Erkennungsrate des lokal begrenzten Prostatakarzinoms bei Patienten, die von sich aus einer medizinischen Untersuchung in Anspruch nehmen, im Gegensatz zu einem Screening nicht unvernünftig zu sein.

Literatur

1. Sackett DL, Holland WW (1975) Controversy in the detection of disease. Lancet 2:357–359
2. Gilbertson VA (1971) Cancer of the prostate gland. Results of early diagnosis and therapy undertaken for cure of the disease. JAMA 215:81–84
3. Chodak GW, Schoenberg HW (1984) Early detection of prostate cancer by routine screening. JAMA 252:3261–3264
4. Lee F, Littrup PJ, Torp-Pedersen ST et al. (1988) Prostate cancer: comparison of transrectal US and digital rectal examination for screening. Radiology 168:389–394
5. Nardone DA, Lucas LM, Palac DM (1988) Physical examination: A revered skill under scrutiny. South Med J 81:770–773

6. McNeal JE (1988) The prostate gland: Morphology and pathobiology. Urology 9:36–54
7. Cooner WH, Mosley BR, Rutherford CL Jr et al. (1990) Prostate cancer detection in a clinical urological practice by ultrasonography, digital rectal examination and prostate specific antigen. J Urol 143:1146–1154
8. Catalona WJ, Smith DS, Ratliff TL et al. (1991) Measurement of prostate-specific antigen in serum as a screening test for prostate cancer. N Eng J Med 324:1156–1161
9. Cooner WH (1991) Prostate-specific antigen, digital rectal examination, and transrectal ultrasonic examination of the prostate in prostate cancer detection. Urology 12:3–13
10. Benson MC, Whang IS, Pantuk A, Ring K, Kaplan S, Olsson CA, Cooner WH (1991) Prostate specific antigen density: A means of distinguishing BPH and prostate cancer. J Urol 145:382A
11. Benson MC, Whang IS, Olsson CA, McMahon DJ, Cooner WH (in press) The use of prostate specific antigen density (PSAD) to enhance the predictive value of intermediate levels of serum PSA. J Urol

Entscheidungsanalyse und Screening beim Prostatakarzinom

G. W. Chodak

In den USA hat sich die Aufmerksamkeit gegenüber dem Prostatakarzinom (PCA) in den letzten Jahren erhöht. Die Erkenntnis, daß ein großer Prozentsatz der Männer zum Zeitpunkt der Diagnose bereits eine fortgeschrittene Erkrankung aufweist, führte zusammen mit der Entdeckung des prostataspezifischen Antigens (PSA) und der transrektalen Ultrasonographie (TRUS), die beide die Früherkennung begünstigen, zu wachsender Begeisterung für ein Routine-Screening bei symptomfreien Männern jenseits des 50. Lj. Dieser Ansatz stützt sich darauf, daß die Erkrankung heilbar ist und eine Früherkennung deshalb zu Verringerung der Mortalität führen dürfte. Ein oft zitiertes Beispiel hierfür ist die Mammographie, die die Mortalität im Falle des Mammakarzinoms verringert hat [1].

Anders als beim Mammakarzinom wurden jedoch im Falle des Prostatakarzinoms randomisierte Studien nicht durchgeführt, so daß kein Beweis vorliegt, daß das Screening die Mortalität tatsächlich verringert. Die Argumente der Befürworter des Screenings bestehen darin, daß sich die Erwartung für eine Verringerung der krankheitsbedingten Mortalität logisch aus der Tatsache ergibt, daß ein Screening zur Erhöhung der Früherkennungs- und Überlebensrate führt. Unglücklicherweise ist es jedoch möglich, daß beim Screening des Prostatakarzinoms die sogenannten Lead- und Length-time-Bias [2] wirksam sind, was zwar zu der beobachteten Verbesserung der Überlebensraten führen könnte, doch auf die Mortalitätsrate des Prostatakarzinoms keinen Einfluß hat. Ein solcher Effekt wurde in Screening-Studien für das Lungenkarzinom beobachtet [3]. Obwohl durch das amerikanische National Cancer Institute eine randomisierte Studie vorgeschlagen wurde, ist ein Zeitraum von 10 oder 15 Jahren erforderlich, bis die Auswirkung des PCA-Screenings bekannt sein wird. Bis dahin brauchen die Ärzte einige Richtlinien, die sie bei der Konsultation durch ihre Patienten anläßlich des Screening-Problems beachten können. Höchstwahrscheinlich wird die Lösung zwischen den zwei Extremen liegen, entweder bei jedem ein Screening vorzunehmen, oder es ganz zu unterlassen.

Eine Methode zur Erarbeitung von Richtlinien ist die Anwendung von Entscheidungsanalysen [4]. Die Grundlagen dafür umfassen die Erstellung eines Entscheidungsbaumes, in dem alle potentiellen Optionen und Ergebnisse der verschiedenen Ansätze enthalten sind. Wenn der Entscheidungsbaum erstellt ist, wird jedem Entscheidungspunkt eine bestimmte Wahrscheinlichkeit zugeordnet, so daß dann die Entscheidungsanalyse durchgeführt werden kann, die zu einem numerischen Ergebnis führt. Da viele der in einem Entscheidungsmodell verwendeten Zahlenwerte aus bestimmten Daten abgeleitet sind, wird eine Empfindlichkeitsanalyse zur Beurteilung der Ergebnisse nach Veränderung jeder Variablen auf höhere oder niedrigere Werte durchgeführt. Mit dieser Empfindlichkeitsanalyse werden die kritischen Variablen festgestellt. Im Falle des Prostatakarzinom-Screenings können die Ergebnisse in bezug auf Kosten, Beeinflussung der Mortalität oder als Gesamtüberlebenszeit ausgewertet werden.

Ein wichtiger Aspekt des Entscheidungsmodells besteht in der Beurteilung der Screening-Effizienz in Abhängigkeit vom Untersuchungsintervall. Dies ist unter Anwendung eines Verfahrens nach Markow [5] möglich, durch das jeder Überlebende in eine von fünf Kategorien, die den möglichen Zustand bzw. das Tumorstadium bezeichnen, eingestellt wird; folgende Kategorien wurden verwendet: kein Karzinom, Karzinom im Stadium A, B, C oder D, wobei die Stadien A, B, C und D den tatsächlichen biologischen bzw. pathologischen Krankheitsstadien entsprechen und nicht etwa den durch klinische Untersuchungen bestimmten Stadien. Jedes Jahr besteht bei jedem Individuum die Wahrscheinlichkeit, daß das Karzinom von einem Stadium in ein anderes gelangt, wobei wir jedoch davon ausgingen, daß die Progredienz entsprechend der obigen Reihenfolge verläuft (also vom Nichtvorhandensein eines Karzinoms, d. h. „kein Ca.", über Stadium A, B, C nach D) und daß der Tod infolge Prostatakarzinoms nur bei Patienten im Stadium D auftreten kann. Um jedoch den eventuellen Übergang von einem lokalisierten, potentiell heilbaren Tumor (Stadium A oder B) zu einem nichtlokalisierten, wahrscheinlich nicht mehr heilbaren Tumor (Stadium C oder D) im Zeitraum zwischen den jährlichen Untersuchungen zu berücksichtigen, wurden in dem Entscheidungsmodell zwei Übergänge pro Jahr als möglich einkalkuliert. Somit könnte im Einzelfall innerhalb eines so kurzen Zeitraums wie zwei Jahre die Entwicklung vom Nichtvorhandensein eines Karzinoms, d. h. „kein Ca.", zu einem „Karzinom im Stadium D" beobachtet werden.

Die Parameter, die höchstwahrscheinlich Auswirkungen auf diese Entwicklung haben, beinhalten im Falle des Prostatakarzinoms

1. die Übergangswahrscheinlichkeit vom Zustand „kein Ca." zu einem Karzinom in Stadium A, sowie von Stadium A zu Stadium B und von Stadium B zu Stadium C und D,
2. die Verteilung der verschiedenen Anfangsstadien in der Bevölkerung.

Ein wichtiges Merkmal dieses Modells besteht darin, daß wir im Hinblick auf die Testbereitschaft der Patienten besonders darauf achten, ob die Männer klinische Symptome aufweisen oder symptomfrei sind. Da die Symptome der benignen Prostatahypertrophie sowie ihre Behandlung (TUR oder offene Adenektomie) bei der Entdeckung des Prostatakarzinoms wichtig sind [6], beinhaltet das Modell darüber hinaus auch diese Möglichkeiten.

Obwohl das Modell die Patienten entsprechend ihrem echten biologischen Krankheitsstadium einordnet, stützen sich Behandlungsphilosophie und -praxis auf das mittels klinischer Untersuchungen beurteilte Stadium des Patienten. Daher kann davon ausgegangen werden, daß die Wahrscheinlichkeitsrelation zwischen echten und diagnostizierten Stadien eingeschränkt ist. Es wird ange-

nommen, daß einige Parameter im Modell des Entscheidungsbaumes altersbedingten Schwankungen unterworfen sind. Diese Parameter umfassen die Wahrscheinlichkeit der Entstehung von Symptomen sowie die Wahrscheinlichkeit, daß
(je nach Alter des Patienten) jeweils unterschiedliche Behandlungsschemata
angewendet werden.

Eine Reihe von Berechnungen wird zur Bestimmung einiger Daten angestellt.
Erstens wird die Anzahl der Männer berechnet, von denen erwartet wird, daß sie
im Laufe der Jahre an einer anderen Ursache als dem Prostatakarzinom sterben.
Zweitens spiegeln die Ergebnisse die Wirkung des Markov-Verfahrens (Modell)
bei der Population der Überlebenden mit oder ohne Prostatakarzinom wider.
Drittens wird mit Hilfe dieser Gleichungen die Mortalitätsrate berechnet, ebenso
wie sie zur Erstellung von einigen anderen relevanten Statistiken verwendet
werden.

Gegenwärtig befindet sich das Projekt in folgender Entwicklungsphase: Das
gesamte Entscheidungsmodell wurde bestimmt und fast vollständig in einen
Computer einprogrammiert. Die Variablen für das Entscheidungsmodell und die
Sensitivitätsanalyse wurden definiert und stehen zur Durchführung der Analyse
zur Verfügung. Zur Zeit werden die Wahrscheinlichkeiten für mehrere Parameter
aus den vorhandenen Daten abgeleitet. Nach Vollendung dieser Aufgaben
können die einzelnen Experimente durchgeführt werden.

Vorgeschlagene Experimente: Da es wahrscheinlich ist, daß die finanziellen Mittel
für die gesundheitliche Versorgung in den USA zumindest in den nächsten Jahren
begrenzt sein werden, wird eine Beurteilung alternativer Strategien für das
Screening des Prostatakarzinoms erforderlich werden, um eine gleichmäßige
Verteilung von medizinischen Dienstleistungen und Tests zu gewährleisten. Das
Ziel ist nicht nur eine Verringerung der Morbidität und Mortalität, sondern auch
die Abwägung von zusätzlichen Vorteilen gegenüber den zusätzlichen Kosten, die
mit den verschiedenen Ansätzen einhergehen. Insbesondere die Unterschiede
beim Zugang zur medizinischen Versorgung könnten, was Minoritäten und
weniger gut versicherte Individuen betrifft, zu einem nicht adäquaten Screening
dieser großen Bevölkerungsgruppe führen, bei der das Prostatakarzinom zudem
ein größeres Risiko darstellen kann. – Der Wert unseres Entscheidungsmodells
besteht darin, daß Einzelfragen beantwortet werden können. So wird das Modell
zur Beantwortung der folgenden Fragen Verwendung finden:

1. Welches ist das optimale Zeitintervall zur Durchführung von Screening-
   Untersuchungen?
2. Wie wirkt sich eine Veränderung der Screening-Häufigkeit in Abhängigkeit
   vom Lebensalter aus?
3. Worin besteht der zusätzliche Vorteil im Hinblick auf den Lebenserhalt und
   die Qualität zusätzlicher Lebensjahre bei Anwendung jeder der drei Screening-
   Untersuchungen (DRE, PSA, TRUS) allein oder in Kombination?
4. Zu welchen Ergebnissen führt der Vergleich zwischen weniger häufigen
   Screening-Untersuchungen bei einem größeren und einem intensiveren Screening bei einem kleineren Bevölkerungsteil?

Langfristige Ziele: Die Entwicklung einer vielschichtigen Gesundheitspolitik unter Berücksichtigung des Screenings löst für den Arzt, dessen Aufgabe es ist, dem individuellen Patienten die bestmögliche Beratung zu bieten, nicht das Problem der Erstversorgung. Selbst wenn die gesundheitspolitischen Entscheidungen des Staates gegen eine Unterstützung des Screenings für die Allgemeinheit der Bevölkerung ausfallen, können einzelne Patienten bereit sein, die Kosten eines Screenings aus eigenen Mitteln zu decken. Durch Anwendung unseres Entscheidungsmodells wird es möglich sein, für jedes Individuum sowie für jede Altersgruppe eine Screening-Politik abzuleiten. Daher kann der einem gesunden 60jährigen erteilte Rat ganz anders lauten als der Rat, der einem 75jährigen mit signifikanter Koronararterien-Erkrankung erteilt wird. Durch Modifizierung der Wahrscheinlichkeiten, die das erwartete Gesamtüberleben bei Männern mit verschiedenen gleichzeitig vorhandenen Erkrankungen widerspiegeln, können in unserem Entscheidungsmodell die Wahrscheinlichkeiten der verschiedenen Risiken und Vorteile des Screenings gegenüber dem Nichtscreening für jeden Patienten bestimmt werden. Es besteht Hoffnung, daß die Anwendung der Entscheidungsanalyse es ermöglichen wird, einige der wichtigen Fragen bezüglich des Prostatakarzinomscreenings zu klären.

Literatur

1. Shapiro S, Venet W, Strx P et al. (1982) Ten to fourteen year effect of screening on breast cancer mortality. JNCI 69:349–355
2. Love RR, Camilli AE (1981) The value of screening. Cancer 48 [Suppl]:489–494
3. Fontana RS, Sanderson DR, Woolner LB et al. (1986) Lung cancer screening: the Mayo program. J Occup Med 28:746–750
4. Pauker SG, Kassirer JP (1987) Decision analysis. N Engl J Med 316:250–258
5. Beck JR, Pauker SG (1983) The Markov process in medical prognosis. Med Decis Making 3:419–458
6. Murphy GP, Natarajan N, Pontes JE et al. (1982) The national survey of prostate cancer in the United States by the American college of Surgeons. J Urol 127:928

VIII. Erfahrungsberichte

Screening des Prostatakarzinoms dokumentiert den Wert des PSA-Tests und führt zur Bestätigung von Risikofaktoren

E. D. Crawford

Die Ergebnisse des weltweit größten Screeningprogrammes für das Prostatakarzinom (PK) deuten darauf hin, daß ein zu den Screeninguntersuchungen dazugehörender Bluttest (PSA) gegenüber der traditionellen rektal-digitalen Untersuchung (DRE) signifikante Vorteile bei der Erkennung jener Karzinomerkrankung aufweist, welche die zweitwichtigste Todesursache amerikanischer Männer ist. Während die amerikanische Food and Drug Administration den PSA-Test derzeit zur Bestätigung des PK während der Verlaufskontrolle akzeptiert, wurde der im Hinblick auf seine Eignung als Screening-Werkzeug untersuchte Test in dem Screeningprogramm „Prostate Cancer Awareness Week" (PCAW)[1] als eben ein solches Werkzeug verwendet (Stone et al. 1991; Crawford et al. 1993, Stone et al. 1994).

Stone et al. (1991) berichteten, daß 41,6% der Patienten, bei denen das Prostatakarzinom durch eine Biopsie bestätigt wurde, erhöhte Serumwerte des PSA hatten, wohingegen nur 20% dieser Patienten abnorme Befunde bei der rektalen Untersuchung aufwiesen (Tabelle 1). Die wirksamste Screening-Methode besteht allerdings nach den genannten Autoren in der kombinierten Anwendung beider Testverfahren (44,2%).

Während der ersten PCAW 1989 wurden 10237 Männer, 1992 wurden bereits mehr als eine halbe Million digitorektal und >250000 mit PSA untersucht (Crawford et al. 1993). Durch PSA werden zahlreiche prävalente PK im Stadium A erkannt, aber wichtiger erscheint, daß lediglich 10–15% ein Stadium C und 6–10% ein Stadium aufwiesen. Die Daten von 85795 Männern im 40. Lj. oder älter wurden gesammelt, wobei eine Untergruppe von 25954 Männern analysiert wurde. Diese Studiengruppe umfaßte 10416 Männer mit abnormen und eine Kontrollgruppe von 15538 Männern mit normalen DRE-Befunden.

---

[1] PCAW wurden von der Schering-Plough Corporation gegründet und werden durch einen Fonds dieser Firma unterstützt.

Tabelle 1. Ergebnisse der Verlaufskontrolle der Patienten in Abhängigkeit vom Testverfahren

	Untersuchung der Prostata								PSA-Ergebnisse	
	Normal				Abnorm				Normal 805	Abnorm 694
	Normal Insgesamt 180	Kein PSA 47	PSA Normal 14	PSA Abnorm 116	Abnorm Insgesamt 3844	Kein PSA 2314	PSA Normal 786	PSA Abnorm 577		
Kein Karzinom	80,0%	95,7%	100,0%	71,6%	80,0%	81,5%	93,0%	55,8%	93,2%	58,4%
Karzinom	20%	4,3%	–	28,4%	20,0%	18,5%	7,0%	44,2%	6,8%	41,6%

Tabelle 2. Risikofaktor Kranken-/Familiengeschichte (Karzinome während der Verlaufskontrolle durch Biopsie bestätigt)

	Biopsien (n = 4035) [%]	Kein Karzinom (n = 3230) [%]	Karzinom (n = 805) [%]
Aufgetretene Krankheiten			
Prostatitis	14,5	14,6	13,8
Prostatahypertrophie	27,7	27,8	27,1
Prostatakarzinom	1,2	0,6	3,5
Andere Karzinome	8,6	8,3	9,7
Verwandte mit Prostatakarzinom	16,3	15,6	19,1
Davon			
– Vater	51,7	52,5	49,4
– Bruder	27,0	27,8	27,1
– Sohn	0,8	1,9	0,6
– Großvater	9,0	9,7	6,5
– Onkel	14,6	14,9	13,6

Bestätigung der Risikofaktoren

Durch die Analyse der Daten der Männer aus der PCAW, bei denen während der Verlaufskontrolle Biopsien durchgeführt wurden, bestätigt, daß Rasse, Alter und Familiengeschichte (Tabelle 2) die wichtigsten Risikofaktoren des PK darstellen (Crawford et al. 1991).

Schwarze ältere Männer und Männer mit High-School- oder niedrigerer Bildung haben alle ein überdurchschnittlich hohes Risiko, an PK zu erkranken. 4,6% der 4035 Biopsien wurden bei schwarzen Männern durchgeführt. Doch 5,8% der 805 durch Biopsie bestätigten Karzinome betrafen schwarze Männer, im Vergleich zu nur 4,3% der 3230 durch Biopsie bestätigten Nichtkarzinome. Dagegen belief sich die Biopsie-Rate bei den weißen Männern auf 92,7%, wobei die Rate der bestätigten Karzinome 91,7% und die Rate der bestätigten Nicht-Karzinome 93% betrug. Damit ist das Risiko der Karzinomentstehung bei weißen Männern unterdurchschnittlich.

Früherer Erkrankungsbeginn bei Schwarzen

Das PK scheint interessanterweise über die höhere Inzidenz bei schwarzen Männern hinaus bei dieser Personengruppe auch in einem jüngeren Lebensalter zu beginnen. 50,8% der Karzinome betrafen weiße Männer im 70. Lj. oder älter, wohingegen die Biopsie-Rate sich bei den weißen Männern auf nur 37,1% belief. Doch während die Biopsie-Rate bei schwarzen Männern im Alter von 60 bis 69 Jahren nur 2% betrug, waren sie von 3,1% der bestätigten Karzinome betroffen. Die Biopsie-Rate der schwarzen Männer im 70. Lj. oder

Tabelle 3. Risikofaktor Rasse/Alter (Karzinome während der Verlaufskontrolle durch Biopsie bestätigt)

	Biopsien (n = 4035) [%]	Kein Karzinom (n = 3230) [%]	Karzinom (n = 805) [%]
Rasse			
Weiße	92,7	93,0	91,7
Schwarze	4,6	4,3	5,8
Hispanics	1,0	1,1	0,7
Asiaten	0,6	0,6	0,5
Alter			
40–49	4,3	5,1	1,1
50–59	15,0	16,8	8,0
60–69	41,7	42,7	37,6
70 oder älter	39,0	35,4	53,3
Alter innerhalb einer Rasse			
Weiße			
40–49	3,6	4,3	1,0
50–59	13,5	15,2	6,8
60–69	38,4	39,8	33,0
70 oder älter	37,1	33,7	50,8
Schwarze			
40–49	0,5	0,6	0,1
50–59	1,1	1,1	1,1
60–69	2,0	1,7	3,1
70 oder älter	1,0	0,9	1,5
Hispanics			
40–49	–	0,1	–
50–59	0,2	0,2	–
60–69	0,5	0,5	0,6
70 oder älter	0,2	0,2	0,1
Asiaten			
40–49	–	0,1	–
50–59	0,1	0,1	–
60–69	0,3	0,3	0,2
70 oder älter	0,2	0,2	0,2

älter belief sich auf 1%, die Rate der bestätigten Karzinome jedoch auf 1,5% (Tabelle 3).

Der Anteil aller Männer im 70. Lj. oder älter an der Gesamtzahl der Biopsien belief sich auf 39%, doch lagen 53,3% der bestätigten Karzinome und 35,4% der bestätigten Nichtkarzinome bei dieser Personengruppe vor. Während 17,5% der Biopsien bei Männern durchgeführt wurden, die ein gewisses Maß an High-School-Bildung oder eine niedrigere Bildung aufwiesen, belief sich die Karzinomrate bei dieser Gruppe auf 20,1%.

Seit langer Zeit wird angenommen, daß das Vorhandensein eines PK bei einem nahen Verwandten einen signifikanten Risikofaktor darstellt, was durch die

PCAW-Analyse bestätigt wurde. Von den Fällen mit bestätigtem Karzinom wiesen 19,1% (im Vergleich zu 15,6% der Fälle mit bestätigtem Nichtkarzinom) eine Familienanamnese auf, in der ein PK vorkam.

PSA und DRE:
maximale Genauigkeit bei der Karzinomerkennung

Wenn sowohl der PSA-Wert als auch der DRE-Befund abnorm waren, war die Rate der diagnostischen Genauigkeit mit 44,2% viel höher als bei anderen möglichen Kombinationen:

- 7% bei Patienten mit abnormem DRE-, doch negativem PSA-Befund;
- 28,4% bei Patienten mit normalem DRE-, doch abnormem PSA-Befund.

Die Erhöhung der diagnostischen Genauigkeit durch die Bestimmung des PSA ist besonders bedeutungsvoll, weil den Urologen seit Jahren bekannt ist, daß bisher eine zu geringe Anzahl der möglicherweise an einem PK erkrankten Männer in einem Stadium diagnostiziert wurde, in dem eine Heilung noch möglich ist.

Diese umfangreiche Studie dokumentiert, daß die Kombination des PSA-Tests mit DRE zu einer signifikanten Erhöhung des prognostischen Wertes gegenüber der alleinigen Anwendung von PSA oder DRE führt. In den Frühstadien verursacht das PK im allgemeinen zwar keine Symptome, doch wissen wir, daß die Heilungswahrscheinlichkeit um so größer ist, je früher es diagnostiziert wird. Wir hoffen, daß die Ärzte von nun an bei der Durchführung der jährlichen Untersuchungen die DRE in Kombination mit dem PSA-Test anwenden.

Beim PSA-Test besteht über die Möglichkeit der Karzinomdiagnose hinaus eine größere Wahrscheinlichkeit als bei der DRE, daß das Karzinom in einem lokalisierten Stadium, in dem es gewöhnlich noch heilbar ist, entdeckt wird. Das PK wird zur Zeit jährlich in den USA bei über 122000 Männern diagnostiziert und führt in über 32000 Fällen zum Tod, so daß es die zweitwichtigste Krebstodesursache bei Männern jeweils des 55. Lj. ist. Einer von 11 Männern wird im Laufe seines Lebens an einem PK erkranken: bei Schwarzen beträgt das Verhältnis sogar 1 zu 9. Das Durchschnittsalter der an einem PK erkrankten Männer beträgt 72 Jahre.

Durch die im Rahmen der PCAW gesammelten Daten werden ähnliche Forschungen, über die vor kurzem von Catalona et al. (1991) berichtet wurde, bestätigt. In dieser Studie mit 1653 Männern wurde bei 20% der Männer mit normalen DRE-, doch abnormen PSA-Befunden im Vergleich zu 28,4% in der PCAW-Studie das Vorliegen eines Karzinoms bestätigt. In der zuerst genannten Studie wiesen ein Drittel der Patienten mit diagnostiziertem Karzinom prädiagnostisch erhöhte PSA-Werte, jedoch normale DRE-Befunde auf. Bei 805 Männern (25%) aus einer Untergruppe von 4035 Männern, bei denen während

Tabelle 4. Risikofaktor Rasse/Bildung (Karzinome während der Verlaufskontrolle durch Biopsie bestätigt)

	Biopsien (n = 4035) [%]	Kein Karzinom (n = 3230) [%]	Karzinom (n = 805) [%]
Bildung			
Etwas High-School-Bildung oder darunter	17,5	16,8	20,1
High-School-Abschluß	24,2	24,1	24,2
Ein gewisses Maß an College- oder Fachschulbildung	27,8	28,5	25,0
College-Abschluß	29,8	30,0	28,9
Bildung innerhalb einer Rasse			
Weiße			
Etwas High-School-Bildung oder darunter	15,4	14,9	17,4
High-School-Abschluß	22,6	22,6	22,6
Ein gewisses Maß an College- oder Fachschulbildung	25,9	26,6	23,0
College-Abschluß	28,2	28,4	27,2
Schwarze			
Etwas High-School-Bildung oder darunter	1,5	1,3	2,1
High-School-Abschluß	1,0	0,9	1,4
Ein gewisses Maß an College- oder Fachschulbildung	1,1	1,0	1,4
College-Abschluß	1,0	1,0	1,0

der Verlaufskontrolle Biopsien durchgeführt wurden, konnte ein PK bestätigt werden. Von 694 Männern mit erhöhten PSA-Werten hatten 288 (41,6%) ein PK; von den 3844 Patienten mit abnormen DRE-Befunden lag bei 769 (20%) Patienten ein Karzinom vor (s. Tabelle 1).

Wenn bei allen Männern mit erhöhten PSA-Werten oder abnormen DRE-Befunden Verlaufskontrollen durchgeführt worden wären und die Validität der Erkennungsraten von 2,4% und 11,2% unverändert geblieben wäre, läge die Anzahl der bei den 85795 Männern diagnostizierten PK-Fälle zwischen 2060 und 9609. Dies verdeutlicht die Notwendigkeit, daß bei Männern jährliche Untersuchungen auf das PK durchgeführt werden, das wie andere Karzinomarten bei Früherkennung potentiell heilbar ist.

Jährliche Untersuchungen sind noch nicht die Regel

Obwohl die „American Urological Association" empfiehlt, daß alle Männer über dem 40. Lj. sich jährlich einer rektalen Untersuchung unterziehen, gaben nur 25% an, in den vorangegangenen 12 Monaten untersucht worden zu sein.

Literatur

Catalona WJ, Smith DS, Retlift TL et al. (1991) Measurement of Prostate-Specific Antigen in serum as a screening test for prostate cancer. N Engl J Med 324:1156–1161

Crawford ED, Moon T, Stone NN et al. (1991) Prostate Cancer Awareness Week: Results of Screening. J Urol 145:289 A

Crawford ED, De Antoni EP, Stone NN et al. (1993) Prostate Cancer Awareness Week: Benefits and short connings of community based screening for prostate cancer. J Urol 149:214 A

Stone NN, Blum DS, De Antoni EP et al. (1994) Prostate Cancer risk factor analysis among >50000 men in a national study of PSA. J Urol 151:278 A

IX. PSA und Screening –
Praktische Probleme der Validierung

PSA als First-line-Screeningtest für das Prostatakarzinom – Ergebnisse aus Tirol (Österreich)

A. REISSIGL, H. STRASSER, W. HORNINGER, R. PESCHEL, H. KLOCKER,
P. MAYERSBACH, D. SCHÖNITZER und G. BARTSCH

Einleitung

Das Glykoprotein PSA, exklusiv von Prostataepithelzellen produziert, hat eine Reihe von Applikationen im Management bei Männern mit Prostatakarzinom. Es ist heute durchaus bekannt, daß erhöhtes prostataspezifisches Antigen mit der Präsenz eines Prostatakarzinoms einhergeht, jedoch gibt es bislang kaum Berichte über PSA als Firstline-Screeningtest zur Früherkennung von Prostatakarzinomen.

Das Prostatakarzinom hat in Tirol und Österreich die zweithöchste Mortalitätsrate, vergleichbar mit den meisten europäischen Ländern und den Vereinigten Staaten von Amerika (Abb. 1 und 2). Aus diesem Grund und aufgrund der Tatsache, daß eine verbesserte Früherkennung von lokoregionären Prostatakarzinomen die Chance auf eine kurable Behandlung erhöht, haben wir das PSA-Firstline-Screening an unserer Klinik begonnen und inzwischen auch etabliert.

Patienten und Methoden

Unser Ziel war es, bei gesunden Männern ab dem 50. Lebensjahr eine PSA-Bestimmung durchzuführen. Ausschlußkriterien waren Patienten mit bekanntem Prostatakarzinom oder Prostatitis. Um möglichst viele Männer aus unserem Land diesem Programm zuzuführen, beschränkten wir uns nicht nur auf Patienten aus unserer Klinik, sondern wurde im Rahmen der Blutspendeaktionen in ganz Tirol als auch von verschiedenen praktischen Ärzten und Urologen außerhalb des Krankenhauses routinemäßig Serum abgenommen, in unserem Labor bestimmt und entsprechend unseren Richtlinien weiter abgeklärt und therapiert.

Im Jahre 1991 wurden so bei 2267 gesunden Männern über 50 Jahren PSA-Bestimmungen durchgeführt. Die PSA-Konzentration wurde ausschließlich mit monoklonalen Immunoassay-Kits der Firma Hybritech (Tandem-R) gemessen. Der Cut-off-Wert wurde entsprechend den Angaben des Herstellers bei 4,0 ng/ml angesiedelt.

Von den 2267 PSA-Bestimmungen zeigten 242, das sind 10%, Werte über 4,0 ng/ml. Alle diese Patienten wurden mit digitaler rektaler Untersuchung, transrektalem Ultraschall und Prostatabiopsie weiter abgeklärt. Die Sonographien wurden ausschließlich, sofern sie an unserer Abteilung gemacht wurden,

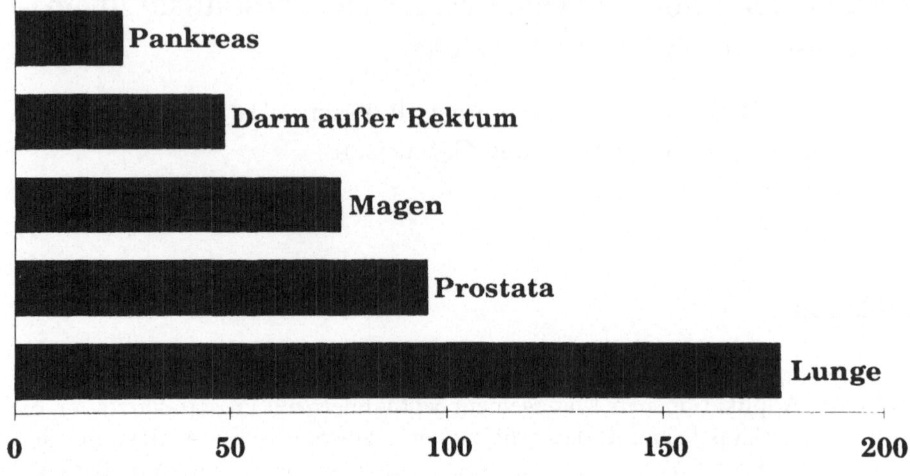

Abb. 1. Krebsmortalität in Tirol (1990; Männer)

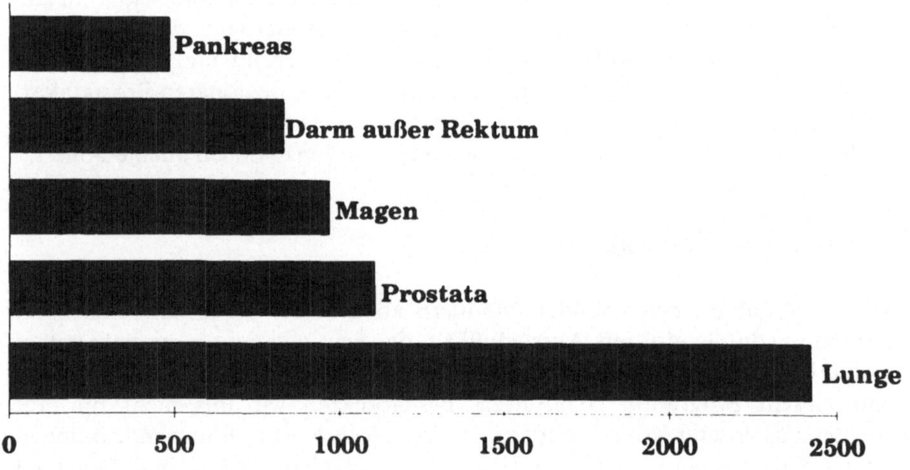

Abb. 2. Krebsmortalität in Österreich (1990; Männer)

mit einem 3D-Rectalscanner (7,5 MHz) der Frima Kretz Ultrasound durchgeführt. Die Biopsien wurden entweder als sogenannte „random biopsies" oder als ultraschallgesteuerte Biopsien ausgeführt.

Ergebnisse

Von den 242 erhöhten PSA-Werten wurde in 46 Fällen (19%) ein Prostatakarzinom diagnostiziert. Bei 196 Patienten (81%) zeigte das histologische Ergebnis eine Adenomyomatose der Prostata oder eine Prostatitis. Die Altersverteilung der

Tabelle 1. Untersuchungsergebnisse bei 242 Männern mit erhöhtem PSA-Wert (PSA > 4 ng/ml)

n	Alter	Karzinome	BPH und/oder Prostatitis
32	50–59	12	20
84	60–69	16	68
126	≥ 70	18	108
242		46	196

Tabelle 2. Stadieneinteilung der 46 entdeckten Karzinome in Abhängigkeit vom PSA-Wert

	A_1	A_2	B_1	B_2	C	D_1
PSA 4–10 (ng/ml)	1	7	5	2	2	0
> 10	0	0	0	0	27	2
	1	7	5	2	29	2

entdeckten Karzinome war in den verschiedenen Altersgruppen recht gleichmäßig (Tabelle 1).

Ein sehr interessantes Ergebnis fand sich beim Staging der Karzinome, wo sich in 32,6 % der Fälle ein lokoregionäres Karzinom nachweisen ließ. Bezogen auf die Gesamtzahl erhöhter PSA-Werte ergibt das immerhin 6,1 %. Die Stadieneinteilung der diagnostizierten Prostatakarzinome entsprechend der Höhe des PSA-Wertes zeigt Tabelle 2. Die Tatsache, daß alle 15 lokoregionären Karzinome PSA-Werte zwischen 4 und 10 ng/ml aufweisen, ist ein weiterer interessanter Aspekt. Der Vergleich der Effizienz der einzelnen Screening-Methoden PSA, DRE und TRUS zeigt das PSA der DRE und TRUS gegenüber überlegen. So erwies sich die rektale Palpation in nur 21 von 46 Fällen als treffsicher, ebenso wie der transrektale Ultraschall. In der Gruppe der lokoregionären Karzinome hätte die rektale Palpation in 2 Fällen und die transrektale Sonographie in 4 Fällen zur Entdeckung des Karzinoms geführt.

Diskussion

Das Interesse an der Früherkennung des Prostatakarzinoms gewinnt immer mehr an Bedeutung. Von den uns heute zur Verfügung stehenden Früherkennungsmethoden bietet das PSA einige Vorteile. Zum einen ist die PSA-Bestimmung ein einfacher Test, zudem objektiv und nicht sehr kostenintensiv, und wird zum anderen von den Patienten als einfache Blutabnahme eher akzeptiert als die digitale rektale Palpation oder der transrektale Ultraschall.

Bislang wurde das PSA in Zusammenhang mit DRE und TRUS gesehen, nicht jedoch als erster Test zur Früherkennung des Prostatakarzinoms. Die einzigen zwei Gruppen, die PSA als sogenanntes Firstline-Screening mit aussagekräftigen Patientenzahlen durchführten, waren Catalona et al. [2] und Brawer et al. [1].

Unser Protokoll erlaubt eine Aussage über Sensitivität oder Spezifität von PSA zur Karzinomentdeckung. Die Bestimmung der Sensitivität setzt die Kenntnis auch der falsch-negativen Patienten voraus, deren Erfassung uns in diesem Rahmen nicht möglich war. Tatsache ist, daß eine Reihe von Patienten mit Karzinomen PSA-Werte unter 4,0 ng/ml aufwiesen. Das zeigt nur, daß das PSA alleine ein unsicherer Test zur Früherkennung des Prostatakarzinoms ist und nur in Kombination mit DRE und TRUS sinnvoll ist. Ähnliche Ergebnisse werden auch von anderen Autoren berichtet [2, 3]. Weiter ist die Spezifität von PSA bei mehr als 4,0 ng/ml geringer als erwartet. Unseren Ergebnissen zufolge hatten 81 % der Männer mit erhöhtem PSA (> 4,0 ng/ml) negative Biopsieresultate. Es gibt mehrere Arbeiten, die zeigen, daß ein hoher Prozentsatz an Patienten mit BPH erhöhte PSA-Werte aufweist [4, 5, 6].

Aus unseren Ergebnissen geht hervor, daß mit PSA als Firstline-Screening sehr wohl Prostatakarzinome im Frühstadium entdeckt werden können. Zusätzlich zeigen alle lokoregionären Karzinome PSA-Werte zwischen 4 und 10 ng/ml, was im Widerspruch zu einigen früheren Serien steht [4, 7, 8].

Schlußfolgerung

PSA als Firstline-Screeningtest ist bei gesunden Männern über 50 Jahren vor allem aufgrund der Objektivität, Einfachheit und großen Akzeptanz eine Methode zur Früherkennung des Prostatakarzinoms. Dieser Test kann die rektale Palpation zur Prostatakarzinomerkennung sicher nicht ersetzen und muß weiterhin in Kombination mit dieser und dem transrektalen Ultraschall durchgeführt werden. Die Tatsache, daß man einerseits ein sogenanntes Overtreatment durch Erfassung eventuell klinisch nicht signifikanter Karzinome betreibt und andererseits die Frage, ob man die Mortalitätsrate verbessert, bedarf weiterer langfristiger Protokolle.

Literatur

1. Brawer MK, Chetner MP, Beatie C et al. (1992) Screening for prostatic carcinoma with prostate specific antigen. J Urol 147:841–845
2. Catalona WJ, Smith DS, Ratliff et al. (1991) Measurement of prostate-specific antigen in serum as a screening test for prostate cancer. New Engl J Med 324:1156
3. Cooner WH, Morley BR, Rutherford CL et al. (1990) Prostate cancer detection in a clinical urological practice by ultrasonography, digital rectal examination and prostate specific antigen. J Urol 143:1146
4. Ercole CL, Lange PH, Mathisen et al. (1987) Prostatic specific antigen and prostatic acid phosphatase in the monitoring and staging of patients with prostatic cancer. J Urol 138:1181
5. Hudson MA, Bahnson RR, Catalona WJ (1989) Clinical use of prostate specific antigen in patients with prostate cancer. J Urol 142:1011

6. Oesterling JE, Chan DW, Epstein JI et al. (1988) Prostatic specific antigen in the preoperative and postoperative evaluation of localized prostatic cancer treated with radical prostatectomy. J Urol 139:766
7. Partin AW, Carter HB, Chan DW et al. (1990) Prostate specific antigen in the staging of localized prostatic cancer: influence of tumor differentiation, tumor volume and benign hyperplasia. J Urol 143:747
8. Stamey TA, Kabalin JN, McNeal JE et al. (1989) Prostate specific antigen in the diagnosis and treatment of adenocarcinoma of the prostate. II. Radical prostatectomy treated patients. J Urol 141:1084

Früherkennung des Prostatakarzinoms auf der Basis des prostataspezifischen Antigens

M. K. Brawer

Das Prostata-Adenokarzinom ist das häufigste Neoplasma bei Männern in den USA und stellt die zweithäufigste Krebstodesursache nach dem Bronchialkarzinom dar [19]. Während ungefähr 65% der Prostatakarzinome bei der klinischen Untersuchung zum Zeitpunkt der Diagnose als lokal begrenzt eingeschätzt werden [14], erweisen sich 50% der Karzinome nach der radikalen Prostatektomie als bereits lokal fortgeschritten und müssen einem höheren Stadium zugeordnet werden [2, 7].

Um die Mortalitätsrate eines Karzinoms zu verringern, können drei Ansätze gewählt werden. Die Inzidenz kann durch ein besseres Verständnis der Pathogenese und die Vermeidung von Risikofaktoren verringert werden. Bessere Behandlungsmodalitäten können zu einer Steigerung der Überlebensrate und zu einer Verringerung der Morbidität führen. Und schließlich kann eine verbesserte Früherkennung Auswirkungen auf die Mortalität haben. Bei den ersten zwei Ansätzen wurden nur geringe Fortschritte erzielt, so daß der Ansatz zur Früherkennung dieses weit verbreiteten Neoplasmas erhalten bleibt. Es muß jedoch betont werden, daß bisher nicht bewiesen wurde, ob die Früherkennung zu einer Verringerung der karzinomspezifischen Mortalität führt. Da die Fragen zur sog. Lead- und Length-time-Bias sowie der Möglichkeit einer Überdiagnose (Overdetection) sehr konkret sind, können die Antworten darauf nur in randomisierten klinischen prospektiven Versuchen gefunden werden.

Zur Zeit stehen mehrere diagnostische Modalitäten zur Verfügung, die für die Früherkennung und das Screening geeignet sind. Die rektal-digitale Untersuchung (DRE) bleibt der übliche Standard, an dem andere Testverfahren zu messen sind. Die transrektale Sonographie der Prostata (TRUSP) ermöglicht die Sichtbarmachung nichtpalpabler suspekter Läsionen [11]. Es wurde berichtet, daß mit diesem Verfahren doppelt so viele Karzinome wie mit der DRE entdeckt werden [12]. Zuerst wurde angenommen, daß die prostataspezifische Phosphatase für die Früherkennung und das Screening geeignet wäre, doch infolge der geringen Sensitivität und Spezifität wurde dieser Marker inzwischen als ungeeignet beurteilt [3, 10, 16, 21, 22, 23].

Das prostataspezifische Antigen (PSA), ein für Prostataepithelzellen spezifisches neutrales Serum-Protein mit einem Molekulargewicht von 34 kD [15] hat im Vergleich zur prostatasauren Phosphatase eine bessere Sensitivität und Spezifität. Über das PSA liegen Detailkenntnisse bezüglich Biochemie und Funktion sowie der Effizienz in Zusammenhang mit klinischen Fragestellungen vor. Eine spezielle

Diskussion des PSA geht über den Rahmen dieses Beitrags hinaus, kann jedoch in mehreren Veröffentlichungen nachgelesen werden [4, 10, 17].

Nachdem verschiedene PSA-Serum-Assays entwickelt wurden, war man angesichts der Möglichkeit, daß dieser Marker bei der Früherkennung oder für Screening-Zwecke verwendet werden könnte, sehr begeistert. Die Begeisterung wurde jedoch durch die Beobachtung gedämpft, daß ein hoher Prozentsatz der Patienten, bei denen wegen histologisch erwiesener benigner Prostatahyperplasie (BPH) eine einfache Prostatektomie durchgeführt wurde, erhöhte PSA-Werte aufwiesen. Stamey et al. berechneten, daß jedes Gramm BPH-Gewebe mit ungefähr 0,30 ng/ml zum Serumwert des PSA beitrug [20].

In dem Bemühen, die Beziehung zwischen histologischem Befund und PSA-Wert zu klären, nahmen wir eine sorgfältige histologische Auswertung von Gewebsproben bei 81 Patienten vor, bei denen eine Adenektomie durchgeführt wurde [6] und verglichen diese mit dem mittels der Tandem-R-Methode (Hybritech) gemessenen PSA-Serumwert. 36 der 81 Männer hatten einen Serumwert über 4,0 ng/ml. Bei 11 von 36 Männern wurde ein Adenokarzinom diagnostiziert, 13 Männer hatten eine intraepitheliale Neoplasie und 11 eine akute Entzündung. Nur bei einem von 26 Männern mit BPH (entweder nur BPH oder mit Begleitprostatitis) war der PSA-Wert erhöht (> 4,0 ng/ml). Nach Auswertung aller pathologischen Befunde scheint ein erhöhter PSA-Wert selten mit einer ausschließlichen BPH einherzugehen. In den meisten Fällen konnten andere pathologische Befunde erhoben werden, die mit einer Zerstörung der Zellmembranen von Prostataepithelzellen einhergehen.

Zahlreiche frühere Publikationen berichteten über die Effizienz des PSA-Tests, wenn wegen eines sonographischen oder palpatorischen Verdachts eine Prostatabiopsie durchgeführt wurde. Cooner et al. [9] führten zum Beispiel Biopsien durch, wenn beim TRUS eine hypodense Läsion in der Prostata festgestellt wurde. 32% der Patienten hatten ein Karzinom. Die Sensitivität und Spezifizität des PSA-Assays (Hybritech Tandem-R; Grenzwert 4,0 ng/ml) betrug 0,80 bzw. 0,61. Wir führten bei Männern mit suspektem Palpationsbefund TRUS-gezielte Biopsien durch, wobei wir ebenfalls unter Anwendung des Hybritech-Tandem-R-Assays und bei einem Cut-off-Wert von 4,0 ng/ml 32% positive Biopsien [14] auswerteten und eine Spezifität und Sensitivität von 0,68 bzw. 0,60 feststellten. Durch diese Ergebnisse ermutigt, untersuchten wir die Bedeutung des PSA als primäres Screening-Instrument beim Prostatakarzinom [5].

Bei dieser Studie wurden Männer, deren Adressen über das örtliche Einwohnermeldeamt erhältlich waren, direkt angeschrieben oder über Anschläge in Seniorenheimen und in unserem Krankenhaus rekrutiert. Die Voraussetzungen für eine Teilnahme bestanden darin, daß die Männer älter als 50 Jahre waren und in ihrer Familienanamnese kein Prostatakarzinom vorkam. Weitere Ein- oder Ausschlußkriterien kamen nicht zur Anwendung. Alle Männer wurden vor ihrer Einwilligung zur Teilnahme aufgeklärt und erhielten einen kurzen Fragebogen mit medizinischen und demographischen Fragen. Es wurden 10 Kubikzentimeter Blut durch Venenpunktion entnommen und der PSA-Serumwert mit der Tandem-R-Methode entsprechend den besonderen Angaben des Herstellers (Hybritech) bestimmt. Männer mit einem PSA-Wert über 4,0 ng/ml wurden gebeten, sich in unserer Klinik zwecks Durchführung von DRE, TRUS und systematischer ultraschallgezielter sog. Random-Biopsie vorzustellen. Patienten mit einem PSA-Wert unter 4,0 ng/ml wurden gebeten, sich einer jährlichen Wiederholungsuntersuchung mittels DRE und PSA zu unterziehen. Die DRE-Befunde wurden in einer Vier-Punkte-Skala eingetragen, wobei den Punkten folgende Diagnosen zugeordnet waren:

1. vollkommen unauffällige Prostata,
2. Asymmetrie,
3. Induration und
4. sehr karzinomverdächtige Drüse.

Die TRUS wurde von einem Urologen mit dem Scanner-Modell 1846 von Brüel & Kjaer und einem 7-MHz-Ultraschallkopf durchgeführt. Die Aufnahmen wurden in der sagittalen und axialen Ebene erstellt; jede echoschwache Läsion in der Prostataperipherie, das einzige Kriterium für einen abnormen Untersuchungsbefund, wurde aufgezeichnet. Nach Beendigung des bildgebenden Verfahrens wurde mit dem Biopty-Gun (Bard Urologic, Covington, GA) und einer 18-gg.-Nadel die Entnahme von drei Stanzbiopsien jeweils aus dem rechten und linken Lappen an der Basis des Mittellappens und apikal durchgeführt. Falls auf dem Bildschirm eine echoschwache Läsion erkennbar war, erfolgte eine ultraschallgezielte Biopsie; falls nicht, wurde eine systematische Biopsie aus möglichst vielen Arealen vorgenommen, um repräsentatives Material zu erhalten.

Für Untersuchungen zur klinischen Stadieneinteilung des Karzinoms wurden die DRE, PSA-Bestimmung, Knochen-Scan und vereinzelt ein CT des kleinen Beckens durchgeführt. Das klinische Stadium wurde folgendermaßen festgelegt: NP (nichtpalpabel), B (auf die Drüse begrenztes palpables Neoplasma), C (lokal fortgeschritten) und D2 (metastasierte Erkrankung).

Die Gewebsproben von Patienten, bei denen eine radikale Prostatektomie vorgenommen worden war, wurden an den suspekten Stellen mit Tinte markiert und über 24 Stunden in Formalin fixiert. Dann wurden Serienschnitte in 5 mm Dicke senkrecht zur rektalen Drüsenoberfläche angefertigt. Die Kapsel und die Samenblasen wurden sorgfältig untersucht und die pathologische Stadienbestimmung definiert: OC (organbegrenzt), C1 (Infiltration in die Prostatakapsel, ohne diese zu perforieren und ohne erkennbare tintengefärbte Karzinomzellen am Kapselrand, d. h., die Ränder sind negativ), C2 (positiver Rand, d. h., der Tumor reicht bis an die mit Tinte markierte Oberfläche, selbst wenn es sich nur um einige Tumorzellen handelt), C3 (Invasion der Samenblasen), D1 (Lymphknotenmetastasen im kleinen Becken).

1249 Männer nahmen an dieser Studie teil. Wir stellten eine statistisch signifikante (p < 0,0001) Erhöhung des PSA-Wertes mit zunehmendem Alter fest. 187 Männer (15,0 %) hatten PSA-Werte über 4,0 ng/ml. 56,2 % oder 102 Männer stimmten einer weiteren Abklärung an unserem Institut zu. Einige andere Patienten suchten eine andere Institution zur Konsiliaruntersuchung auf. Die Daten der zuletzt genannten Patienten wurden wegen fehlender Standardisierung der Untersuchungsmethode nicht berücksichtigt. Bei 87 Männern mit einem PSA-

Tabelle 1. Klinisches und pathologisches Stadium der Patienten mit Prostatakarzinomen

	Patientenzahl	PSA 4,1–10,0		PSA > 10,0	
		n	[%]	n	[%]
Klinisches Stadium[a]					
NP	8	6	(75,0)	2	(25,0)
B	22	16	(72,7)	6	(27,3)
C	2	1	(50,0)	1	(50,0)
D2	0	–		–	
Pathologisches Stadium[b]					
OC	5	5	(100)	–	
C1	4	4	(100)	–	
C2	5	3	(60,0)	2	(40,0)
C3	1	–		1	(100,0)
D1	1	–		1	(100,0)

[a] *NP* nicht palpabel, *B* lokal begrenztes Karzinom (einschl. B1–B3), *C* Kapselpenetration oder Samenblaseninvasion, *D2* Knochenmetastasen.

[b] *OC* organbegrenzt, *C1* Kapselpenetration ohne Perforation, *C2* Kapselperforation (Tintenfärbung der Karzinomzellen), *C3* Samenblaseninvasion, *D1* Lymphknotenmetastasen im kleinen Becken.

Wert zwischen 4,1 ng/ml und 10,0 ng/ml wurde 23mal (26,5%) ein Karzinom festgestellt und bei 9 der 18 Männer (50%) mit PSA-Werten über 10 ng/ml lag ebenfalls ein Karzinom vor.

Nur vier der 31 Männer, bei denen ein Karzinom diagnostiziert wurde, waren 74 Jahre alt oder älter, und 21 Männer waren jünger als 70 Jahre. 16% der Patienten mit normalem DRE-Befund und 21% der Patienten mit einer ausschließlichen Drüsenasymmetrie hatten ein Karzinom. Vier von 14 (29%) Männern, bei denen der TRUS unauffällig war, hatten ein Karzinom (29%). Drei von diesen Männern wiesen einen unauffälligen Tastbefund auf.

Tabelle 1 zeigt das klinische Stadium bei 32 Patienten mit diagnostiziertem Karzinom und das pathologische Stadium bei den Männern, bei denen eine radikale Prostatektomie durchgeführt wurde. Während das klinische Stadium nur bei zwei Patienten mit lokal fortgeschrittener Erkrankung, jedoch bei keinem der Patienten mit metastasierter Erkrankung ermutigend war, ergab die pathologische Stadieneinteilung bei 7 der 16 Patienten (43,8%), bei denen eine Operation vorgenommen wurde eine Stadienerhöhung auf C2 der 16 Patienten, bei denen eine Operation vorgenommen wurde, eine Stadienerhöhung auf C2 oder ein noch höheres Stadium. In Tabelle 2 sind der positive Vorhersagewert und die beobachtete sowie kalkulierte Entdeckungsrate dieser Untersuchung aufgeführt.

Catalona et al. [8] führten eine ähnliche Untersuchung durch. Bei 1653 Männern jenseits des 50. Lj. wurde der PSA-Wert mit dem Tandem-R-Assay von Hybritech bestimmt; bei Männern, bei denen durch eine zweite Messung ein PSA-Wert über 4,0 ng/ml bestimmt werden konnte, folgten die DRE, TRUS und Biopsie, falls eine der Untersuchungen auffällig war. Die Autoren stellten bei 137 Männern PSA-Werte über 4,0 ng/ml fest. 107 Männer wiesen PSA-Werte

Tabelle 2. Positiver prognostischer Vorhersagewert (*PPV*) und Entdeckungsrate (*DR*) beim Screening des Prostatakarzinoms

Autoren	PSA (ng/ml)	PPV [%]	Beobachtete DR [%]	Kalkulierte DR [%][a]
Brawer [5]	4,1–10	26,5	1,8	3,2
	> 10,0	50,0	0,7	1,5
Catalona [8]	> 4,1	30,5	2,6	4,6
	4,0–9,9	22,4	1,2	1,5
	> 9,9	66,7	1,1	1,2
	> 4,0	33,0	2,2	2,7
Beatie [1]	Erhöhung um 20%vom Nullwert[b]	17,9	2,0	6,7

[a] Vorausgesetzt, alle Patienten mit suspektem DRE-Befund werden biopsiert.
[b] Falls PSA < 1,5, wurden nur Patienten mit suspektem DRE-Befund biopsiert.

zwischen 4,0 ng/ml und 9,9 ng/ml auf; 30 Männer hatten einen PSA-Wert über 10 ng/ml. Bei 81,8% der Männer mit PSA-Werten über 4,0 ng/ml führten Catalona et al. Biopsien durch. Von den 85 biopsierten Männern wiesen 19 (22,4%) Männer, deren PSA-Wert zwischen 4,0 ng/ml und 9,9 ng/ml lag, ein Karzinom auf. 18 von 27 (66,7%) Männern mit einem PSA-Wert von 10,0 ng/ml oder höher hatten ein Karzinom. Diese Ergebnisse sind unseren Daten ähnlich (s. Tabelle 2). Die kleinen Unterschiede könnten mit der Tatsache zusammenhängen, daß die St.-Louis-Gruppe den primären PSA-Wert durch eine zweite Untersuchung überprüfte und die Population insgesamt etwas jünger war.

Diese Untersuchungen erlauben keine Aussage über die Sensitivität des PSA-Tests bei der Früherkennung des Prostatakarzinoms, da falsch-negative Diagnosen nicht auszuschließen sind. Desgleichen kann die Spezifizität nicht berechnet werden, da der Anteil falsch-negativer Diagnosen unbekannt ist. Dieser Anteil konnte jedoch aus anderen Untersuchungsreihen ermittelt werden. In unserer Untersuchungsreihe mit ultraschallgezielten Biopsien unter Anwendung derselben Technik wie bei der Screening-Kohorte entdeckten wir bei 86 (27,4%) von 315 Männern mit suspektem DRE-Befund ein Karzinom. Von diesen 86 Männern hatten 20 (23,3%) vor der Biopsie PSA-Werte unter 4,0 ng/ml. Ähnliche Ergebnisse wurden auch von anderen Autoren berichtet [8, 9].

Die Anwendung der PSA-Bestimmung als primäres Testverfahren führte nicht zur Entdeckung einer größeren Anzahl von Frühkarzinomen, als dies in unserer allgemeinen Reihe der mit radikaler Prostatektomie behandelten Fälle nachweisbar war. In 43,8% der Fälle erfolgte nämlich ein pathologisches Upstaging. Unsere strengen Kriterien für das Stadium C2 haben zur Folge, daß einige Patienten einem Stadium mit lokal fortgeschrittener Erkrankung zugeordnet werden, wobei der tatsächliche Verlauf jedoch einem Tumor mit negativem Rand entsprechen kann. Es erscheint auch durchaus realistisch, daß bei einem Screening Karzinome in allen Stadien entdeckt werden. Hypothetisch können mit entsprechenden Tests mehr Frühkarzinome entdeckt werden.

Tabelle 3. PSA, DRE und Biopsie im zweiten Jahr der Screeningstudie

Kategorie	Patienten-zahl	Ausgewertet		Norm. DRE		Abn. DRE einschl. Asymmetrie		Anzahl der Biopsien		Anzahl der Prostata-Karzinome	
		n	[%]	n	[%]	n	[%]	n	[%]	n	[%]
Erhöhung um 20% (PSA > 1,5 ng/ml)	159	71	(44,7)	21	(29,6)	50	(70,4)	71	(44,7)	12	(16,9)
Erhöhung um 20% (PSA < 1,5 ng/ml)	101	31	(30,7)	29	(77,4)	7	(22,6)	7	(22,6)	2	(28,6)
Gesamt	210	102	(48,6)	50	(49,0)	57	(55,9)	78	(76,5)	14	(17,9)

Im zweiten Jahr der Studie wurde den Patienten mit einem primären PSA-Wert unter 4,0 ng/ml angeraten, sich zu einer Wiederholungsuntersuchung vorzustellen. 701 Patienten folgten diesem Rat [1]. Über eine Interassay-Variabilität von 8% bei Anwendung des Tandem-R-Assays von Hybritech wurde von uns schon einmal berichtet [18]. Bei 364 Männern (51,9%) war der PSA-Wert gegenüber dem im Vorjahr gemessenen Wert um mehr als 8% erhöht. Aus dem Protokoll geht hervor, daß Patienten mit einem Anstieg um mehr als 20% weiter ausgewertet wurden, wobei 260 Männer (37,1%) einen solchen Anstieg aufwiesen. Falls der bei der Wiederholungsuntersuchung gemessene PSA-Wert unter 1,5 ng/ml lag, wurden nur die Männer mit einem suspekten Palpationsbefund ausgewertet. 159 Männer wiesen einen PSA-Anstieg um mehr als 20% auf, wobei der Anstieg 1,5 ng/ml oder mehr betrug. 101 Männer wiesen einen PSA-Anstieg um mehr als 20% auf, wobei der Anstieg unter 1,5 ng/ml lag.

71 der 159 Männer, die im zweiten Jahr eine PSA-Erhöhung um mehr als 20% und einen Anstieg von mehr als 1,5 ng/ml aufwiesen, wurden von uns ausgewertet (Tabelle 3). Bei 12 Männern wurde mittels ultraschallgezielter Biopsie ein Karzinom entdeckt, wobei 3 Männer einen unauffälligen Tastbefund und 2 Männer lediglich eine Asymmetrie aufwiesen. Von den 101 Männern, bei denen im zweiten Jahr ein Anstieg um 20% gegenüber ihrem PSA-Ausgangswert gemessen wurde, deren Anstieg jedoch unter 1,5 ng/ml lag, stellten sich 31 zur Auswertung zur Verfügung. 29 Männer wiesen einen normalen Tastbefund auf, so daß bei ihnen keine Biopsien durchgeführt wurden. Bei 7 Männern (22,6%) mit abnormem DRE-Befund wurden Biopsien durchgeführt, wobei in zwei Fällen ein Karzinom diagnostiziert wurde (28,6%). Bei einem dieser Männer lag nur eine Induration vor, und der zweite hatte einen hochgradig malignitätssuspekten Tastbefund. Insgesamt wurden im zweiten Jahr der Screening-Studie unter Anwendung des PSA-Assays als anfänglichem Test bei 78 Männern Biopsien durchgeführt, wobei in 14 Fällen ein Karzinom festgestellt wurde (17,9%)

Bei 8 Männern, deren Karzinom im zweiten Jahr der Screening-Studie diagnostiziert wurde, nahmen wir eine radikale Prostatektomie vor. Bei 7 Männern (87,5%) war das Karzinom entweder organbegrenzt oder im Stadium C1. Ein Patient mußte dem pathologischen Stadium C2 zugeordnet werden.

Wir kamen zu der Schlußfolgerung, daß die Bestimmung des PSA-Wertes als primäre Test bei Männern jenseits des 50. Lj. eine einfache, leicht akzeptierte, objektive und kostensparende Methode zur Krebserkennung darstellt. Während im ersten Jahr der Screening-Studie häufig ein pathologisches Upstaging vorgenommen werden mußte, diagnostizierten wir im zweiten Jahr eine wesentlich größere Anzahl (n = 7/8) lokal begrenzter und damit kurabler Karzinome. Diese Daten sowie die Daten von Catalona et al. [8] unterstützten auf objektive Weise die zur Zeit weitverbreitete Anwendung des PSA-Tests bei der Früherkennung oder beim Screening des Prostatakarzinoms. Bis die Effizienz der Früherkennung durch prospektive randomisierte Studien bewiesen sein wird, muß eine großzügige Anwendung des PSA-Tests als experimentell betrachtet werden; dabei müssen die Patienten auch über die Risiken und nicht nur die potentiellen Vorteile einer Früherkennung mittels PSA-Bestimmung sowie anderer Modalitäten aufgeklärt werden.

Literatur

1. Beatie J, Brawer MK (1992) Prostate specific antigen as the initial test in the early detection of carcinoma: results of the second year screening. J Urol 147 [Suppl]:386A
2. Boring CC et al. (1991) Cancer Statistics 1991. CA 41:19–36
3. Brawer MK (1990) Laboratory studies for the detection of carcinoma of the prostate. Urol Clin N Amer 17:759
4. Brawer MK, Lange PH (1989) Prostate-specific antigen: its role in early detection, staging, and monitoring of prostatic carcinoma. J Endourol 3:227
5. Brawer MK, Chetner MP, Beatie J et al. (1992) Screening for prostatic carcinoma with prostate specific antigen. J Urol 147:841–845
6. Brawer MK, Rennels MA, Nagle RB et al. (1989) Serum prostate-specific antigen and prostate pathology in men having simple prostatectomy. Am J Clin Path 92:760
7. Catalona WJ, Bigg SW (1990) Nerve-sparing radical prostatectomy: evaluation of results after 250 patients. J Urol 143:538–543
8. Catalona WJ, Smith DS, Ratliff TL et al. (1991) Measurement of prostate-specific antigen in serum as a screening test for prostate cancer. N Engl J Med 324:1156
9. Cooner WH, Mosley BR, Rutherford CL Jr et al. (1990) Prostate cancer detection in a clinical urological practice by ultrasonography, digital rectal examination and prostate specific antigen. J Urol 143:1146
10. Ellis WJ, Brawer MK (1993) The role of tumor markers in the diagnosis and treatment of prostate cancer. In: Lepor H, Lawson PK (eds) Prostate Diseases. Saunders, Philadelphia
11. Lee F et al. (1985) Transrectal ultrasound in the diagnosis of prostate cancer: location, echogenicity, histopathology, and staging. Prostate 7:117
12. Lee F et al. (1988) Prostate cancer: comparison of transrectal US and digital rectal examination for screening. Radiology 168:389
13. Lilja H (1985) A kallikrein-like serine protease in prostatic fluid cleaves the predominant seminal vesicle protein. J Clin Inoest 76:1899
14. Murphy GP (1982) The national survey of prostate cancer in the United States by the American College of Surgeons. J Urol 127:928
15. Nadji M et al. (1981) Prostate-specific antigen: an immunohistologic marker for prostatic neoplasms. Cancer 48:1229
16. Nesbit RM, Baum WC (1951) Serum phosphatase determinations in diagnosis of prostatic cancer; a review of 1150 cases. JAMA 145:1321
17. Oesterling JE (1991) Prostate specific antigen: a critical assessment of the most useful tumor marker for adenocarcinoma of the prostate. J Urol 145:907
18. Schifman RB, Ahmann FR, Elvick A et al. (1987) Analytical and physiologic characteristics of serum prostate specific antigen and prostatic acid phosphatase compared. Clin Chem 33:2086
19. Silverberg E et al. (1990) Cancer statistics. CA 40:9
20. Stamey TA, Yang N, Hay AR et al. (1987) Prostate-specific antigen as a serum marker for adenocarcinoma of the prostate. N Engl J Med 317:909
21. Sullivan TJ et al. (1942) Theory and application of the serum "acid" phosphatase determination in metastasizing prostatic carcinoma; early effects of castration. J Urol 48:426
22. Watson RA, Tang DB (1980) The predictive value of prostatic acid phosphatase as a screening test for prostatic cancer. New Engl J Med 303:497
23. Watt KWK et al. (1986) Human prostate-specific antigen: structural and functional similarity with serine proteases. Proc Natl Acad Sci 83:3166

Screening des Prostatakarzinoms

N. JAVADPOUR

Einleitung

Das Prostatakarzinom (PK) ist die häufigste Karzinomerkrankung bei Männern jenseits des 50. Lj. und die zweithäufigste Todesursache bei Männern in dieser Altersgruppe. In den letzten Jahren nahm das Interesse zu, die Bedeutung des Screenings für das Prostatakarzinom zu definieren. Die Einführung des prostata-spezifischen Antigens (PSA) sowie die transrektale Sonographie (TRUS) in Verbindung mit einer sorgfältigen digitalen rektalen Untersuchung (DRE) trugen dazu bei, daß dieses Karzinom früher entdeckt werden kann. Verbesserungen der Operationstechnik bei der radikalen retropubischen Prostatektomie verringerten die Morbidität und Mortalität und erhöhen offensichtlich die Überlebensrate von Patienten, die sich dieser Operation unterziehen.

Der Nutzen eines Prostata-Screenings ist bisher jedoch noch nicht bewiesen, da Kontrollstudien fehlen. Eine prospektive randomisierte Studie wäre demnach dringend erforderlich, da der natürliche Krankheitsverlauf und die biologische Aktivität des Prostatakarzinoms sehr unterschiedlich sein können. Die Zielsetzung dieses Beitrags besteht in der Diskussion der Sensitivität und Spezifität sowie des positiven und negativen Vorhersagewertes der gängigen Untersuchungsmethoden, die beim Screening des Prostatakarzinoms zum Einsatz kommen. Darüber hinaus wird auch die Bedeutung eines vom National Cancer Institute (NCI) durchgeführten prospektiven randomisierten Versuches diskutiert. Am Ende werden Richtlinien in Bezug auf die Effizienz der Früherkennung dieser wichtigen Karzinomerkrankung beim Mann erstellt.

Das PK stellt bei Männern jenseits des 50. Lj. die häufigste Karzinomerkrankung dar, ebenso wie es bei Männern in dieser Altersklasse die zweithäufigste Todesursache ist [1]. Da es sich somit um ein erhebliches gesundheitliches Problem handelt, sind Untersuchungen zur Beurteilung der Frage notwendig, ob eine Früherkennung bzw. ein Screening das Überleben der Patienten mit dieser Erkrankung verlängern kann. Die wesentlichen Komponenten eines erfolgreichen Screeningprogrammes sind

1. sensitive und spezifische Verfahren zur früheren Entdeckung des Karzinoms,
2. eine effektive Therapie zur Verringerung einer krankheitsbedingten Morbidität und Mortalität als Ergebnis der Früherkennung.

Die Entwicklung eines Tumormarkers wie das prostataspezifische Antigen (PSA) sowie die Entwicklung der transrektalen Sonographie (TRUS) mit ultraschallgezielter Biopsie haben zu einer Verbesserung der Entdeckungsrate des Prostatakarzinoms geführt. Eine sorgfältige digitale rektale Untersuchung (DRE) in Kombination mit dem PSA-Wert kann zur Indikation für die Durchführung des TRUS bzw. der TRUS-gezielten Biopsie zur Früherkennung des Prostatakarzinoms führen.

Digitale und rektale Untersuchung (DRE)

Die Mehrzahl der Prostatakarzinome ist im Lobus posterior lokalisiert und damit der einfachen, sicheren, nichtinvasiven und billigen digitalen rektalen Untersuchung (DRE) zugänglich. Wenn diese Untersuchung von einem Urologen durchgeführt wird, können dabei auch kleine Knoten oder sonstige Veränderungen der Prostata oder des Mastdarms getastet werden. Konsistenzvermehrte Areale, fein- oder grobknotige Verdickungen oder eine asymmetrische Drüse sollten Anlaß für weitere Untersuchungen sein. Im Hinblick auf die DRE werden eine Sensitivität von 55% bis 69% und eine Spezifität von 89% bis 97%, ein positiver Vorhersagewert von 11% bis 26% und ein negativer Vorhersagewert von 85% bis 96% berichtet [2].

Bevor das PSA zum Einsatz kam, war die DRE die häufigste Screeninguntersuchung beim Prostatakarzinom. Der PSA-Test ist zu einer Ergänzung der digitalen rektalen Untersuchung bei der Früherkennung des Prostatakarzinoms geworden.

Prostataspezifisches Antigen (PSA)

Im Jahre 1979 entwickelten Wang, Valenzuela und Murphy ein Glykoprotein aus der menschlichen Prostatadrüse und nannten es PSA [3]. Dieses Glykoprotein hat ein Molekulargewicht von 34 kD und enthält 240 Aminosäuren mit einem Kohlehydrat-Anteil von 7%. Die komplette Genkodierung des Glykoproteins wurde sequenziert und ist im Chromosom 19 lokalisiert. Die Funktion dieses Protease-Enzyms besteht in der Verflüssigung der Samenzellen. Das Glykoprotein hat eine biologische Halbwertszeit von ungefähr 3,5 Tagen. Der PSA-Wert ist insbesondere beim Prostatakarzinom häufig erhöht, korreliert mit dem Adenomgewicht und kann auch bei der Prostatitis oder dem Infarkt über dem Normbereich liegen. Bei Karzinomerkrankungen anderer Organe wurde bisher kein erhöhter PSA-Wert festgestellt. Vorangegangene DRE und TRUS führen nach neuestem Kenntnisstand zu keiner falsch-positiven Erhöhung des PSA-Wertes.

Im Gegensatz zu der prostataspezifischen Phosphatase (PAP), bei der ausgeprägte Tagesschwankungen zu beobachten sind, zeigt der PSA-Wert keine Tagesschwankungen. Prinzipiell stehen für die Bestimmung des PSA-Wertes mehrere radioimmunologische Assays zur Verfügung, wobei in erster Linie mono- oder polyklonale Antikörper zur Anwendung kommen [4].

Darüber hinaus existieren noch weitere PSA-Assays, so daß ein Vergleich der Ergebnisse infolge der unterschiedlichen Testkitts und Normwerte ziemlich schwierig ist. Eine Qualitätskontrolle und ein internationaler Standard-Assay zur Messung des PSA-Markers wären demnach dringend notwendig. Das PSA ist zwar ein organspezifischer Marker für die Prostata, jedoch nicht karzinomspezifisch. Die Sensitivität der PSA-Bestimmung liegt bei etwa 70%, bei einer Spezifizität von 26% bis 52%. Obwohl die Spezifizität des PAP-Tests als Indikator für ein kapselüberschreitendes Wachstum des Prostatakarzinoms höher liegt, ist der PAP-Wert nur in 40% dieser Fälle erhöht, der PSA-Wert dagegen in 80% [4]. Darum ist das PSA als quantitativer Test beim Screening nach dieser häufigen Karzinomerkrankung bei Männern jenseits des 50. Lj. besser geeignet.

Transrektale Ultrasonographie (TRUS)

Mit dieser erst vor einigen Jahren eingeführten Untersuchung können Veränderungen entdeckt werden, die bei der DRE nicht getastet werden. Das Verfahren ermöglicht auch Biopsien aus nichtpalpablen, aber sonographisch auffälligen Läsionen in der Prostata. Der routinemäßigen Anwendung dieser Methode beim Prostatakarzinom-Screening steht entgegen, daß sie im Vergleich zu DRE und PSA relativ invasiv und ziemlich kostenaufwendig ist. Wenn jedoch ein Ultraschallgerät mit einem hohen Auflösungsvermögen und hoher Frequenz verwendet wird, können selbst kleine Läsionen mit einem Durchmesser von nur 5 mm entdeckt werden. Das Verfahren stellt daher eine Ergänzung zu DRE dar, insbesondere im Hinblick auf die morphologische Abklärung nichtpalpabler hypodenser Areale durch ultraschallgezielte Biopsie.

Kriterien für ein Prostatakarzinom-Screening

Um anfallende Kosten und Unannehmlichkeiten sowie Komplikationen infolge eines Screenings zu rechtfertigen, sollte das Karzinom häufig vorkommen und eine entsprechend hohe Mortalität zur Folge haben [5]. Wie bereits erwähnt, ist das Prostatakarzinom die häufigste Karzinomerkrankung bei Männern mit schätzungsweise 120000 neuen Fällen und 34000 Toten pro Jahr. Somit scheint das Prostatakarzinom die Voraussetzungen für die Durchführung einer Studie zur Beurteilung der Vorteile eines Screenings und einer Frühbehandlung zu erfüllen.

Bis zum gegenwärtigen Zeitpunkt gibt es jedoch keinen stichhaltigen Beweis dafür, daß durch ein Screening die Morbidität und Mortalität beim Prostatakarzinom gesenkt werden konnten. Darüber hinaus sind sowohl der natürliche Verlauf als auch die biologische Aktivität des Prostatakarzinoms bisher nicht klar definiert. Deshalb kann nur eine randomisierte Studie über den Wert des Prostata-Screenings Aufschluß geben.

Einigen Pilotstudien zufolge scheint jetzt die PSA-Bestimmung in Kombination mit DRE zu einer früheren Entdeckung des Prostatakarzinoms zu führen

[6, 7]. Da das Prostatakarzinom darüber hinaus bei Männern jenseits des 50. Lj. eine häufige Erkrankung mit einer hohen Morbiditäts- und Mortalitätsrate darstellt, erfüllt es die statistischen und epidemiologischen Kriterien für ein Screening. Cooner et al. [6] führten eine Studie mit 1788 Männern durch, bei denen sowohl eine DRE als auch eine Messung des PSA-Wertes sowie eine TRUS der Prostata vorgenommen worden war. War auch nur eine Untersuchung auffällig, wurde eine Biopsie der Prostata durchgeführt. Die Ergebnisse zeigten, daß die Karzinomrate bei Männern mit unauffälliger DRE und normalem PSA-Wert extrem niedrig ist.

Lee et al. [7] berichteten über ähnliche Ergebnisse bei der Anwendung von DRE, PSA und TRUS. Diese Daten zeigen, daß die Kombination von DRE und PSA-Wert überlegen, sicher, nichtinvasiv und kosteneffektiv ist. Ob durch die Kombination von DRE und PSA bei der Früherkennung und Frühbehandlung die Morbidität verringert und das Überleben verlängert werden kann, ist jedoch nicht geklärt.

Effektive Therapie

Es gibt Anhaltspunkte dafür, daß die radikale Prostatektomie oder die Radiotherapie das Überleben von Patienten mit lokalisiertem Prostatakarzinom verlängern kann [8]. Die niedrige Morbidität und Mortalität dieser therapeutischen Modalitäten und ihre augenscheinliche Effizienz gehört zu den wichtigen Komponenten eines erfolgreichen Screenings [5]. Die Behandlung sollte auf eine hohe Rate geretteter Lebensjahre abzielen und mit einer Verbesserung der Lebensqualität einhergehen.

Gegenwärtig gibt es keine Kontrollstudie zur Auswertung dieser Komponenten. Das NCI hat zwecks Beantwortung dieser Fragen einen multizentrischen prospektiven randomisierten klinischen Versuch durchgeführt, in dem die Bedeutung des Screenings für das PK bei Männern im Alter zwischen 60 und 74 Jahren beurteilt werden sollte. Dem Protokoll zufolge wird eine Randomisation der Teilnehmer in einen Screening-Arm und einen Kontroll-Arm vorgenommen. Bei den Personen in dem Screening-Arm wird sowohl eine Bestimmung des PSA-Wertes als auch eine DRE durchgeführt, die dann beide jährlich während drei aufeinanderfolgender Jahre wiederholt werden. Bei den Männern im Kontroll-Arm werden diese Untersuchungen nicht vorgenommen. Dabei wurde errechnet, daß für diesen prospektiven randomisierten Versuch mit zwei Armen 37000 screeninguntersuchte Individuen notwendig sind, um einen Mortalitätsrückgang von 20% mit einer Effizienz von 0,91 zu erreichen (Abb. 1).

Diese kontrollierte klinische Studie erfordert einen Zeitraum von 16 Jahren, damit die Rekrutierung ermöglicht und eine angemessene Verlaufskontrolle durchgeführt werden kann. Sie soll die Bedeutung des Prostata-Screenings aufzeigen und helfen, Richtlinien für effiziente Untersuchungen in Zusammenhang mit dem Screening zu erstellen. In der Zwischenzeit ist es jedoch für die Zentren, die ein Prostatakarzinom-Screening durchführen, empfehlenswert, PSA und DRE anzuwenden. Falls die Ergebnisse dieser beiden Testverfahren negativ

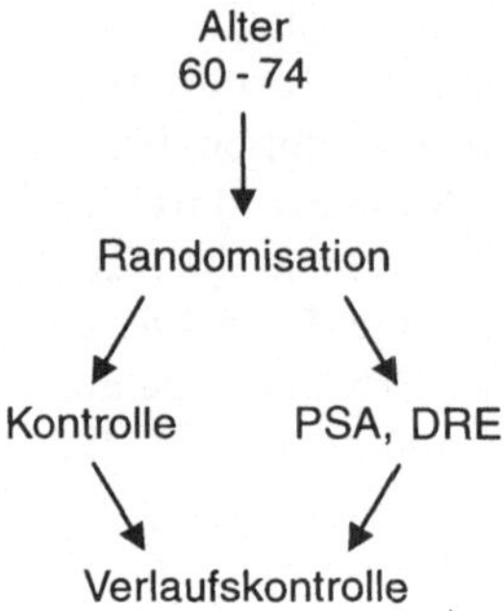

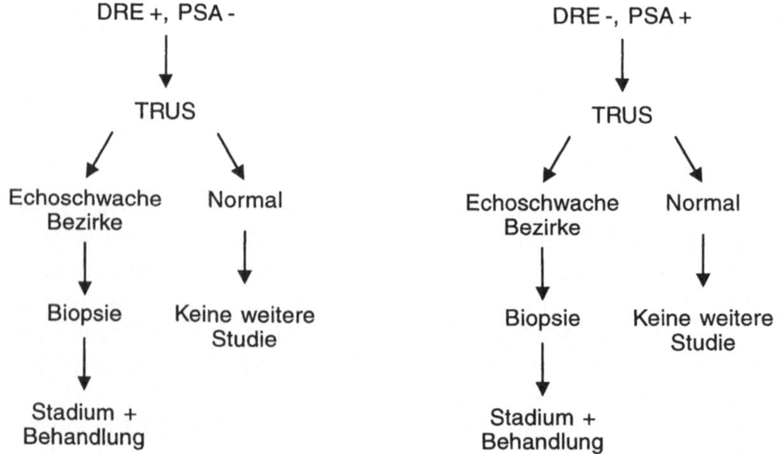

Abb. 1. Prospektiver randomisierter Versuch beim Screening nach dem Prostatakarzinom

Abb. 2. Vorgehen bei positiver DRE   **Abb. 3.** Vorgehen bei positivem PSA

sind, ist keine weitere Untersuchung erforderlich. Falls jedcoh eines der Testergebnisse positiv ist (Abb. 2 und 3), soll eine TRUSP durchgeführt werden. Bei Bestätigung des Verdachts durch Nachweis eines hypodensen Areals wird eine TRUS-gezielte Biopsie durchgeführt. Wenn jedoch sowohl DRE als auch PSA auffällig sind, sollte eine TRUS-gezielte Prostatabiopsie vorgenommen werden.

Zusammenfassend läßt sich sagen, daß in den letzten Jahren immer deutlicher wurde, daß jedes erfolgreiche Screening bei gesunden Freiwilligen sichere, spezifische und sensitive Methoden zur Krebserkenung voraussetzt. Diese Kriterien werden durch den PSA-Test in Kombination mit einer sorgfältigen DRE erfüllt. Darüber hinaus ist es ebenso wichtig, daß die Therapie, die den Patienten angeboten wird, bei denen die Erkrankung durch das Screening entdeckt wurde, effektiver ist als die Therapie, die dann zum Einsatz kommt, wenn das Prostatakarzinom zu einem späteren Zeitpunkt diagnostiziert wird.

Da der natürliche Verlauf und die biologische Aktivität beim Prostatakarzinom unterschiedlich sind, ist für die Effizienz des Screenings die Beantwortung dieser Fragen und die Aufstellung angemessener Richtlinien erforderlich. Dies kann nur im Rahmen einer prospektiven randomisierten klinischen Studie geschehen, wie sie das NCI begonnen hat. Bis zum Abschluß dieser Studie sollte man jedes Screening-Programm als experimentell betrachten, ebenso wie die vom NCI genannten Kriterien und Screening-Tests wie PSA, DRE und TRUS sowie entsprechende Verlaufskontrollen beachtet werden sollten.

Literatur

1. American Cancer Society (1991) Cancer statistics. CA 41:19
2. Resnick MI (1987) Editorial comments. In: Rattiff TL, Catalona WJ (eds) Genitourinary cancer. Nijhoff, Boston, pp 94–99
3. Wang MC, Valenzuela LA, Murphy GP, Chu TM (1979) Purification of human prostate specific antigen. Invest Urol 16:159
4. Oesterling JE (1991) Prostatic specific antigen: a critical assessment of the most useful tumor marker for adenocarcinoma of the prostate. J Urol 145:907
5. Provok PC, Connor RJ, Baker SG (1990) Statistical considerations in cancer screening programs. Urol Clin North Am 17:699
6. Cooner WH, Mosley BR, Rutherford CL Jr et al. (1990) Prostata cancer detection in a clinical urological practice by ultrasonography, digital rectal examination and prostate specific antigen. J Urol:1146–1154
7. Lee F, Torp-Pederson S, Littrup PJ et al. (1989) Hypoechoic lesions of the prostate: clinical relevance of tumor size, digital rectal examination, and prostate-specific antigen. Radiology 170:29–32
8. Jewett HJ (1980) Radical perineal prostatectomy for palpable clinically localized non-obstructive cancer: experience at the Johns Hopkins Hospital 1909–1963. J Urol 124:492–494

X. Pro und Contra Screening

Screening und natürlicher Verlauf beim Prostatakarzinom

D. Hölzel und M. Schmidt
für die Arbeitsgruppe Urologie am Tumorregister München

Einleitung

Screening und natürlicher Krankheitsverlauf sind die untrennbar zusammengehörenden Seiten einer Medaille. Auf der einen Seite ist ein kostengünstiger Test gefordert, mit guten Testcharakteristiken. Insbesondere bei einem auf die gesamte Bevölkerung gerichteten Früherkennungsangebot ist eine hohe Spezifität notwendig, um die Belastungen durch falsch-positive Befunde für Patienten, Ärzte und das Gesundheitssystem gering zu halten. Auf der anderen Seite rentiert eine frühe Entdeckung nur, wenn sich durch die Vorverlegung des Diagnosezeitpunktes auch Vorteile für den Patienten ergeben. Drei Vorteile sind zu unterscheiden: Heilung, Vergrößerung der Lebenserwartung oder zumindest Verbesserung der Lebensqualität.

Diese Frage nach dem Nutzen für die Patienten soll anhand einiger Fakten kurz erläutert werden. Wegen bisher fehlender Risikofaktoren ist ein auf die Gesamtbevölkerung, nicht auf bestimmte Risikogruppen bezogenes Screening zu diskutieren. Deshalb sollten auch bevölkerungsbezogene Zahlen zur Beurteilung herangezogen werden. Eine erste Orientierung ist anhand der epidemiologischen Kenngrößen Inzidenz und Mortalität möglich. Differenzierte Überlegungen erfordern aber eine Analyse des natürlichen, d. h. unter den heute üblichen Behandlungsmaßnahmen sich manifestierenden Krankheitsverlaufes des Prostatakarzinoms in der Bevölkerung. Der Mangel an solchen klinischen Daten, die die Situation in der Bevölkerung widerspiegeln, ist bekannt. Eine Verbesserung können klinisch-epidemiologische Tumorregister bringen, die sich die populationsbezogene Erfassung auch klinischer Daten zum Ziel gesetzt haben. Ein solches Register wird in München aufgebaut. Seit 1988 kooperieren alle urologischen Kliniken in der Stadt München, und erste Ergebnisse können vorgelegt werden.

Inzidenz und Mortalität

Eine erste wichtige Aussage ist aus den Inzidenz- und Mortalitätsraten abzuleiten. Seit Jahren nimmt die Mortalität in den USA und der BRD sehr langsam zu (um ca. 15% in den letzten 20 Jahren). Die Neuerkrankungsraten haben in den USA jedoch allein in den letzten 10 Jahren um 20% (Boring 1994) zugenommen. In der BRD ist ein vergleichbarer Anstieg nicht bekannt. Das einzige und zugleich seit ca. 20 Jahren arbeitende Tumorregister im Saarland belegt eine Konstanz der Neuerkrankungsraten.

Aufschlußreich ist das Faktum, daß in den USA ca. 20% der Neuerkrankungen im bereits metastasierten Stadium diagnostiziert wurden. Die Mortalität beträgt aber nur ca. 25% der Inzidenz. Dies bedeutet, daß ein Screening sehr effektiv wäre, wenn das Prostatakarzinom lediglich vor dem Metastasierungsstadium entdeckt werden könnte und mit einer Erhöhung der Chance auf eine kurative Behandlung verbunden wäre. Können die Daten des TRM diese Fokussierung auf das M1-Stadium belegen?

Daten zum Krankheitsverlauf

Das Tumorregister München ist als klinisch-epidemiologisches Register konzipiert. Dies bedeutet, daß zum einen auch Angaben zur Therapie und zum Krankheitsverlauf erfaßt werden. Außerdem kann jede beteiligte Klinik alle ihre Patienten unabhängig vom Einzugsgebiet in Bearbeitung geben. Das Register führt für jede Klinik ein Klinikregister. Für drei Fachgebiete Dermatologie, HNO und Urologie wurde eine vollzählige Beteiligung aller Fachkliniken in der Stadt München erreicht. Damit können für diese Fächer Neuerkrankungszahlen für die Stadt vorgelegt werden.

Die Arbeitsgruppe Urologie hat 1988 bis 1990 1743 Prostatakarzinome (PC) registriert, 830 (48%) aus der Stadt München. Für 1990 ergab sich eine Inzidenz von 49,6 Neuerkrankungen auf 100000 Männer. Dies ist die bisher höchste Inzidenzrate, die in der BRD für das Prostatakarzinom ermittelt wurde (Saarland 1989: 38,8; ehem. DDR 1986: 30,2). Aus Kenntnis der Versorgungswege und der Versorgungsalternativen dürfte die wahre Inzidenz mindestens um 10% höher liegen.

Bei 11,6% der Patienten wurde ein Zweitmalignom diagnostiziert, vorher, gleichzeitig oder nachher. Die folgenden Daten beziehen sich auf die 744 Karzinompatienten ohne Zweitmalignome. Zum Januar 1992 waren 160 (21,5%) der Patienten verstorben, die mittlere Überlebenszeit der Lebenden beträgt 2,4 Jahre, d. h., ein vollständiger Lifestatus liegt für diese 3-Jahres-Kohorten vor.

Auf dieser Datenbasis, in der der am längsten erkrankte Patient vier Jahre und der zuletzt erkrankte ein Jahr in Beobachtung ist, wird die Überlebenszeit quoad vitam analysiert. Durch die Einschränkung auf die bevölkerungsbezogene Kohorte der Stadt München geben die Daten ein epidemiologisches Bild der Erkrankung.

Für die 744 Patienten ergibt sich eine Überlebensrate von 75%, die um ca. 7% unter der erwarteten liegt. Eine erste Aufschlüsselung zeigt, daß 14,8% der Patienten primär metastasiert waren. Von diesen Patienten sind bisher 55% verstorben. Von den 634 Patienten mit primär M0-Stadien sind 99 (15,6%) verstorben. Für dieses Kollektiv sind die beobachtete und die erwartete Überlebensrate gleich und liegen für drei Jahre bei 81,8%. Zu den 99 verstorbenen Patienten waren dem Register 14 Metastasierungen bekannt. Das Alter bei Diagnosestellung für diese Gruppe liegt mit 72,9 Jahren nahezu beim Alter der primär metastasierten Patienten. Zu 85 Patienten lagen keine Hinweise auf

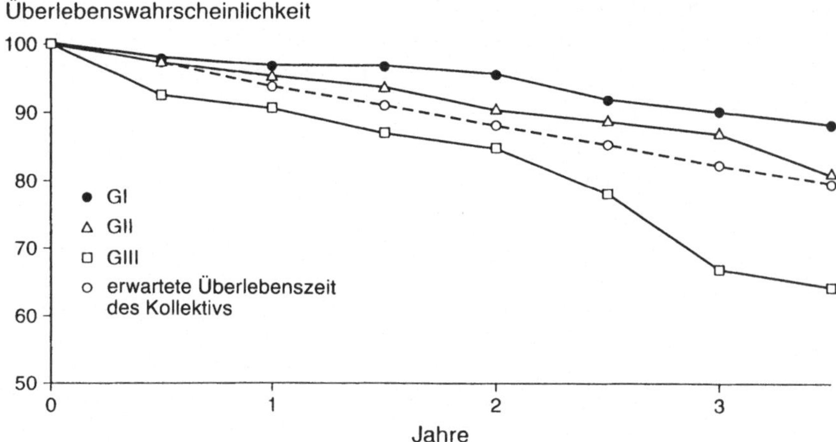

Abb. 1. Beobachtbare Überlebenszeit für primär metastasenfreie Patienten (Prostata-Ca.)

Metastasen vor. Der Altersmittelwert dieser Gruppe liegt bei fast 79 Jahren, also 7 Jahre über dem Mittelwert des Gesamtkollektivs.

Wegen des Bevölkerungsbezugs ist die Altersverteilung aussagekräftig. Von den 744 Patienten waren die jüngsten fünf Patienten 41, 48, 49 (2) und 50 Jahre alt. Diese niedrige Inzidenz von 2 bis 3 bzw. 10 bis 15 Neuerkrankungen auf 100000 Männer von 45 bis 49 bzw. von 50 bis 54 begründet, weshalb eine Screening-Maßnahme frühestens ab 55, eher ab 60 diskutiert werden sollte und weshalb das existierende Früherkennungsangebot in der BRD endlich modifiziert werden sollte. Eine mögliche Entdeckung einer Erkrankung auf 100000 Untersuchungen ist nicht zumutbar. Obwohl die Fakten bekannt sind, wird dieser Aspekt nicht angesprochen.

10% aller Patienten sind jünger als 60 Jahre, 40% jünger als 70 Jahre oder 40% sind älter als 75 Jahre. Der Altersmittelwert bei Erkrankungsbeginn liegt bei 72 Jahren, beim PC-bedingten Tod bei ca. 77 Jahren (BRD 1989). Dieses fortgeschrittene Alter und damit die Altersunterschiede in Untergruppen beeinflussen entscheidend die beobachtbare Überlebenszeit. Dies ist direkt der amtlichen Sterbetafel zu entnehmen. Von 100 70jährigen werden 87% auch 73 Jahre alt, von 100 75jährigen 79% 78 Jahre alt.

Als wichtigster Prognosefaktor wird nach der medianen Beobachtungszeit von drei Jahren das Grading erkennbar (Abb. 1). 25,9% der Patienten in der Untergruppe mit niedrigem Differenzierungsgrad sind verstorben gegenüber 12,9% in der Gruppe mit mittlerem Differenzierungsgrad. Diese Gruppe ist mit 55% der Patienten besetzt. Die Überlebenswahrscheinlichkeiten der G1- und G2-Untergruppen sind dabei günstiger als die der Durchschnittsbevölkerung.

Für die Betrachtung der Überlebenszeit ab Metastasierung sind zwei Gruppen zu unterscheiden: Die primär metastasierten Patienten haben eine 3-Jahres-Überlebenswahrscheinlichkeit von 40%. Bei nur ca. 20%, also deutlich niedriger, liegt der Vergleichswert für Patienten, bei denen erst im Verlauf eine Metastase

Tabelle 1. Charakteristika von Untergruppen primär metastasenfreier Patienten

	Fallzahl (n)	Relatives Survival[a]	Alter $\bar{x}$
Entdeckung			
TUR	88	1,02	73,1
Vorsorge	190	1,04	68,9
Erstsymptome			
Dysurie	302	0,93	73,3
Behandlung			
TUR	104	0,96	75,9
PVE	100	1,08	66,2

[a] Beobachtete/erwartete Überlebenswahrscheinlichkeit.

auftritt. Diese beiden Prozesse dürften z. B. wegen der in der Regel im tumorfreien Intervall durchgeführten Hormonbehandlung nicht vergleichbar sein. Die relative Überlebenszeit ab Metastasierung ist aufgrund der konkurrierenden Risiken bei einem so fortgeschrittenen Alter um ca. 10% günstiger anzusetzen. Die in der Abbildung angegebenen Fallzahlen ergeben sich durch die Einbeziehung auch weiter zurückliegender Jahrgangskohorten des TRM und sind mit der bisheren Überlebenszeit der 110 primär metastasierten identisch und über drei Jahre hinaus aussagekräftig.

Wenn nur die beobachbare Überlebenszeit betrachtet wird, so liefert das TNM-Stadium im Unterschied zum Grading keine konsistente Prognose. Sowohl für Prä- als auch für Poststadien sind die Unterschiede zur durchschnittlichen Lebenserwartung gering, z. T. sogar besser und auf den ersten Blick widersprüchlich. Denn es zeigt sich, daß bevölkerungsbezogen die Gruppe der inzidentellen Karzinome von allen M0-Stadien die ungünstigste Prognose quoad vitam aufweist.

Die Erklärung ist naheliegend, wenn die Altersverteilungen einiger Untergruppen in Betracht gezogen werden (Tabelle 1). Zwei Untergruppen können z. B. nach der Entdeckungsart unterschieden werden. Die Untergruppe BPH mit einer TUR ist vier Jahre älter als die über die Vorsorge entdeckte Gruppe. Drei Jahre älter ist die Untergruppe, bei der nur die TUR durchgeführt wurde. Zehn Jahre jünger ist dagegen die Gruppe der radikal operierten Patienten. Die durchschnittliche Lebenserwartung solcher Alterskohorten unterscheidet sich nach drei Jahren um 13%, nach fünf Jahren um 20%. Beobachtet wurden nach drei Jahren 73% für TUR und 96% für PVE.

Das relative Survival, der Quotient aus beobachteter und erwarteter Überlebenswahrscheinlichkeit, bringt einen weiteren Aspekt für die Verlaufsbeurteilung ein. Ein Wert über 1 ergibt einen Überlebensvorteil gegenüber der Normalbevölkerung. Werden nun alle prostatektomierten Patienten unabhängig vom Stadium zusammen betrachtet, so liegt die Überlebensrate nach drei Jahren fast 10% über der Normalbevölkerung. Auch dies ist bekannt. Es gibt kaum ein besser auf den Allgemeinzustand getestetes Kollektiv im Seniorenalter als die zur Prostatektomie ausgewählten Patienten. Dieses Teilkollektiv ist deshalb ca. 6 Jahre jünger als das Gesamtkollektiv. Es zeigt eine so qualifizierte Selektion auf, daß der damit verbundene Überlebensvorteil nicht einmal durch das erhöhte Risiko, am Prostatakarzinom zu sterben, egalisiert wird. Auch solche Einzelwerte sind plausibel. Dadurch wird die Aussage der gleichen Überlebenswahrscheinlichkeit von primären metastasenfreien Prostatapatienten und der Normalbevölkerung gestützt.

Schlußfolgerungen

Solche Ergebnisse legen u. a. folgende Aussagen nahe (AG Urologie 1994):

- Ein Screening beim jetzigen Kenntnisstand und bei den in Studien nachgewiesenen ungünstigen Testcharakteristiken – eine Qualität, die in der breiten Versorgung nicht erreicht werden kann – ist nicht gerechtfertigt. Eine entscheidende Erhöhung der Erkrankungszahlen ohne Auswirkung auf die Mortalität ist absehbar, wie es die Zahlen der USA nahelegen.
- Die populationsbezogenen Daten belegen ebenfalls die „wait and see"-Strategie, die Johansson et al. (1989) aus dem Vergleich der Überlebenszeiten einer unbehandelten Kohorte mit der Normalbevölkerung abgeleitet hat. Auf dieser Vergleichsbasis ist es vertretbar, in Therapiestudien mit unbehandelten Kontrollgruppen zu arbeiten.
- Als wichtigste Basis für die Screening-Diskussion ist die Erarbeitung von fundierten Daten zu Bevölkerungskohorten zu fordern. Ein besonderes Gewicht ist dabei auf die Erfassung der Therapiemaßnahmen, der Progressionsfolge, der Lebensqualität und der Todesursache zu legen. Die hier aufgezeigten Daten legen eine Analyse des Todesursachenspektrums der nicht an einem PC verstorbenen Patienten besonders nahe. Außerdem ist zu betonen, daß ein Patient mit Metastasen, der ohne Einschränkung seiner Lebensqualität durch die Prostataerkrankung wegen konkurrierender Todesursachen verstirbt, nicht zur Zielgruppe der potentiell durch Screening vermeidbaren Sterbefälle gehört. Aufgrund des relativen Survivals errechnen sich für eine solche Untergruppe nahezu 20% der primär metastasierten Patienten. Es ist schwierig, solche Daten zu ermitteln. Aber die amtliche Todesursachenstatistik dürfte die tatsächliche Belastung der Bevölkerung durch die Prostataerkrankung entscheidend überschätzen.
- Die Trennung der Neuerkrankungen nach inzidentiellen, primären/lokalbegrenzten und fortgeschrittenen Erkrankungen ist naheliegend. Mit den Informationen zum Entdeckungsanlaß, Vorsorge asymptomatisch bzw. BPH-Symptomatik, ist die mögliche Vorverlagerung des Diagnosezeitpunktes zu schätzen (lead-time bias). Inwieweit dabei die asymptomatisch entdeckten Erkrankungen wie z. B. die M1-Stadien eine günstigere Prognose haben (length-time bias), ist eine weitere wichtige Fragestellung.
- Die Forschung nach Risikofaktoren und nach Prognosefaktoren außerhalb der Morphologie ist zu intensivieren. Die Zielsetzung der Entdeckung von Risikofaktoren liegt in der Einschränkung des Screening-Angebotes.

Bevölkerungsgruppen mit geringem Risiko könnte so eine Früherkennungsuntersuchung erspart werden. Durch volide Prognosefaktoren andererseits könnte eine Überbehandlung vermieden werden, wenn die Erkrankungen erkannt würden, die stationär bleiben oder nur langsam fortschreiten und deshalb für den Patienten innerhalb seiner Lebenserwartung keine Bedrohung bedeuten.

- Für die bisher in der BRD durchgeführte Früherkennung gibt es keine Evaluation. Eine kontinuierliche Einbeziehung aufwendiger diagnostischer Methoden wie PSA oder TRUS ist zum jetzigen Zeitpunkt nicht gerechtfertigt. Nur in kontrollierten Studien, die wegen der zu erwartenden kleinen Vorteile bei maximaler Compliance der angesprochenen Bevölkerungsgruppen mit weniger als 10000 von Probanden durchgeführt werden müssen, kann eine Antwort auf die Frage nach der Bedeutung des Screenings erwartet werden.

Literatur

AG Urologie im Tumorregister München (1991) Epidemiologie des Prostatakarzinoms. Fortschr Med 109:521

AG Urologie im Tumorregister München (1994) Prostatakarzinom: Ist die Früherkennung in einer Sackgasse? Dtsch Ärzteblatt (im Druck)

Boring CC, Squires TS, Tony T et al. (1994) Cancer Statistic 1994 CA. Cancer J Clin 44:7 (erscheint jährlich im 1. Heft)

Goodman CM, Busuttil A, Chisholm GD (1988) Age and size and grade of tumour predict. Prognosis in incidentally diagnosed carcinoms of prostate. Br J Urol 62:576

Johansson JE, Adami HO, Andersson SO et al. (1989) Natural history of localised prostatic cancer. Lancet I:799

Ries LA, Hankey BF, Edwards BK (1990) Cancer statistics review 1973–87. NIH Publication 90:2789

Statistisches Bundesamt (1990) Todesursachen. Reihe 4, Fachserie 12 (erscheint jährlich). Metzler-Poschel, Stuttgart

Statistisches Amt des Saarlandes (1990) Morbidität und Mortalität an bösartigen Neubildungen im Saarland 1988 (erscheint jährlich)

Ist das Prostatakarzinom-Screening eine schädliche Intervention?

S. T. Torp-Pedersen und P. Iversen

Einleitung

In Dänemark ist das Prostatakarzinom die dritthäufigste Krebstodesursache bei Männern nach dem Lungen- und kolorektalen Karzinom [1, 2]. Die Inzidenz- und Mortalitätsrate hat sich in den letzten 4 Jahrzehnten erheblich erhöht [3]. Dieser Anstieg läßt sich teilweise auf eine Verbesserung der diagnostischen Möglichkeiten und Registrierung der Neuerkrankten zurückführen, doch deuten sowohl die Daten aus anderen nordischen Ländern als auch internationale Berichte [4] auf einen echten Anstieg der Erkrankung hin. In Abb. 1 ist die Anzahl der Neuerkrankten und Sterbefälle in Dänemark im Jahre 1985 dargestellt.

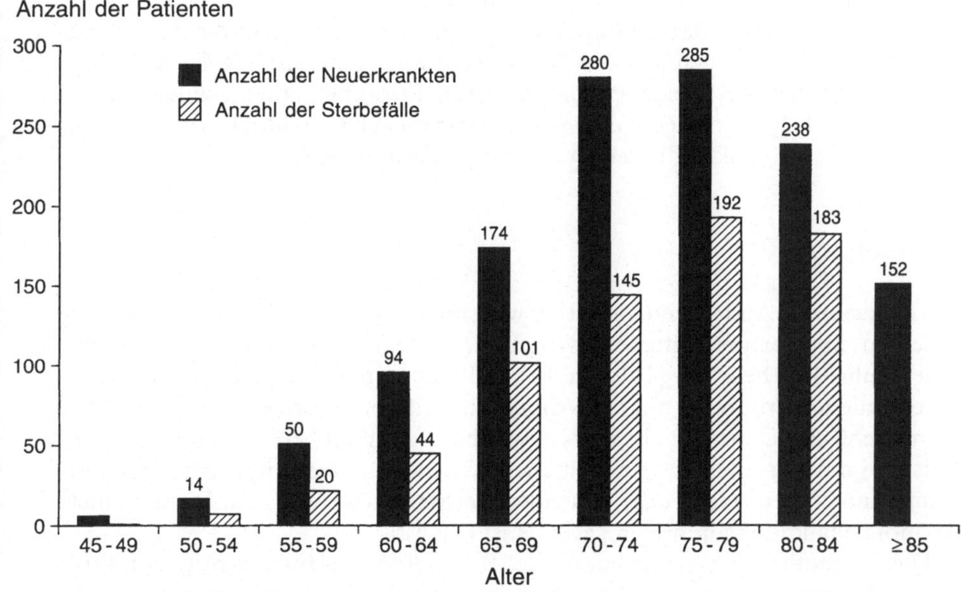

Abb. 1. Neuerkrankungs- und Sterbefälle beim Prostatakarzinom in Abhängigkeit vom Lebensalter in Dänemark 1985

Ätiologie und Pathogenese

Epidemiologische Studien zeigen, daß die Inzidenz des durch Autopsie und TUR entdeckten histologischen Prostatakarzinoms sich weltweit nicht wesentlich unterscheidet, wohingegen die Inzidenz und Mortalität des klinisch manifesten Prostatakarzinoms sehr unterschiedlich sind [5, 6]. Die Gründe dafür wurden in genetischen und Umweltfaktoren gesucht. Vor kurzem wurden die potentiellen Risikofaktoren erneut untersucht [5]: Ernährung und verschiedene Schwermetalle, Hormonstatus, sozioökonomische Stellung, Geschlechtspraktiken, Infektionen, Körpergewicht usw. Entmutigend dabei ist jedoch zur Zeit, daß sich kein kausaler Zusammenhang zwischen Prostatakarzinom und den vermuteten Risikofaktoren bestätigte, wenn auch einige Korrelationen nachgewiesen wurden.

Diagnose

Die Diagnose des Prostatakarzinoms erfolgt entweder aufgrund eines suspekten digital-rektalen Palpationsbefundes (DRE) oder inzidentell nach transurethraler Resektion wegen klinisch benigner Prostatahyperplasie (BPH) oder aufgrund symtomatischer Manifestationen des Primärtumors oder dessen Fernmetastasen. Entsprechend amerikanischen Daten hat sich der Anteil der zum Zeitpunkt der Diagnose klinisch lokal begrenzten Prostatakarzinome von 14% im Jahre 1967 [7] auf 55% im Jahre 1988 erhöht [8]. Ein ähnlicher Prozentsatz wie der zuletzt genannte ergibt sich auch aus den dänischen Statistiken von 1978 bis 1982 [3]. Jedoch stellt sich bei vielen Patienten, deren Prostatakarzinom zunächst als klinisch lokal begrenzt eingeschätzt wird, bei oder nach radikaler Prostatektomie heraus, daß die Krankheit bereits weiter forgeschritten ist [9].

Behandlung

Das Konzept der Androgendeprivation wird im Hinblick auf die Behandlung von Patienten mit fortgeschrittenem symptomatischem Prostatakarzinom in der Regel einheitlich beurteilt [10]. Die Behandlung ist palliativ, und die Prognose dieser Patientengruppe ist mit einer durchschnittlichen Überlebenszeit von 2–2,5 Jahren schlecht. Umstritten ist jedoch, welcher Zeitpunkt bei asymptomatischen Patienten mit nur lokal fortgeschrittenem Prostatakarzinom und Patienten mit Lymphknotenmetastasen oder ruhenden Fernmetastasen für den Beginn einer Hormonbehandlung am besten geeignet ist [11, 12].

Die Chemotherapie war bisher bei der Behandlung des fortgeschrittenen Prostatakarzinoms entmutigend. Obwoh einige palliative Wirkungen nachgewiesen werden können, wurde keine Verlängerung der Überlebenszeit erzielt [13].

Es bleibt eine ungeklärte Kontroverse, welche die beste Behandlung des lokal begrenzten Prostatakarzinoms ist. Immer noch befürworten viele eine abwartende und beobachtende Vorgehensweise. Diese Meinung wird einerseits mit dem langen natürlichen Verlauf des lokal begrenzten Prostatakarzinoms begründet; andererseits besteht auch eine instinktive Abneigung gegen die Durchführung einer mit erheblicher Morbidität einhergehenden Operation oder Radiotherapie bei asymptomatischen Männern, ohne zu wissen, ob die Krankheit sich im Falle einer unterlassenen Behandlung jemals noch zu Lebzeiten des Patienten weiterentwickeln oder symptomatisch werden würde.

Darüber hinaus wurden die Ergebnisse der „radikalen" Behandlungsmodalitäten in Frage gestellt. Die einzige kontrollierte Studie zu der vermeintlich kurativen radikalen Prostatektomie konnte ihre Überlegenheit gegenüber dem Behandlungsverzicht nicht nachweisen [14]. Die Studie wurde wegen der geringen Patientenzahlen, des kurzen Beobachtungszeitraums und weil keine pelvinen Lymphadenektomien vorgenommen wurden, sehr kritisiert [9].

Die zwei wichtigsten therapeutischen Modalitäten für einen kurativen Behandlungsversuch sind die Radiotherapie und die radikale Prostatektomie. Die behandlungsbedingte Komplikations- und Morbiditätsrate hat sich infolge technischer Verbesserungen verringert; die karzinomfreie Überlebenzeit nach Anwendung dieser beiden Verfahren läßt darauf schließen, daß einige Patienten von diesen Behandlungsmodalitäten profitieren oder sogar dadurch geheilt werden können [9, 15]. Es fehlen jedoch immer noch kontrollierte randomisierte Studien.

Argumente für ein Prostatakarzinom-Screening

Das Prostatakarzinom ist eine maligne Krankheit, die zu einer erheblichen Morbidität und Mortalität führt. Kausale Faktoren für die Entstehung des Prostatakarzinoms konnten bisher noch nicht identifiziert oder ausgeschlossen werden. In einem fortgeschrittenem Stadium ist das Prostatakarzinom nicht mehr kurabel. Ein lokal begrenztes Prostatakarzinom kann kurabel sein, doch bei der Mehrzahl der Patienten hat das Karzinom zum Zeitpunkt der Diagnose bereits die Protatakapsel überschritten.

Wir sollten daher versuchen, eine größere Anzahl von Karzinomen in einem noch lokal begrenzten und daher potentiell heilbaren Stadium zu entdecken, d. h. die Diagnose und Behandlung auf einen früheren Zeitpunkt zu verlagern. Zur Erreichung dieses Ziels müssen große Populationen von asymptomatischen Männern untersucht werden.

Als Screening kann die Anwendung einfacher Tests oder Untersuchungen zur Erkennung bzw. Unterscheidung wahrscheinlich Erkrankter und Nichterkrankter definiert werden [16]. Die Idee eines Screenings ist zwar einfach, die Einführung und Validierung des Konzepts ist jedoch komplex [17–20]. Die Durchführung von Screeninguntersuchungen bei gesunden Individuen verdeutlicht die Notwendigkeit eines nachvollziehbaren Beweises dafür, daß ein Screening zur Verringerung der krankheitsbedingten Morbidität und Mortalität führt.

Ob ein Sreeningprogramm Auswirkungen auf die Morbidität und Mortalität des Prostatakarzinoms hat, hängt von folgenden Faktoren ab:

1. dem natürlichen Krankheitsverlauf des Prostatakarzinoms (Dauer der vorklinischen Phase, in der das Karzinom durch Screening entdeckt werden kann, und Anteil der mittels Screening entdeckten Prostatakarzinome, die sich unbehandelt zu einer forgeschrittenen Krankheit weiterentwickeln würden);
2. dem Vorhandensein eines aussagefähigen Screeningtests zur Entdeckung des vorklinischen Prostatakarzinoms;
3. dem Ausmaß des durch eine verfügbare Behandlung veränderten natürlichen Krankheitsverlaufs des Prostatakarzinoms, d. h. der Effizienz der Behandlung;
4. der Kooperationsbereitschaft (Compliance) in der Bevölkerung, d. h. dem Anteil auswählbarer Männer, die an dem Screeningprogramm teilnehmen.

Auf das Problem der Compliance und das Ergebnis der Behandlung soll an dieser Stelle nicht näher eingegangen werden, auch wenn feststeht, daß nach Einführung eines Screenings auch eine effiziente Behandlung notwendig und verfügbar sein muß.

Bei Patienten mit Oberbauchbeschwerden werden Medizinstudenten dazu angehalten, als Teil der körperlichen Allgemeinuntersuchung auch eine rektal-digitale Untersuchung der Prostata vorzunehmen. Warum ist eine rektal-digitale Untersuchung bei einem Patienten mit derartigen Beschwerden angezeigt? Wenn der Urologe bei einem Patienten mit symptomatischer benigner Prostatahypertrophie eine transurethrale Resektion (TUR) der Prostata durchführt, läßt er das resezierte Gewebe mikroskopisch untersuchen. Warum will ein Urologe, der ein Screeninggegner ist, wissen, ob ein inzidentelles Prostatakarzinom vorliegt? Ärzte, die diagnostische Tests vornehmen, um ein Prostatakarzinom zu diagnostizieren, sollten sich folgende Frage stellen: Versuche ich eine Erklärung bzw. eine Krankheit für die Symptome des Patienten zu finden, oder schließe ich eher „blind" eine Reihe von Krankheiten aus – führe ich also in Wirklichkeit ein Screening durch?

Die American Cancer Society setzt sich dafür ein, daß sich jeder Mann jenseits eines bestimmten Lebensalters einer jährlichen rektal-digitalen Untersuchung (DRE) unterzieht. Vielleicht besteht das Interesse an einer früheren Diagnose des Prostatakarzinoms nur wegen der Praktikabilität und immer größeren Genauigkeit der diagnostischen Instrumente (oder vielleicht auch wegen finanzieller Gründe). In den USA gibt es „Prostatakliniken", die für eine Früherkennung mittels DRE, transrektaler Sonographie (TRUS) und PSA prostataspezifisches Antigen) werben. Die unkontrollierten laufenden Screeningaktivitäten haben heftige Kritik hervorgerufen, zumal ihre vorteilhafte Auswirkung bisher nicht bewiesen ist.

Im folgenden werden wir uns mit den uns vorliegenden epidemiologischen Daten befassen, insbesondere damit, ob diese Daten ausreichende Informationen zum natürlichen Krankheitsverlauf des Prostatakarzinoms als Basis für die Einführung eines Screeningprogramms liefern. Des weiteren wird über die verschiedenen Screeningtests diskutiert werden. Außerdem werden die theoretischen Probleme bei der Beurteilung der Screeningeffizienz beschrieben. Schließlich wird noch auf mögliche zukünftige Studien zur Beurteilung des Wertes des Prostatakarzinom-Screenings hingewiesen.

Epidemiologie und natürlicher Krankheitsverlauf

Aufgrund eines Vergleichs der Anzahl der neudiagnostischen Fälle im Jahre 1985 in Dänemark mit der Anzahl der Sterbefälle desselben Jahres (s. Abb. 1) kann geschätzt werden, daß ungefähr 63% (820/1293) der Patienten mit diagnostiziertem Prostatakarzinom auch an dieser Krankheit sterben werden; zweckmäßigerweise wurde bezüglich der Alterszusammensetzung der männlichen Population ein Gleichgewichtszustand (steady state) angenommen. Ferner läßt sich aus diesen Daten ableiten, daß 316 Männer, die ungefähr 39% aller Sterbefälle ausmachen, vor ihrem 75. Lebensjahr sterben werden.

Die weitverbreitete These, daß das Prostatakarzinom eine maligne Krankheit ist, mit, jedoch nicht an welcher die Patieten wahrscheinlich sterben würden, wird durch die dänischen Inzidenz- und Mortalitätsraten des Jahres 1985 (Abb. 2) widerlegt. Diese Raten wurden aus den Daten in Abb. 1 und den relevanten populationsbezogenen statistischen Daten berechnet [1, 2]. Wenn man die Inzidenz- und Mortalitätsrate in der 5 Jahre älteren Altersgruppe vergleicht, stellt man eine auffallende Ähnlichkeit fest. Dies läßt sich so interpretieren, daß ein Patient, bei dem ein Prostatakarzinom diagnostiziert wurde, wahrscheinlich auch daran stirbt, sofern er nicht an einer interkurrenten Krankheit stirbt.

Dies stimmt mit den Ergebnissen einer landesweiten Untersuchung in Schweden [21] überein, in der 44300 zwischen 1960 und 1978 diagnostizierte Pro-

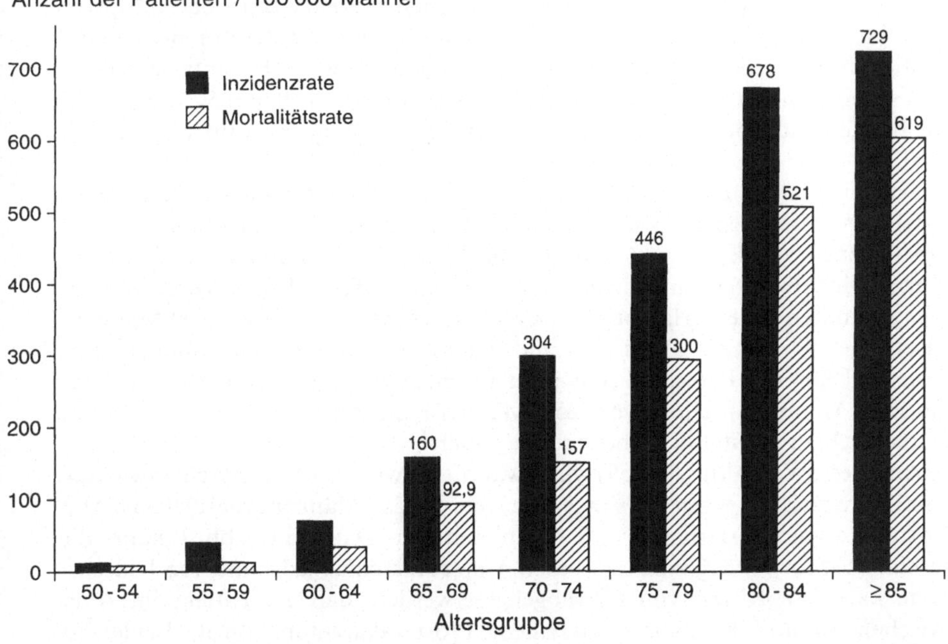

Abb. 2. Alterspezifische Inzidenz- und Mortalitätsraten beim Prostatakarzinom in Dänemark 1985

statakarzinomfälle ausgewertet wurden, die 90% aller in diesem Zeitraum dem schwedischen Krebsregister gemeldeten neudiagnostizierten Fälle ausmachten. Die durchschnittliche Überlebenszeit (alle Altersstufen) betrug 3,1 Jahre, die 5- und 10-Jahres-Überlebensrate 34,8% bzw. 14,2%. Nach Abzug der zu erwartenden Mortalitätsrate infolge anderer Todesursachen blieb ein kontinuierlicher Rückgang der relativen Überlebenszeit erhalten. Ein Patient, der nicht an einer anderen Ursache starb, hatte nach der Diagnose seines Prostatakarzinoms eine 10–Jahre-Überlebenschance von nur 37% und eine 20-Jahres-Überlebenschance von nur 17%. Diese Studie zeigte, daß das Prostatakarzinom zum Tod führt, bestätigte jedoch auch den langen natürlichen Krankheitsverlauf dieser Krankheit.

Unter den humanen Karzinomformen ist das Prostatakarzinom einzigartig. Selbst wenn viele Patienten unter schwerwiegenden Symptomen leiden und schließlich am Prostatakarzinom sterben, lebt eine noch viel größere Anzahl ohne jegliche Morbiditätszeichen mit einem nichtdiagnostizierten Prostatakarzinom und stirbt vielleicht an einer anderen Ursache. Dies wird durch zahlreiche Autopsiestudien bestätigt, in denen bei einem hohen Prozentsatz von an anderen Ursachen verstorbenen Männern Prostatakarzinome entdeckt werden, die histologisch nicht unterscheidbar sind von klinisch manifesten und symptomatischen Prostatakarzinomen. In solchen Reihen wurden bei Männern jenseits des 50. Lebensjahres 25%–30% sog. latente Karzinome entdeckt, wobei die Häufigkeit mit dem Alter zunahm [22, 23].

Eine zufällige Diagnose histologischer Prostatakarzinome ist auch bei transurethralen Resektionen (TUR) wegen einer klinisch benignen Prostatahyperplasie möglich und spiegelt wahrscheinlich nur den hohen Prozentsatz des bei Autopsien entdeckten malignen Gewebes wider. Obwohl die in der Literatur berichteten Häufigkeitsraten des „inzidentellen" Prostatakarzinoms sehr unterschiedlich sind, scheint eine Inzidenzrate von 10% im Alter zwischen 50 und 60 Jahren und eine Inzidenzrate von 60% im Alter zwischen 80 und 90 Jahren wahrscheinlich zu sein [24].

Das Dilemma in Zusammenhang mit der Behandlung des Prostatakarzinoms besteht im wesentlichen darin, daß die Anzahl der an einem Prostatakarzinom Verstorbenen viel kleiner ist als die Anzahl der Männer mit histologischem, klinisch nicht manifestem (ruhendem) Karzinom. Aufgrund eines Vergleichs der obengenannten Rate des latenten Prostatakarzinoms von 30% bei allen Männern jenseits des 50. Lebensjahres [22] und der altersbezogenen Mortalitätsrate in Dänemark läßt sich berechnen, daß jeder an einem Prostatakarzinom verstorbene dänische Mann nur einen von 259 Männern im Alter über 50 Jahren mit histologischem Prostatakarzinom repräsentiert.

Auf dieses Verhältnis (1:259) wird zwar oft verwiesen, es ist jedoch unwichtig. Von Interesse ist dagegen die Frage, wie viele der 259 Männer eventuell an einem Prostatakarzinom sterben werden. Anhand der Daten in Abb. 2 kann die kumulierte Mortalität geschätzt werden. Unter Ausschluß jeder anderen Todesursache kann ein Risiko von 6% abgeleitet werden, daß ein Patient im Alter zwischen 50 und 85 Jahren an einem Prostatakarzinom stirbt. Leider ist unbekannt, ob diese 6% aus den 30% mit „latenten" Karzinom im Alter von 50 Jahren hervorgehen werden.

McNeal et al. plädieren dafür, daß das „latente" Karzinom keine spezifische Subkategorie des Prostatakarzinoms darstellt, sondern nur ein sehr frühes Karzinom mit einer langsamen Wachstumsrate ist. Mit zunehmender Tumorgröße käme es zur Entdifferenzierung sowie Invasivität und Metastasierung [25]. Sollte dies zutreffen, muß man von einer langen vorklinischen Phase ausgehen, womit das Risiko, daß ein vorklinisches Karzinom klinisch manifest wird, nur eine Frage der Zeit ist.

Es ist jedoch klar, daß die verfügbare Zeit nur bei einem Teil dieser Frühkarzinome lang genug ist, um klinische Karzinome zu entwickeln. Selbst wenn wir alle bei eine Population von 50jährigen Männern vorhandenen histologischen Prostatakarzinome entdecken könnten, ist eine Selektion der für den individuellen Patienten potentiell lebensbedrohlichen Karzinome nicht möglich. Somit muß nicht bezweifelt werden, daß unsere Kenntnisse bezüglich des natürlichen Krankheitsverlaufs und der Pathogenese des Prostatakarzinoms nicht ausreichend sind.

Sreeningtests

Der ideale Screening-Test ist einfach, sicher und kann von medizinischem Hilfspersonal durchgeführt werden. Er läßt sich schnell durchführen, wird von den Untersuchten gut aktzeptiert und ist nicht teuer. Sowohl seine Sensitivität als auch Spezifität sollten hoch sein.

Dagegen erfordert die klinische Untersuchung lediglich eine hohe Spezifizität, während eine niedrigere Sensitivität akzeptabel sein kann. Der Grund dafür besteht darin, daß die Sensitivität die wenigen Untersuchten betrifft, bei denen die Krankheit vorliegt, wohingegen die Spezifizität sich auf die vielen Untersuchten bezieht, bei denen die Krankheit nicht vorliegt. Eine niedrige Spezifizität bedeutet, daß die Rate an falsch-positiven Diagnosen hoch ist, was die Kosten erhöht, psychologische Auswirkungen auf gesunde Individuen hat und gesunde Individuen unnötigerweise den mit nachfolgenden diagnostischen Tests (Biopsien etc.) verbundenen Risiken aussetzt. Wenn die Prävalenz niedrig ist, kann die Spezifizität eines Screeningtests geschätzt werden [26].

Eine Sensitivität von weniger als 100% führt theoretisch dazu, daß vorklinische Karzinome nicht entdeckt werden. Die echte Sensitivität kann jedoch nur berechnet werden, wenn die Prävalenz der Krankheit in der Population bekannt ist. Unter Zugrundelelgung der Prävalenzrate aus Autopsiestudien würde eine Sensitivität von 100% zur Entdeckung der Prostatakarzinome führen, bei denen nie eine Behandlung notwendig geworden wäre. Eine Schätzung der für das Screening relevanten Prävalenz sollte idealerweise alle vorklinischen Karzinome einbeziehen, die sich zu klinisch manifesten Karzinomen entwickeln würden, d. h. die kumulierte Inzidenzrate. Doch eine aus dieser Prävalenz berechnete hohe Sensitivität würde nicht gewährleisten, daß die mittels Screening entdeckten Karzinome mit den Jahre später klinisch manifesten Karzinomen identisch wären.

Klinische Erfahrung mit dem Prostatakarzinom-Screening

Am Cancer Detection Center der Universität von Minnesota wurden von 1948 bis 1969 28407 gesunde Männer jährlich rektal-digitalen Untersuchungen (DRE) unterzogen [27]. Durch das Screening wurden 75 nachfolgend bestätigte Prostatakarzinome entdeckt, d. h. bei jedem 78. gescreenten Patienten, doch nur bei jeder 379. rektal-digitalen Untersuchung. Bei 22 Patienten wurde eine radikale Prostatektomie durchgeführt. Die 5- und 10-Jahres-Überlebensraten sind dem Studienbericht zufolge ähnlich wie bei der altersangepaßten amerikanischen männlichen Bevölkerung.

1978 wurden in Westdeutschland 1,3 Millionen Männer in einem Screeningprogramm mittels DRE untersucht. Der Palpationsbefund war bei 1% der Untersuchten auffällig, erwies sich jedoch nur bei 0,1% als maligne. Die Kosten für eine Untersuchung betrugen pro Person 28 DM [28].

Thompsen et al. [29] kamen zu der Schlußfolgerung, daß die rektal-digitale Untersuchung (DRE) als Screeninginstrument nicht geeignet ist, da sie bei 2005 untersuchten Männern nur 65 Knoten entdeckten, von denen 17 ein Karzinom waren. Bei 6 von 9 Patienten, bei denen eine pathologische Stadienbestimmung (Staging) vorgenommen wurde, befand sich das Prostatakarzinom im Stadium C oder D1. In einer späteren Screeningstudie mit 5000 Männern, die jährlichen rektal-digitalen Untersuchungen unterzogen wurden, hatte ein erheblich größerer Anteil der Patienten ein klinisch lokal begrenztes Prostatakarzinom, verglichen mit der Stadienverteilung vor Einführung des Screening-Programms [30]. Jedoch bei fast 60% der Patienten, bei denen eine pathologische Stadienbestimmung vorgenommen wurde, hatte der Tumor bereits die Prostata überschritten. Chodak et al. [31] erzielten dieselbe Understagingrate bei 34 Karzinomen, die bei 2101 Männern bei einem Screening mittels DRE diagnostiziert wurden. In dieser Studie betrugen die berechneten Kosten für eine DRE pro Person 39 Dollar oder 4135 Dollar pro diagnostiziertes Karzinom.

Mueller et al. [32] erzielten in einer Reihe von 4843 mittels DRE untersuchter Männer während einer Kontrolluntersuchung einen höheren Prozentanteil an klinisch lokal begrenzten Prostatakarzinomen als bei der primären Untersuchung.

Mit DRE ist nur eine Entdeckung von palpablen Prostatakarzinomen möglich, was durch den großen Anteil an „inzidentellen" Karzinomen, die bei transurethralen Resektionen (TUR) wegen klinisch benigner Prostatahyperplasie entdeckt werden, verdeutlicht wird [24]. Hoffnungen, daß Tumormarker wie PAP oder PSA bei der Frühdiagnose von Wert wären, wurden enttäuscht [33, 34].

Unter Anwendung der transrektalen Sonographie (TRUS) in einer Screeningsituation wurde eine doppelt so hohe Entdeckungsrate wie mit DRE erzielt [35, 36]. Lee et al. entdeckten mittels TRUS bei 20 (2,6%) von 784 Männern im Alter von 60 Jahren oder älter, die sich aus eigener Initiative untersuchen ließen, ein Prostatakarzinom, im Vergleich zu einer Entdeckungsrate von nur 1,3% mit DRE in derselben Gruppe. Bei insgesamt 64 Männern wurden wegen eines suspekten TRUS-Befundes Biopsien durchgeführt. Wichtig ist, daß 17 Tumoren einen Durchmesser unter 1,5 cm hatten und nur 1 von 14 Tumoren sich bei der operativen Stadienbestimmung als nicht lokal begrenzt erwies. Nur 7 der 17 kleinen Tumoren wurden mittels DRE entdeckt.

Eine Entdeckungsrate von 2,6% ist verglichen mit der in Autopsiestudien berichteten Prävalenz von mehr als 30% nicht besonders hoch. Doch das Risiko eines 60jährigen, im Laufe der nächsten 20 Jahre an einem Prostatakarzinom zu sterben, beträgt in den USA etwa 2,6% [37]. Ob mit TRUS dieselben Karzinome entdeckt werden können, die später klinisch manifest werden, ist nicht bekannt. Es ist jedoch bemerkenswert, daß in den Reihen von Lee et al. trotz der Entdeckung kleiner lokal begrenzter Prostatakarzinome nur *ein* Tumor mit einem Durchmesser unter 0,8 cm entdeckt wurde. McNeal et al. kamen aufgrund von Autopsiestudien zu der Schlußfolgerung, daß Tumorvolumen von weniger als 0,5 cm^3 (0,8 cm Durchmesser) keine klinische Signifikanz haben.

Der TRUS kann ein nützliches Screeninginstrument sein. Die größten Nachteile bestehen darin, daß das Verfahren zeitaufwendig ist und nur von qualifiziertem Personal durchgeführt werden kann. Die Kosten für eine TRUS werden pro Person auf $ 166 bzw. 4mal so hoch wie die Kosten der digital-rektalen Untersuchung geschätzt.

Screeningbewertung – Bias

Es wurde noch nicht nachgewiesen, daß ein Screening eine Auswirkung auf die Mortalität und Morbidität des Prostatakarzinoms hat. Die Entdeckung einer größeren Anzahl von lokal begrenzten Tumoren und die Verlängerung der Überlebenszeit vom Zeitpunkt der Diagnose an, sind noch kein Beweis für den Vorteil eines Screenings. Bei der Auswertung von Screeningprogrammen muß folgendes beachtet werden [17, 19]:

Auswahl-Bias: Es bezieht sich auf Faktoren, aufgrund derer die am Screening teilnehmende Population bestimmt wird. Wenn diese Faktoren in irgendeiner Weise mit der Krankheitsprävalenz zusammenhängen, betrifft das Auswahl-Bias auch nichtgescreente Gruppen (Kontrollgruppen). Die Studie von Lee et al. [35] bezog sich z. B. auf eine Population von Männern, die sich aus eigener Initiative untersuchen ließen. Man könnte jedoch einwenden, daß diese Männer aus Gründen, über die nicht berichtet wurde, eine medizinische Untersuchung wünschten.

Diagnostische Bias: Wie bereits erwähnt, ist das Risiko nicht zu vernachlässigen, daß Karzinome entdeckt werden, die niemals klinisch manifest geworden wären. Wenn diese Karzinome in die Auswertung eingeschlossen werden, läßt sich das Überleben nicht mit dem Überleben von Patienten vergleichen, bei denen kein Screening durchgeführt wurde und nur klinische Karzinome diagnostiziert wurden. Dies trifft auf alle Studien zu, über die berichtet wurde.

Unterschiedliche biologische Aktivität des Tumors (Length-time-Bias): Dies bezieht sich auf die Entdeckung von Karzinomen in der vorklinischen Phase. Je länger diese Phase andauert, desto größer ist die Chance, daß das Karzinom bei einem Screening entdeckt wird. Dies begünstigt die Entdeckung der langsam wachsenden Tumoren in einem Screeningprogramm, wohingegen schneller wachsende Tumoren in der Phase zwischen 2 Screeningtests klinisch manifest werden können. Auch die trifft auf alle Studien zu.

Lead-time-Bias: Hierunter versteht man das bei jedem Screening wichtige Ziel, die Diagnose auf einem früheren Zeitpunkt zu verlagern. Falls dies gelingt, verlängert sich das Zeitintervall von der Diagnose bis zum Tod. Obgleich dies zur Verlängerung der berechneten „Überlebenszeit" vom Zeitpunkt der Diagnose bis zum Tod führt, ist es möglich, daß dieser Patient in Wirklichkeit aber nicht länger lebt. Die Lead-time stellt ein wichtiges Screeningkonzept dar, mit dem das Intervall vom Zeitpunkt der Entdeckung mittels Screening bis zum Zeitpunkt, an dem die klinische Diagnose gestellt worden währe, gemeint ist. Das Lead-time-Bias ist Gegenstand der in Minnesota durchgeführten Screeningstudie [27], inder dafür plädiert wird, daß eine Verlängerung der Überlebenszeit stattfindet.

Risiken und gegenteilige Wirkungen des Screenings

Die psychologische Auswirkung des Screenings im allgemeinen wurde noch nicht eingehend untersucht. Nur wenige der Untersuchten werden durch ein Screeningprogramm für das Prostatakarzinom einen direkten Vorteil haben, viele jedoch werden an die Möglichkeit einer maglignen Krankheit erinnert. Einige werden sich wegen eines falsch-positiven Screeningergebnisses zusätzlichen Untersuchungen unterziehen müssen. Bei anderen werden die entdeckten Karzinome möglicherweise als progredient und nichtkurabel klassifiziert, wodurch die betroffenen Männer früher als sonst zu Patienten werden. Es ist nicht bekannt, ob bei diesen Patienten eine frühe Hormonbehandlung die Prognose verbessert.

Selbst unter der Annahme, daß ein Screeningtest nur zur Selektion der Patienten führt, bei denen ein potentiell progredientes und innerhalb eines bestimmten Zeitraumes infaustes Prostatakarzinom vorliegt, würde dennoch eine signifikante Anzahl von Patienten behandelt werden, die an anderen Ursachen sterben. In Tabelle 1 sind die Überlebenswahrscheinlichkeiten für die relevanten Altersgruppen zwischen 55 und 70 Jahren (unter Annahme einer fehlenden Mortalität infolge Prostatakarzinom) dargestellt. Wie aus der Tabelle erkennbar ist, werden fast 26% aus einer Population von 65jährigen Männern im Laufe von 8 Jahren an anderen Ursachen als dem Prostatakarzinom sterben. Es wäre zwar bis zu einem gewissen Grad möglich, vorherzusagen, welche Patienten an einer interkurrenten malignen Krankheit, Herz-Lungen-Krankheiten usw. sterben würden, doch bliebe das Dilemma weiterhin bestehen, daß unvermeidlicherweise Patienten behandelt werden würden, die sterben, bevor das Prostatakarzinom eine klinisch manifeste Krankheit geworden ist.

Wie bereits dargelegt wurde, ist das Vorhandensein einer effektiven Behandlungsmethode für das frühe Prostatakarzinom eine Voraussetzung für das Scree-

Tabelle 1. Überlebenswahrscheinlichkeit nach Abzug der Mortalität infolge von Prostatakarzinom

Alter	Anzahl der Jahre							
	1	2	3	4	5	6	7	8
55	99,0	98,8	96,5	95,2	93,7	92,1	90,4	88,6
60	98,3	96,4	94,5	92,4	90,1	87,6	85,0	82,3
65	97,2	94,3	91,3	88,2	84,9	81,5	78,0	74,3
70	96,0	91,9	91,9	82,9	78,1	73,2	68,1	63,0

Beispiel: Falls es möglich wäre, mit einem Screeningtest alle in einer Population von 70jährigen Männern vorhandenen Prostatakarzinome 8 Jahre vor ihrer klinischen Diagnose zu entdecken, wären 37% der Männer vor der klinischen Manifestation des Karzinoms an einer anderen Ursache gestorben. Berechnet anhand der Daten aus [1] und [41].

ning nach dieser Krankheit. Angesichts der Durchführung einer Behandlung bei gesunden Männern, bei denen die Krankheit in einigen Fällen möglichweise nie symptomatisch wird, muß eine Behandlung mit geringer Mortalität und Morbidität vorausgesetzt werden.

Einige Urologen nahmen an, daß infolge eines Screenings möglicherweise mehr Patienten behandlungsbedingt sterben als vor der Krankheit bewahrt werden [38, 39]. Diese polemische Aussage gilt es zu berücksichtigen. Wenn man annimmt, daß ein hypothetischer Screeningtest zur Entdeckung aller „latenten" Prostatakarzinome in einer Population von 100000 65jährigen Männern führt, dann beträgt die Entdeckungsrate 40%. Im Falle der Behandlung aller Patienten mit einer radikalen Prostatektomie würden angesichts einer realistisch erscheinenden, behandlungsbedingten Mortalitätsrate von 1% [9, 40] 400 Männer an der Behandlung sterben.

Dies ist ein erschreckender Vergleich, wenn man von der in Abb. 2 dargestellten Mortalitätsrate von etwa 93/100000 in der Altersgruppe von 65 bis 69 Jahren ausgeht. Wenn man jedoch als Grundkonzept des Screenings akzeptiert, daß in den 40% der Patienten mit „latentem" Karzinom auch jene Patienten enthalten sind, die später an den Folgen einer Krankheitsprogredienz sterben, dann müßte ein Vergleich mit der kumulierten Mortalitätsrate bei einer Population von 100000 nichtbehandelten Männern im Alter von 65 Jahren vorgenommen werden. Nach Abzug jeder anderen Todesursache [41] würden innerhalb von 10 Jahren 1230 Männer an ihrem Prostatakarzinom sterben. Dies würde eine Entdeckungsrate von 40% und eine behandlungsbedingte Mortalitätsrate von mehr als 3% voraussetzen, damit die Anzahl der behandlungsbedingten Todesfälle mit der Anzahl der durch die Behandlung geretteten Patienten (unter Annahme, daß alle Behandelten von ihrem Karzinom geheilt werden) übereinstimmt.

Selbstverständlich ist dies ein extremes Beispiel. Glücklicherweise werden nie 40% latente Karzinome in einer Population entdeckt und behandelt. Das Beispiel verdeutlicht jedoch das Risiko iatrogen induzierter Nachteile für die Bevölkerung, wodurch die Vorteile eines Screeningprogramms möglicherweise hinfällig werden.

In diesem Beispiel wurde zwar nur die Mortalität in Zusammenhang mit der Behandlung erwähnt, doch auch die behandlungsbedingte Morbidität stellt ein – wenn auch schwieriger quantifizierbares – Problem dar. Es ist zwar immer schwierig, bei den behandelten Patienten zwischen Verringerung der Lebensqualität und Verlängerung der Überlebenszeit abzuwägen, in einem Screeningprogramm für das Prostatakarzinom ist dies jedoch noch komplizierter.

Finanzielle Aspekte

Wollte man allen dänischen Männern im Alter von 65 Jahren ein einmaliges Prostatakarzinom-Screening anbieten, müßten ungefähr 23000 Tests pro Jahr durchgeführt werden. Falls diese Tests nur in Urologischen Abteilungen durchgeführt werden würden, müßte jede Abteilung pro Werktag zehn Tests durchführen. Wenn wir jedoch beschlössen, in jedem zweiten Jahr Screeninguntersuchungen bei allen Männern im Alter zwischen 55 und 65 Jahren vorzunehmen, betrüge die Anzahl der Tests pro Jahr ungefähr 150000.

Die Kosten eines Screenings sind schwer einzuschätzen. Es wurde je nach Screeningtest über Kosten zwischen 28 DM [28] und $ 166 [35] pro gescreenter Einzelpersonen berichtet. Wenn das Screening auf Prostatakarzinom Teil eines umfassenden Gesundheitsprogramms wäre, in das gegebenenfalls das Screening

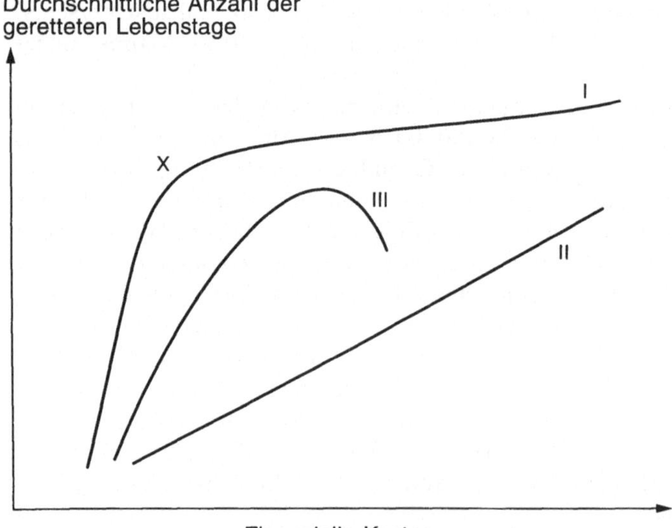

Abb. 3. Korrelation zwischen Kosten des Screeningprogrammes und geretteten Lebensjahren pro screeninguntersuchter Personen. (Nach [43])

nach anderen Krankheiten eingeschlossen ist, würden die Kosten sich entsprechend verringern.

Bevor groß angelegte Screeningprogramme eingeführt werden, ist es wichtig zu beurteilen, welche Auswirkungen die finanziellen Kosten auf die Mortalität und Morbidität haben [42, 43]. In Abb. 3 sind drei Screeningprogramme dargestellt. Mit dem Screeningprogramm I wird bei verhältnismäßig geringen Kosten ein erheblicher Vorteil erzielt, und höhere Ausgaben wären nur wenig vorteilhaft. Dies ist eine ideale Situation, und die staatlichen Behörden können Anpassungen ihres Budgets im Bereich „X" vornehmen. Im Screeningprogramm II ist die Höhe der Kosten unbegrenzt, wobei die Gemeinschaft in Form eines Mortalitätsrückganges noch Vorteile davon hat. Das Screeningprogramm III beschreibt jedoch eine Situation, in der eine Erhöhung der Kosten zu einem Anstieg der Mortalität führt. Wie bereits erwähnt, könnte dies theoretisch geschehen, wenn bei zu vielen Männern ein „latentes" Karzinom diagnostiziert und behandelt würde, das sich bei nichtstattfindender Behandlung niemals auf die Mortalität infolge Prostatakarzinom ausgewirkt hätte. Dies ist jedoch eine hypothetische Situation.

Mögliche Inhalte zukünftiger Studien

Zukünftige Studien müssen die Beantwortung folgender Fragen zum Ziel haben:

1. Inwiefern verschiebt das Screening den Zeitpunkt der Diagnose?
2. Bedeutet eine frühere Diagnose, daß die Krankheit in einem früheren Stadium entdeckt wird?
3. Hat eine frühere Diagnose angesichts der gegenwärtigen Therapiemöglichkeiten eine Verbesserung der Überlebensrate zu Folge?
4. Führt ein Screening angesichts der in Autopsien festgestellten Prävalenz zur Diagnose zu vieler, d. h. nichtsignifikanter Karzinome („Overdiagnosis")?
5. Werden durch das Screening zu wenige Diagnosen gestellt („Underdiagnosis"), d. h., ist die Sensitivität unakzeptabel gering?
6. In welchem Alter sollte ein Screening beginnen?
7. Wie oft sollte ein Screening durchgeführt werden?

Die Beantwortung dieser Fragen würde bedeuten, daß uns der natürliche Krankheitsverlauf des Prostatakarzinoms (Prävalenz, vorklinische Phase), die Effizienz der Screeninginstrumente (Sensitivität, Spezifizität) und der Behandlung (Heilungsrate in Abhängigkeit vom Stadium) bekannt wären.

Oft wird die Diskussion um das Prostatakarzinom-Screening durch Bemerkungen wie folgende zusammengefaßt: „Vor der Einführung eines Prostatakarzinom-Screenings müssen kontrollierte prospektive klinische Studien mit einer Screening- und einer Kontrollgruppe durchgeführt werden, damit ein Mortalitätsrückgang in der Screeninggruppe nachgewiesen werden kann." Die Auseinandersetzung mit einer solchen Studie erscheint uns daher wichtig, die Problematik wird damit jedoch nicht kleiner.

Tabelle 2. Altersspezifische Inzidenzraten

a	b	c	d	e	f	g	h	i	j	k
Alter	Relative Inzidenz	Über-lebende	Inzidenz	Kulmula-tive Inzidenz	Für die Inzidenz verfügbar falls keine Todesfälle	Inzidenz falls keine Todesfälle	Kulmula-tive Inzidenz, falls keine Todesfälle	Sensiti-vität des Scree-nings	Durch Screening Im Jahre 0 diagnosti-ziert	Beim Screening verfehlt
			$b\times c$	$\Sigma\,d$		$b\times f$	$\Sigma\,g$		$g\times i$	$(1-i)\times$
62	74									
63	91									
64	108									
65	126	100000	126	126	100000	126	126	100	126	0
66	143	97163	139	265	99874	143	269	90	129	14
67	160	94183	151	416	99731	160	429	80	128	30
68	189	91098	172	588	99571	188	617	70	132	52
69	218	87918	192	780	99383	217	834	60	130	77
70	246	84551	208	988	99166	244	1078	50	122	104
71	275	81031	223	1211	98922	272	1350	40	109	134
72	304	77468	236	1447	98650	300	1650	30	90	165
73	332	73723	245	1692	98350	327	1977	20	65	196
74	361	69714	252	1944	98023	354	2331	10	35	227
75	389	65579	255	2199	97669	380	2711			
76	418	61341	256	2455	97289	407	3118		1066	999
77	446	57011	254	2709	96882	432	3550			
78	492	52537	258	2967	96450	475	4025			
79	539	48029	259	3226	95975	517	4542			
80	585	43636	255	3481	95458	558	5100			
81	632	39275	248	3729	94900	600	5700			
82	678	35070	238	3967	94300	639	6339			
83	687	31125	214	4181	93661	643	6982			
84	697	27417	191	4372	93018	648	7630			
85	706	23774	168	4540	92370	652	8282			
86	716	20291	145	4685	91718	657	8939			
87	725	17124	124	4809	91061	660	9599			

Hypothese einer kontrollierten klinischen Studie zur Beurteilung der Screeningeffizienz

Um die Probleme in Zusammenhang mit der Interpretation von Screeningstudien aufzuzeigen und hoffentlich einige Mißverständnisse in Zusammenhang mit der Prävalenz und Inzidenz zu klären, werden wir sowohl ein biologisches Krebsmodell als auch einen hypothetischen Screeningtest und eine hypothetische Behandlung vorstellen; zwei Gruppen von 65jährigen Dänen wurden als Teilnehmer in die zwei theoretischen Screeningstudien A und B einbezogen.

Biologisches Krebsmodell (Prostata): In dem Modell wurde angenommen, daß alle Prostatakarzinome ähnlich sind und langsam wachsen, mit einer vorklinischen Phase von 15–20 Jahren. Bei den 65jährigen besteht eine hohe Prävalenz (40%) eines histologischen Prostatakarzinoms, wobei die Mehrzahl dieser Karzinome sehr klein und aufgrund ihrer biologischen Aktivität dazu bestimmt ist, erst so spät manifest zu werden, daß der Patient zu diesem Zeitpunkt bereits an einer anderen Ursache verstorben ist. Die größten (d. h. die ältesten, am stärksten entdifferenzierten) dieser Karzinome sind biologisch zu baldigen Manifestation bestimmt. Je kleiner das Karzinom ist, desto später wird es diagnostiziert. Bei einer vorklinischen Phase von 15 Jahren sind alle Karzinome, die in einer Gruppe von 65jährigen Männern während einer Verlaufskontrolle von 15 Jahren diagnostiziert werden, bereits im Jahr 0 vorhanden, d. h. im Alter von 65 Jahren. Length-time-Bias wurden in diesem Modell also nicht berücksichtigt.

Inzidenz: In Tabelle 2 sind die altersspezifischen Inzidenzraten für jedes Lebensjahr ab 62 bis 87 dargestellt. Die altersspezifische Inzidenzrate ist die Anzahl der pro Jahr bei 100000 Männern in dem jeweiligen Lebensalter diagnostizierten Karzinome. Im Falle einer altersspezifischen Inzidenzrate von 126 bei 100000 65jährigen Männern besteht bei einem 65jährigen ein Risiko von 0,126%, daß ein Prostatakarzinom diagnostiziert wird. Ein Jahr später, mit 66 Jahren, beträgt das Risiko 0,143% und im Alter von 87 Jahren 0,725%. Die altersspezifische Inzidenz (nicht Rate) ist die Anzahl der Karzinome, die in dem jeweiligen Alter und Jahr diagnostiziert werden. Von den 100000 65jährigen Männern in Tabelle 2 leben entsprechend der dänischen Lebenstabellenstatistik [41] noch 69714 im Alter von 74 Jahren. In diesem Alter beträgt die Inzidenzrate 361, es wurden jedoch nur 252 neue Fälle diagnostiziert. Das mit zunehmendem Alter größere Risiko, an einem Prostatakarzinom zu erkranken, führt somit wegen der gleichzeitigen Schrumpfung der Risikokopopulation nicht zu einem parallelen Anstieg der tatsächlichen Anzahlen der Karzinomfälle (Abb. 4).

Prävalenz: Wie viele Karzinome werden diagnostiziert, wenn 100000 65jährige Männer 15 Jahre lang einer Verlaufskontrolle unterzogen werden? Diese kumulative Inzidenz läßt sich wie folgt berechnen: (Anzahl der 65jährigen × Risiko der 65jährigen) + (Anzahl der 66jährigen × Risiko der 66jährigen) + ... (Anzahl der 79jährigen × Risiko der 79jährigen) = 3226 (s. Tabelle 2).

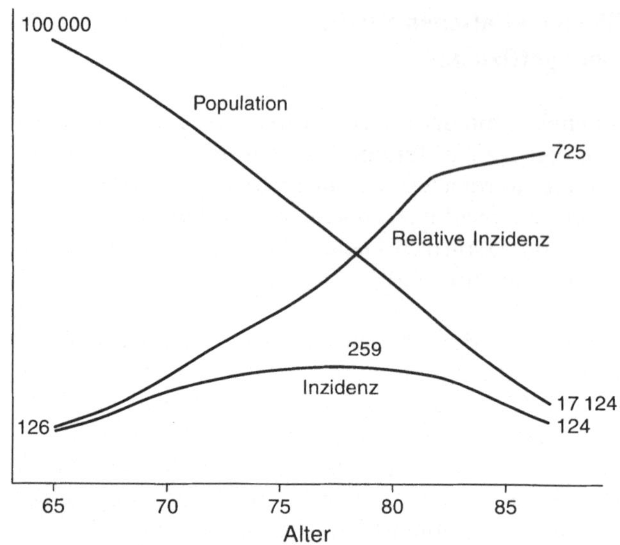

Abb. 4. Korrelation zwischen Populationsgröße, Inzidenzrate und altersspezifischer Inzidenz

Alle diese Karzinome sind in dem hier vorgestellten biologischen Krebsmodell bereits im Alter von 65 Jahren vorhanden. Das heißt, daß bei 65jährigen Männern die Prävalenz der in den nächsten 15 Jahren diagnostizierten Prostatakarzinome 3,2% beträgt. Die Prävalenz der Karzinome, die innerhalb der nächsten 10 Jahre manifest werden, beträgt dagegen 1,9%. Dies nennen wir inzidenzbezogene Prävalenz.

Es ist eine weitere Annahme dieses biologischen Krebsmodells, daß 40% der 65jährigen Männer histologische Prostatakarzinome (histologische Prävalenz = 40%) aufweisen. Aus dem o. g. läßt sich berechnen, daß im Laufe von 15 Jahren nur eines von 12,5 und im Laufe von 10 Jahren nur eines von 21 histologischen Karzinomen manifest wird.

Doch nicht alle Karzinome, die biologisch dazu bestimmt sind, im Laufe von 10 Jahren manifest zu werden, werden es tatsächlich, da nicht alle 65jährigen noch 10 Jahre leben. Es ist nicht möglich, bei einem Screening von 100000 65jährigen Männern die verbleibenden 69714 Männer zu identifizieren, die in 10 Jahren noch am Leben sein werden. Zum Beispiel kann ein 65jähriger ein T4-Karzinom haben, das jedoch nie manifest wird, weil er bei einem Flugzeugunfall ums Leben kam. Bei einem Screening im Alter von 65 Jahren wird das Prostatakarzinom daher überdiagnostiziert werden, und zwar nicht etwa, weil es nicht signifikant wäre, sondern wegen anderer Todesursachen.

In Tabelle 2 wird diese Überdiagnostizierung (Overdiagnosis) durch Berechnung der absoluten Inzidenz unter Ausschluß jeder anderen Todesursache berücksichtigt. Wenn bei 100000 65jährigen Männern im ersten Jahr 126 Prostatakarzinome diagnostiziert werden, bleiben im zweiten Jahr 99874 Männer mit weiterhin bestehendem Karzinomrisiko übrig, bei denen 143 Karzinome (99874 × 143/100000) diagnostiziert werden, dies ergibt im dritten Jahr eine Anzahl von 99731 Männern, bei denen weiterhin ein Karzinomrisiko besteht und 160 Karzinome diagnostiziert werden, usw.

Diese Berechnungen wurden aus folgendem Grund durchgeführt: Im Alter von 74 Jahren beträgt das Risiko, an einem Prostatakarzinom zu erkranken, 361 zu 100 000, und weil 69 714 aus der ursprünglichen Screeningpopulation von 100 000 65jährigen Männern noch leben, werden nur 252 Karzinome neudiagnostiziert werden. Da wir vor Ablauf der 10 Jahre nicht wissen konnten, wer an einer anderen Ursache sterben würde, gingen wir von der Annahme aus, daß alle überleben würden. Theoretisch besteht bei 98 023 Männern weiterhin ein Risiko, im Alter von 74 Jahren an einem Prostatakarzinom zu erkranken (1977 wurden ausgeschlossen, da bei ihnen bereits vor dem 74. Lj. ein Prostatakarzinom diagnostiziert wurde). Bei diesen 98 023 74jährigen Männern würden 354 Karzinome diagnostiziert werden. Das heißt, daß bei 100 000 Männern im Alter von 65 Jahren 354 Karzinome vorliegen, die biologisch dazu bestimmt sind, 10 Jahre später manifest zu werden. Wie sich berechnen läßt, werden 102 Karzinome (354 – 252) niemals diagnostiziert werden, weil ihre Träger nicht lange genug leben.

Durch Addition dieser altersspezifischen Inzidenzen ohne Berücksichtigung der Todesfälle (s. Tabelle 2) kann die screeningbezogene Prävalenz bestimmt werden: Bei 100 000 65jährigen Männern liegen 4542 Karzinome vor, die biologisch dazu bestimmt sind, im Laufe der nächsten 15 Jahre manifest zu werden. Doch lediglich 3222 Karzinome werden tatsächlich diagnostiziert. Das heißt, daß die screeningbezogene Prävalenz der Karzinome, die in den nächsten 15 Jahren manifest werden, 4,5 % und die inzidenzbezogene Prävalenz 3,2 % beträgt. Wenn nur die nächsten 10 Jahre berücksichtigt werden, beträgt die screeningbezogene Prävalenz 2,3 % und die inzidenzbezogene Prävalenz 1,9 %.

Screeningtest: In unseren zwei Screeningstudien wird ein hypothetischer Screeningtest mit einer Spezifizität von 100 % angewendet. Die Sensitivität des Tests hängt von der Tumorgröße ab. Alle Karzinome, die eine bestimmte Größe überschritten haben, werden durch den Screeningtest entdeckt. Dagegen wird kein Karzinom entdeckt, wenn eine bestimmte Karzinomgröße nicht erreicht wird. In dem biologischen Krebsmodell ist die Karzinomgröße ein Prognostikator für den Manifestationszeitpunkt des Karzinoms. Die Sensitivität kann daher in Abhängigkeit von der Lead-time beschrieben werden. Bei Karzinomen, die in den ersten Jahren nach dem Screening manifest werden, ist die Sensitivität hoch, doch bei Karzinomen, die sich erst spät manifestieren, z. B. 10 Jahre nach dem Screening, ist die Sensitivität niedrig. Wir gingen von einer unterschiedlichen Sensitivität des Screeningtests aus: Bei Karzinomen, die dazu bestimmt sind, noch im selben Jahr manifest zu werden, beträgt die Sensitivität 100 %; bei Karzinomen, die 1 Jahr später manifest werden, beträgt die Sensitivität 90 % und bei Karzinomen, die 2 Jahre später manifest werden, beträgt sie 80 % usw. (s. Tabelle 2).

Behandlung: Es wurde angenommen, daß die hypothetische Behandlung eine Heilung des lokal begrenzten Prostatakarzinoms ermöglicht. Dagegen werden Patienten mit fortgeschrittenem Prostatakarzinom möglicherweise daran sterben. Außerdem nahmen wir an, daß 20 % der (ohne Screening entdeckten) Karzinome zum Zeitpunkt der klinischen Diagnose auf die Prostata begrenzt sind. Im Falle

Tabelle 3. Effizienz eines einmaligen Screenings (hypothetisch)

Screeninggruppe

Durch Screening entdeckte Karzinome:

Lead-time	Anzahl mit dieser Lead-time	Über-diagnose infolge von Scree-ning	Vorteil im Ver-gleich zur Kontroll-gruppe	Morta-lität [%]		Karzinom beding-te Sterbe-fälle		Geheilt	
				I	II	I	II	I	II
0	126	0	(126)	80	80	101	101	25	25
1	189	4	125	70	60	88	75	37	50
2	128	7	121	60	40	73	48	48	78
3	132	12	120	50	20	60	24	60	96
4	130	15	115	40	0	46	0	69	115
5	122	18	104	30	0	31	0	73	104
6	109	20	89	20	0	18	0	71	89
7	90	19	71	10	0	7	0	64	71
8	56	16	49	0	0	0	0	49	49
9	35	10	25	0	0	0	0	25	25
						424	248	521	697

Beim Screening verfehlte Karzinome:

Verfehlte Karzinome	übersehene karzinombedingte Sterbefälle	übersehene Kontrollpatienten
999	799	200

Kontrollgruppe

Lead-time	n	Mortalität [%]	Karzinom-bedingte Sterbefälle	Geheilt	
0	1944	80	1555	389	Alter: 65–75 Jahre

100000 *gescreente Männer* im Alter von 65 Jahren: 1066 durch Screening diagnostizierte Karzinome (1,1%), 121 durch Screening überdiagnostizierte Karzinome (0,1%), 999 beim Screening übersehene Karzinome (1,0%)

100000 *Kontrollpersonen* im Alter von 65 Jahren: 1223 oder 1047 karzinombedingte Sterbefälle (1,2% oder 1,0%) (Mortalität I oder II), 1944 diagnostizierte Karzinome (1,9%), 1555 karzinombedingte Sterbefälle (1,6%).

eines Screenings wurde jedoch von einem höheren Prozentsatz an lokal begrenzten Prostatakarzinommen ausgegangen, da die Diagnose zu einem früheren Zeitpunkt erfolgt. Auch hier wird eine Korrelation mit der Lead-time postuliert. Das Postulat X beinhaltet folgende Korrelation zwischen Lead-time und Anteil an lokal begrenzten Karzinomen: 1 Jahr Lead-time: 30% lokal begrenzte Karzinome, 2 Jahre: 40% lokal begrenzte Karzinome, ... 8 Jahre: 100% lokal begrenzte Karzinome. Das Postulat Y ist sogar noch optimistischer: 1 Jahr Lead-time: 40% lokal begrenzte Karzinome, 2 Jahre: 60% ... 4 Jahre: 100% lokal begrenzte Karzinome. Bei einem Screening werden Karzinome mit unterschiedlicher biologischer Aktivität (Lead-time) diagnostiziert, was bei der Berechnung der Gesamtheilungsrate zu berücksichtigen ist. In Tabelle 3 sind die Mortalitätsraten (I und II) dargestellt, die sich aus den Postulaten X und Y ergeben.

Studie A

Der Screeningtest wird bei einer Population von 100000 Männern im Alter von 65 Jahren durchgeführt, und alle kurablen Karzinome werden behandelt. Eine weitere Population von 100000 65jährigen Männern dient als Kontrollgruppe, wobei alle klinisch diagnostizierten kurablen Karzinome auf dieselbe Weise wie in der Screeninggruppe behandelt werden. Bei allen Männern in beiden Gruppen wird eine Verlaufskontrolle durchgeführt, und jedes Jahr werden die jährlichen Inzidenzen registriert (Abb. 5 und 6). Tabelle 2 zeigt die berechneten hypothetischen Inzidenzen für beide Gruppen.

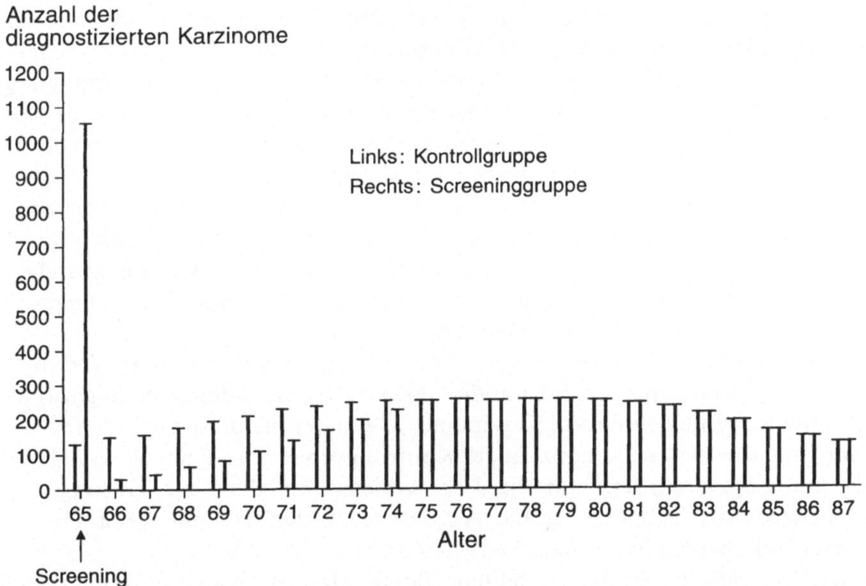

Abb. 5. Screening im Alter von 65 Jahren: jährliche Inzidenzen in Screeningstudie A

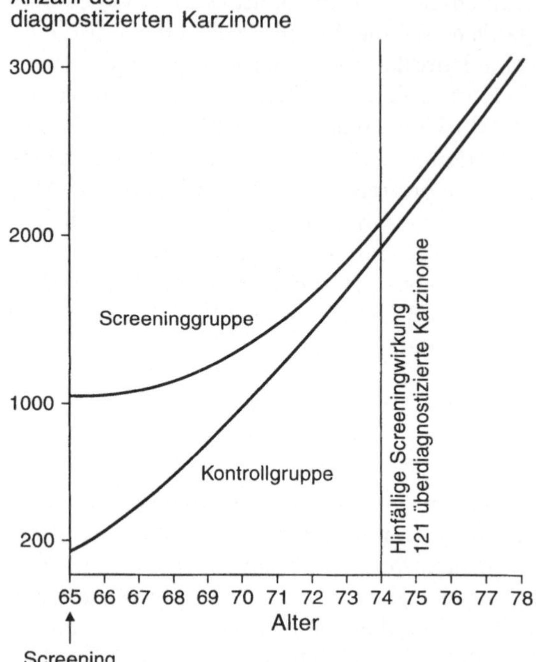

Abb. 6. Kumulierte jährliche Inzidenz in Screeningstudie A

Mit den Screeningtest werden insgesamt 1066 Karzinome entdeckt: 100% der 126 Karzinome, die sowieso im ersten Jahr (Lead-time: 0 Jahre) diagnostiziert worden wären, 90% der 143 Karzinome, die ein Jahr später diagnostiziert worden wären, falls alle Männer am Leben geblieben wären (Lead-time: 1 Jahr), 80% der zwei Jahre später diagnostizierten 160 Karzinome usw. Ein Jahr nach dem Screening manifestieren sich in der Screeninggruppe 14 Karzinome, die anfänglich nicht endeckt wurden (da die Sensitivität des Tests im Falle einer Lead-time von einem Jahr 90% beträgt). Zwei Jahre später kommt es zur Manifestation von 30 Karzinomen, die beim Screening nicht endeckt wurden usw.

Die Screeningwirkung hebt sich nach 10 Jahren auf, wenn die jährlichen Inzidenzen in beiden Gruppen identisch sind (Abb. 5). In Abb. 6 ist dieser Fall durch den parallelen Verlauf der zwei Kurven dargestellt. Der Abstand zwischen den beiden Linien zeigt, daß das Screening zu einer unnötigen Diagnose (Overdiagnosis) von 121 Karzinomen führte.

Nach Aufhebung der Screeningwirkung erübrigt sich eine weitere Verlaufskontrolle beider Gruppen, so daß nur die 2065 Karzinome in der Screeninggruppe (1066 beim Screening entdeckte Karzinome, 999 später manifest gewordene Karzinome) und die 1944 Karzinome in der Kontrollgruppe noch einer Verlaufskontrolle unterzogen werden, um die Unterschiede bezüglich der Heilungsrate festzustellen. Aus Tabelle 3 ist die Anzahl der Geheilten und Verstorbenen entsprechend unseren hypothetischen Annahmen ersichtlich.

Diese theoretische Studie beinhaltete 200000 Männer. Wieviele Männer sind jedoch tatsächlich nötig, um unter der Voraussetzung, daß unsere Annahmen realistisch sind, zu statistisch gültigen Schlußfolgerungen zu gelangen? Wenn man einen 5%-Irrtum vom Typ 1 und einem 10%-Irrtum vom Typ 2 akzeptiert, sind in jeder Gruppe 23722 Männer erforderlich, um die Unterschiede bezüglich der Mortalitätsraten als Ergebnis des Mortalitätspostulats I feststellen zu können. Für das Mortalitätspostulat II werden in jeder Gruppe 11215 Männer benötigt.

Studie B

Auch in dieser Studie wird bei 100000 65jährigen Männern ein Screening durchgeführt, das jedoch im Alter von 70 Jahren wiederholt wird. Kontrollgruppe und Behandlung sind ähnlich wie in Studie A.

Die jährlichen Inzidenzen in der Kontroll- und Screeninggruppe für die Lebensjahre ab 65 bis 69 sind in Tabelle 2 dargestellt. Tabelle 4 zeigt die berechnete Anzahl der Männer in der Screeninggruppe, bei denen im Alter von 65–69 Jahren ein Prostatakarzinom diagnostiziert wurde und die mit 70 Jahren noch leben. Selbstverständlich nehmen diese Männer nicht an dem zweiten Screening teil. Aus Tabelle 5 sind die Inzidenzen in der Screeninggruppe für die Lebensalter ab 70 und 79 Jahre ersichtlich. Die Inzidenzen für die Screening- und Kontrollgruppe sind in Abb. 7 und 8 graphisch dargestellt.

Das zweite Screening wird durchgeführt, wenn sich die Sensitivität des primären Tests (entsprechend der Annahme) auf 50% verringert hat. Die Wirkung des ersten Tests ist hinfällig, wenn die Männer 75 Jahre alt sind, die Wirkung des zweiten Tests, wenn sie 80 Jahre alt sind.

Wie in Studie A werden auch in dieser Studie zu viele Karzinome diagnostiziert, hier 321 (Overdiagnosis). Die Mortalität infolge von Prostatakarzinom beträgt in der Screeninggruppe 1,9% oder 1,5% (je nachdem, welches Mortalitäts-

Tabelle 4. Bestimmung der Anzahl der überlebenden Prostatakarzinompatienten zum Zeitpunkt des zweiten Screenings

Alter	Diagnostizierte Karzinome	Anteil der Patienten, die 1 Jahr später noch am Leben sind [%]	Anteil der überlebenden Karzinompatienten des vorausgegangenen Jahres	Summe der überlebenden Karzinompatienten
65	1066	–	–	–
66	14	97,16	1035,73	1049,73
67	30	96,93	1017,50	1047,50
68	52	96,72	1013,15	1065,15
69	77	96,51	1027,97	1104,97
70	–	96,17	1062,64	–

Zum Zeitpunkt des zweiten Screenings sind 1063 der 70jährigen Männer mit diagnostiziertem Prostatakarzinom noch am Leben und deshalb für ein zweites Screening nicht auswählbar.

Tabelle 5. Ergebnis des zweiten Screenings im Alter von 70 Jahren

Alter	Relative Inzidenz	Für die Inzidenz verfügbar, falls keine Sterbefälle	Inzidenz, falls keine Sterbefälle	Inzidenz falls keine Sterbefälle, abzüglich der beim ersten Screening diagnostizierten Karzinome	Sensitivität des zweiten Screenings	Beim zweiten Screening diagnostizierte Karzinome	Beim Screening verfehlte Karzinome
70	216	83488	205	104	100	104	0
71	275	82283	229	137	90	123	13
72	301	83054	252	176	80	141	33
73	332	82802	275	220	70	154	59
74	361	82527	298	268	60	161	91
75	389	82229	320	320	50	160	128
76	418	81909	342	342	40	137	154
77	416	81567	364	364	30	109	178
78	492	81203	400	400	20	80	206
79	539	80803	436	436	10	44	233
						1213	1095

Von den ursprünglich 1000000 65jährigen Männern leben noch 84551.
Von den 1239 Männern mit diagnostiziertem Prostatakarzinom leben noch 1063. Somit sind 83488 Männer für das Screening im Alter von 70 Jahren verfügbar.

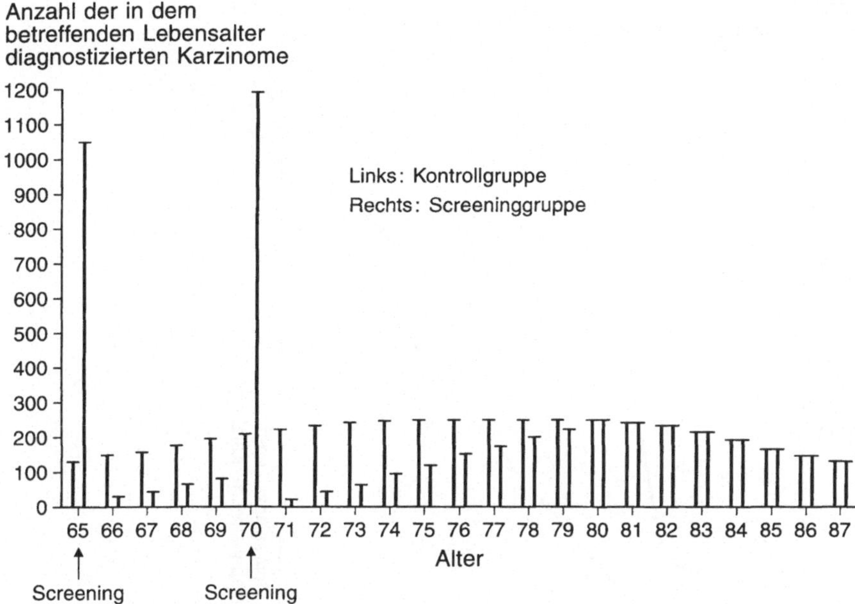

Abb. 7. Screening im Alter von 65 *und* 70 Jahren: jährliche Inzidenzen in Screeningstudie B

postulat gewählt wird), im Vergleich zu 2,6% in der Kontrollgruppe (Tabelle 6). Da sich die statistischen Irrtümer (vom Typ 1 und 2: 5% und 10%) auch hier wiederholen, werden in jeder Gruppe (je nachdem, welches Mortalitätspostulat zugrundegelegt wird) 12566 oder 5480 Männer benötigt.

Überlegungen zu den theoretischen Studien A und B: Diese theoretisch diskutierten Screeningstudien zeigen, daß die Auswirkung auf die Mortalität um so größer ist, je öfter ein Screening durchgeführt wird. Dies ist nicht überraschend, da sich durch ein häufiges Screening die Entdeckungsrate der Karzinome mit langer Lead-time erhöht. Die beiden hypothetischen Studien stellen die tatsächlichen Situationen vereinfacht dar, veranschaulichen jedoch das Problem der Überdiagnose infolge von Screening. Die überwältigend hohe, jedoch erforderliche Anzahl an Probanden in solchen Studien erfordert eine optimale Motivation aller Beteiligten. Aus den Studien geht auch hervor, wie gering der zu erwartende Vorteil in bezug auf die Mortalität ist.

Wenn wir Versuche wie die Studien A und B durchführen, werden zwar die meisten Fragen beantwortet werden können, zwei wichtige Probleme jedoch ungelöst bleiben:

1. Der natürliche Krankheitsverlauf des Prostatakarzinoms ist derzeit noch unklar. Durch Beobachtung der jährlichen Karzinominzidenzen in der Screeninggruppe kann beurteilt werden, ob und wieviele Karzinome zu einem früheren Zeitpunkt diagnostiziert werden können. Durch einen Vergleich mit

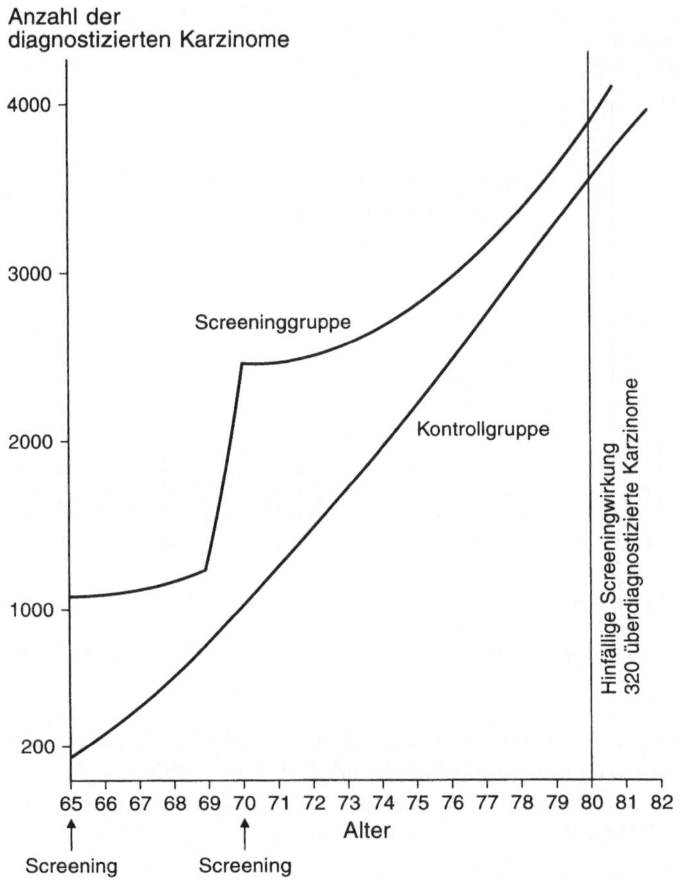

Abb. 8. Kumulierte jährliche Inzidenz in Screeningstudie B

der Kontrollgruppe läßt sich zwar ein Durchschnittswert dafür ermitteln, wieviele der mittels Screening entdeckten Karzinome bei nichtstattfindender Behandlung später manifest geworden wären. Doch es läßt sich nicht feststellen, welche der mittels Screening entdeckten Karzinome zu manifesten Karzinomen geworden wären und welche latent geblieben wären.

2. Studie A und B sind so konzipiert, daß de facto sowohl die Effizienz des Screenings als auch der Behandlung bestimmt wird. Das heißt, daß im Extremfall, wenn die Behandlung die Überlebensrate überhaupt nicht verbessert, kein Unterschied bezüglich der Mortalität in der Screening- und Kontrollgruppe feststellbar sein wird, selbst wenn der Screeningtest seinen Zweck erfüllt hat.

Wegen dieser Mängel und der praktischen Probleme bei Versuchen wie den Studien A und B schlagen wir ein drittes Modell vor:

Tabelle 6. Effizienz eines zweimaligen Screenings (hypothetisch)

Screeninggruppe

Lead-time	Durch Screening entdeckte Karzinome							Beim Screening verfehlte Karzinome	
	Anzahl der Karzinome	Durch Screening überdiagnostiziert	Vorteil im Vergleich zur Kontrollgruppe	Mortalität [%]		Karzinombedingte Sterbefälle		Übersehene Karzinome	Übersehene karzinombedingte Sterbefälle
				I	II	I	II		
0	230	0	(280)	80	80	184	184	1268	1014
1	252	6	246	70	60	172	148		
2	269	18	251	60	40	151	100		
3	286	29	257	50	20	129	51		
4	241	40	251	40	0	100	0		
5	282	51	231	30	0	69	0		
6	246	55	191	20	0	38	0		
7	199	52	147	10	0	15	0		
8	145	44	101	0	0	0	0		
9	79	28	51	0	0	0	0		
	2279	323	1956			858	483		1014

Kontrollgruppe

Lead-time	n	Motalität [%]	Karzinombedingte Sterbefälle
0	3226	80	2581 65–79 Jahre

Screeninggruppe (100000 2mal gescreente Männer): 2279 beim Screening diagnostizierte Karzinome (2,3%), 323 überdiagnostizierte Karzinome (0,3%), 1268 verfehlte Karzinome (1,3%), 1878 oder 1496 karzinombedingte Sterbefälle (1,9 oder 1,5%).
Kontrollgruppe (100000 65jährige Männer): 3226 diagnostizierte Karzinome (3,2%), 2581 karzinombedingte Sterbefälle (2,6%).

Studie C

In dieser Studie werden insgesamt 10000 Männer im Alter von 65 Jahren einem Screening unterzogen. Sie werden nicht über das Ergebnis ihres Screeningtests unterrichtet. Jedes entdeckte Karzinom wird einem Tumorstadium zugeordnet, jedoch nicht behandelt. Eine Kontrollgruppe wird nicht in die Studie einbezogen. Jedes Jahr wird in der Gruppe der 10000 Männer eine bestimmte Anzahl von Karzinomen klinisch diagnostiziert werden, wobei die Inzidenz ähnlich wie in der Kontrollgruppe zu Studie A und B ist.

Möglicherweise werden wir bei jedem der durch Screening entdeckten Karzinome wissen;

1. ob es jemals manifest wird,
2. wie lange später es manifest wird (Lead-time),
3. in welchem Stadium sich das Karzinom zum Zeitpunkt der klinischen Diagnose im Vergleich zum Stadium bei der Entdeckung mittels Screening befindet.

Außerdem kann die Sensitivität in Zusammenhang mit der Lead-time geschätzt werden (die in Studie A und B von uns postulierte Sensitivität beträgt je nach Lead-time 100%, 90%, 80% usw.).

Studie C ist mehr eine epidemiologische Studie als eine Screeningstudie, da keine Behandlung eingeschlossen ist, doch sie hat den Vorteil, daß für jedes Karzinom die Wirkung des Screenings auf die Lead-time und das Stadium identifiziert werden kann. Es ist keine Kontrollgruppe nötig, und die Studie hängt nicht vom Vorhandensein einer effektiven Behandlungsmodalität ab. Da keine Behandlung angeboten wird, kann es schwierig sein, eine ausreichende Anzahl von Männern zur Teilnahme zu motivieren, ebenso wie ein Selektions-Bias möglich ist.

Oberflächlich betrachtet wirkt die Durchführung einer solchen Studie wie ein Verstoß gegen die medizinische Ethik. Ist es zu verantworten, ein Karzinom zu diagnostizieren, ohne das Ergebnis dem Patienten mitzuteilen? Ist es zu verantworten, auf die Behandlung eines potentielle kurablen Karzinoms zu verzichten?

Auf die erste Frage kann man erwidern: Das Karzinom nimmt den natürlichen Verlauf, den es auch ohne Screening genommen hätte. Nach der klinischen Diagnose wird das Karzinom wie üblich behandelt. Auf die zweite Frage läßt sich entgegnen: Die Behandlung von Patienten mit lokal begrenztem Prostatakarzinom wird nach wie vor kontrovers diskutiert. Wenn ein Prostatakarzinom durch Screening diagnostiziert wird, weiß man nicht, ob das Karzinom ohne Screening jemals manifest geworden wäre. Dies kann nur durch die hier vorgeschlagene Studie beantwortet werden.

Auf den ersten Blick erscheinen die Studien A und B ethisch akzeptabler als Studie C. Mehrere Autoren haben auf die Notwendigkeit solcher Studien wie A und B hingewiesen [18, 19, 31]. Doch auch diese Studien sind mit ethischen Problemen verbunden: Kann man einen Mann rekrutieren und ihm sagen, daß er ein Prostatakarzinom hat, wenn man nicht weiß, ob die Krankheit jemals symptomatisch wird, ganz zu schweigen davon, ob er daran sterben wird? Kann man einem solchen asymptomatischen Patienten eine Behandlung (Mortalitäts-, Morbiditätsrisiko) anraten?

Schlußfolgerung

Wie bereits erwähnt, ist die Idee des Screenings einfach. An Hand der aufgeführten Studienmodelle sollte gezeigt werden, daß die Umsetzung der Idee in die Praxis nicht unproblematisch ist. Es ist unbestreitbar, daß die Kosten eines Screeningprogramms hoch sind, doch die Entscheidung zum Aufbringen der finanziellen Mittel für diesen Zweck ist im wesentlichen eine politische Frage. Unsere Aufgabe besteht darin, zu klären, ob die Gesellschaft Vorteile von einem Screeningprogramm hat. Da wir dies zur Zeit nicht wissen, kann die Einführung eines großangelegten Screeningprogrammes nicht empfohlen werden. Das Konzept eines Screenings ist noch nicht von erheblicher klinischer Relevanz. Deshalb sind weitere Untersuchungen zu diesem Thema dringend erforderlich.

Wir meinen, daß ein Versuch wie Studie C Vorrang haben sollte. Zwar sind einige ethische Probleme damit verbunden, doch ist aufgrund einer solchen Studie eine detaillierte Beschreibung der vorklinischen Phase des Prostatakarzinoms am ehesten möglich. Auch eine genauere Beschreibung der Effizienz der gegenwärtigen Screeninginstrumente ist aufgrund einer solchen Studie, für die eine geringere Anzahl von Patienten (d. h. geringere Kosten) erforderlich ist, möglich. Außerdem ermöglicht diese Studie kontinuierliche Untersuchungen zwecks Identifizierung von Prognostikatoren für das biologische Potential von Prostatatumoren ebenso wie eine weitere Effizienzanalyse der Behandlungsmodalitäten. Studie C kann in Dänemark durchgeführt werden, wo das lokal begrenzte Prostatakarzinom nicht routinemäßig behandelt wird. Sollten schließlich zur Beurteilung der Auswirkung des Screenings auf die Mortalitätsrate der Gesellschaft Versuche wie Studie A und B notwendig werden, dann wären die durch Studie C gewonnenen Kenntnisse bezüglich des natürlichen Krankheitsverlaufs des Prostatakarzinoms bei der Planung dieser Studien hilfreich.

Die medizinischen Kenntnisse erweitern sich ständig. Falls in nächster Zukunft das fortgeschrittene Prostatakarzinom (in den Frühstadien mit geringem Tumorvolumen) aufgrund von neuen chemotherapeutischen Behandlungsformen therapeutisch beeinflußbar sein wird, könnte das Prostatakarzinom-Screening an Bedeutung zunehmen.

Literatur

1. National Board of Health: Causes of Death in Denmark 1985. Denmark 1985
2. Danish Cancer Society, Danish Cancer Registry (1985) Cancer Incidence in Denmark 1985
3. Carstensen B, Storm HH (1987) Oberlevelseskurver fra Cancerregisteret 1948–82. Cancerregisteret

4. Waterhouse J, Muir C, Shanmugaratnam K, Powell J (1982) Cancer incidence in five continents, vol IV. IARC-Scientific publication No 42, Lyon
5. Zaridze DG, Boyle P (1987) Cancer of the prostate: Epidemiology and aetiology. Br J Urol 59:493–502
6. Breslow N, Chan CW, Dhom G et al. (1977) Latent carcinoma of prostate at autopsy in seven areas. Int J Cancer 20:680–688
7. Veterans Administration Cooperative Urological Research Group: Treatment and survival of patients with cancer of the prostate. Surg Gyn Obstet 124:1011–1017
8. Murphy GP, Natarajan N, Pontes JE, Schmitz RL, Smart CR, Schmidt JD, Mettlin C (1982) The national survey of prostate cancer in the United States by the American College of Surgeons. J Urol 127:928–934
9. Walsh PC, Lepor H (1987) The role of radical prostatectomy in the management of prostatic cancer. Cancer 60:526–537
10. Sogani PC, Fair WR (1987) Treatment of advanced prostatic cancer. Urol Clin North Am 14:353–371
11. Spirnak JP, Resnick MI (1983) Carcinoma of the prostate: Early endocrine therapy is best. Semin Urol 1:269–279
12. Cockburn AG (1983) Carcinoma of the prostate: Delayed endocrine therapy is best. Semin Urol 1:280–287
13. Tannock IF (1985) Is there evidence that chemotherapy is of benefit to patients with carcinoma of the prostate? J Clin Oncol 3:1013–1021
14. Byar DP, Corle DK (1981) Veterans Administration Cooperative Urological Research Group:VACURG randomized trial of radical prostatectomy for stages I and II prostate cancer. Urology 17:7–11
15. Bagshaw MA, Ray GR, Cox RS (1987) Selecting initial therapy for prostate cancer. Radiation therapy perspective. Cancer 60:521–525
16. Commission on Chronic Illness in the United States. Cambridge, Massachusetts. Harvard University Press, 1968
17. Love RR (1981) The value of screening. Cancer 48:489–494
18. Cochrane AL, Holland WW (1971) Validation of screening procedures. Br Med Bull 27:3–8
19. Adami H-O (1988) Strategies for control of prostatic cancer mortality with some methodologic comments. Scand J Urol Nephrol 110 [Suppl]:15–22
20. Henderson M (1976) Validity of screening. Cancer 37:573–581
21. Adami H-O, Norlén BJ, Malker B, Meirik O (1986) Long-term survival in prostatic carcinoma, with special reference to age as a prognostic factor. A nation-wide study. Scand J Urol Nephrol 20:107–112
22. Franks LM (1954) Latent carcinoma of the prostate. J Pathol Bacteriol 68:603–616
23. Starklint H (1950) Undersogelser over latent og manifest prostatacancer. Munksgard, Kobenhavn
24. Sheldon CA, Williams RD, Fraley EE (1980) Incidental carcinoma of the prostate: A review of the literature and critical reappraisal of classification. J Urol 124:626–631
25. McNeal JE, Bostwick DG, Kindrachuk RA, Redwine EA, Freiha FS, Stamey TA (1986) Patterns of progression in prostate cancer. Lance 1:60–63
26. Cole P, Morrison AS (1978) Basic issues in cancer screening. In: Miller EB (ed) Screening in cancer. Geneva: International Union Against Cancer
27. Gilbertsen VA (1971) Cancer of the prostate gland. Results of early diagnosis and therapy undertaken for cure of the disease. JAMA, 215:81–84
28. Jacobi GH (1987) Presentation at: Progress and Controversies in Oncological Urology II, Amsterdam
29. Thompson IM, Ernst JJ, Gangai MP, Spence CR (1984) Adenocarcinoma of the prostate: Results of routine urological screening. J Urol 132:690–692
30. Thompson IM, Rounder JB, Teague JL, Peek M, Spence CR (1987) Impact of routine screening for adenocarcinoma of the prostate on state distribution. J Urol 137:424–426

31. Chodak GW, Keller P, Schoenberg H (1988) Routine screening for prostate cancer using the digital rectal examination. EORTC Genitourinary Group Monograph 5: Progress and Controversies in Oncological Urology II. Liss, New York, pp 87–95
32. Mueller EJ, Crain TW, Thompson IM, Rodriguez FR (1988) An evaluation of serial digital rectal examination in screening for prostate cancer. J Urol 140:1445–1447
33. Watson RA, Tang DB (1980) The predictive value of prostatic acid phosphatase as a screening test for prostate cancer. N Engl J Med 303:497–499
34. Stamey TA, Yang N, Hay AR, McNeal JE, Freiha FS, Redwine E (1987) Prostate-specific antigen as a serum marker for adenocarcinoma of the prostate. N Engl J Med 317:909–916
35. Lee F, Littrup PJ, Torp-Pedersen ST et al. (1988) Prostate cancer: Comparison of transrectal US and digital rectal examination for screening. Radiology 168:389–394
36. Ragde H, Aldape HC, Blasko JC, Bagley CM (1988) Prostate cancer screening with high resolution transrectal ultrasound. Presented at: 3rd International Symposium on Transrectal Ultrasound of the Prostate, Kiel
37. Annual Cancer Statistics Review including Cancer Trends: 1950–1985. National Cancer Institute, USA 1988
38. McClennan BL (1988) Transrectal US of the prostate: Is the technology leading the science? Radiology 168:571–575
39. Chodak GW (1988) Early detection of prostate cancer. Presented at International Symposium on Endocrine Therapy, Monaco
40. Ackermann R, Frohmüller HGW (1983) Complications and morbidity following radical prostatectomy. World J Urol 1:62–67
41. Life table for the years 1985–1986. Statistical Year Book, Denmark 1988
42. Resnick M (1988) Background for screening – epidemiology and cost effectiveness. EORTC Genitourinary Group Monograph 5: Progress and Controversies in Oncological Urology II. Liss, New York, pp 111–120
43. Love RR (1985) Principles of cancer screening. In: Stoll BA (ed) Screening and monitoring of cancer. New Horizons in Oncology, vol LV. John Wiley & Sons, New York

Verändert ein agressives Screening die Behandlungsstrategie des Prostatakarzinoms

J. W. BASLER

Einleitung

Bei der Diskussion um das Screening des Prostatakarzinoms müssen viele Faktoren berücksichtigt werden: das Ziel des Screenings, die Risikopopulation, die Subpopulation, welche die größten Vorteile davon haben wird; Zuverlässigkeit, Praktikabilität und Kosten der verschiedenen Screeningverfahren; Auswirkung des Screenings auf die weitere Auswertung, Behandlungsstrategie und den natürlichen Krankheitsverlauf. Die Bezeichnung „Screening" impliziert eine aufgrund von verfügbaren Testverfahren erfolgende Auswahl von Teilnehmern, auf die gewisse Parameter zutreffen.

Die Auswirkung eines Screenings auf die Gesamtmorbidität und -mortalität des Prostatakarzinoms läßt sich derzeit nur vermuten. Gegenwärtig werden nur Karzinome in einem lokal begrenztem pathologischen Stadium als potentiell kurabel betrachtet. Dagegen sind die operative Behandlung und Strahlentherapie im Hinblick auf eine vollständige Tumorausrottung in den Stadien C und D nur wenig erfolgversprechend (Kozlowski u. Grayhack 1987; Schellhammer et al. 1989). Aus den Daten der American Cancer Society geht hervor, daß ungefähr 60% der Prostatakarzinome entdeckt werden, wenn die Krankheit sich in einem noch lokal begrenzten klinischen Stadium befindet (Boring et al. 1991, 1992). Doch histologische Studien an Prostatektomiepräparaten zeigten, daß das Karzinom in 40% bis 50% der klinisch lokal begrenzten Fälle bereits die Prostatakapsel überschritten hat (Catalona u. Bigg 1990; Catalona u. Stein 1982; Lange u. Narayan 1983). Ein hoher Prozentsatz der Patienten hat wegen des begrenzten Erfolgs der gegenwärtigen Behandlungsoptionen von routinemäßigen Kontrolluntersuchungen nicht profitiert. Folglich müssen die Männer mit der schlechtesten Prognose durch das Screening identifiziert werden, bevor das Karzinom die Prostatakapsel überschritten hat. Da kein Test 100%ig sensitiv und spezifisch für ein potentiell lebensbedrohliches Prostatakarzinom ist, besteht das Screeningziel in der Entdeckung der lokal begrenzten Krankheit. Nach der Identifizierung der lokal begrenzten Tumoren müssen Wege zur Unterscheidung jener Karzinome gefunden werden, die zu einer entsprechenden Mortalität bzw. Morbidität beim Wirt führen.

Durch die noch laufenden Untersuchungen an der Universität von Washington soll anhand einer großen Gruppe von asymptomatischen gesunden Männern beurteilt werden, ob eine effektive Identifizierung von potentiell kurablen Prostatakarzinomen mit dem PSA-Test und der rektal-digitalen Untersuchung

(DRE) möglich ist. Die hier vorgestellten Ergebnisse einiger Studien zeigen, daß es durch ein konzentriertes Vorgehen mit einem einmaligen Screening möglich ist, die Entdeckungsrate der pathologisch lokal begrenzten Karzinome auf 70% oder mehr zu erhöhen. Darüber hinaus kann durch eine Reihenuntersuchung mit den o. g. Testverfahren eine signifikante Anzahl der beim primären Screening möglicherweise verfehlten Karzinome mit derselben pathologischen Stadienverteilung entdeckt werden. Desgleichen wird in diesem Beitrag auch darüber diskutiert, welche Auswirkungen diese Befunde auf die Auswertung nach der Biopsie und auf die Behandlung haben.

Methoden

PSA-Assay

Die PSA-Konzentrationen im Serum wurden mit dem immunometrischen Tandem-E-Assay von Hybritech gemessen. Der Normalbereich lag bei 0,0 bis 4,0 ng/ml. Serumwerte über 4,0 ng/ml galten als erhöht. Der Koeffizient der Intra-Assay-Variabilität betrug bis zu 4,8%.

Transrektale Sonographie und Biopsie

Wie früher bereits von Catalona et al. (1991) beschrieben, erhielten die Männer am Morgen vor der Untersuchung ein Klistier und eine antibakterielle Prophylaxe mit oral verabreichtem Ciprofloxacin. Die Sonographie wurde entweder mit dem Scanner-Modell 1846 von Bruel & Kjaer durchgeführt, das mit einem transrektalen 7-MHz-Schallkopf (Modell 8538) ausgestattet ist, oder mit einem Modell von Proscan, ebenfalls mit einem transrektalen 7-MHz-Schallkopf ausgestattet. Das Ultraschallverfahren wurde in der transversalen und sagittalen Ebene durchgeführt, wobei sich der Patient in linker Seitenlage befand. Die Biopsien wurden unter Zugrundelegung der von Lee et al. (1985) beschriebenen sonographischen Kriterien für suspekte Areale durchgeführt. Hierzu wurde ein Bard-Biopty-Gun mit den dazugehörigen Feinnadeln (Nadeldicke 18 gauge) verwendet.

Studiengruppen und Studienprotokolle

Die Studienprotokolle wurden von der Ethikkommission der Universität von Washington genehmigt, und alle Teilnehmer willigten nach vorheriger Information ein. Bei den Teilnehmern wurde kein Unterschied hinsichtlich Rasse und Religion gemacht.

Zwischen dem 1. Juli 1989 und 29. Februar 1992 wurden zwei Gruppen von Männern im Alter von 50 Jahren oder älter ausgewertet. Die erste

Gruppe (PSA-1) umfaßte ungefähr 10000 Männer, die sich auf eine Zeitungs-annonce hin meldeten, mit welcher gesunde Freiwillige ohne Prostatakarzi-nom in der Krankengeschichte gesucht wurden. Eine Teilnahme an der Studie wurde auch ausgeschlossen, wenn in der Krankengeschichte eine Prostatitis vorkam. Über vorläufige Ergebnisse dieser Studie wurde bereits an anderer Stelle berichtet (Catalona et al. 1991; Catalona et al. 1992a). Alle Patienten dieser Gruppe wurden in einem prospektiven 5-Jahres-Protokoll registriert, wobei in halbjährlichen Abständen eine Bestimmung des PSA-Wertes vor-genommen wurde. Ein PSA-Wert >4,0 ng/ml wurde innerhalb von 1 bis 2 Wochen durch eine wiederholte Serumprobe und einen PSA-Test bestätigt. Danach wurde der Patient durch eine DRE sowie TRUS mit Biopsie weiter beurteilt.

Die zweite Gruppe (PSA-2) umfaßte ungefähr 6000 Männer, die auf eine Zeitungsannonce antworteten, mit welcher weitere gesunde Freiwillige ohne Prostatakarzinom in der Krankengeschichte gesucht wurden. Über die in dieser Gruppe erzielten vorläufigen Ergebnisse wurde an anderer Stelle berichtet (Catalona et al. 1992b). Die Auswertung dieser Gruppe erfolgte durch einen einmaligen PSA-Test und eine DRE, die von einem an der Universität von Washington angestellten praktischen Urologen durchgeführt wurde. Die DRE-Befunde wurden wie folgt klassifiziert: 1. suspekte (Induration, Knotenbildung usw.), 2. abnorm, jedoch benigne (Hypertrophie) oder 3. normal. Die Kriterien für einen erhöhten PSA-Wert waren dieselben wie bei den Teilnehmern der PSA-1-Gruppe. Alle Teilnehmer mit suspektem Ergebnis bei einem oder beiden Testverfahren unterzogen sich nachfolgend einem TRUS und einer Vier-Qua-dranten-Biopsie. Innerhalb eines gegebenen Quadranten wurden die hypodensen Bezirke biopsiert, bei sonographisch unauffälligem Befund wurde eine systemati-sche Quadrantenbiopsie vorgenommen.

Stadieneinteilung (Staging)

Die Stadieneinteilung wurde wie bereits früher beschrieben durchgeführt (Catalo-na et al. 1991). Daher sei hier nur erwähnt, daß alle Patienten mit bioptisch bestätigtem Adenokarzinom sich einer Knochenszintigraphie, Abdomen- und Becken-Computertomographie, Thoraxröntgenuntersuchung sowie einer Be-stimmung des PAP-Serumwertes (frühestens 1 Woche nach der Prostatamanipu-lation) unterzogen.

Behandlung

Jedem Patienten mit der Diagnose eines lokal begrenzten Prostatakarzinoms (Stadium A und B) wurden die Behandlungsoptionen genau erklärt. Diese Optionen bestehen in einer Wait-and-see-Strategie, Hormonbehandlung, Strah-lentherapie oder radikalen Prostatektomie. Wenn die Wahl auf die radikale Prostatektomie fiel, wurde einigen Patienten, die ihre sexuelle Potenz erhalten wollten, die nervenverschonende Methode nach Walsh et al. (1983) vorgeschlagen.

Pathologische Stadienbestimmung

Alle durch Prostatektomie gewonnenen Gewebsproben wurden en bloc entfernt und zwecks Konturierung der durch die Operationsschnitte gebildeten Ränder mit Tinte gefärbt, ebenso wie der Pathologe zwecks Beurteilung der Ausbreitung und des Malignitätsgrades des Tumors Gewebeschnitte anfertigte. Die Urethra- und Blasenhalsränder wurden entnommen und dem Pathologen zur unabhängigen Beurteilung dieser Areale übergeben.

Ergebnisse

Entdeckung des klinisch lokal begrenzten Prostatakarzinoms durch ausschließende Anwendung des PSA-Tests

An diesem Arm der Studie (PSA-1) nahmen mehr als 10000 Männer teil. Beim primären Screening wurde bei über 90% der Teilnehmer ein PSA-Wert <4,0 ng/ml gemessen. Genaue Angaben zu den 10% der Untersuchten mit erhöhtem PSA-Wert sind in Tabelle 1 dargestellt. Bei über 800 Patienten mit erhöhten PSA-Werten wurden Biopsien durchgeführt. Insgesamt lag die Krebserkennungsrate bei ungefähr 3%, wobei die PSA-spezifischen Erkennungsraten (Gesamtzahl positiver Biopsien/Gesamtzahl der Biopsien) ungefähr 25% (PSA 4–10 ng/ml) und 60% (PSA >10 ng/ml) betrugen. Über 90% der etwa 300 entdeckten Krebsfälle stehen für eine Verlaufskontrolle zur Verfügung. Ungefähr 95% der Tumoren befanden sich klinisch in einem lokal begrenzten Stadium, das sich in

Tabelle 1. Screening mit PSA (PSA 1 – Ungefähre Prozentanteile)

Anfängliches Screening	<4,0	4,0–10,0	>10,0	Insgesamt
Gesamterkennungsrate				3
Erkennungsrate	–	25	60	33
Klinisches Stadium				
Lokal begrenzt		99	85	95
Extrakapsulär		1	15	5
Pathologisches Stadium				
Lokal begrenzt		75	45	65
Extrakapsulär		25	55	35

Erkennungsrate = Karzinome insgesamt/Biopsien insgesamt. Bei einigen Patienten wird noch eine umfassende klinische und pathologische Stadieneinteilung vorgenommen.

ungefähr 63% der Fälle auch bei der pathologischen Stadienbestimmung als lokal begrenzt erwies. Unter Berücksichtigung des PSA-Wertes war in der Gruppe mit PSA-Werten zwischen 4 und 10 ng/ml eine deutliche Tendenz zu pathologisch lokal begrenzten Stadien erkennbar.

Bei den mehr als 9000 Untersuchten mit primärem PSA-Wert <4,0 ng/ml, die während der Verlaufskontrolle (6 bis 30 Monate) eine Erhöhung des PSA-Wertes aufwiesen, wurden insgesamt 65 Karzinome entdeckt. Ungefähr 70% der operativ behandelten Karzinome waren pathologisch lokal begrenzt. In der Gruppe mit primärem PSA-Wert zwischen 4 und 10 ng/ml wurden bei der Neuauswertung wegen ständig erhöhtem oder steigendem PSA-Wert insgesamt 73 Karzinome entdeckt. Ungefähr 60% der operativ behandelten Karzinome in dieser Gruppe erwiesen sich bei der pathologischen Stadienbestimmung als lokal begrenzt. In der Gruppe mit primärem PSA-Wert >10 ng/ml, jedoch fehlendem positiven Biopsiebefund, wurden durch die nachfolgende Auswertung insgesamt 22 Karzinome entdeckt, von denen ungefähr 70% pathologisch lokal begrenzt waren. Die pathologischen Stadien der nach der Verlaufskontrolle von 6 bis 30 Monaten in allen diesen Gruppen diagnostizierten Karzinome sind ähnlich wie bei der anfänglichen Screening-Gruppe, was darauf hindeutet, daß es sich bei diesen Karzinomen um beim primären Screening verfehlte Tumoren handelt.

Entdeckung des Prostatakarzinoms mit PSA und rektal-digitaler Untersuchung (DRE)

Einzelheiten zu dieser Studie wurden bereits an anderer Stelle beschrieben (Catalona et all. 1992b). Bisher wurden ungefähr 6000 Männer rekrutiert, damit untersucht werden kann, welche Auswirkung die zusätzliche Anwendung der DRE auf das Screening hat. Im Vergleich zur PSA-1-Gruppe erhöhte sich die Gesamtentdeckungsrate durch Anwendung der DRE auf ungefähr 50%, doch die (studieninterne) Erhöhung der Entdeckungsrate in der PSA-2-Gruppe betrug ungefähr 35%. Die Gesamtbiopsierate war in der PSA-2-Gruppe höher als in der PSA-1-Gruppe, und zwar weitestgehend infolge der sehr viel höheren Anzahl an Biopsien bei Patienten mit auffälliger DRE und PSA-Werten <4 ng/ml. Bei den Patienten mit PSA-Werten >4 ng/ml waren die Biopsieraten in beiden Studien ähnlich.

DRE und PSA stimmten bei ¾ der Männer überein, doch ungefähr jeder achte Mann mit unauffälliger DRE hatte einen erhöhten PSA-Wert. PSA war als Prognostikator eines Karzinoms besser geeignet als DRE, wenn nur bei einem der Screeningtests ein suspektes Ergebnis erzielt wurde. Mit PSA wurden ungefähr ¼ und mit DRE ungefähr ⅓ der Karzinome dieser Studie verfehlt, was darauf hinweist, daß beide Verfahren sich im Hinblick auf die Effizienz des Screenings ergänzen. Mit DRE wurden ⅔ und mit PSA ¾ der Karzinome entdeckt. Von 6 Biopsien, die wegen einer auffälligen DRE durchgeführt wurden, war eine positiv, dagegen waren mehr als eine von zwei wegen eines PSA-Wertes >10 ng/ml durchgeführten Biopsien positiv. Die PSA-spezifischen Krebserkennungsraten

Tabelle 2. Ungefähre testspezifische (PSA, DRE) Krebserkennungsraten

PSA	<4	4–10	>10	Alle
PSA 1	–	0,25	0,60	0,35
PSA 1 F/U	–	0,25	0,30	0,30
PSA 2	–	0,25	0,55	0,30
DRE	0,10	0,40	0,75	0,20

Rate = positive Biopsien insgesamt/Biopsien insgesamt

waren in beiden Studien bemerkenswert ähnlich und blieben bei der verlaufskontrollierten Population der PSA-1-Gruppe konstant (Tabelle 2).

Daten zur Stadieneinteilung sind für über 150 Karzinome (klinische Stadienbestimmung) und über 100 Karzinome (pathologische Stadienbestimmung) vorhanden, die in der PSA-2-Studie entdeckt wurden. Von den Karzinomen, die trotz einer unauffälligen DRE entdeckt wurden, befanden sich ungefähr 80% in einem lokal begrenzten pathologischen Stadium. Doch im Falle einer suspekten DRE waren pathologisches Stadium und PSA-Wert invers korreliert: etwa 80% (PSA 4–10 ng/ml) bzw. 50% (PSA >10 ng/ml) der Karzinome waren lokal begrenzt.

Korrelation zwischen Screeningergebnis und Tumorstadium

Die nach der Diagnose des Prostatakarzinoms zur Stadienbestimmung mindestens erforderlichen Testverfahren umfassen die DRE sowie die Bestimmung der sauren und alkalinen Phosphatase-Werte. Andere Tests, die einen Wert haben, sind die Knochenszintigraphie, MRI, CT, Röntgen-Skelettsysterm und Röntgen-Thorax. Im Rahmen der Stadienbestimmung (Staging) wird gewöhnlich auch eine pelvine Lymphadenektomie durchgeführt, insbesondere wenn eine radikale Prostatektomie als Behandlung in Betracht gezogen wird. Die Erfahrungen mit der PSA-1- und PSA-2-Studie zeigen, daß PSA ein hervorragender Prognostikator der knochenszintigraphischen Ergebnisse ist. Aus Tabelle 3 ist ersichtlich, daß im Falle eines PSA-Werts <4 ng/ml das Knochenscan stets negativ ausfiel. Bei PSA-Werten zwischen 4 und 10 ng/ml betrug die Rate der positiven Knochenszintigramme nur 0,3%, stieg jedoch bei PSA-Werten >10 ng/ml erheblich an. Daraus folgt, daß bei PSA-Werten <10 ng/ml wahrscheinlich kein Knochenszintigramm erforderlich ist, sofern nicht klinische Zeichen oder Ergebnisse anderer Testverfahren darauf hindeuten.

Einige große Auswahl von Patienten mit klinisch lokal begrenztem Prostatakarzinom unterzog sich im Rahmen des Stagings einer Dissektion der pelvinen Lymphknoten und radikalen Prostatektomie. Interessanterweise bestätigte die Inzidenz von Metastasen in den pelvinen Lymphknoten die knochenszintigraphischen Daten in Zusammenhang mit dem PSA-Wert (s. Tabelle 3). In der Gruppe mit einem PSA-Wert <4 ng/ml wurden keine positiven Lymphknoten entdeckt,

Tabelle 3. Auswertung der Stadieneinteilung mittels Screenings (kombinierte Daten zur Stadieneinteilung aus der PSA-1- und PSA-2-Studie)

	Knochen-Scan-Ergebnisse		
PSA	<4,0	4,0–10,0	>10,0
Karzonome insgesamt	71	383	210
Positives Knochenszintigramm	0	2	6
Prozent	–	0,5	2,9

	Pelvine Lymphknotendissektion		
PSA	<4,0	4,0–10,0	>10,0
Karzonome insgesamt	48	276	139
D1-Karzinom	0	4	11
Prozent	–	1,5	7,9

dagegen hatten 1,5% der Untersuchten aus der Gruppe mit einem PSA-Wert zwischen 4 und 10 ng/ml und 7,9% der Untersuchten aus der Gruppe mit einem PSA-Wert >10 ng/ml ein Prostatakarzinom im Stadium D1. Aus diesen Daten folgt, daß die in Zusammenhang mit der Stadienbestimmung durchgeführte pelvine Lymphadenektomie bei PSA-Werten <10 ng/ml das Ergebnis kaum verändert. Jedoch bei PSA-Werten >10 ng/ml kann eine sog. Staging-Lymphadenektomie bei etwa 8% der Patienten die mit potentieller Morbidität einhergehende Radikaloperation oder Strahlenbehandlung überflüssig machen.

Zusammenfassung

Das Screening mit PSA allein kann zu einer Gesamtentdeckungsrate von 2,8% und zu spezifischen Entdeckungsraten von 25% (PSA 4–10 ng/ml) und 60% (PSA >10 ng/ml) führen. Die meisten der durch PSA entdeckten Karzinome befinden sich in einem lokal begrenzten klinischen Stadium, und über $^2/_3$ der Karzinome befinden sich auch pathologisch in einem lokal begrenzten Stadium. Die pathologischen Stadien korrelieren mit dem PSA-Wert. Das Follow-up-Screening mit PSA bei Männern mit negativem primärem PSA-Ergebnis (<4 ng/ml) oder einem PSA-Wert >4 ng/ml ohne positiven Biopsiebefund führte zu einer niedrigeren Entdeckungsrate, doch ähnlichen pathologischen Stadien wie beim primären Screening. Als zusätzlich zum Screening mit PSA die DRE angewandt wurde, erhöhte sich die Entdeckungsrate um $^1/_3$ auf 50%. Mit DRE wurden ungefähr $^1/_3$ der Karzinome und mit PSA ungefähr $^1/_4$ der Karzinome verfehlt.

Weder die Knochenszintigraphie noch die pelvine Lymphadenektomie ergab bei den beiden Gruppen mit einem PSA-Wert <4 ng/ml Hinweise auf eine metastasierte Erkrankung. Bei Karzinomen in Zusammenhang mit PSA-Werten zwischen 4 und 10 ng/ml betrug die Rate der mit diesen Verfahren entdeckten metastasierten Karzinome ungefähr 1,5%. Bei PSA-Werten >10 ng/ml kann sowohl die Knochenszintigraphie als auch Lymphadenektomie sinnvoll sein.

Diskussion

Am wichtigsten bei allen Screening-Bemühungen sind Testverfahren, die zuverlässig, praktisch und zu annehmbaren Kosten angewendet werden können. Gegenwärtig gibt es für das Prostatakarzinom-Screening drei akzeptable Tests: rektal-digitale Untersuchung (DRE), Bestimmung des PSA-Werts und transrektale Sonographie (TRUS). Insgesamt liegt die Genauigkeit dieser Testverfahren bei der Prognose des Vorliegens/Nichtvorliegens eines Prostatakarzinoms bei 64% (PSA), 58% (DRE) und 43% (TRUS) (Catalona et al. 1991). Wie berichtet wurde, bezogen sich die Daten zur kombinierten Anwendung dieser Testverfahren auf überwiesene, z. T. symptomatische Patienten aus einer allgemeinmedizinischen Praxis, wobei die Krebsentdeckungsrate 14,6% betrug (Cooner et al. 1990). Bei 65% dieser Karzinome wurde sowohl eine suspekte DRE als auch ein erhöhter PSA-Wert erhoben, doch unter alleiniger Berücksichtigung der DRE oder des PSA wurden 23% bzw. 20% der Karzinome verfehlt (obgleich in dieser Studie nicht bei allen Patienten mit erhöhten PSA-Werten Biopsien durchgeführt wurden). Die zusätzliche Anwendung des TRUS im Falle einer unauffälligen DRE und eines normalen PSA-Wertes verbesserte die Krebserkennungsrate um nur 0,4% (nichtzufällige Biopsien nur bei hypodensen Arealen). Babaian et al. (1992) erzielten ähnliche Ergebnisse und berichteten, daß der Prozentsatz der klinisch organbegrenzten Prostatakarzinome bei einer Population von freiwilligen Männer 93% betrug. Catalona et al. (1991) berichteten über eine höhere Krebserkennungsrate (31,5%) bei einer überwiesenen Population aus einer allgemeinmedizinischen Praxis; die Autoren wiesen darauf hin, daß bei einer solchen Gruppe eine größere Anzahl von klinisch fortgeschrittenen Karzinomen als bei einer Studienpopulation von gesunden Freiwilligen entdeckt wurde. Die pathologische Stadienverteilung der klinisch lokal begrenzten Tumoren war in beiden Gruppen jedoch ähnlich. Die Ergebnisse dieser Studien zeigen, daß die kombinierte Anwendung von PSA und DRE das effizienteste aller gegenwärtig vorhandenen Screeningverfahren sein kann, wobei der TRUS für Fälle mit anfänglich entdeckten Anomalien vorbehalten bleibt.

Ein Vergleich der individuellen PSA- und DRE-Ergebnisse in den vorliegenden Studien zeigt, daß mit DRE ungefähr ⅓ der Karzinome verfehlt werden. Cooner et al. (1990) berichteten über einen geringeren Anteil an verfehlten Karzinomen, was wahrscheinlich auf die Tatsache zurückzuführen ist, daß die Studienpopulation sich aus überwiesenen symptomatischen Patienten zusammensetzte, bei denen man ohnehin mehr auffällige Palpationsbefunde erwarten würde. Ein weiterer Grund für diesen Unterschied kann darin bestehen, daß in der Studie von Cooner et al. bei ungefähr 30% der Patienten mit erhöhten PSA-Werten keine Biopsien durchgeführt wurden. In einem solchen Fall kann der reelle Vorhersagewert des PSA nicht festgestellt werden. Die Rate der mit dem PSA-Test verfehlten Karzinome war in beiden Studien ähnlich.

Die hier präsentierten Daten zu zwei Populationen von gesunden Freiwilligen jenseits des 50. Lj. bestätigen, daß mehr als 90% Karzinome entdeckt werden können, wenn sie noch in einem lokal begrenzten klinischen Stadium sind. Wichtiger ist jedoch, daß über ⅔ dieser Tumoren pathologisch begrenzt sind. Dies ist eine deutliche Verbesserung im Vergleich zum Bericht der American Cancer Society über im Zeitraum von 1974 bis 1987 entdeckte Tumoren, demzufolge nur 60% der Prostatakarzinome in einem lokal begrenzten klinischen Stadium waren (Boring et al. 1992). Aufgrund von früheren Berichten über operative Stadienbestimmungen von klinisch lokal begrenzten Prostatakarzinomen (Catalona u. Bigg 1990) wäre nur bei der Hälfte dieser Prostatakarzinome (30%) ein lokal begrenztes pathologisches Stadium zu erwarten gewesen. Der Anteil der durch das Screening entdeckten organbegrenzten Karzinome ist mindesten zweimal so hoch wie bei herkömmlichen Ansätzen zur Krebserkennung. Wurden die Tumoren entsprechend den PSA-Werten unterteilt, so betrug der Prozentsatz der pathologisch lokal begrenzten Tumoren in der günstigsten Gruppe (PSA <4,0 ng/ ml) über 80%, näherte sich jedoch in der ungünstigsten Gruppe (PSA >10 ng/ml) dem herkömmlicherweise erzielten Wert von 30%.

Die PSA-Werte können bei der Planung der weiteren Auswertung von Patienten, bei denen ein Prostatakarzinom diagnostiziert wurde, hilfreich sein. In den noch laufenden Studien führten die in Zusammenhang mit der Stadienbestimmung des Prostatakarzinoms durchgeführten Knochenszintigraphien und pelvinen Lymphadenektomien immer zu einem negativen Ergebnis, wenn der PSA-Wert <4,0 ng/ml war. Bei einem PSA-Wert zwischen 4,0 und 10,0 ng/ml war die Upstaging-Rate der Tumoren infolge dieser beiden Untersuchungen sehr niedrig (0,5% positive Knochenszintigramme, 1,5% positive pelvine Lymphadenektomien). In diesen Fällen kann wahrscheinlich auf beide Testverfahren verzichtet werden, was dem Patienten und der Versicherung erhebliche Kosten erspart. Doch sollte die Anwendung beider Verfahren in speziellen Fällen weiterhin von klinischen Zeichen und Ergebnissen anderer Labortests abhängig gemacht werden.

Schlußfolgerung

Das Prostatakarzinom-Screening bewirkte im Hinblick auf die Behandlungsstrategien eine Verlagerung von einer palliativen Behandlung auf eine potentielle Heilung. Die Langzeit-Verlaufskontrolle der behandelten Patienten und der Männer, die sich weiterhin einem Reihenscreening unterziehen, wird klären, ob die krankheitsspezifische Mobiditäts- und Mortalitätsrate durch diese Bemühungen verbessert werden kann.

Literatur

Babaian R, Mettlin C, Kane R, Murphy G, Lee F, Drago J, Chesley A (1992) The relationship of prostate specific antigen to digital rectal examination and transrectal ultrasonography. Cancer 69:1195–1200

Boring C, Squires T, Tong T (1991) Cancer Statistics 1991. CA 41:19–36

Boring C, Squires T, Tong T (1992) Cancer Statistics 1992. CA 42:19–38

Catalona W, Bigg S (1990) Nerve-sparing radical prostatectomy: evaluation of results ater 250 patients. J Urol 143:538–543

Catalona W, Stein A (1982) Staging errors in clinically localized prostate cancer. J Urol 127:452–456

Catalona W, Smith D, Ratliff T et al. (1991) Measurement of prostate specific antigen in serum as a screening test for prostate cancer. New England J Med 324:1156–1161

Catalona W, Smith D, Andriole G, Colberg J, Basler J (1992a) Utilization of PSA in the screening for prostate cancer. Submitted for publication

Catalona W, Smith D, Andriole G, Colberg J, Basler J (1992b) Utilization of PSA and digital rectal examination in the screening for prostate cancer. Submitted for publication

Kozlowski J, Grayhack J (1987) Carcinoma of the Prostate. In: Gillenwater J (ed) and pediatric urology. Yearbook Medical Publishers, pp 1126–1219

Lange P, Narayan P (1983) Understanding and undergrading of prostate cancer: argument for postoperative radiation as adjuvant therapy. Urology 21:113–118

Lee F, Gray J, McCleary R (1985) Transrectal ultrasound in the diagnosis of prostate cancer: location, echogenicity, histopathology and staging. Prostate 7:117–129

Schellhammer P, Whitmore R, Kuban D, El-Mahdi A, Ladage L (1989) J Urol 141:567–571

Walsh P, Lepor H, Eggleston J (1983) Radical prostatectomy with preservation of sexual function: anatomical and pathological considerations. Prostate 4:473–480

Verzögerte Behandlung
beim lokal begrenzten Prostatakarzinom

D. Chisholm † und A. Rana

Einleitung

Es gilt als allgemeines Prinzip der Onkologie, daß bei einem organbegrenzten Tumor nur die radikale Ausrottung zu einer „Heilung" führen kann. Die Entfernung der regionalen Lymphknoten ist für eine genauere Stadienbestimmung und damit eine genauere Diagnose hilfreich. Von Zeit zu Zeit wird die Notwendigkeit einer Radikaloperation in Frage gestellt, und es wird der Nachweis dafür erbracht, daß weniger radikale Behandlungsformen zu gleichermaßen akzeptablen Ergebnissen führen. Die Bedeutung der radikalen Prostatektomie oder Radiotherapie beim Prostatakarzinom wird nach wie vor diskutiert (Hanks et al. 1987; Nativ et al. 1991; Pilepich et al. 1987; Smith te al. 1991; Walsh 1990). Durch die Verbesserung der Narkose- und Operationstechnik wurde die radikale Prostatektomie zu einem sicheren chirurgischen Verfahren, und die nervenschonende Prostatektomie kann den Potenzerhalt nur unter sorgfältiger Beachtung der Tumorränder ermöglichen (Walsh 1990). Durch die externe Strahlentherapie mit verbesserter Applikationstechnik und korrekter Dosierung können Strahlenschäden benachbarter Organe minimiert werden. Diese zwei Behandlungsmethoden sind tatsächlich so sicher, daß sie zur Steigerung der Radikalität auch kombiniert bzw. gleichzeitig angewendet werden (Kwon et al. 1991). Trotz dieser methodischen und technischen Fortschritte unterscheidet sich die Behandlung des frühen Prostatakarzinoms (CaP) von Land zu Land und oft auch innerhalb eines Landes wesentlich.

Die entscheidende Alternative zu einer Radikaloperation oder Radiotherapie besteht darin, auf eine sofortige Behandlung zu verzichten (Adolfsson et al. 1992; George 1988; Johansson et al. 1989; Smith 1990), die Patienten jedoch einer regelmäßigen Überwachung zuzuführen. Dabei wird nur im Falle einer Tumorprogredienz oder beim Auftreten von Symptomen mit einer Behandlung begonnen. Diese konservative Auffassung wird damit begründet, daß viele Patienten mit einem im Frühstadium befindlichen Tumor nicht an, sondern mit ihrem Tumor sterben. Damit scheint nicht bei allen Patienten mit einem frühzeitig entdeckten Prostatakarzinom die Durchführung einer radikalen Therapie gerechtfertigt zu sein.

Diese Überlegungen werden seit 1978 auch in Edinburgh angestellt, wobei entsprechende Untersuchungsergebnisse zur Überwachung der Patienten in einer Datenbasis erfaßt werden. Die Patienten werden in Zeitabständen von drei Monaten in einer Spezialklinik untersucht, wobei die Daten prospektiv gespeichert werden. Die derzeit laufende Studie wertet die Ergebnisse zum klinisch organbegrenzten Prostatakarzinom unter besonderer Berücksichtigung der Tumorprogredienz, lokaler Tumorausdehnung und Analyse der Überlebenszeit im Vergleich zur altersangepaßten Bevölkerung aus.

Patienten und Methoden

Bei einer Reihe von 614 Männer mit zwischen 1978 und 1990 neudiagnostiziertem Prostatakarzinom wurde eine mindestens 12monatige Verlaufskontrolle durchgeführt, wobei kein Patient aus der Verlaufskontrolle ausschied. Alle Patienten wurden in die der TNM-Stadieneinteilung entsprechenden Kategorien eingeteilt. Die Bestimmung der Stadion T0–T4 erfolgte durch rektal-digitale Untersuchung, vor der transurethralen Resektion der Prostata (TURP) im narkotisierten Zustand des Patienten oder durch Stanzbiopsien des Tumors. Bei Patienten, bei denen die Tumoren T1–T4 mit Symptomen einer Blasenentleerungsstörung wie entsprechender uroflowmetrischer Verlaufskurve oder sonographisch nachgewiesener Restharnmenge einhergingen, wurde eine transurethrale Resektion der Prostata (TURP) durchgeführt. Die histologische Diagnose und der Gleason-Score wurden von einem Pathologen erstellt. Die Kategorie M wurde durch eine ^{99m}Tc-Knochenszintigraphie (MDP) sowie eine Röntgenuntersuchung des Skelettsystems und des Thorax bestimmt. Nur in seltenen Fällen war eine Computertomographie, Knochenbiopsie oder Knochenmarkuntersuchung notwendig. Da keine Lymphknoten-Dissektion durchgeführt wurde, lag der Lymphknotenstatus Nx vor. Vor der rektal-digitalen Untersuchung wurde Serum für die Bestimmung der Tumormarker sowie für die routinemäßigen Laboruntersuchungen entnommen.

Nach Diagnosestellung und erfolgter Stadieneinteilung wurde zunächst auf eine Initialbehandlung verzichtet. In Zeitabständen von drei Monaten wurden die Patienten in der Spezialklinik untersucht, wobei eine klinische Untersuchung und die Bestimmung serologischer Routinewerte und Tumormarker sowie Messung der Serum-Marker vorgenommen wurde. Da in diesem Untersuchungszentrum die routinemäßige Bestimmung des prostataspezifischen Antigens (PSA) erst vor drei Jahren eingeführt wurde, sind die betreffenden Daten für die vorliegende Analyse nicht relevant. Die Thorax-Röntgenuntersuchung und Knochenszintigraphie wurde in Abständen von 6 Monaten oder bei entsprechender Indikation in noch engeren Zeitabständen vorgenommen. Wenn im Knochenszintigramm „hot spots" erkennbar waren, wurde ergänzend eine Röntgenuntersuchung des Skeletts durchgeführt. Eine Messung der Harnflußrate und sonographische Bestimmung des Restharns wurde bei Verdacht auf eine Blasenentleerungsstörung durchgeführt. Eine Behandlung erfolgte erst dann, wenn eine Tumorprogression zu diagnostizieren war oder Symptome auftraten.

Eine Progression des Tumorleidens wurde als Metastasierung (Mi) oder Erhöhung der prostataspezifischen Phospahtes (PAP) auf mehr als 2 µ/l definiert. Eine lokale Tumorprogression wurde als Notwendigkeit zu einem aktiven chirurgischen Vorgehen wegen Harnröhren- oder Harnleiterobstruktionen

(TURP oder Urethrotomie oder Nephrostomie) definiert. Die Gesamtüberlebenszeit wurde mittels der Life-table-Methode (Cutler u. Ederer 1958) mit der berechneten zu erwartenden Überlebenszeit verglichen. Die Patienten wurden entsprechend dem Gleason-Score in zwei Gruppen unterteilt. Schätzungen der Überlebenszeit nach Kaplan-Meier (1958) wurden im Hinblick auf zwei unterschiedliche Endpunkte berechnet: nämlich Todesfall und Tumorprogredienz. Die auf die zwei Gruppen bezogene Signifikanz-Berechnung erfolgte mit dem Chi-Quadrat-Test.

Ergebnisse

107 Patienten wiesen einen lokal begrenzten, in einem Frühstadium befindlichen Tumor auf (T0 = 102, T1 = 5), wobei das Durchschnittsalter zum Zeitpunkt der Diagnosestellung 73,5 Jahre betrug. Bei insgesamt 104 Patienten wurden wegen einer begleitenden Blasenentleerungsstörung entweder eine TURP (n = 101) oder retropubische Prostatektomie (n = 3) durchgeführt und durchschnittlich 17 g (2 g–99 g) reseziert. Bei zwei weiteren Patienten wurde ebenfalls eine TURP durchgeführt, das Resektionsgewicht jedoch nicht dokumentiert. Nur bei einem Patienten wurde die Diagnose durch eine Stanzbiopsie gestellt. Zwei Patienten mit einem T1-Tumor ohne Progredienz starben an einem Zweitkarzinom (Bronchialkarzinom und Leberzellkarzinom) und wurden deshalb bei der statistischen Auswertung nicht berücksichtigt.

Unter anfänglichem Behandlungsverzicht kam es bei 23 Patienten (21,5%) zu einer Tumorprogression (M1 = 11, erhöhter PAP-Wert = 12). 8 (34,7%) von diesen Patienten starben (karzinombedingt = 3, nichtkarzinombedingt = 5) mit einer durchschnittlichen Überlebenszeit von 5,8 Jahren (Tabelle 1). Trotz fehlender Krankheitsprogredienz bei 84 Patienten starben 29 Patienten (34,5%) an einer interkurrenten Krankheit (nichtkarzinombedingt) mit einer durchschnittlichen Überlebenszeit von nur 2,9 Jahren.

Bei insgesamt 4 Patienten (3,7%) kam es zu einer lokalen Tumorprogression, so daß entweder eine Nachresektion (TURP II; n = 2) oder eine Urethrotomie (n = 2) erforderlich war. Von den insgesamt 107 Patienten dieser Studie starben 3 Patienten (2,8%) am Prostatakarzinom, wobei die mittlere Überlebenszeit sich auf 6,3 Jahre belief; 34 Patienten (31,8%) starben dagegen an einer anderen Krankheit mit einer mittleren Überlebenszeit von 2,6 Jahren. Die Mehrzahl der nichtkarzinombedingten Sterbefälle war auf eine akute kardiovaskuläre Erkran-

Tabelle 1. Analyse der Sterbefälle infolge eines frühen Prostatakarzinoms (*CR* Tod in Zusammenhang mit dem Karzinom, *NCR* kein Zusammenhang zwischen Tod und Karzinom)

	CR	NCR	
Progredienz (n = 23)	3 (13%)	5 (21,7%)	5,8 J.
Keine Progredienz (n = 84)	–	29 (34,5%)	2,9 J.

Tabelle 2. Todesursache bei Patienten mit organbegrenztem Karzinom (n = 37)

Ak. kardio-wask Erkr.	Ak. Brust-status	Ak. G-I Blut	Zweites Karzinom	Prostata-karzinom	Leber-schaden
24	3	3	3	3	1

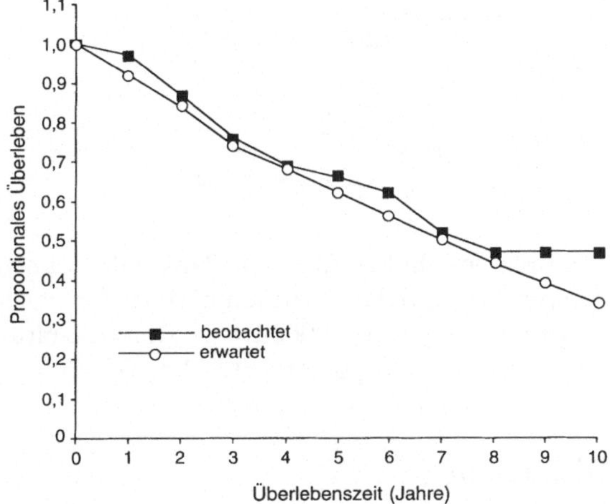

Abb. 1. Beobachtete und erwartete Überlebenszeit bei Männern mit frühem Prostatakarzinom

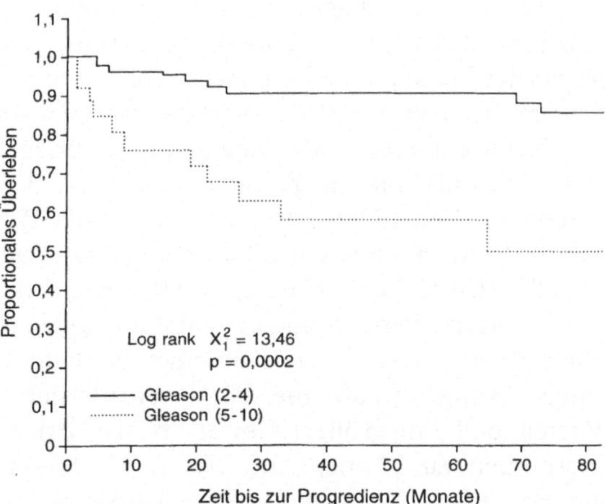

Abb. 2. Auswirkung der niedrigen (2–4) und hohen (5–10) Gleason-Punktzahl auf die Krankheitsprogression bei Patienten mit frühem Prostatakarzinom

kung zurückzuführen (Tabelle 2). Bei einer altersangepaßten Population in Schottland ist das beobachtete Überleben mit dem erwarteten Überleben identisch (Abb. 1).

Der Gleason-Score war bei 79 Patienten (73,8 %) niedrig (2–4), bei 28 Patienten (26,2 %) dagegen hoch (5–10). Der histologische Differenzierungsgrad erwies sich als wichtiges Prognosekriterium für den Krankheitsverlauf (Abb. 2), wobei

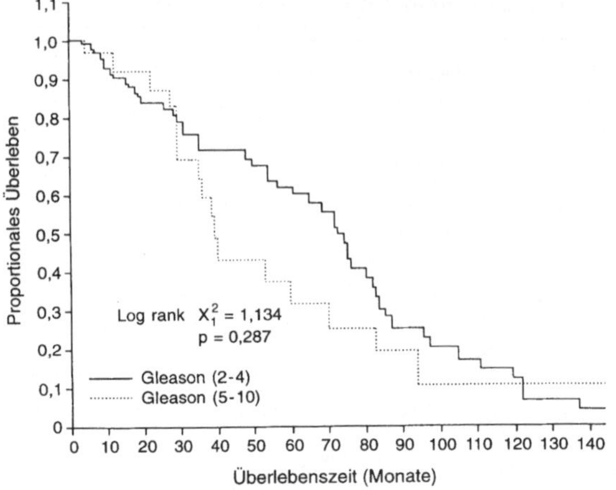

Abb. 3. Auswirkung der niedrigen und hohen Gleason-Punktzahl auf das Überleben von Patienten mit frühem Prostatakarzinom

Tumoren mit hoher Gleason-Punktzahl schneller als Tumoren mit niedriger Punktzahl progredient wurden und der Unterschied in hohem Maße signifikant (Log rank = 13,46, p = 0,0002) war. Das Gesamtüberleben unterschied sich jedoch bei diesen zwei Gruppen nicht (Abb. 3).

Diskussion

Es gibt zahlreiche Todesursachen für Männer mit einem klinisch lokal begrenztem Prostatakarzinom, insbesondere wenn deren Durchschnittsalter zum Zeitpunkt der Diagnosestellung zwischen 70 und 80 Jahren liegt. Unser Wissen über den natürlichen Krankheitsverlauf des lokalisierten Prostatakarzinoms wurde durch eine entsprechende Diagnostik, routinemäßige Kontrolluntersuchungen in einer Spezialklinik in Zeitabständen von 3 Monaten und eine prospektive Datenbank seit 1978 verbessert. Keiner der Patienten entzog sich der Verlaufskontrolle, wobei uns vor allem eine sorgfältige Dokumentation durch ein und dieselbe Institution besonders wichtig erschien.

Verzögerte Behandlung bedeutet nicht gleichzeitig Behandlungsverzicht. Fast alle Patienten (mit Ausnahme eines Patienten) litten unter einer Blasenentleerungsstörung, so daß eine TURP erforderlich war. Dies hatte den zusätzlichen Vorteil, daß eine größere Gewebemenge vorlag, um den Gleason-Score genauer bestimmen zu können, als dies anhand von Stanzbiopsie-Material möglich gewesen wäre. Nach wie vor wird über die optimale Behandlung eines lokal begrenzten Prostatakarzinoms diskutiert. Während einige Zentren die radikale Prostatektomie empfehlen (Nativ et al. 1991; Paulson et al. 1982; Smith et al. 1991; Walsh 1990), erzielten andere mit der radikalen Radiotherapie ähnlich gute Ergebnisse bei größerem Zuspruch durch die Patienten (Goffinet u. Bagshaw 1990; Hanks et al.1987; Pilepich et al 1987). Daneben gibt es Zentren, die eine radikale ablative Chirurgie und adjuvante Radiotherapie (Kwon et al. 1991) oder adjuvante Hormontherapie befürworten (Fair u. Heston 1991).

Die Entscheidung zu einer verzögerten Behandlung erfordert eine verantwortungsvolle Überwachung der Patienten. Eine Früherkennung der Krankheitsprogression ist nur durch eine gewissenhafte Verlaufskontrolle möglich. Bei einer diffusen Metastasierung wird eine hormonelle Behandlung und im Falle einer lokalisierten schmerzhaften Metastasierung eine gezielte palliative Radiotherapie empfohlen. Die lokale Progredienz ohne Symptome stellt keine Indikation für ein aktives Eingreifen dar, insbesondere wenn der Tumor unter dem Aspekt einer verzögerten Behandlung betrachtet wurde. Darüber hinaus ist die Beurteilung des Primärtumors als Maßstab für die Progredienz nach einer TURP nicht empfehlenswert (Newling 1990). Wenn sich jedoch eine Obstruktion des Blasenhalses, der Harnröhre oder der Harnleiter entwickelt, besteht ein Handlungsbedarf.

George (1988) berichtete über eine Reihe von 120 Männern (Durchschnittsalter 74,8 Jahre) mit lokal begrenztem Prostatakarzinom, die ausschließlich einer konservativen Therapie zugeführt wurden. Während einer Beobachtungszeit von 7 Jahren kam es bei 11% der Patienten zu Knochenmetastasen, und 4% der Patienten starben an ihrem Prostatakarzinom. Unter Nichtberücksichtigung anderer Todesfälle lag die 5-Jahres- bzw. 7-Jahres-Überlebenszeit bei 80% bzw. 75%. Diese Studie wurde kritisiert, da der Differenzierungsgrad und das klinische Stadium dieser Tumoren weitgehend unbekannt waren (Hanks 1988). Dabei wurde auch die Gesamtüberlebenszeit nicht mit der altersangepaßten Kontrollpopulation verglichen. In der vorliegenden Untersuchungsreihe mit dem lokal begrenztem Prostatakarzinom stellten wir fest, daß der Gleason-Score einen wichtigen Prognostikator für die Progression darstellt, jedoch die Gesamtüberlebenszeit damit nicht prognostiziert werden kann, da eine große Anzahl von Patienten an einer anderen Erkrankung stirbt.

Aufgrund einer retrospektiven Analyse berichteten Barnes et al. (1979), daß die 15-Jahres-Überlebenszeit bei konservativer Behandlung eines Prostatakarzinoms im Stadium A und B mit der allgemeinen Lebenserwartung von Männern jenseits des 70. Lj. identisch ist. Jüngere Männer wiesen jedoch eine um 12% verkürzte Überlebenszeit auf. In unserer Kontrolle haben wir 15 Patienten unter 65 Jahren mit einem Prostatakarzinom im Stadium T0–T1, die bisher nicht behandelt wurden. Bis jetzt trat bei keinem dieser Patienten eine Progression mit einer Metastasierung (M1) auf, kein Patient starb bisher an seinem Karzinom.

Adolfsson et al. (1992) berichteten aufgrund einer anderen Reihe von Fällen mit verzögerter Behandlung im Stadium T1–T2 über eine Karzinomsterberate von 7% und über Fernmetastasen bei 14% der Fälle innerhalb eines Beobachtungszeitraums 91 Monaten. Unter Anwendung der Berechnungsskala von Cox ermittelten sie, daß das Risiko, an einem Prostatakarzinom zu sterben, nach fünf Jahren 1% und nach 10 Jahren 16% betrug, wobei die nichtkarzinombedingten Sterbefälle ausgeschlossen wurden.

Johansson et al. (1989) überblickt eine Serie von T0–T2NxM0-Tumoren, wobei die natürliche Entwicklung dieser Tumoren während eines durchschnittlichen Beobachtungszeitraumes von 6,5 Jahren untersucht wurde. Während bei 9% der Patienten Fernmetastasen entstanden, belief sich die nach Ausschluß der nichtkarzinombedingten Sterbefälle korrigierte Überlebenszeit von 5 Jahren auf 92,8%. Weder das Tumorstadium noch das Alter der Patienten hatten sowohl in univariaten als auch multivariaten Analysen irgendeine signifikante Auswirkung auf die krankheitsspezifischen Sterbefälle. Der Differenzierungsgrad war jedoch ein wichtiger Prognostikator für die Krankheitsprogression und für die karzinombedingten Sterbefälle. Bei niedrig differenzierten Karzinomen war die Progressionsrate 18,7mal und die Rate der karzinomspezifischen Sterbefälle 216mal höher als bei noch bis mäßig differenzierten Tumoren.

Ergebnisberichte nach radikaler ablativer chirurgischer Therapie müssen skeptisch betrachtet werden, da meistens gut bis mäßig differenzierte Tumoren (Kwon et al.1991) behandelt und Tumoren mit hohem Malignitätsgrad (Jewett 1980) ausgeschlossen wurden. In Übereinstimmung mit Whitmore (1988) stellen wir die Frage, „ob bei den Patienten, bei denen eine Heilung möglich ist, auch die Notwendigkeit dazu besteht und ob bei den Patienten, bei denen eine Heilung notwendig wäre, auch die Möglichkeit dazu besteht".

Die Anwendung einer radikalen ablativen Therapie beim lokal begrenztem Prostatakarzinom ist verlockend, weil man davon ausgeht, daß sie „Heilung" oder mindestens „krankheitsfreies Überleben" bedeutet. Diese Begriffe werden jedoch möglicherweise nicht immer im korrekten Zusammenhang gebraucht (Steineck et al. 1991). Den Tumor zu ignorieren und ihn zunächst insitu zu belassen stellt eine paradoxe Vorgehensweise bei der Krebsbehandlung dar. Aus allen Studien in Zusammehang mit der Biologie und dem Verlauf des Prostatakarzinoms geht hervor, daß das Prostatakarzinom vor allem im hohen Lebensalter mit zahlreichen Begleiterkrankungen einhergeht, so daß der größere Anteil der Männer nicht an ihrem Prostatakarzinom, sondern an einer anderen Krankheit stirbt.

Es scheint verlockend zu sein, Tumoren mit niedrigem Malignitätsgrad bei jungen Männern in gutem Allgemeinzustand für die radikale Ablationstherapie auszuwählen, weil die Ergebnisse dann besser sind. Es sei jedoch noch einmal darauf hingewiesen, daß bei gut bis mäßig differenzierten Tumoren, bei denen die Möglichkeit einer Heilung besteht, eine Heilung nicht notwendig ist, wohingegen bei niedrig differenzierten Tumoren, bei denen die Heilung ein wertvolles Ziel wäre, keine Heilung möglich ist.

Die meisten unserer Patienten mit lokal begrenztem Prostatakarzinom hatten Symptome einer Blasenentleerungsstörung, so daß ein TURP durchgeführt wurde, um die Obstruktion zu beseitigen. Diese Männer wurden in Zeitabständen von drei Monaten untersucht. Im Falle einer Tumorprogression oder bei Auftreten von Symptomen werden sie behandelt, wobei jede Befundänderung statistisch erfaßt wird. Trotz des unbekannten Lymphknotenstatus im vorliegenden Krankengut sind sowohl Metastasierung als auch „Therapieversager" mit einer radikalen Ablationstherapie vergleichbar (Paulson et al. 1982; Smith et al. 1991). Das Endergebnis, nämlich die beobachtete Überlebenszeit, ist auch mit der zu erwartenden Überlebenszeit einer altersangepaßten Population identisch. Dies berechtigt zu einer konservativen Haltung und zum Verzicht auf eine sofortige Behandlung des lokal begrenzten Prostatakarzinoms.

Literatur

Adolfsson J, Carstensen J, Lowhagen T (1992) Deferred treatment in clinically localised prostatic carcinoma. Br J Urol 69:183–187

Barnes R, Hadley H, Axford P, Kronholm S (1979) Conservative treatment of early carcinoma of prostate. Comparison of patients less than seventy with those over seventy years of age. Urology 14:359–362

Cutler SJ, Ederer F (1958) Maximum utilisation of the life table method in analysing survival. J Chron Dis 8:699–712

Fair WR, Heston WDW (1991) Is combined modality therapy appropriate for apparently localised carcinoma of the prostate? Urol Clin North Am 18:477–480

George NJR (1988) Natural history of localised prostatic cancer managed by conservative therapy alone. Lancet 2:494–497

Gleason DF (1966) Classification of prostatic carcinoma. Cancer Chemother Rep 50:125–128

Goffinet DR, Bagshaw MA (1990) Radiation therapy of prostate carcinoma: thirty year experience   at Stanford universtiy. EORTC Genitourinary Group Monograph 8: Treatment of prostatic cancer – facts and controversies. Wiley-Liss, pp 209–22

Hanks GE (1988) Natural history of localised prostatic cancer managed by conservative therapy alone. Lancet 2:217

Hanks GE, Diamond JJ, Krall JM, Martz KL, Kramer S (1987) A ten year follow-up of 682 patients treated for prostate cancer with radiation therapy in the Unites States. Int J Rad Oncol Biol Phys 13:499–505

Hodges CV, Pearse HD, Stille L (1979) Radical prostatectomy for carcinoma: 30-year experience and 15-year survivals. J Urol 122:180–182

Jewett HJ (1980) Radical perineal prostatectomy for palpable, clinically localised, non-obstructive cancer: experience at the John Hopkins Hospital 1909–1963. J Urol 124:492–494

Johansson JE, Andersson SO, Krusemo UB, Adami HO, Bergstrom R, Kraaz W (1989) Natural history of localised prostatic cancer. A population-based study in 223 untreated patients. Lancet 2:799–803

Kaplan EL, Meier P (1958) Nonparametric estimation from incomplete observations. J Am Statist Assoc 53:457–481

Kwon ED, Loening SA, Hawtrey CE (1991) Radical prostatectomy and adjuvant radioactive gold seed placement: results of treatment at 5 and 10 years for clinical stages A2, B1 and B2 cancer of the prostate. J Urol 145:524–531

Lepor H, Kimball AW, Walsh PC (1989) Cause-specific actuarial survival analysis: a useful method for reporting survival data in men with clinically localised carcinoma of the prostate. J Urol 141:82–84

Nativ O, Bergstralh EJ, Boyle ET Jr, Zincke H (1991) Transurethral resection versus needle biopsy prior to radical prostatectomy for stage c prostate cancer. Influence on progression and survival. Urology 37:22–27

Newling DW (1990) Parameters of response and progression in prostate cancer. EORTC Genitourinary Group, Monograph 8: Treatment of prostatic cancer – facts and controversies. Wiley-Liss, pp 25–48

Paulson DF, Lin GH, Hinshaw W, Stephani S, and the Uro-Oncology Research Group (1982) Radical surgery versus radiotherapy for adenocarcinoma of the prostate. J Urol 128:502–504

Pilepich MV, Bagshaw MA, Asbell SO, Hanks GE, Krall JM, Emami BN, Bard RH (1987) Definitive radiotherapy in resectable (stage A2 and B) carcinoma of the prostate – results fo a nationwide overview. Int J Radiation Oncol Biol Phys 13:659–663

Smith JA Jr, Hernandez AD, Wittwer CJ, Avent JM, Greenwood J, Hammond EH, Middleton RE (1991) Long-term follow-up after radical prostatectomy. Identification of prognostic variables. Urol Clin North Am 18:473–476

Smith PH (1990) The case for No initial treatment of localised prostate cancer. Urol Clin North Am 17:827–834

Steineck G, Adolfsson J, Whitmore WF Jr (1991) "Local Recurrence" and "Disease-Free Survival", doubtful parameters when comparing non-randomised studies of prostate cancer. Scand J Urol Nephrol 138 [Suppl]:121–126
Walsh PC (1990) Radical prostatectomy in locally confined prostatic carcinoma. EORTC Genitourinary Group, Monograph 8: Treatment of prostatic cancer – facts and controversies. Wiley-Liss, pp 199–207
Whitmore WF Jr (1988) Overview: historical and contemporary conference on management of clinically localised prostate cancer. NCI monographs 7:7–11

Profitiert ein Patient von der radikalen Prostatektomie im Frühstadium, oder wird er übertherapiert?

H. FROHMÜLLER und M. THEISS

Nachdem an der Urologischen Univ.-Klinik Würzburg bei Patienten mit einem Prostatakarzinom im Frühstadium seit 1969 die radikale Prostatektomie durchgeführt wird, soll anhand der hier vorliegenden Daten versucht werden zu klären, ob diese Patienten von der Operation profitieren oder ob in solchen Fällen eine Übertherapie durchgeführt wird. Als „Frühstadium" werden im folgenden die Stadien pT1–2 pN0 M0 und möglicherweise noch pT3 pN0 M0 angenommen.

Zwischen Juli 1969 und Mai 1991 wurde bei 410 Patienten eine radikale Prostatektomie wegen eines Prostata-Karzinoms vorgenommen. Eine pelvine Lymphadenektomie erfolgte mit Ausnahme der ersten 7 bei allen weiteren Patienten. Das Durchschnittsalter dieser 410 Patienten betrug 62,2 Jahre. Der jüngste Patient war 39 und der älteste 77 Jahre alt. Ein Verteilung der Patienten entsprechend der Altersstufen zeigt Abb. 1. Bei 378 der 410 Patienten erfolgte die radikale Prostatektomie retropubisch und bei 32 Patienten auf perinealem Wege. Bei 128 der 410 Patienten liegt die radikale Prostatektomie länger als 10 Jahre zurück. Von diesen 128 konsekutiven Patienten wurde der Verlauf in 127 Fällen in

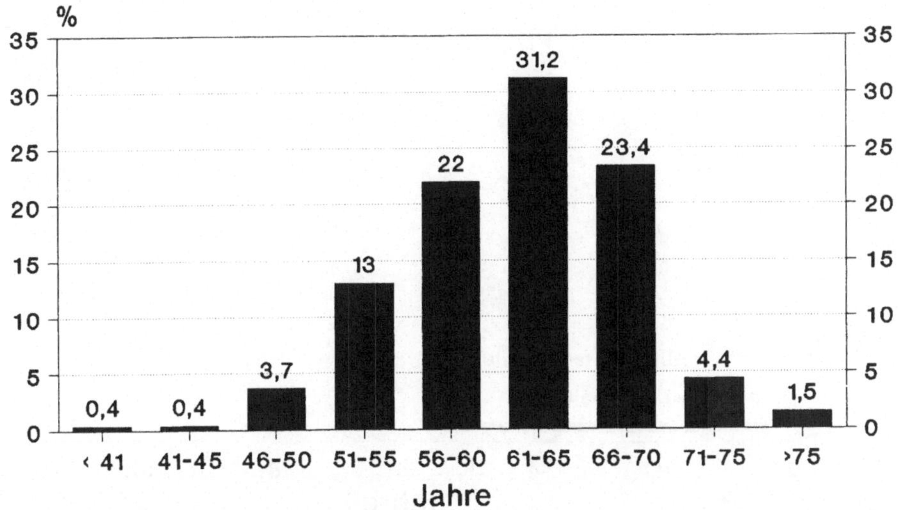

Abb. 1. Altersabhängige Verteilung der 410 Patienten mit Prostatakarzinom zum Zeitpunkt der radikalen Prostatektomie

mindestens jährlichen Abständen überprüft. Bei einem Patienten konnten keine Nachuntersuchungen vorgenommen werden.

Die Stadieneinteilung der Tumoren erfolgte entsprechend den Kriterien der UICC aus dem Jahre 1979 [1]. Das bedeutet, daß nur Tumoren, welche die Prostatakapsel überschritten hatten, als Stadium pT3 klassifiziert wurden. Entsprechend dieser Stadieneinteilung lag in 21 Fällen ein Stadium pT1pN0M0, in 70 Fällen ein Stadium pT2pN0M0 vor, und 25 Patienten hatten einen Tumor im Stadium pT3pN0M0. Bei weiteren 11 Patienten handelte es sich um ein Stadium pT2-3pN1-2M0, das für den Zweck dieser Studie nicht von Interesse ist. Das Tumorgrading wurde entsprechend den von Dhom [2] angegebenen Kriterien vorgenommen. 28 (22,1%) hatten einen hoch differenzierten Tumor (Grad 1), 65 (61,2%) einen wenig differenzierten Tumor (Grad 2), 24 (26,7%) ein kribriformes/anaplastisches Karzinom (Grad 3).

In allen Fällen der Stadien pT1-3pN0M0 erfolgte keine weitere Behandlung des Prostata-Karzinoms, es sei denn, es wurde bei Kontrolluntersuchungen eine Tumorprogression festgestellt. Ein Tumorprogreß wurde dann angenommen, wenn ein histologisch nachgewiesenes lokales Tumorrezidiv und/oder erhöhte Serumwerte für die prostataspezifische saure Phosphatase oder das prostataspezifische Antigen vorlagen, sowie beim Nachweis von charakteristischen Nuklidanreicherungen in der Skelettszintigraphie oder bei entsprechenden Läsionen auf Röntgenaufnahmen.

Die Überlebensdaten und die Tumorprogressionsdaten der 127 Patienten, bei denen die radikale Prostatektomie mehr als 10 Jahre zurückliegt, wurden tatsächlich beobachtet und nicht statistisch berechnet, da berechnete Daten mit Fehlern behaftet sein können, insbesondere wenn nach längerem Verlauf die

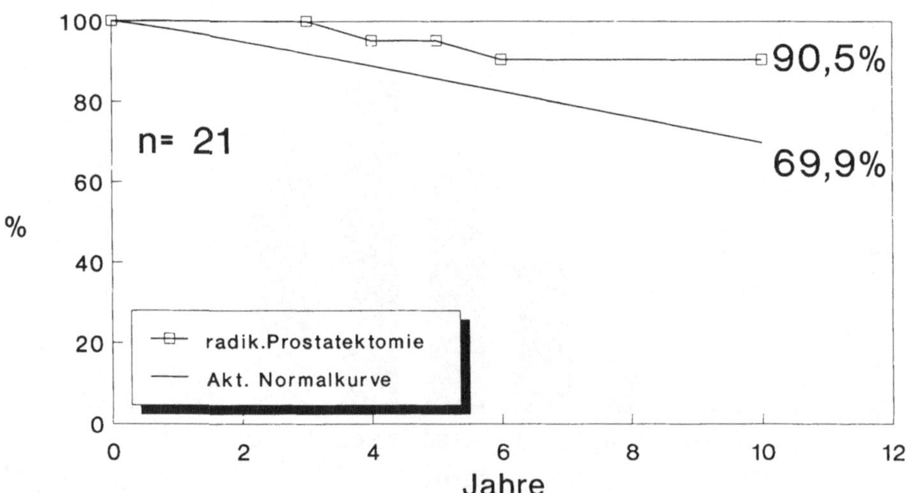

Abb. 2. Beobachtete 10-Jahres-Überlebensraten nach radikaler Prostatektomie wegen eines Prostatakarzinoms ($n = 21$, Stadium pT1pN0M0)

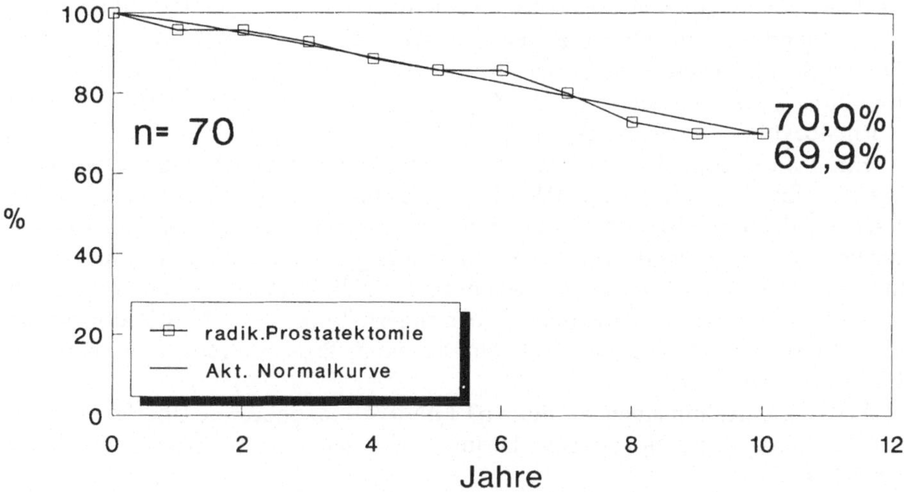

Abb. 3. Beobachtete 10-Jahres-Überlebensraten nach radikaler Prostatektomie wegen eines Prostatakarzinoms ($n = 70$, Stadium pT2 pN0 M0)

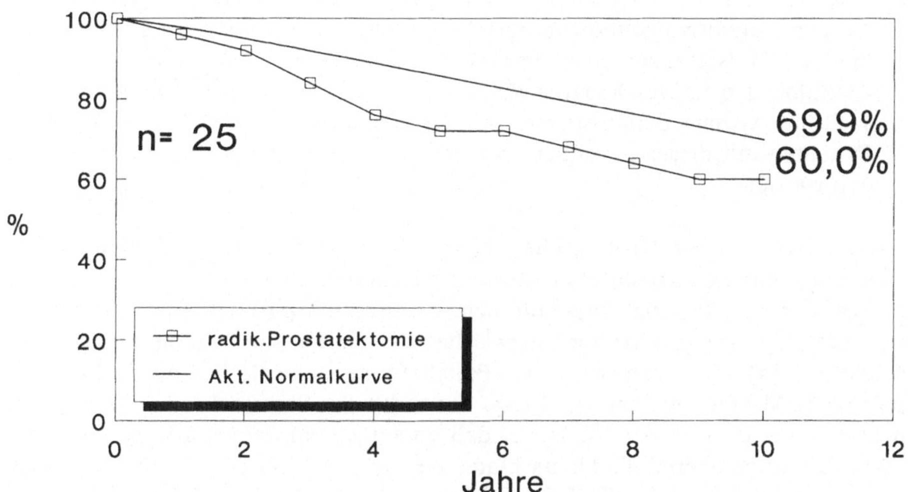

Abb. 4. Beobachtete 10-Jahres-Überlebensraten nach radikaler Prostatektomie wegen eines Prostatakarzinoms ($n = 25$, Stadium pT3 pN0 M0)

Fallzahlen gering sind. Die intra- und postoperative Letalität betrug mit 2 Todesfällen bei den 410 Patienten weniger als 0,5%.

Aufgeschlüsselt nach den Tumorstadien liegt die 10-Jahres-Überlebensrate bei Patienten mit Tumoren im Stadium pT1 pN0 M0 bei 90,5% (Abb. 2) und im Stadium pT2 pN0 M0 bei 70% (Abb. 3). Diese Überlebensraten sind besser als bzw. gleich gut wie die der altersentsprechenden Normalbevölkerung in Deutschland, die mit 69,9% angegeben wird [3]. Bei 25 Patienten mit einem Tumor, der die Protatakapsel überschritten hatte (Stadium pT3 pN0 M0), war die 10-Jahres-Überlebensrate mit 60,0% geringer als die der altersentsprechenden Normalbevölkerung (Abb. 4).

Ein Tumorprogreß wurde innerhalb von 10 Jahren bei 18 von 91 Patienten (19,8%) im Stadium pT1–2 pN0 M0 beobachtet. Innerhalb dieser 10 Jahre starben jedoch nur 10 dieser 18 Patienten an ihrem Tumor. 13 weitere Patienten starben an vom Prostata-Karzinom unabhängigen Ursachen. Bei Tumoren im Stadium pT3 pN0 M0 wurde dagegen in 10 der 25 Fälle (40%) ein Tumorprogreß festgestellt. 5 dieser 10 Patienten starben innerhalb der 10-Jahres-Beobachtung am Tumor und 5 weitere Patienten an vom Prostatakrebs unabhängigen Erkrankungen.

Daß Patienten mit einem Stadium pT1 pN0 M0 sogar bessere Überlebensraten als die altersgleiche Normalbevölkerung aufweisen, hat im wesentlichen zwei Ursachen:

1. Bei Patienten, die für eine radikale Prostatektomie ausgewählt werden, liegen keine schweren kardiovaskulären Erkrankungen oder andere Begleiterkrankungen vor, die die Lebenserwartung einschränken.
2. Alle 127 Patienten, die einer radikalen Prostatektomie unterzogen wurden, wurden sorgfältig nachkontrolliert. Dabei wurden in dieser Serie 11 Zweitmalignome (4 Nierenzellkarzinome, 4 Adenokarzinome des Kolons und des Rektums, 1 primäres hepatozelluläres Karzinom, 1 Bronchialkarzinom und 1 Plasmozytom) diagnostiziert. In der überwiegenden Mehrzahl konnten Patienten mit diesen Zweittumoren wegen der Frühdiagnose kurativ behandelt werden.

An der Würzburger Urologischen Univ.-Klinik wird auch bei Patienten mit einem inzidentellen Prostatakarzinom (Stadium pT1a/b pN0 M0 – A1 + A2) die radikale Prostatektomie vorgenommen. Im Stadium pT1b pN0 M0 (A2) wird die radikale Prostatektomie inzwischen allgemein als Standardverfahren akzeptiert [4]. Dagegen wird bei Patienten mit einem Tumor in Stadium pT1a pN0 M0 (A1) derzeit die Frage der radikalen Prostatektomie kontrovers diskutiert. Aufgrund der Tatsache, daß entsprechend dem Statistischen Jahrbuch der Bundesrepublik Deutschland des Jahres 1990 die durchschnittliche Lebenserwartung eines 60jährigen Mannes gegenwärtig mehr als 15 Jahre (mit steigender Tendenz) beträgt, ist zu erwarten, daß auch Patienten mit einem A1-Karzinom einen Tumorprogreß erleben und an ihrem Karzinom versterben können. Dies zeigen Untersuchungen von Epstein et al. an 50 unbehandelten Patienten mit einem A1-Tumor [5]. Im Verlauf von 8 oder mehr Jahren entwickelten 8 dieser 50 Patienten (16%) einen Tumorprogreß und 6 dieser 8 Patienten (12%) verstarben am Prostata-Karzinom. In der Studie der Mayo Clinic von Blute et al. wurde eine Tumorprogression bei 4 von 15 Patienten (27%) mit einem A1-Tumor, die mehr als 10 Jahre nachbeobachtet wurden, festgestellt [6]. Diese Daten zeigen, daß bei ansonsten gesunden Patienten unter etwa 65 Jahren auch bei inzidentellen Tumoren des Stadiums A1 wegen der gestiegenen Lebenserwartung eine radikale Prostatektomie empfehlenswert ist.

Die relativ weite Indikationsstellung zur radikalen Prostatektomie an der hiesigen Klinik ist auch dadurch bedingt, daß infolge einer anatomiegerechten Operationstechnik die Komplikationen dieses Verfahrens erheblich gesenkt werden konnten [7]. Die Rate der intraoperativen und Frühkomplikationen nach radikaler Prostatektomie ist inzwischen so niedrig, daß diese Operation auch von älteren Patienten gut toleriert wird [8]. Das Kriterium ist hier eine wahrscheinliche Lebenserwartung von mehr als 10 Jahren.

Die vorgelegten Daten lassen den Schluß zu, daß einerseits die radikale Prostatektomie gegenwärtig das beste therapeutische Verfahren zur Heilung lokal begrenzter Prostatakarzinome darstellt und andererseits die Letalität sowie die perioperative Morbidität dieses Eingriffs gering sind und die resultierende Lebensqualität als durchaus akzeptabel angesehen werden kann. Bisher gibt es keine einwandfrei zuverlässige Methode, in den Stadien pT1–2-pN0 M0 diejenigen Patienten herauszufiltern, die möglicherweise ohne operative Intervention eine vergleichbare Überlebenszeit haben würden. Weder der histologische Tumorgrad noch die DNA-Ploidie genügen bisher dieser Forderung.

Zusammenfassend läßt sich somit feststellen, daß die radikale Prostatektomie – ebenso wie übrigens auch die Strahlentherapie – im Frühstadium des Prostatakarzinoms möglicherweise in manchen Fällen eine „Übertherapie" darstellen kann. Unser bisheriger Kenntnisstand erlaubt jedoch noch keine exakte Vorhersage über prognostische Faktoren beim einzelnen Patienten. Bis solche individuellen Daten vorliegen, ist ein Prostatakarzinom auch im Frühstadium als ein Krebs anzusehen, der einer Therapie nach dem gegenwärtigen Stand unseres Wissens bedarf. Für die Zukunft ist daher tumorbiologische Grundlagenforschung gefragt, die sich insbesondere mit der genetischen Steuerung des Tumors, z. B. auf molekularbiologischer Basis, befaßt.

Literatur

1. UICC (1979) TNM-Klassifikation der malignen Tumoren, 3. Aufl. Springer, Berlin Heidelberg New York, S 116
2. Dhom G (1977) Classification and grading of prostatic carcinoma. Tumors of the male genital system. Recent Results Cancer Res 60:14
3. Statistisches Bundesamt (Hrsg) (1989) Statistisches Jahrbuch der Bundesrepublik Deutschland 1988. Kohlhammer, Stuttgart, S 70–78
4. Frohmüller H (1991) Management planning for incidental carcinoma of the prostate: decision aids, spectrum, complications. In: Altwein JE, Faul P, Schneider W (eds) Incidental carcinoma of the prostate. Springer, Berlin Heidelberg New York Tokyo pp 156–162
5. Epstein JI, Paull G, Eggleston JC, Walsh PC (1986) Prognosis of untreated stage A1 prostatic carcinoma: a study of 94 cases with extended follow-up. J Urol 136:837–839
6. Blute ML, Zincke H, Farrow GM (1986) Long term follow-up of young patients with stage A adenocarcinoma of the prostate. J Urol 136:840–843

7. Frohmüller H, Grups J (1985) Komplikationen der radikalen Prostatektomie. Urologe
    [A] 24:142–147
8. Frohmüller H, Wirth M, Manseck A, Theiss M (1991) Selektionskriterien für die radikale
    Prostatektomie unter Berücksichtigung von Langzeitergebnissen. Urologe [A] 30:394–
    400

Die Frühläsion ohne radikale Operationsindikation?

D. F. Paulson und J. B. Thrasher

Die strittige Diskussion für oder gegen eine medizinische Intervention bei Patienten mit klinisch lokal begrenztem Prostatakarzinom konzentriert sich darauf, Erkrankungen mit niedrigen Wachstumsraten und ohne Tendenz zu einer Metastasierung zu erkennen; der Patient wird dann das Malignom überleben und an anderen altersbedingten Erkrankungen versterben. Diese Diskussion muß außerdem berücksichtigen, daß die Lebensqualität der verbleibenden Jahre durch die Nichtbehandlung des Prostatakarzinoms nicht herabgesetzt wird. Welche Informationen liegen hinsichtlich der Progressionsrate der unbehandelten Erkrankung vor? Welche Marker der Tumor-Aggressivität gibt es? Kann man diese wirksam einsetzen, um bestimmte Patienten von der Behandlung auszuschließen?

Welches Natürliche Risiko zeigt sich für die unbehandelte kleinvolumige oder klinisch umschriebene Erkrankung?

Es gibt einige Studien, in denen die Progressionsrate bei unbehandelten Patienten mit einem Adenokarzinom der Prostata untersucht wurde. Johansson et al. [1] beobachteten 223 Patienten mit klinisch umschriebenen, auf das Organ beschränkten Tumoren über einen durchschnittlichen Zeitraum von 6,5 Jahren; kein Patient wurde vor Nachweis einer Progression behandelt. In der Studie kam es bei 29% der Patienten zu einer Progression; davon handelte es sich bei 20% um eine lokale, bei 9% um eine Chelastasierung. Von 151 als T2 eingestuften Patienten verstarben 58 (38%) während des Beobachtungszeitraums. Von diesen Todesfällen waren jedoch nur 13 (22%) auf das Prostatakarzinom zurückzuführen; dies bedeutet eine statistische 5-Jahres-Krebsmortalität von 8%. Der morphologische Differenzierungsgrad beeinflußte entscheidend das Krebstodes-Risiko, mit einer statistischen 5-Jahres-Krebsmortalität von 1,2% bei Grad 1, 9,1% bei Grad 2 und 75% bei Grad 3. Andere Studien wiesen bei unbehandelten, klinisch umschriebenen Erkrankungen ebenso niedrige Progressions- und/oder Todesraten auf. Bei den unbehandelten Kollektiven scheinen Progression und krebsbedingte Todesfälle ebenso vom histopathologischen Differenzierungsgrad abzuhängen wie bei dem behandelten Kollektiv [2].

In diesen Studien wurde hinsichtlich des Volumens der Erkrankung keine Klassifikation der Patienten vorgenommen. Andere Studien überprüften den Krankheitsverlauf als Funktion des Tumorvolumens. Das Tumorvolumen wurde bei diesen Studien anhand des prozentualen Malignomanteil am transurethral abgetragenen Gewebe abgeleitet; hierdurch ergab sich ein Patientenkollektiv mit kleinvolumiger Erkrankung (lokale A1- oder T1-Erkrankung). Welches Resultat zeigte sich bei Patienten mit kleinvolumigen Malignomen?

Epstein et al. [3] berichteten über Progression und Überleben nach transurethraler Resektion bei 94 Männern mit kleinvolumiger Erkrankung. Innerhalb von 48 Monaten nach der Diagnosestellung verstarben 26 der 94 Männer aufgrund anderer Ursachen. 18 Männer wurden bis zu 8 Jahre lang weiterbeobachtet, ohne daß eine Progression festgestellt wurde. Bei 8 (16%) von 50 Männern mit fortbestehendem Risiko kam es während 96 Monaten oder länger zu einer Progression. 6 dieser 8 Patienten verstarben aufgrund ihres Malignoms. Ob man diese Ergebnisse als Zeichen einer 16%igen Progressionsrate bei einer A1-Erkrankung nach 8 oder mehr Jahren interpretiert, oder ob man das gesamte Patientenkollektiv für das Studienresultat heranzieht, wodurch sich eine 8%ige Progressionsrate und eine 7%ige Mortalitätsrate ergibt, bleibt der persönlichen Interpretation überlassen. Trotzdem verstarben von den insgesamt 94 Patienten nur 6 aufgrund ihres Prostatakarzinoms und jeder davon war mindestens 8 Jahre oder mehr beobachtet worden. Diese Studie weist deutlich darauf hin, daß kleinvolumige A1-Erkrankungen ein minimales Risiko bedeuten. Die Hopkins-Gruppe konnte weder Volumen noch morphologisches Grading zur Vorhersage der Progression heranziehen; von den 8 progredienten Tumoren nahmen 4 weniger als 1% des Gewebes ein, 2 hatten zwei oder weniger Tumorherde und 6 hatten eine Gleason-Summe von 2 bis 4.

Blute und Mitarbeiter der Mayo-Kliniken [4] beobachteten über einen längeren Zeitraum eine kleinere Zahl von Patienten. Bei 4 (27%) von 15 Männern, die zur Zeit der Diagnosestellung unter 60 Jahre alt waren und mindestens 10 Jahre lang beobachtet wurden, kam es zu einer Progression. Zhang et al. [5] berichteten über 132 Stadium-A1-Karzinome, die 5 bis 23 Jahre (durchschnittlich 8,2 Jahre) beobachtet wurden. Nur bei 13 (10%) der 132 Patienten hatte sich entweder eine lokale oder ferne Progression nach dem Langzeit-Follow-up entwickelt.

Unterschiede in den Progressionsraten der Studien könnten eine Verschiedenartigkeit des histopathologischen Stagings widerspiegeln. Zhang et al. ließen bei ihrer Stadium-A1-Klassifikation nur eine Gleason-Summe von 4 oder kleiner zu, während Epstein eine Gleason-Summe einschließlich 7 oder kleiner akzeptierte.

Beseitigt die transurethrale Resektion den Tumor, und werden die Patienten risikofrei?

Greene et al. [6] untersuchten in Stufenschnitten 13 Präparate (Stadium A1) radikaler Prostatektomien und fanden bei 98% dieser Drüsen einen Residualtumor vor. Die Erkrankung war multifokal, und jeder maligne Herd hatte einen bestimmten Gleason-Grad und ein unterschiedliches Ploidie-Verteilungsmuster in der Bildanalyse. Die residualen Karzinomherde der Stadium-A1-Tumoren wurden bei 52% der Patienten in der Übergangszone und bei 48% in der peripheren Zone gefunden. Weitere Studien zeigten kein signifikant unterschiedliches Karzinom-

Tabelle 1. Adenokarzinom der Prostata, Stadium A

		n [%]
A1	Adenokarzinom der Prostata (n = 18)	
	– Tumorfreiheit nach TURP	3 (17)
	– Einzelner Tumorherd im Proparat der radikalen Prostatektomie	4 (22)
	– Up-Staging in Stadium A2 oder C nach radikaler Prostatektomie	11 (61)
A2	Adenokarzinom der Prostata (n = 58)	
	– Tumorfreiheit	2 (3,4)
	– Einzelner Tumorherd	2 (3,4)
	– Verbleiben in Stadium A2 oder Veränderung in Stadium C nach radikaler Prostatektomie	54 (92)

Volumen beim Stadium-A2- und Stadium-B-Tumoren, die topographische Lage der Initialläsion differiert jedoch zwischen Stadium-A2- und Stadium-B-Läsionen. Bei den Stadium-A2-Tumoren fanden sich 41% der Residualkarzinome innerhalb der Übergangs-, 59% innerhalb der peripheren Zone. So kann man nach Feststellung eines Karzinoms – egal durch welche Methode – folgern, daß der Kliniker von weiteren Karzinomherden in der Prostata ausgehen kann.

Man möchte gerne annehmen, daß Patienten mit einem nachgewiesenen Karzinom durch die transurethrale Resektion geheilt werden können. Paulson [7] fand tumorfreie Präparate bei 5 von 76 Patienten, die sich nach vorausgegangener transurethraler Resektion einer radikalen Prostatektomie unterzogen hatten. Von diesen 5 gehörten 3 zu 27 Patienten mit Stadium-A1 und 2 zu 84 Patienten mit Stadium-A2 (Tabelle 1). Epstein et al. [8] beschrieben Tumorfreiheit zur Zeit der radikalen Protatektomie bei 14% von 21 Stadium-A1-Patienten. In ihrer Publikation von 1991 war jedoch das Auftreten tumorfreier Präparate auf 6% zurückgegangen [9]. Diese Veränderung ist höchstwahrscheinlich auf ein aggressiveres Stufenschnitt-Verfahren der Prostatektomie-Präparate zurückzuführen und nicht auf eine Veränderung des Patientenkollektivs.

Es ist legitim anzunehmen, daß bei Patienten mit kleinvolumigen Tumoren multiple Karzinomherde mit variierenden histopathologischen Stadien ein geringes biologisches Risiko bedeuten. Einige Patienten mit Stadium-A1 überleben ohne Tumorrezidiv, da sie tumorfrei wurden. Die meisten Patienten mit kleinvolumigen Tumoren, wie sie bei der transurethralen Resektion gefunden werden, werden aber residuale Karzinom-Herde haben. Sie überleben deshalb, weil die Wachstumsrate und Potenz zur Metastasierung dieser multifokalen Tumoren gering ist.

Ergebnisse bei Patienten mit großvolumiger, aber klinisch lokal begrenzter Erkrankung

Es gibt wenige Daten, mit denen das Resultat operativ klassifizierter Patienten mit unterschiedlichen Therapien überprüft werden kann. Die von der Baylor-Gruppe gewonnen Daten sind vielleicht am ehesten geeignet, um Behandlungs-Resultate bei Patienten mit großvolumiger Erkrankung zu erhalten, vorausgesetzt, daß interstitielle Gold- und perkutane Strahlentherapie nur minimalen Einfluß auf das Krankheitsgeschehen haben: Lerner et al. [10] prüften das Krebs- und Gesamt-Überleben (alle Ursachen) von Patienten mit den klinischen Stadien A2 und B nach pelviner Lymphadenektomie sowie interstitieller Gold- und perkutaner Strahlentherapie. Ihre Krebs-Überlebenswahrscheinlichkeit lag nach 10 Jahren bei 80%, ihre Gesamt-Überlebenswahrscheinlichkeit bei 61%. Für Patienten mit negativen Lymphknoten lag die Krebs-Überlebensrate nach 10 Jahren für A2 und B bei 87 gegenüber 48%.

Diese strahlentherapeutischen Ergebnisse bei lymphknotennegativen Patienten sollten mit den chirurgischen Ergebnissen bei ähnlichen Patienten verglichen werden. Paulson et al. [2] berichteten über eine 10-Jahres-Überlebensrate von 88% bei 441 klinischen klassifizierten A2- und B-Patienten, nach radikaler Prostatektomie; sogar nach Aufteilung in die pathologischen Stadien A2 und B gegenüber C1 oder C2 war das Überleben günstiger als beim Baylor-Kollektiv. Daraus kann man schließen, daß großvolumige Erkrankungen eine schlechtere Prognose haben als kleinvolumige. Dies wird noch anschaulicher, wenn man postoperativ eine Erhöhung des prostataspezifischen Antigens abklärt, unter dem Gesichtspunkt, daß eine solche Erhöhung ein zukünftiges Therapieversagen impliziert. Wenn nach unseren radikalen Prostatektomien der prozentuale Anteil der Tumorfläche am exzidierten Präparat weniger als 10% ausmachte, kam es postoperativ in nur 4 von 27 Fällen zu einem PSA-Wert von über 0,5 mg/ml; bei einem prozentualen Tumoranteil von mehr als 10% waren die PSA-Spiegel jedoch in 31 von 63 Fällen erhöht [11].

Das Volumen des Karzinoms scheint sich auf die Progressionsrate auszuwirken. Leider können wir die kleinvolumigen Erkrankungen ohne exzidierte Präparate nicht exakt klassifizieren. Durch kein bildgebendes Verfahren – weder Ultraschall noch Kernspin-Tomographie – läßt sich im unresezierten Material das Volumen des Malignoms genau bestimmen.

Ist die biologische Aktivität durch histopathologische oder andere Marker vorhersagbar?

Wir hatten die Möglichkeit, bei 791 lymphknotennegativen Patienten nach radikaler Prostatektomie folgende Untersuchungen (Therapieversagen oder Überleben) durchzuführen: Allen Präparaten wurde ein Gleason-Score zugeordnet. Die Summenverteilung aller Patienten und der Patienten mit Therapieversagen ist in Tabelle 2 und 3 dargestellt. Kaplan-Meier-Darstellungen von Therapieversagern und Überlebenden als Funktion des Gleason-Scores zeigen, daß eine Summe unter 6 ein minimales natürliches Risiko bedeutet, wobei 4 der vorteilhafteste Gleason-Score ist. Die Kernploidie ist bei Patienten nach Prostatektomie ein aussagekräftiger Prognostikator [7]. Bei diploiden Patienten mit einer auf das Organ beschränkten Erkrankung stellt sich nach radikaler Prostatektomie ein Erfolg ein, der bei mikroskopischem Stadium T3 um so besser ist; im Gegensatz zu pathologisch aneuploiden Stadium T2 Tumoren.

Tabelle 2. Therapieversagen nach Gleason-Summen-Verteilung

	1–4	5	6	7	8–10
OC	2/65	8/98	5/86	4/48	6/28
SC	1/6	2/30	2/36	6/62	10/30
MP	2/3	6/20	10/36	30/69	20/72

OC = organbegrenzt; SC = Präparat-begrenzt; MP = positiver Rand

Tabelle 3. Gleason-Summen-Verteilung

	0	1	2	3	4	5	6	7	8	9	10	Gesamt
Beschränkung auf Organe	10	4	8	6	38	98	86	48	12	14	2	326
Beschränkung auf Präparate	1	1	–	3	2	30	36	62	10	18	2	165
Positiver Randbereich	–	–	–	–	3	20	36	69	29	37	6	200
Gesamt												791

Die im Biopsiematerial durchgeführte Ploidiebestimmung muß jedoch mit Vorsicht interpretiert werden.

Schlußfolgerung

Die Ergebnisse legen nahe, daß ein Karzinom, welches weniger als 5% der Prostata einnimmt, diploid ist und einen Gleason-Score von 4 oder weniger hat, nicht behandelt werden muß. Wird nur das Tumorvolumen als Indikator der Bösartigkeit herangezogen, erscheint bei einem Tumorvolumen (bzw. einer Tumorfläche) von 5% oder weniger eine Versagerquote von 12%, wenn die Tumormasse anhand des Exzisionspräparates nach einer radikalen Prostatektomie bestimmt wurde (Tabelle 4). Leider kann das Tumorvolumen nur am radikalen Prostatektomiepräparat exakt bestimmt werden, am TUR-Material ist eine exakte Bestimmung des Tumorvolumens in der Regel nicht möglich.

Wie berichtet, werden 61% der Patienten, deren Erkrankung nach transurethraler Resektion als lokales Stadium A beurteilt wurde, nach radikaler Prostatektomie in ein fortgeschrittenes Stadium eingeordnet (s. Tabelle 1) [12]. Die Schwierigkeit, bei der Hochrisiko-Läsion Volumen, Ploidie und Gleason-Summe exakt zu bestimmen, läßt uns bei solchen Patienten, die einigermaßen frei von anderen Risikofaktoren sind und deren voraussichtliche Lebenserwartung auf 7 bis 10 Jahre geschätzt werden kann, eine Wait-and-see-Strategie ablehnen.

Tabelle 4. Tumoranteil an der Prostatadrüse und postoperative PSA-Werte

Tumoranteil [%]	Kein Postoperat. PSA n	Postoperat. PSA < 0,5 ng/ml n	Postoperat. PSA > 0,5 ng/ml n [%]	Gesamt
≤ 5	1	28	4 (12,1)	33
5,1–25	0	27	9 (25,0)	36
25,1–50	0	10	13 (56,5)*	23
50,1–75	1	3	9 (69,2)*	13
> 75	0	1	7 (87,5)*	8
Gesamt	2	69	42 (37,1)	113

* p < 0,001

Literatur

1. Johansson JE, Adami HO, Andersson SO, Bergstrom R, Krusemo UB, Kraaz W (1989) Natural history of localized prostatic cancer. A population based study in 223 untreated patients. Lancet 1:799
2. Paulson DF, Moul JW,Walther PJ (1990) Radical prostatectomy for clinical stage T1–2N0M0 prostatic adenocarcinoma: Long term results. J Urol 144:1180
3. Epstein JI, Paull G, Eggleston JC, Walsh PC (1986) Prognosis of untreated stage A1 prostatic carcinoma: a study of 94 cases with extended follow-up. J Urol 136:837
4. Blute ML, Zincke H, Farrow GM (1986) Long term follow-up of young patients with stage A adenocarcinoma of the prostate. J Urol 136:840
5. Zhang G, Wasserman NF, Sidi AA, Reinberg Y, Reddy PK (1991) Long term follow-up results after expectant management of stage A1 prostatic cancer. J Urol 146:99–103
6. Greene DR, Egawa G, Flanagan W, Wheeler TM, Scardino PT (1991) The distribution of residual cancer in radical prostatectomy specimens in stage A prostate cancer. J Urol 145:324–329
7. Paulson DF (1991) Does detection of small-volume prostatic adenocarcinoma by ultrasound or magnetic resonance imaging provide improvement in disease control? In: Incidental carcinoma of the prostate. Altwein JE, Faul P, Schneider W (eds), Springer, Berlin Heidelberg New York Tokyo
8. Epstein JI, Oesterling JE, Walsh PC (1988) The volume and anatomical location of residual tumor in radical prostatectomy specimens removed for stage A2 prostate cancer. J Urol 139:975–979
9. Larson MP, Carter HB, Epstein JI (1991) Can stage A1 tumor extent be predicted by transurethral resection tumor volume, percent or grade? A study of 64 stage A1 radical prostatectomies with comparison to prostates removed for stages A2 and B disease. J Urol 146:1059–1063
10. Lerner SP, Seale-Hawkins C, Carlton CE, Scardino Pt (1991) The risk of dying of prostate cancer in patients with clinically localized disease. J Urol 146:1040–1045
11. Humphrey PA, Frazier HA, Vollmer RT, Paulson DF (in press) Stratification of pathologic features in radical prostatectomy specimens that are predictive of elevated postoperative serum prostate specific antigen levels. Cancer
12. Paulson DF (1989) State A prostatic adenocarcinoma: an artifact of detection. World J Urol 7:37–37

Frühes Prostatakarzinom – welchen Behandlungsansatz würden Ärzte für sich selbst wählen?

M. J. Moore und I. F. Tannock

Einleitung

Die Diagnose und Behandlung des frühen Prostatakarzinoms bleibt ein kontrovers diskutiertes Thema. Der Wert von Screeningtests wie der rektal-digitalen Untersuchung (DRE) und der Bestimmung des prostataspezifischen Antigens (PSA) muß noch definiert werden. Es wird heftig darüber debattiert, worin die beste Behandlung bei der durch ein Screening entdeckten asymptomatischen Erkrankungen besteht. Desgleichen fehlt der Beweis dafür, welche Therapie bei Patienten mit symptomatischer organbegrenzter Krankheit die beste ist. Eine Klärung der anstehenden Fragen wäre im Zusammenhang mit randomisierten Studien zu erreichen. Die Durchführung derartiger Studien bei Patienten mit Prostatakarzinom im Frühstadium erwies sich jedoch als schwierig (Raghavan u. Tannock 1989). Angesichts dieser Situation treffen die Ärzte ihre Therapieentscheidungen, aufgrund ihrer Ausbildung, persönlichen Erfahrungen, Auswertung der Literatur, Teilnahme an wissenschaftlichen Kongressen und Gesprächen mit dem Patienten.

Methode

Mit dem Ziel, sowohl die kontroversen Meinungen bezüglich der Behandlung von Patienten mit einem Frühkarzinom zu definieren, führten wir bei Ärzten, die das Prostatakarzinom behandeln, drei verschiedene Umfragen durch. In der ersten Umfrage kontaktierten wir 227 Urologen, Onkologen und Radiotherapeuten in Kanada, Großbritannien und den USA (Moore et al. 1988). Bei dieser Umfrage wurde die ursprünglich von Mackillop et al. (1986) entwickelte Methode angewendet, bei der Fachärzte befragt wurden, wie sie im Falle eines bei ihnen selbst vorliegenden Karzinoms behandelt werden möchten. Dabei wurden verschiedene Krankheitsbilder wie das Harnblasen-, Prostata-, und Nierenkarzinoms, einschließlich einem lokalisiertem Prostatakarzinom, vorgeschlagen. In jedem Fall wurde der Arzt (alle waren männlich) gefragt, welche Behandlung er für sich selbst wählen würde und ob er mit einer Randomisierung in einen oder zwei der gegenwärtig laufenden klinischen Versuche einverstanden wäre.

Nach der ersten Umfrage führten wir eine Kontrollstudie durch, um die Auswirkung der Ergebnisse unseres Fragebogens auf dieselben 227 Fachärzte zu beurteilen. In dieser Studie legten wir den Ärzten dieselbe klinische Situation eines lokalisierten Prostatakarzinoms und eine Zusammenfassung der ursprünglichen Antworten vor. Unsere Fragestellung bestand darin, ob sich die Ärzte dessen bewußt waren, daß eine derartige Meinungsvielfalt existiert, und ob dies für sie ein Anlaß wäre, ihre Entscheidungen hinsichtlich Behandlung oder Teilnahme an klinischen Versuchen zu ändern.

Unsere dritte Umfrage wurde bei Ärzten durchgeführt, die an einem Workshop über das „frühe Prostatakarzinom" teilnahmen. Die Teilnehmer wurden gefragt, welche Screeningtests und welche Anwendungshäufigkeit dieser Tests sie für sich selbst bevorzugen und in welchem Alter sie damit beginnen würden. Sie wurden darüber hinaus gefragt, welche Behandlung sie für sich selbst wählen würden, fall sie an einem asymptomatischen, nichtpalpablen Karzinom leiden würden, das im Alter von 50, 60, 70 und 80 Jahren mit der transrektalen Sonographie entdeckt worden wäre.

Screening des Prostatakarzinoms

Diese dritte Umfrage war dazu bestimmt, die Meinungen bezüglich des Screenings beim Prostatakarzinom und der Behandlung der durch das Screening entdeckten Krankheit zu erfassen. Die befragten Personen waren Teilnehmer eines Workshops mit dem Titel „Streitfragen bei der Behandlung des Prostatakarzinoms 1992", der in Toronto stattfand. Alle Teilnehmer waren in Ontario praktizierende Urologen sowie medizinische oder Radioonkologen. Mit den Workshop-Informationen wurden ihnen ein Fragebogen mit der Bitte überreicht, diesen während der ersten Tageshälfte der Veranstaltung auszufüllen. Die Vorträge dieses Vormittags konzentrierten sich auf das Screening und die Behandlung der Krankheit im Frühstadium. Die Teilnehmer verfügten daher vor Ausfüllung der Fragebögen über die neuesten Informationen bezüglich Screening und Therapie. Es wurd die Frage gestellt, welche Screeningtests und welche Anwendungshäufigkeit dieser Tests sie für sich selbst wünschen und in welchem Alter sie beginnen würden, bei sich selbst Screeninguntersuchungen vornehmen zu lassen. Sie wurden ebenfalls gefragt, welches Screeningverfahren sie einem Patienten ihrer Praxis empfehlen würden. Anhand der vorgegebenen klinischen Situation eines im Alter von 50, 60, 70 und 80 Jahren mittels transrektaler Sonographie entdeckten symptomlosen nichtpalpablen Karzinoms wurden die Ärzte gefragt, welche Behandlung sie für sich und ihre Patienten wählen würden.

Über 80% der Teilnehmer gaben die Fragebögen ausgefüllt zurück. Informationen über die Personen, die den Fragebogen ausfüllten, sind in Tabelle 1 dargestellt. 93% waren nicht nur der Meinung, daß ein Screening nach dem Prostatakarzinom durchgeführt werden sollte, sondern bevorzugten auch die rektal-digitale Untersuchung als Screening-Werkzeug. 65% wünschten eine jährliche Bestimmung des prostataspezifischen Antigens (PSA), wohingegen sich nur 5% für eine regelmäßig durchgeführte transrektale Ultrasonographie entschieden, da diese für Fälle mit abnormen DRE- oder PSA-Befunden vor-

Tabelle 1. Informationen über Beantworter/innen des Fragebogens zum frühen Prostatakarzinom

Spezialisierung	Urologen	51%
	Radiologische Onkologie	33%
	Medizinische Onkologie	16%
Tätigkeit	Universität	35%
	Gemeinde	37%
	In der Ausbildung	28%
Durchschnittsalter	42	
Geschlecht	Männlich	86%
	Weiblich[a]	14%

[a] Die weiblichen Befragten erfüllten nur den Zweck der Vervollständigung des auf die Patienten bezogenen Teils der Umfrage

Tabelle 2. Von allen Ärzten für sich selbst gewählte Behandlungen im Falle einer mit der transrektalen Ultrasonographie entdeckten nichtpalpablen Läsion (Zahlen sind in % der Gesamtzahl ausgedrückt. Die Gesamtzahl kann größer als 100 sein, da manche Ärzte für 2 Optionen die gleiche Präferenz angaben)

	Lebensalter			
	50 J.	60 J.	70 J.	80 J.
Radikale Prostatektomie	81	74	24	0
Radiotherapie	12	16	39	17
Nur Verlaufskontrolle	4	4	19	70
Nur TURP	4	6	6	1
Hormontherapie	0	0	12	19

behalten sein sollte. Das Alter, in dem sie beginnen würden, sich Screeninguntersuchungen zu unterziehen, belief sich auf 49 Jahre und das Alter, in dem sie damit aufhören würden, auf >74 Jahre (einige waren der Meinung, daß das Screening in jedem Alter fortgesetzt werden sollte), d. h. mindestens während eines Zeitraums von 25 Jahren. Hinsichtlich der von diesen Ärzten für sich selbst oder ihre Patienten empfohlenen Screening-Strategien gab es keinen nachweisbaren Unterschied.

Die Mehrheit der kanadischen Fachärzte wählte für sich als Behandlung die radikale Prostatektomie, falls sie ein nichtpalpables, symptomloses Karzinom hätten, das im Alter von 50 oder 60 Jahren durch TRUS entdeckt worden wäre (Tabelle 2). Diese Tendenz war bei den Urologen noch stärker ausgeprägt, von denen sich im Falle der Entdeckung des Karzinoms im Alter von 50 oder 60 Jahren 92% bzw. 84% für diese Behandlung entschieden (Tabelle 3). Auch im Falle eines Lebensalters von 70 Jahren wählten über 90% noch eine „Radikaltherapie", wobei 57% mit der Radiotherapie und 35% mit der Prostatektomie

Tabelle 3. Von Urologen für sich selbst gewählte Behandlungen im Falle einer mit der transrektalen Ultrasonographie entdeckten nichtpalpablen Läsion (Zahlen sind in % der Gesamtzahl ausgedrückt. Die Gesamtzahl kann größer als 100 sein, da manche Urologen für 2 Optionen die gleiche Präferenz angaben)

	Lebensalter			
	50 J.	60 J.	70 J.	80 J.
Radikale Prostatektomie	92	84	35	0
Radiotherapie	5	8	57	11
Nur Verlaufskontrolle	2	5	16	71
Nur TURP	0	2	11	3
Hormontherapie	0	0	16	29

behandelt werden sollten. Lediglich im Falle eines Lebensalters von 80 Jahren wurde ein eher konservativer Ansatz begünstigt, indem 71 % der Urologen sich nur für die Verlaufskontrolle entschieden. Wie bei den Screening-Strategien gab es auch bei den Behandlungen, welche die Ärzte für sich selbst oder ihre Patienten wählten, keinen Unterschied.

Viele der kanadischen Urologen sind von der Bedeutung eines Screenings und davon überzeugt, daß ein durch Screening entdecktes Prostatakarzinom einer nachhaltigen Therapie zugeführt werden sollte. Die von ihnen bevorzugte Therapie bei einem asymptomatischen, nichtpalpablen Prostatakarzinom, das bei Männern im Alter von 50 oder 60 Jahren durch das Screening entdeckt wurde, ist die radikale Prostatektomie. Die erhöhte Präferenz für die Radiotherapie im Falle eines Lebensalters von 70 Jahren könnte die Meinung widerspiegeln, daß ein im Frühstadium durch Screening entdecktes Prostatakarzinom bei älteren Individuen geringere Auswirkungen auf die Lebensqualität und Lebensdauer haben wird und die Morbidität infolge Radiatio zwar geringer als die Morbidität infolge einer Operation ist, der Einfluß auf den Tumor jedoch ebenfalls geringer sei. Nur im Falle eines Lebensalters von 80 Jahren scheint bei dieser Krankheit eine Präferenz für einen eher konservativen Ansatz gegeben zu sein. Dies steht in deutlichem Gegensatz zu der Situation in Großbritanien, wo viele Urologen auch für jüngere Patienten mit bereits fortgeschrittener lokaler Erkrankung eine eher konservative Behandlung empfehlen würden.

Im kanadischen Gesundheitssystem wurde entschieden, daß Screeninguntersuchungen zu keinen finanziellen Belastungen der Patienten führen sollten. Die notwendigen Arztbesuche, die Screeningtests, evtl. notwendige Biopsien und Behandlungen sollten zu finanziellen Lasten der Regierung gehen. Falls das Screening einen Vorteil bringt, sollten sich alle Männer, die möglicherweise davon profitieren, den notwendigen Tests unterziehen können. Daher sollte entschieden werden, welche Screening-Strategie empfehlenswert ist, wie sie durchgeführt werden soll und welche Untersuchungen finanziell untersützt werden. Informationen über die Ergebnisse der sich einem Screening unterziehenden Patienten sollten prospektiv gesammelt werden, damit eine bessere Information bezüglich Kosten und Nutzen zu erhalten wäre.

Lokalisiertes Prostatakarzinom

In unserer Umfrage wurde eine der auf das lokalisierte Prostatakarzinom bezogenen Situationen im Fragebogen wie folgt beschrieben:

Sie sind 67 Jahre alt und haben während der vergangenen 6 Monate bei sich eine Abschwächung des Harnstrahls und eine Pollakisurie sowie Nykturie festgestellt. Sie konsultieren einen Urologen, der bei ihnen einen umschriebenen Knoten mit einem Durchmesser von 1,5 cm entdeckt, der auf den rechten Prostatalappen begrenzt ist. Die Nadelbiopsie ergibt ein mäßig differenziertes Adenokarzinom mit einem Gleason-Score von 5; PAP-Werte, Knochenszintigramm, Röntgenthorax, Lymphangiographie sowie CT-Scan von Abdomen und Pelvis sind normal. Wie möchten sie behandelt werden?

Darüber hinaus wurde diesen Spezialisten die Randomisierung in zwei Behandlungsarme vorgeschlagen, und sie wurden gefragt, ob sie mit einer Randomisierung einverstanden sind. Dies wurde im Fragebogen wie folgt beschrieben:

Ihr Arzt erklärt ihnen, daß er an zwei randomisierten klinischen Versuchen teilnimmt, für die Sie vorgesehen sind. Er frägt Sie, ob Sie bereit sind, an einem dieser Versuche teilzunehmen.

Versuch 1		
Randomisation	Behandlung A	Radikale Prostatektomie
	Behandlung B	Radiotherapie der Prostate und
		Lymphknoten des Beckeninnern
Versuch 2		
Randomisation	Behandlung A	Orchiektomie
	Behandlung B	Radiotherpaie der Prostata
	Behandlung C	Orchiektomie und Radiotherapie

Die bevorzugten Behandlungsoptionen für das lokalisierte Prostatakarzinom verteilten sich in fast gleichem Maß auf die radikale Prostatektomie und die Radiotherapie (Tabelle 4). Unter den Urologen und den Radioonkologen gab es sehr starke Präferenzen für ihre eigene fachspezifische Behandlungsmodalität. (p < 0,001). Doch bei den medizinischen Onkologen verteilte sich die Präferenz

Tabelle 4. Von Ärzten für sich selbst bevorzugte Behandlung im Falle des lokalisierten Prostatakarzinoms in Abhängigkeit von ihrer Spezialisierung

Gewählte Behandlung	Alle Befragten [%]	Medizinisch behandelnde Onkologen [%]	Mit Radiotherpaie behandelnde Onkologen* [%]	Urologen* [%]
Prostatektomie	40	42	8	79
Radiotherapie	39	46	92	8
Nur TUR	9	0	0	4
Andere	12	12	0	8

* Signifikanter Unterschied (p < 0,001) zwischen Urologen und Radiologie-Onkologen.

Tabelle 5. Von Ärzten für sich selbst bevorzugte Behandlung im Falle des lokalisierten Prostatakarzinoms in Abhängigkeit vom Land

Gewählte Behandlungsweise	Alle Befragten	Urologen in		
		Großbritannien*	Kanada*	USA
	[%]	[%]	[%]	[%]
Prostatektomie	40	4	61	79
Radiotherapie	39	44	13	8
Nur TUR	9	44	3	4
Andere	12	7	24	8

* Signifikanter Unterschied zwischen britischen und nordamerikanischen Urologen: p < 0,001.

gleichmäßig auf beide Behandlungsmodalitäten. Ein auffälliger Unterschied bestand zwischen britischen und nordamerikanischen Urologen (Tabelle 5). 44% der britischen Urologen entschieden für eine transurethrale Resektion, ein Behandlungsansatz, der fast nie von ihren kanadischen oder amerikanischen Kollegen gewählt wurde. Britische Urologen, die sich für eine aggressivere Therapie entschieden, favorisierten eher die Radiotherapie als die Radikaloperation. Das Alter der Ärzte sowie das Beschäftigungsverhältnis (Univ.-Klinik oder Niedergelassene in freier Praxis) hatten keinen Einfluß auf die Entscheidung.

Die vom British Medical Research Council (BMRC) initiierte klinische Studie, in der Orchiektomie, Radiotherapie sowie Orchiektomie plus Radiotherpaie verglichen wurden, wurde nur von 3% der Befragten aktzeptiert. Der Hauptgrund für die geringe Akzeptanz bestand in der Ablehnung der Orchiektomie als Behandlung des lokalisierten Prostatakarzinoms. Keiner der Befragten wählte die Orchiektomie als Primärtherapie.

Die Behandlungsoption radikale Prostatektomie oder Radiotherapie wurde sehr kontrovers aufgenommen. 79% der Ärzte wählten eine dieser zwei Behandlungsmodalitäten, wobei im Hinblick auf den Behandlungserfolg deutliche Unterschiede bei den Ärzten aus verschiedenen Ländern und Disziplinen erkennbar waren. Insgesamt willigten nur 31% in eine Randomisierung ein, wobei die Einwilligungsrate bei den Urologen (16%) und Ärzten jenseits des 45. Lj. (21%) am niedrigsten war. Die Gründe für die Weigerung waren von der Fachrichtung und dem Wohnort des Arztes abhängig (Tabelle 6). Nämlich 71% der amerikanischen Urologen und 0% der amerikanischen Radiotherapeuten lehnten den Versuch ab, weil sie der Meinung waren, daß eine Operation besser sei. Dahingegen lehnten 0% der amerikanischen Urologen und 81% der amerikanischen Radiotherapeuten den Versuch ab, weil sie überzeugt waren, daß eine Radiotherapie besser wäre. Britische Urologen lehnten den Versuch ab, weil sie entweder der Meinung waren, daß die Radiotherapie vorzuziehen sei oder meinten, daß weder die Radiotherapie noch Prostatektomie eine geeignete Therapie für die lokalisierte Erkrankung wäre.

Tabelle 6. Angegebene Gründe für die fehlende Einwilligung zur Teilnahme an dem Versuch, in dem die radikale Prostatektomie und Radiotherapie verglichen werden

Grund	Alle Be-frag-ten [%]	Urologen in			Medi-nisch behan-delnde Urologen [%]	Mit Radio-therapie behan-delnde Urologen [%]
		Groß-britan-nien [%]	Kanada [%]	USA [%]		
Prostatektomie bevorzugt	42	5	76	71	36	0
Radiotherapie bevorzugt	29	40	14	0	29	81
Unangemessenheit beider Behandlungen	13	45	0	9	0	6
Andere	16	10	10	20	35	13

Diese Bevorzugung der eigenen Behandlungsmodalitäten seitens der Fachärzte und die im Vergleich zu den nordamerikanischen Kollegen eher konservative Behandlungsphilosophie der britischen Urologen beschränkte sich nicht auf die Behandlung des Prostatakarzinoms im Frühstadium. Ähnliche Ergebnisse wurden auch in Zusammenhang mit dem oberflächlichen, lokal fortgeschrittenen und metastasierten Harnblasenkarzinom erzielt. Auch bei den meisten anderen Krankheitsbildern war die Einwilligung zur Teilnahme an randomisierten Studien gering. Diese Umfrage zeigte, daß die Meinungen der Uroonkologen in bezug auf die Behandlung des lokalisierten Prostatakarzinoms in starkem Maße durch deren Spezialgebiet und das Land, in dem sie praktizierten, beeinflußt waren. Daraus folgt, daß die Behandlung, die ein Patient mit einem Prostatakarzinom im Frühstadium erhält, nicht durch die in der medizinischen Fachliteratur berichteten Ergebnisse beeinflußt wird, sondern eher davon, zu wem er überwiesen wird und wo er lebt. Die fehlende Übereinstimmung darüber, ob die radikale Prostatektomie, Radiotherapie oder palliative Behandlung den besten Behandlungsansatz darstellt, wirft Fragen auf, die durch klinische Versuche beantwortet werden könnten. Angesichts der geringen Einwilligungsbereitschaft zur Teilnahme an einem Versuch, in dem radikale Prostatektomie und Radiotherapie miteinander verglichen werden, muß man sich fragen, ob solche Versuche überhaupt erfolgreich durchgeführt werden können.

Kontrollstudie beim lokal begrenzten Prostatakarzinom nach Mitteilung der ersten Umfrageergebnisse

Um die Auswirkungen der Ergebnisse unserer früheren Umfrage zu beurteilen, führten wir eine Kontrollstudie mit denselben 227 Fachärzten durch (Moore et al. 1990). In dieser Studie präsentierten wir dieselbe klinische Situation des lokali-

Tabelle 7. Zusammenfassung der Antworten auf den Fragebogen zur Verlaufskontrolle bezüglich des Szenarios mit dem lokalisierten Prostatakarzinom (die Antworten auf den ursprünglichen Fragebogen sind in Klammern dargestellt)

| Gewählte Behandlung | Alle Befragten | Urologen in | | | Auf medizinische Behandlung spezialisierte Onkologen | Auf Radiotherapie spezialisierte Onkologen |
| | | Großbritannien | Kanada | USA | | |
	[%]	[%]	[%]	[%]	[%]	[%]
Prostatektomie	39 (40)	12 (4)	71 (61)	68 (79)	37 (42)	0 (8)
Radiotherapie	51 (39)	60 (44)	21 (13)	12 (8)	59 (46)	100 (92)
Transurethrale Resektion allein	5 (9)	24 (44)	0 (3)	8 (4)	0 (0)	0 (0)
Andere	5 (12)	4 (7)	8 (24)	12 (8)	4 (12)	0 (0)

sierten Prostatakarzinoms und eine Zusammenfassung der (in Abhängigkeit von der Spezialisierung und dem Wohnort wiedergegebenen) ursprünglichen Antworten, welche die Meinungsvielfalt unter den Experten im Hinblick auf die bevorzugte Behandlung erkennen ließ. Unsere Fragestellung bestand darin, ob die Ärzte sich bewußt waren, daß eine solche Meinungsvielfalt existiert, und ob diese Tatsache sie zur Veränderung ihrer Entscheidungen in bezug auf die Behandlung veranlassen würde. Wir fragten darüber hinaus, ob dieses Wissen ihre Bereitschaft beeinflussen würde, entweder jetzt selbst an einem klinischen Versuch, in dem radikale Prostatektomie und Radiotherapie verglichen werden, teilzunehmen oder ihre Patienten zur Teilnahme zu veranlassen.

72% der bereits zuvor befragen Ärzte beantworteten den Fragebogen zur Verlaufskontrolle. Wie in Tabelle 7 dargestellt, waren die meisten der gewählten Behandlungsoptionen ähnlich wie in der ersten Umfrage. Die einzige Veränderung bestand in der erhöhten Präferenz für die Radiotherapie seitens der britischen Urologen und der amerikanischen medizinischen Okologen. Daß innerhalb der Gemeinschaft der Uroonkologen unterschiedliche Meinungen hinsichtlich der Behandlung des lokal begrenzten Prostatakarzinoms existieren, war im allgemeinen bekannt; 95% der Befragten waren sich bewußt, daß zu diesem Thema kontroverse Auffassungen existieren. Besonders deutlich wurde diese fehlende Übereinstimmung auf Urologen-Treffen wie der vom NCI (National Cancer Institute) voranstalteten Konferenz zum lokalisierten Prostatakarzinom (National Institutes of Health 1988).

In der anfänglichen Umfrage gaben 31% der Ärzte an, daß sie mit einer Teilnahme an einer Studie, in der die radikale Prostatektomie mit der Radiotherapie verglichen wird, einverstanden wären. Nachdem sie erneut mit dem Ausmaß der bei ihren Kollegen vorherrschenden kontroversen Meinungen konfrontiert wurden, gaben 29% der Befragten an, daß sie mit einer Randomisierung im Rahmen eines solchen Versuches einverstanden wären. Im Gegensatz dazu gaben

58% der Befragten an, daß sie einen Patienten ihrer Praxis im Hinblick auf die Teilnahme an diesem Versuch ansprechen würden ($p < 10^{-5}$). Es gibt jedoch gute Gründe anzunehmen, daß die Befragten die Wahrscheinlichkeit überschätzten, daß sie diesen Therapieversuch ihren Patienten anbieten würden. Vor kurzem mußte eine Gruppe von Onkologen in den USA eine solche Therapiestudie wegen zu wenig Datenmaterial beenden. Das lokalisierte Prostatakarzinom ist eine relativ häufige Erkrankung. Wenn man annimmt, daß 50% der von uns wegen eines solchen Versuches angesprochenen Patienten mit einer Teilnahme einverstanden wären, stellt sich die Frage, ob der Anteil der Ärzte, die ihre Patienten tatsächlich auf den Versuch ansprachen, ungefähr 58% ausmachte.

Schlußfolgerungen

Man kann daran zweifeln, ob es berechtigt ist, daß ein Arzt einem Patienten die Randomisierung innerhalb einer klinischen Studie anbietet, an der er selbst nicht teilzunehmen bereit wäre. Dieser Einwand wäre sicher dann berechtigt, wenn der Arzt einen Patienten zur Teilnahme an einem Versuch veranlaßt, der einen Behandlungsansatz beinhaltet, der im allgemeinen als unkonventionell, gefährlich oder ineffektiv beurteilt wird. In der Studie, in der Orchiektomie, Radiotherapie oder Orchiektomie plus Radiotherapie verglichen werden, traf dies insofern zu, als die Orchiektomie von den meisten Ärzten als unakzeptabler Behandlungsansatz betrachtet wird. Desgleichen wurde in einer früheren Studie beobachtet, daß die meisten Ärzte an Chemotherapieversuchen für das nichtkleinzellige Bronchialkarzinom selbst nicht teilnehmen würden, da sie wegen der Toxizität und unzureichenden Wirkung Bedenken hatten (Mackillop et al. 1987).

Anders ist es jedoch in einer Studie, in der eine Randomisierung zwischen radikaler Prostatektomie oder Radiotherapie vorgenommen wird. Beide von Experten gleichermaßen akzeptierte Behandlungsformen werden in dieser Studie verglichen. Freedman (1987) hat den Zustand „genuiner Ungewißheit" unter den Experten über die relativen Erfolge der Behandlungen als „Equipoise" bezeichnet. Es scheint normal zu sein, wenn ein Arzt für eine der Behandlungsoptionen eine individuelle Präferenz hat. Es ist auch vertretbar, daß ein Arzt bei der Auswahl einer Behandlung für sich selbst seiner individuellen Neigung folgen möchte, doch aufgrund seines Kenntnisstandes seinen Patienten andere Behandlungsstrategien vorschlägt.

Die nordamerikanischen Urologen sind davon überzeugt, daß die radikale Prostatektomie die beste Behandlung ist, und die Radioonkologen sind überzeugt, daß die Radiotherapie die beste Behandlung darstellt. Die fehlende Übereinstimmung zwischen Urologen und Radiologen hinsichtlich der bevorzugten Behandlungsmodalität ist eine seit langem bestehende und sehr bekannte Kontroverse. Die Berechtigung zu einer dieser Therapieformen wird daraus abgeleitet, daß das lokalisierte Prostatakarzinom einer sofortigen Behandlung bedarf. Diese Schlußfolgerung wird von der Mehrheit der britischen Urologen angefochten, indem diese nur beim Auftreten von Symptomen eine Behandlung einleiten. Trotz der nicht großen Bereitschaft, einer Randomisierung Operation vs. Radiatio zuzustimmen, kommt der Verdacht auf, daß ein Vergleich zwischen radikaler Prostatektomie und Radiotherapie unter dem Gesichtspunkt der Symptomatik für die nordamerikanischen Uroonkologen noch unakzeptabler wäre. Alle Diskussionsparteien können für den von ihnen bevorzugten Therapieansatz überzeugende Argumente auf der Basis von theroretischer Überlegungen und Studien (mit nur einem Behandlungsarm) vorbringen.

Die gegenwärtige Situation im Falle des lokalisierten Prostatakarzinoms spiegelt die vor 20 Jahren bereits existente Kontroverse im Zusammenhang mit der Behandlung des lokalisierten Mammakarzinoms wider. Die Streitfragen bezüglich der lokalen Behandlung des Mammakarzinoms wurden nur dank Durchführung großer randomisierter Studien durch Gruppen wie NSABP geklärt. Inzwischen würden die meisten mit der Behandlung des Mammakarzinoms befaßten Onkologen akzeptieren, daß sowohl eine modifizierte radikale Mastektomie als auch eine partielle Mastektomie plus Radiatio akzeptable Ansätze darstellen, mit denen gleichwertige Ergebnisse erzielt werden (Belanger 1991).

Während 90 % der Befragten die radikale Prostatektomie oder Radiotherapie wählten, ist es in Nordamerika nicht möglich, eine randomisierte Studie zwischen diesen beiden Optionen durchzuführen. Darüber hinaus zeigte unsere Umfrage, daß ein Therapieversuch mit Vinblastin gegenüber Vinblastin plus Interferon beim metastasierten Nierenzellkarzinom von der Mehrzahl der Befragten unterstützt wurde, obwohl keiner von ihnen eine der beiden Optionen als bevorzugte Behandlung wählte. Dies zeigt, daß einige Studien, für die ohne weiteres Patienten gefunden werden, keine klinische Relevanz haben können. Möglicherweise ist diese Situation dadurch entstanden, daß man feststellen mußte, wie schwer es ist, klinische Studien durchzuführen, die kontroverse Themen zum Inhalt haben. Eine klinische Studie, die eine klinisch irrelevante Frage zu beantworten versucht, ist jedoch selbst bei hervorragender Methodik bestenfalls eine Verschwendung von finanziellen Mitteln, die anders genutzt werden könnten.

Die in allen Umfragen feststellbare hohe Rate an wiederkehrenden Meinungen zeigt, daß die erzielten Informationen die Meinungen der Experten widerspiegeln. Die gegenwärtigen Meinungen und Kontroversen in Zusammenhang mit der Diagnose und Therapie des frühen Prostatakarzinoms wurden anhand dieser Umfragen definiert. Dies könnte uns ermöglichen, klinisch relevante Fragen zu stellen und sie in klinischen Studien zu beantworten. – Die Erkenntnisse über die Akzeptanz klinischer Studien unter den Fachärzten stellen nützliche Informationen hinsichtlich ihrer Relevanz und Durchführbarkeit dar. Auch glauben wir, daß diese Vorgehensweise die ethische Validität des vorgeschlagenen Versuches erhöhen kann. Üblicherweise verlassen sich die Patienten bei ihrer Entscheidung, ob sie sich mit einer Randomisierung im Rahmen eines Versuches einverstanden erklären, auf den Rat ihres Arztes. Es wurde nachgewiesen, daß Informationen über den Anteil der Fachärzte, die damit einverstanden wären, selbst an einer Studie teilzunehmen, die Entscheidung des Patienten hierüber beeinflussen (Mackillop et al. 1989). Die Tatsache, daß eine klinische Studie eine unter Fachleuten zwar kontroverse Frage zu beantworten versucht, doch alle vorgeschlagenen Behandlungsoptionen innerhalb der Expertengemeinschaft akzeptiert sind, würde auch zu einer Akzeptanz durch alle Beteiligten führen.

Literatur

Belanger D, Moore MJ, Tannock IF (1991) How american oncologists treat breast cancer – an assessment of the influence of clinical trials. J Clin Onc 9:7–16

Freedman B (1987) Equipoise and the ethics of clinical research. N Engl J Med 317:141

Mackillop WJ, O'Sullivan B, Ward GK (1986) The use of expert surrogates to evaluate clincal trials in non-small cell lung cancer. Br J Cancer 54:661

Mackillop WJ, Palmer MJ, O'Sullivan B et al. (1989) Clincal trials in cancer: the role of surrogate patients in defining what constitutes an ethically acceptable clinical experiment. Br J Cancer 59:388–395

Mackillop WJ, O'Sullivan B, Ward GK (1987) Non-small cell lung cancer: Hwo oncologists want to be treated. Int J Radiation Oncology Biol Phys 13:929–935

Moore MJ, O'Sullivan B, Tannock IF (1990) Are treatment strategies of urologic oncologists influenced by the optinions of their colleagues. Br J Cancer 62:988–991

Moore MJ, O'Sullivan B, Tannock IF (1988) How expert physicians would wish to be treated if they had genitourinary cancer. J Clin Oncol 6:1736

National Institutes of Health (1988) Consensus development conference of the management of clinically localized prostate cancer. NCI Monographs 7

Raghavan D, Tannock IF (1989) Clinical trials in genitourinary oncology: what have they achieved? In: Smith PH (ed) Combination therapie in urological malignancy. Springer, Berlin Heidelberg New York Tokyo

Screening des Prostatakarzinoms:
Instrumente und Probleme

J. E. Altwein und D. Hölzel

Die Früherkennung des Prostatakarzinoms stützt sich auf die digitale Prostata-palpation (DRE), die Bestimmung des prostataspezifischen Antigens (PSA) im Serum und die transrektale Ultraschalluntersuchung der Prostata (TRUS). Der Wert dieser drei Teste für die Frühdiagnostik, vor allem wenn sie kombiniert angewendet werden, ist durch die Untersuchungen von Cooner et al. (1990) und Lee et al. (1989) geklärt worden. Es war naheliegend, aufgrund der guten Erfahrungen mit dem Tumormarker PSA in der Frühdiagnostik die PSA-Bestimmung als Screeninginstrument in Verbindung mit der DRE einzusetzen. Dieser Gedanke wurde erstmals von Catalona et al. (1991) in einer Studie mit 1061 Männern eingesetzt. Inzwischen wurden in diese Studie über 12000 Männer aufgenommen, und es zeigte sich, daß die DRE alleine 36% der Prostatakarzino-me nicht aufgedeckt hätte und ebenso der PSA-Einsatz alleine 26% der Prostatakarzinome übersehen hätte. Erst die Kombination von DRE und PSA als Screeninginstrument erschienen Catalona et al. (1993) als unter gegenwärtigen Bedingungen optimal zum Screening. Die TRUS konnte sich als Screeninginstru-ment nicht durchsetzen, obwohl Lee et al. (1989) sie durchaus als Screeninginstru-ment ansahen und empfahlen. Im Januar 1992 stellte aber die American Urological Association klar, daß die Eignung der TRUS als unabhängiges Screeninginstrument für die Frühdiagnose des Prostatakarzinoms nicht bewiesen wurde.

Obwohl die Begriffe Früherkennung oder Frühdiagnostik und Screening („Vorsorge") gerne synonym verwandt werden, sollte zwischen beiden Suchver-fahren unterschieden werden. Methoden zur Früherkennung des Prostatakarzi-noms sind diagnostische Verfahren, die den Tumor möglichst mit hoher Zuverlässigkeit in einem heilbaren Stadium (heilbar bezieht sich auf die ideale Indikation zur radikalen Prostatektomie) nachweisen; dies beinhaltet aber nicht, daß solche Früherkennungsteste sich auch als Screeninginstrumente eignen – unabhängig davon, daß der Wert des Screenings, der darin besteht, die Sterblich-keit an dem betreffenden Tumor zu senken – noch nicht bewiesen wurde.

Im Prinzip ist das Tumorscreening eine Gesundenuntersuchung, wobei allerdings bestimmte Bevölkerungsgruppen ausgeschlossen werden. Beim Prosta-takarzinom-Screening empfiehlt beispielsweise die American Cancer Society ein Screening ab dem 40. Lebensjahr, in Deutschland ist die Prostatakarzinom-Vorsorge ab dem 45. Lebensjahr empfohlen, und die American Urological Association empfiehlt ein Screening ab dem 50. Lebensjahr. In Deutschland ist die Krebsfrüherkennungsuntersuchung vom Alter her nach oben unbegrenzt, obwohl sich für den 80jährigen die Frage nach einer radikalen Prostatektomie zur Heilung von diesem Tumor nicht mehr stellt. Grundsätzlich wird das Screening nicht bei Kranken durchgeführt; denn beim Mann mit prostatogenen Symptomen schließt sich die diagnostische Abklärung an.

Die Schwierigkeit besteht jetzt darin, daß bei der Mehrzahl der Männer, die aufgrund ihres Alters für ein Prostatakarzinom-Screeningprogramm in Betracht kommen, auch prostatogene Miktionsbeschwerden vorliegen. Diese sind zwar zumeist auf die altersphysiologische benigne Prostatahyperplasie zurückzuführen, die Prävalenz des Prostatakarzinoms ist aber bei Patienten mit Miktionsbeschwerden grundsätzlich höher als bei solchen ohne Miktionsbeschwerden.

Screening durch DRE

Unter den Screeningtesten wird die alleinige DRE als zu unzuverlässig kritisiert. Betrachtet man die Leistungsbreite der DRE, dann fällt eine Spanne der Entdeckungsraten des Prostatakarzinoms durch alleinige DRE von 0,13–1,7% auf (Faul 1982; Müller et al. 1988). Diese Spanne erklärt sich offenkundig dadurch, daß die Übung des Untersuchers und die Präselektion der zu screenenden Population als Störkfaktoren eine wichtige Rolle spielen. Führen motivierte und insbesondere erfahrene Untersucher die DRE durch, dann ist in jedem Fall eine höhere Entdeckungsrate zu erwarten, als wenn beispielsweise Nichturologen die DRE im Screening vornehmen. Dies wird deutlich bei der Gegenüberstellung der Ergebnisse von Faul (1982) und von Lee et al. (1988), die im Rahmen einer Früherkennungsstudie mit wissenschaftlicher Zielsetzung die DRE als Screeninginstrument einsetzten.

Nicht zu unterschätzen ist darüber hinaus der Effekt der Gruppenzusammensetzung auf das Vorkommen der Erkrankung in der Screeningpopulation. Fühlen sich die Patienten beispielsweise durch Presseberichte zur Teilnahme an einem Prostatakarzinom-Screeningprogramm aufgefordert, dann werden vorzugsweise die Männer der Aufforderung folgen, die womöglich prostatogene Beschwerden haben. In dieser Gruppe ist entsprechend die Inzidenz und vor allem Prävalenz des Prostatakarzinoms höher und bedingt hierdurch die Testzuverlässigkeit. Betrachtet man beispielsweise die positiven Vorhersagewerte der Literatur zum DRE-Screening, dann zeigt sich eine Streuung von 6 bis 39%.

Nach dem Bayes-Theorem hängt aber der positive Vorhersagewert nach folgender Formel mit der Prävalenz zusammen:

Positiver Vorhersagewert =

$$\frac{\text{Prävalenz} \times \text{Sensitivität}}{\text{Prävalenz} \times \text{Sensitivität} + (1 - \text{Spezifität})\,(1 - \text{Prävalenz})}$$

Somit kann man aus den stark streuenden Entdeckungsraten und Vorhersagewerten lediglich auf das Wirksamwerden von Störgrößen, aber nicht auf die mangelhafte Eignung der DRE an und für sich schließen.

In besonderem Maße wird das deutsche Krebsfrüherkennungsprogramm, das zur Suche nach einem Prostatakarzinom sich auf eine Frage nach der Miktion und die DRE (zumeist von Nichturologen) stützt, international als unzureichend kritisiert (Bentvelsen et al. 1993). Die unakzeptabel niedrige Entdeckungsrate von 0,13% 1982 hat sich bis 1987 nicht gebessert (Tabelle 1). Die Prävalenz des Prostatakarzinoms steigt mit dem Alter und erreicht jenseits des 50. Lebensjahres Werte von 30% (Tabelle 2), so daß mit einem geeigneten Screeninginstrument Entdeckungsraten im 1. Jahr von ca. 2% erreicht werden sollten.

Tabelle 1. Entdeckungsrate des Prostatakarzinoms durch Vorsorgeuntersuchungen 1987 bei 1 336024 gescreenten Männern (Zentralinstitut für die kassenärztliche Versorgung; 10. 92)

Prostatakarzinomverdacht bei	0,92%
Prostatakarzinom bestätigt bei	0,122%
Prostatakarzinom nicht bestätigt bei	0,582%
Prostatakarzinomdiagnose noch nicht abgeschlossen	0,24%

Tabelle 2. Prostatakarzinom: Prävalenzschätzungen bei über 50jährigen

Autoren		Prävalenz [%]
McNeal et al. 1986 Dhom 1983	Anteil der latenten Karzinome bei über 50jährigen	30
Scardino 1992	Anteil der „klinisch wichtigen" Prostatakarzinome	6
Lee et al. 1988 Labrie et al. 1992	Entdeckungsrate durch DRE, PSA und TRUS	1,3–5,6
Boring et al. 1993	Jährliche Sterblichkeit	0,09

Tabelle 3. Anteil der Patienten (%) mit Karzinomverdacht oder Karzinom in bezug auf den Palpationsbefund und das Beschwerdebild (Vorsorgeuntersuchung Männer 1987, Zentralinstitut für die kassenärztliche Versorgung, 10. 92)

Palpationsbefund/Beschwerden	Karzinomverdacht	Karzinom
Isolierte Prostataverhärtung	35,4	4,2
Totale Prostataverhärtung	20,7	3,5
Beschwerden beim Wasserlassen und isolierte Prostataverhärtung	37,6	5,9
Beschwerden beim Wasserlassen und totale Prostataverhärtung	23,9	4,6

Im Rahmen der deutschen Krebsfrüherkennung wurde nur bei 4,2% der Patienten mit „isolierter Prostataverhärtung" ein Karzinom nachgewiesen (Tabelle 3). Falls unter „isolierter Verhärtung" der isolierte Knoten zu verstehen ist, dann wäre dieser Wert extrem niedrig; in den USA erreichten Nichturologen bei der Zuordnung des gleichen Befundes immerhin einen positiven Vorhersagewert von 10% (Mold et al. 1992). Allgemeinmediziner in Schweden erreichten sogar einen Vorhersagewert von 26% und Urologen 35% (Vahrenhorst et al. 1992). Catalona et al. (1990) fanden, daß nur ein Drittel der durch DRE-Screening aufgedeckten Prostatakarzinome ein organbegrenztes Prostatakarzinom aufwiesen, aber bei zwei Dritteln ein Stadium T3 oder höher vorlag. Bei diesen Patienten wird somit der Sinn einer Vorsorge verfehlt, vielmehr kommt der Lead-time-Bias (Fink 1980) zum Tragen, d. h., der Patient überlebt das Karzinom nicht länger, er lebt aber länger mit dem Karzinom.

Screening durch TRUS

Die erheblich streuenden Prostatakarzinom-Entdeckungsraten beim Einsatz in klinischen Studien zum Screening – 0,6% (Watanabe et al., 1988) bis 16,2% (Vallancien et al. 1989) – sind ebenso wie die breite Spanne der positiven Vorhersagewerte – 10% (Rifkin et al. 1988) bis 56% (Ragde et al. 1989) – Ausdruck unterschiedlich hoher Prävalenzen des Prostatakarzinoms. Ferner machen die berichteten niedrigen positiven Vorhersagewerte deutlich, daß die Sensitivität, aber vor allem die Spezifität der TRUS unbefriedigend sind (Tabelle 4).

Carter et al. (1989) untersuchten 59 Patienten mit einem T2-Prostatakarzinom, das auf einen Lappen begrenzt war. Der DRE-negative Prostatalappen wurde sonographisch und nach radikaler Prostatektomie histologisch untersucht. Die TRUS-Sensitivität und -Spezifität für das DRE-negative Prostatakarzinom erreichte nur 52% bzw. 68%; daher ist die TRUS zum sog. Massen-Screening nicht geeignet. Entsprechende Statements wurden von der American Urological Association im Januar 1989 und nochmals im Januar 1992 und von dem American College of Radiology am 10. Februar 1991 herausgegeben: TRUS ist am besten zur Abklärung derjenigen Patienten geeignet, die einen abnormen DRE- oder PSA-Wert haben. Abschließend sei angemerkt, daß Cooner et al. (1990) 40 TRUS benötigten, um bei negativen PSA und DRE ein Karzinom in der Prostata aufzuspüren (Tabelle 5).

Tabelle 4. Technische Argumente gegen ein alleiniges TRUS-gestütztes Screening

1. Die Echoarmut des Karzinomfokus in der Prostata ist unspezifisch (Stamey 1992)
2. Zwei Drittel der echoarmen Areale der peripheren und zentralen Zonen, in denen 80% der Prostatakarzinome entstehen, enthalten kein Tumorgewebe (Stamey 1992)
3. 21% der T2-Prostatakarzinome der peripheren und zentralen Zone sind isoechoisch (Shinohara et al. 1989)
4. Prostatakarzinome der Transitionalzone, in der 20% der Tumoren entstehen, können trotz Echoarmut von den benachbarten echoarmen BPH-Knoten nicht unterschieden werden (McLeary 1990)

Tabelle 5. Anzahl der Sonogramme zum Karzinomnachweis. (Nach Cooner et al. 1990)

PSA	DRE	TRUS (Anzahl)	
≤ 4	+	9,7	
	−	40,0	TRUS: tumorsuspekt 2,5%
4–10	+	2,6	
	−	18,6	
> 10	+	1,5	
	−	3,2	

PSA im Screening

Im Mittel haben 21% aller Männer mit einer benignen Prostatahyperplasie ein PSA > 4 ng/ml und 10% sogar >10 ng/ml. Brawn et al. (1991) maßen ein PSA über 100 ng/ml bei einer serienschnittgesicherten reinen Prostatahyperplasie. Die jüngsten Daten von Catalona et a. (1993) erlauben einen differenzierten Einblick in den Wert des PSA zum Screening: Beim ersten PSA-Screening hatten 37% von 244 Männern ein klinisch oder pathologisch fortgeschrittenes Prostatakarzinom – in einer Kontrollgruppe (266 Patienten, nonkonkurrent, DRE-positiv) betrug dieser Anteil 57% von 47 Patienten –, beim seriellen PSA-Screening fiel der Anteil der progredienten Karzinome sogar auf 29% von 129 Männern. Interessant sind die Feststellungen, daß in 2,5% der Kontrollgruppe, 2,9% der Männer beim ersten PSA-Screening und 7,8% beim seriellen PSA-Screening ein G 1 fokales Prostatakarzinom aufwiesen; somit scheint der Length-time-Bias (Fink 1980) selbst beim seriellen Screening keine große Bedeutung zu haben.

Trotz dieser Erfahrungen empfehlen Catalona et al. (1993) noch kein allgemeines PSA-Screening, da eine Senkung der Prostatakarzinommortalität bislang unbewiesen ist. Man kann allerdings schon jetzt festhalten, daß PSA nicht allein zum Screening eingesetzt werden kann, denn bei 21% der Männer mit einem Prostatakarzinom war in der ersten Studie von Catalona et al. (1991) PSA < 4 ng/ml. Dies wurde auch von Mettlin et al. (1991) bestätigt: Etwa 30% der Prostatakarzinome gingen mit einem PSA von < 4 ng/ml und noch etwa 15% mit einem PSA < 2 ng/ml (= „the rule of two") einher.

PSA-Screening in Deutschland

Betrachtet man die säkuläre Entwicklung der Inzidenz und Mortalität des Prostatakarzinoms in den USA (SEER-Programm) und der Bundesrepublik (alt), dann zeigt sich seit 1973 eine Zunahme der Inzidenz von etwa 60% in den USA und ein Anstieg der Mortalität von etwa 15%, wohingegen in den alten Bundesländern seit 1973 eine Zunahme der Mortalität von etwa 13% zu beobachten ist. Rechnet man die Inzidenz auf der Basis der Daten des Münchner

Tumorregisters für die alten Bundesländer hoch, dann ergibt sich für 1991 eine Inzidenz von 14807 Erkrankungsfällen.

Die Zielgruppe eines Prostatakarzinom-Screenings sind Patienten mit einem lokal fortgeschrittenen oder metastasierten Prostatakarzinom zum Zeitpunkt der Diagnose. Im Münchner Tumorregister betrifft dies 55% der jährlichen Erkrankungen (Tabelle 6). Würden diese 55% Karzinomstadien frühzeitig entdeckt, dann würde die Mortalität am Prostatakarzinom um 86% gesenkt werden. 10% der Prostatakarzinom-Patienten profitieren nicht von einem Screening, da sie zumeist wegen hoher kardialer Risiken inoperabel sind. Die verbleibenden 35% werden ohnehin frühzeitig, d. h. im Stadium T1 bis T2 N0 M0, entdeckt.

Tabelle 6. Zielgruppe eines Prostatakarzinom-Screenings (n = 14807 = 100% Prostatakarzinom-Patienten; Schätzungen nach Daten des Münchner Tumorregisters)

10% hohe kardiale Risiken (inoperabel)
35% T1–2 N0 M0
40% T3–4 N0 M0 Tx N1–3 M0 ⎫
15% primär metastasiert ⎭ 55%

Diese 55% der jährlichen Neuerkrankungen könnten von einem Screening profitieren, d. h., es betrifft 86% der durch das Prostatakarzinom bedingten Sterbefälle.

Verzichtet man auf ein Screening in der Bundesrepublik bei den unter 50jährigen, da nur 37 Neuerkrankungen auf 2,04 Mio. Männer auftreten, und bei den über 75jährigen, da sie von einer radikalen Prostatektomie kaum noch einen Überlebensgewinn erwarten dürften, dann müßten 8,09 Mio. Männer zwischen 50 und 75 Jahren auf das Vorliegen eines Prostatakarzinoms gescreent werden, um alle Neuerkrankungen zu entdecken (Tabelle 7).

Tabelle 7. Altersverteilung, Mortalität, geschätzte Inzidenz

Altersklassen	BRD (alt) 1990 Männer (in Mio.)	Sterbefälle 1990	Geschätzte Neuerkrankungen[a]
50–55	2,49	86	109
55–60	1,92	190	1056
60–65	1,69	498	1538
65–70	1,23	860	2657
70–75	0,76	1074	2827
Summe	8,09	2708	8187

[a] aufgrund der in der Stadt München ermittelten Inzidenzrate von 50,3, der höchsten jemals in der BRD ermittelten Rate.
Die in den USA (SEER-Programm) ermittelten Raten, auf die BRD übertragen, würden 32000 statt 14807 Neuerkrankungen bedeuten.
(Annahme: durch regelmäßiges Screening bis 75 Jahre sind alle zu erwartenden Neuerkrankungen frühzeitig zu entdecken.)

Zieht man die Erfahrungen aus PSA-gestützten Studien heran (Tabelle 8), dann fallen Entdeckungsraten von 2,2 bis 14,6% auf. Daraus ist abzuleiten, daß es sich bei den Individuen, die an der angebotenen Krebsfrüherkennungsuntersuchung teilnahmen, nicht um Screenees i.S. einer Gesundenuntersuchung handelt, sondern viel eher um potentielle Patienten; denn es ist vorstellbar, daß vor allem jene Männer einem Aufruf zur Prostatakarzinom-Früherkennungsuntersuchung folgen, die beispielsweise Miktionsbeschwerden oder aber eine positive Familienanamnese haben. Eine einfache Hochrechnung veranschaulicht, daß es sich bei einer Entdeckungsrate von 5,7% um eine positive Präselektion handeln muß: Würde man bei 8,09 Mio. deutschen Männern zwischen 50 und 75 Jahren eine 5,7%ige Entdeckungsrate haben, dann würde die Prostatakarzinom-Inzidenz in der Bundesrepublik von den 14807 auf 461130 hochschnellen.

Tabelle 8. Populationsstudien zur Früherkennung mit monoklonalem PSA

Autoren	Jahr	n	PSA (ng/ml)			Ent-deckungs-rate
			< 4 [%]	4–10 [%]	> 10 [%]	
Mettlin et al.	1991	2229	85,3	11,3	3,4	2,4
Brawer et al.	1992	1249	85,0	11,9	3,0	2,6
Catalona et al.	1991	1653	91,7	6,5	1,8	2,2
Cooner et al.	1990	1807	66,7	20,3	13,0	14,6
Labrie et al.	1992	1002	87,6	8,9	3,5	5,7

Labrie et al. (1992) fanden in ihrer Screening-Studie anhand einer Receiver-Operater-Characteristic-Studie, daß bei einem PSA von 3 ng/ml sowohl die Spezifität als auch die Sensitivität mit je 80% ihren höchsten Wert aufwiesen. Die sog. Screenees in der Studie von Labrie wurden unter Einsatz von Wählerlisten gewonnen, so daß hierdurch vermeintlich eine positive Präselektion ausgemerzt wurde. Wenn man aber diesen PSA-Schwellenwert von 3 anwendet, hat man aber 15% falsch-positive Befunde, d. h., es wird fälschlicherweise bei einem PSA von über 3 ng/ml ein Prostatakarzinom angenommen, der Proband entsprechend abgeklärt, obwohl ein Krebs nicht vorliegt.

Würde man bei allen 8,09 Mio. deutschen Männern im Alter von 50 bis 75 Jahren ein PSA-Screening durchführen, dann würden sich bei einem Schwellenwert von 3 ng/ml 1,25 Mio. abklärungsbedürftige, falsch-positive Befunde ergeben. Selbst bei einem Schwellenwert von 4 ng/ml wären dies noch 720000 falsch-positive Befunde mit der Notwendigkeit des Krebsausschlusses. Am anderen Ende dieser Skala steht der Schwellenwert von 10 ng/ml, bei dem die Zahl der falsch-positiven Befunde zwar auf 150000 gefallen ist, dafür wird aber das Prostatakarzinom bei einem PSA von 10 ng/ml nicht mehr frühentdeckt (Tabelle 9).

Überträgt man die PSA-Verteilung aus der Studie von Labrie et al. (1992) auf die zu screenenden 8,09 Mio. Männer in der Bundesrepublik, dann zeigt sich, daß

Tabelle 9. Bedeutung des PSA Screening-Schwellenwertes; bei Übertragung der Studiendaten von Labrie et al. (1992) auf Deutschland

PSA-Schwellenwert für positiven Befund [ng/ml]	Männer BRD (alt) 50–75 Jahre 8,09 Mio.	Geschätzte jährliche Neuerkrankungen 14807
	falsch-positive Befunde	richtig-positive Befunde
> 3	1,25 Mio. (15%)	11950 (81%)
> 4	0,72 Mio. (9%)	10570 (71%)
> 5	0,52 Mio. (6%)	9250 (63%)
>10	0,15 Mio. (2%)	4750 (32%)

oberhalb eines PSA-Schwellenwerts von 10 ng/ml 2% der Gesunden und 2% der Erkrankten angetroffen werden (Abb. 1). Gleichzeitig führt diese Abbildung vor Augen, in welchem Verhältnis Erkrankte zur Gesamtzahl der Screenees stehen. Wenn man systematisch die Zielgruppe von 8,09 Mio. Männern in der Bundesrepublik einem DRE- und PSA-gestützten Screening unterzieht, dann zeigt der abzuleitende Algorithmus, daß man 700000 Prostatabiopsien durchführen muß, wovon 560000 Probeexzisionen ein negatives Ergebnis bringen. Würde man sogar bei allen 700000 eine Sextantenbiopsie vornehmen, dann stiege die Zahl auf 4,2 Mio. Prostatapunktionen. Würde nur bei 2% der Punktionen eine Blutung bzw. eine Nachblutung resultieren, dann würde man jährlich bei 84000 Patienten eine Prostatablutung induzieren. Die Problematik des Screenings und seiner Folgen wird aus diesem Algorithmus besonders deutlich.

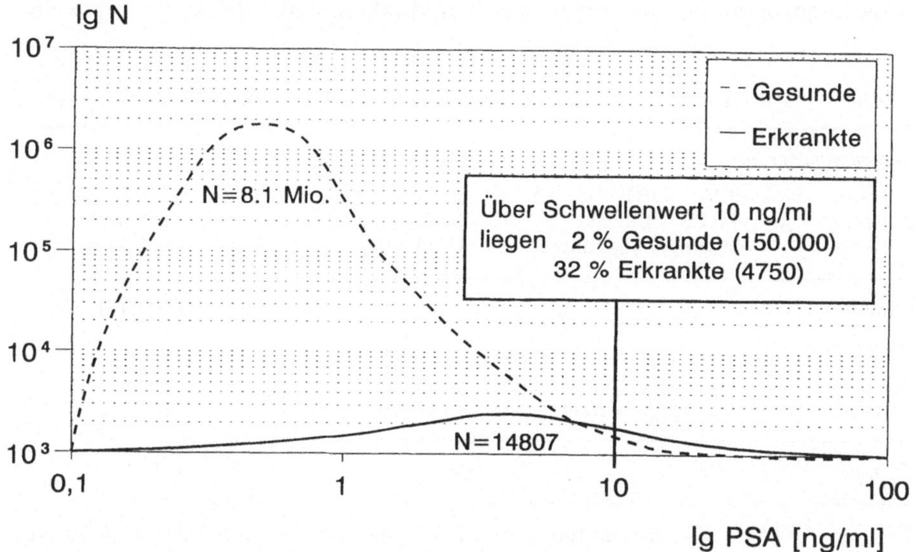

Abb. 1. PSA-Verteilung für Gesunde und am Prostatakarzinom Erkrankte

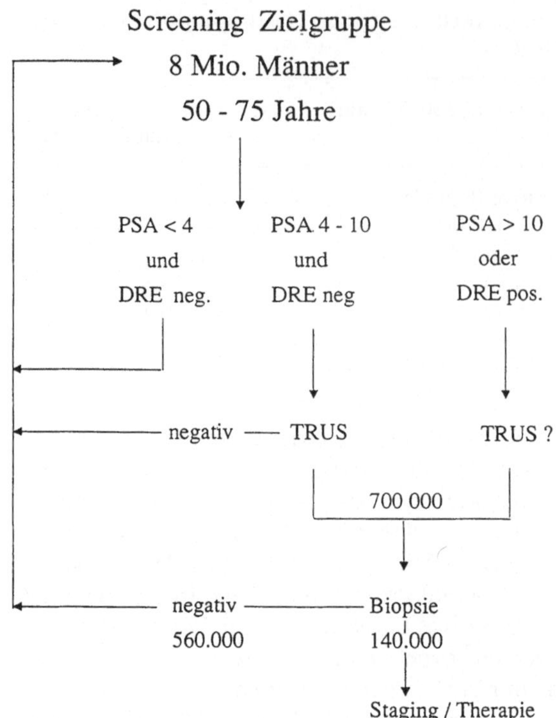

Abb. 2. Entscheidungen beim Prostatakarzinom-Screening

Nicht zuletzt müssen die Kosten eines Screeningprogrammes kalkuliert werden. Unterzieht man die 8,09 Mio. in der Bundesrepublik dem besprochenen Screeningprogramm, dann ergeben sich an direkten und indirekten Kosten eine

Tabelle 10. Kosten eines Screeningprogramms für BRD (alt) im Vergleich zum Status quo

Screeningprogramm			
8 Mio.	PSA + DRE	(à 35,–)	0,280 Mrd.
0,7 Mio.	TRUS + Biopsie	(à 80,–)	0,056 Mrd.
0,14 Mio.	Staging/Behandlung	(à 10000)	1,400 Mrd.
Summe			1,74 Mrd.
Status quo			
1,3 Mio.	Vorsorgeuntersuchung	(à 24,–)	31 Mio.
0,014 Mio.	Staging/Behandlung	(à 10000)	140 Mio.
Summe			171 Mio.

Differenz 1,54 Mrd.: Einzusetzen für die vage Hoffnung, 86 % der Sterbefälle (ca. 80 % treten nach der durchschnittlichen Lebenserwartung auf) um wenige Jahre zu verschieben. Kosten pro verzögerten Sterbefall: 200000 DM.

jährliche Summe von 1,74 Mrd. DM (Tabelle 10). Pro verzögertem Sterbefall errechnen sich Kosten von DM 200000.

Bezogen auf 100000 Männer der Bundesrepublik sind die 30 Sterbefälle am Prostatakarzinom in Beziehung zu setzen zu den Neuerkrankung: 50/100000 erkranken jährlich nach den Ergebnissen des Tumorregisters München neu. 106/100000 Männer würden neu erkranken, wenn in der Bundesrepublik Neuerkrankungsraten wie heute bei den weißen Amerikanern auftreten würden. 450/100000 Männer würden bei einer Neuerkrankungsrate von 1,73% bei einem jährlichen Screening von 50–75 Jahren auftreten, d. h., bei jedem 3. Mann wird bis zum Alter von 75 Jahren ein Prostatakarzinom nachgewiesen. 900–1200/100000 Männer würden neu am Prostatakarzinom erkranken bei Entdeckungsraten von 3,5–4,5, d. h. gestützt auf Studien mit einmaligem PSA > 4 ng/ml-Screening.

Schlußfolgerung

Gegenwärtig ist eine Intensivierung des Screenings in der Bundesrepublik flächendeckend kaum zu rechtfertigen. Die Wirksamkeit der neuen Strategien muß experimentell in Studien geprüft werden, wie dies gegenwärtig in der European Randomized Study of Screening for Prostatic Carcinoma und in 2 Studien unter der Ägide der National Cancer Institutes erfolgt. Weiterhin sollte die Forschung nach den Risiko- und Prognosefaktoren aktiviert werden. Eine bevölkerungsbezogene Erfassung der Erkrankungen einschließlich des Verlaufs ist aber zu realisieren.

Literatur

Bentvelsen FM, Schröder FH (1993) Modalities available for screening for prostate cancer. Eur J Cancer 29A:804–811
Boring CC, Sguiers TS, Tong T (1993) Cancer statistics. CA 43:7–26
Brawer MK, Chetner MB, Beatic J, Buchner DM, Vessella RL, Lange PH (1992) Screening for prostatic carcinoma with prostate specific antigen. J Urol 147:841–845
Brawn PN (1991) Prostate-specific antigen levels from completely sectioned, clinically benign, whole prostates. Cancer 68:1592–1599
Carter HB, Hamper KM, Sheth S, Sanders RC, Epstein JI, Walsh PC (1989) Evaluation of transrectal ultrasound in the early detection of prostate cancer. J Urol 142:1008–1010
Catalona WJ, Smith DS, Ratliff TL, Dodds KM, Doplen DE, Ynam JJJ (1991) Measurement of prostate-specific antigen in serum as a screening test for prostate cancer. N Engl J Med 324:1156–1161
Catalona WJ, Smith DS, Ratliff TL, Basler JW (1993) Detection of organ-confined prostate cancer is increased through prostate-specific antigen-based screening. J Am Med Ass 270:948–954
Catalona WJ, Biss SW (1990) Nerve-sparing radical prostatectomy: Evaluation of results after 150 patients. J Urol 143:538–543
Cooner WA, Mosley BR, Rutherford CL Jr, Beard JH, Pond HS, Terry WJ (1990) Prostate cancer detection in a clinical urological practice by ultrasonography, digital rectal examination and prostate specific antigen. J Urol 143:1146–1156
Dhom G (1983) Epidemiologic aspects of latent and clinically manifest carcinoma of the prostate. J Cancer Res Clin Oncol 106:210–218

Epstein JI, Walsh PC (1992) Evaluation of transrectal ultrasound in the early detection of prostate cancer. J Urol 142:1008–1010
Faul P (1992) Experience with the German annual preventive check-up examination. In: Jacobi GH, Hohenfellner R (eds) Prostate Cancer. Williams & Wilkins, Baltimore, pp 57–70
Fink DJ (1980) Guidelines for the cancer related check-up. American Cancer Society, Atlanta, pp 39–41
Labrie F, Dupant A, Suturn R, Cusan L, Tremblay M, Gomez JL (1992) Serum prostate specific antigen as a pre-screening test for prostate cancer. J Urol 147:846–852
Lee F, Littrup PJ, Torp-Pedersen ST (1988) Prostate cancer: Comparison of transrectal US and digital rectal examination for screening. Radiology 168:389–394
Lee F, Torp-Pedersen S, Littrup PJ (1989) Hypoechoic lesion of the prostate: Clinical relevance of tumor size, digital rectal examination, and prostate specific antigen. Radiology 170:29–32
McLeary RD (1990) Biopsy techniques, strategic and systematic. In: Fifth International Symposium on Transrectal Ultrasound in the Diagnosis and Management of Prostate Cancer, 14.–15. 9. 1990, Chicago, pp 7–9
McNeal JE, Bostwick DG, Kindrachuk RA, Redwine EA, Freiha FS, Stamey TA (1986) Patterns of progressions in prostate cancer. Lancet 1:60–63
Mettlin C, Lee F, Drago J, Murphy GP (1991) Findings on the detection of early prostate cancer in 2425 men. Cancer 67:2949–2958
Mold JW, Holtgrave DR, Bisonni RS, Marley DS, Wright RA, Spann SJ (1992) The evaluation and treatment of men with asymptomatic prostate nodules in primary care: A decision analysis. J Fam Pract 34:561–568
Müller EJ, Crain TW, Thompson IM, Rodriguez FR (1988) An evaluation of serial digital rectal examinations in screening for prostate cancer. J Urol 140:1445–1447
Ragde H, Bagley CM, Aldape HC (1989) Screening for prostatic cancer with high-resolution ultrasound. J Endourol 3:115–123
Rifkin MD, Clevi H (1988) Implications of small, peripheral hypoechoic lesions in endorectal US of the prostate. Radiology 166:619–622
Scardino PT, Weaver R, Hudson MA (1992) Early detection of prostate cancer. Hum Pathol 23:211–222
Shinohara K, Wheeler TM, Scardino PT (1989) The appearance of prostate cancer on transrectal ultrasonography: Correlation of imaging and pathological examinations. J Urol 142:76–79
Stamey TA (1992) Diagnosis of prostate cancer: A personal view. J Urol 147:830–832
Vahrenhorst E, Carlsson P, Capik E, Löfman O, Pedersen KV (1992) Repeated screening for carcinoma of the prostate by digital rectal examination in a randomly selected population. Acta Oncol 31:815–821
Vallancien G, Prapotnich D, Sibert L (1989) Comparison of the efficacy of digital rectal examination and transrectal ultrasonography in the diagnosis of prostate cancer. Eur Urol 16:321–324
Watanabe H (1988) Screening for prostate cancer in Japan. In: EORTC Genitourinary Group Monographie 5: Progress and controversies in oncological urology II. Liss, New York, pp 99–110

Screening und Re-Screening des Prostatakarzinoms: Die Quebec-Studie

FERNAND LABRIE, LIONEL CUSAN, JOSÉ-LUIS GOMEZ, PIERRE DIAMOND, RAUL SUBURU, MARTIN LEMAY and BERNARD CANDAS

Das Prostatakarzinom wurde zum häufigsten männlichen Tumor und ist die zweithäufigste Todesursache nordamerikanischer Männer. Man erwartet für 1994 200000 Neuerkrankungsfälle am Prostatakarzinom in den Vereinigten Staaten und rechnet mit dem Tumortod von 38000 Männern (Boring et al. 1994). Das Prostatakarzinom ist daher ein größeres sozialmedizinisches Problem (Brown et al. 1994), das mit steigender Lebenserwartung zunimmt (Chisholm 1981).

Obwohl die Informationen über die beste therapeutische Modalität des frühen Prostatakarzinoms begrenzt sind (Kolata 1987), so ist dennoch akzeptiert, daß die einzige Chance der Heilung des Prostatakarzinom in einem *frühen Stadium,* also zum Zeitpunkt der Organbegrenzung, gegeben ist (Walsh u. Jewett 1980; Kolata 1987; Labrie et al. 1992). Das Hauptziel auf dem Gebiet des Prostatakarzinoms sollte daher die Frühdiagnose und Behandlung der organbegrenzten Erkrankung sein, seitdem bekannt ist, daß solche Patienten nach radikaler Prostatektomie eine Lebenserwartung haben, die der von Männern ohne Prostatakarzinom gleicht (Jewett et al. 1968; Walsh u. Jewett 1980).

Hauptfaktor für die durch das Prostatakarzinom verursachte hohe Sterberate ist in den gegenwärtigen diagnostischen Verfahren zu sehen, die in etwa 75% der Fälle das Prostatakarzinom erst dann entdecken, wenn die Erkrankung bereits metastasiert ist, gewöhnlich in die Knochen. Trotz einer in jüngerer Zeit verbesserten hormonalen Kombinationsbehandlung, welche ein Überleben mit guter Lebensqualität verlängert (Labrie et al. 1982; Béland et al. 1988; Crawford et al. 1989; Labrie 1991; Denis et al. 1993; Janknegt et al. 1993), ist eine Heilung der Patienten mit einem fortgeschrittenen, metastasierten Karzinom nicht möglich. Im Gegensatz zur schlechten Prognose in diesem Stadium stützt die Heilbarkeit eines organbegrenzten Prostatakarzinoms die Suche nach einer wirksamen, kostengünstigen und zumutbaren Strategie in der Bevölkerung, den Tumor in einem frühen, potentiell kurablen Stadium zu entdecken.

Wir haben daher die relative Bedeutung der 3 Techniken zur Diagnose des Prostatakarzinoms untersucht, nämlich das Serum-PSA (Pontes et al. 1982; Killian et al. 1986), die transrektale Ultraschalluntersuchung (TRUS) (Lee et al. 1985; Cooner et al. 1990) und die rektale Prostatapalpation (DRE) (Guinan et al. 1980; Spigelman et al. 1986). Um die Bias der Präselektion zu senken, mußte eine Auswertung in einer unselektionierten Gruppe aus der männlichen Bevölkerung vorgenommen werden. In der ersten Studie, die diese Forderungen erfüllte, wurden 1002 Männer im Alter von 45 bis 80 Jahren unabhängig voneinander durch DRE, PSA und TRUS untersucht (Labrie et al. 1982).

Um die Durchführbarkeit, Leistungsfähigkeit und Zumutbarkeit dieser Strategie genauer abzuschätzen, haben wir in unserer Studie 6348 weitere, zufällig ausgesuchte Männer zum Zeitpunkt des ersten Besuches und 5781 Männer bei jährlichen Kontrollbesuchen einer Untersuchung mit DRE und PSA als erstem Schritt zur Entdeckung unterzogen. Eine TRUS wurde nur dann durchgeführt, wenn DRE und/oder PSA positiv waren. Die gegenwärtigen Daten machen deutlich, daß das Serum-PSA ein empfindliches und leistungsfähiges Vorscreeningverfahren zur Entdeckung des frühen Prostatakarzinoms ist und eine kostengünstige Aufdeckung des Prostatakarzinoms in der Bevölkerung darstellt. Tatsächlich sind mindestens 90 % der auf diesem Wege entdeckten Karzinome in einem potentiell heilbaren Stadium.

Probanden und Methodik

Für die Screeningteste wurden nach dem Zufallsprinzip Männer zwischen 45 und 80 Jahren aus den Wahllisten der Stadt Quebec und der Nachbarschaft ausgewählt (Labrie et al. 1992; Labrie et al. 1993). Von November 1988 bis zum 31. Dezember 1992 wurden 7350 Männer, die zu über 99 % Weiße waren, erstmals untersucht. Nach 1, 2 und 3 Jahren wurden jeweils 3960, 1500 und 321 Probanden nachkontrolliert. Die Zahl der Männer, die in jeder Altersgruppe ausgewählt wurde, entsprach dem Querschnitt der männlichen Bevölkerung.

Fragen zur Familienanamnese, entsprechenden Vorerkrankungen und Beschwerden von Seiten des Urogenitalsystems wurden auf einem Fragebogen erfaßt. Anschließend wurde von einem unserer 4 Ärzte aus der Ambulanz eine DRE durchgeführt und das Serum-PSA gemessen; diese Teste erfolgten unabhängig voneinander. Eine Zunahme von Konsistenz oder Volumen, ein asymmetrisches Areal oder aber ein umschriebener Knoten bei der DRE wurden als abnorm eingestuft. Die TRUS wurde nur bei Patienten mit positivem PSA und/oder DRE vorgenommen, mit Ausnahme der ersten 1002 Männer, bei denen alle 3 Screeningteste eingesetzt wurden (Labrie et al. 1992). Bei der Kontrolluntersuchung wurde eine TRUS dann vorgenommen, wenn das Serum-PSA im abgelaufenen Jahr um mehr als 10 % angestiegen war; die Interassay-Varianz ist 9,6 %, so daß wir erst Werte darüber als auffällig akzeptierten, ebenso wie bei einem PSA über dem volumenkorrigierten Wert nach der Formel Prostatavolumen · 0,12 (Littrup et al. 1991; Lee et al. 1992). Serumproben wurden vor der DRE und der TRUS zur PSA-Bestimmung mit dem Tandem-R-PSA (Hybritech, San Diego/USA) entnommen.

Die TRUS erfolgte transaxial und sagittal mit dem Gerät 1846 von Bruel und Kjaer mit einem 7-MHz-Transducer (Lee et al. 1988; Littrup et al. 1991; Lee et al. 1992). Die sonographiegesteuerten Biopsien erfolgten mit dem automatischen Bioptyp-System (Bard Urological, Covington/USA) unter Verwendung einer 18-G-Nadel (Hodge et al. 1989; Labrie et al. 1992). Sechs randomisierte Biopsien wurden bei den Männern mit einem normalen Ultraschallbild, aber abnormalem Tastbefund oder erhöhtem volumenkorrigiertem PSA vorgenommen.

Bei der Diagnose wurde die folgende Klassifikation zum Staging des Prostatakarzinoms verwandt:

- B_0 Ein einziger lokalisierter tastbarer Knoten und/oder eine TRUS-positive Läsion mit einem Durchmesser bis zu 1 cm,
- B_1 ein palpabler lokalisierter Knoten und/oder eine sonographische Läsion mit einem Durchmesser zwischen 1,0 und 1,5 cm,
- B_2 mehr als ein palpabler Knoten respektive eine TRUS-Läsion und/oder ein palpabler Knoten oder eine sonographische Läsion mit einem Durchmesser über 1,5 cm
- C_1 eine tastbare minimal extrakapsuläre Ausdehnung oder eine bioptisch nachgewiesene Invasion der Prostatakapsel,
- C_2 Ausdehnung des Tumors auf die Samenblasen und/oder ein bioptischer Nachweis einer Blasenhalsinfiltration,
- D_1 Lymphknotenmetastasen,
- D_2 ferner Lymphknotenbefall oder Knochenmetastasen.

Von den 288 Männern mit diagnostiziertem Prostatakarzinom stimmten 262 einer Staginguntersuchung an unserer Klinik zu.

Ergebnisse

Unsere erste Studie (Labrie et al. 1992) wurde an 1002 Männern durchgeführt. Das Ziel dieser ersten Untersuchung war die Festsetzung eines geeigneten Grenzwertes der PSA-Serumkonzentration, der den Gebrauch als Vorscreeningtest in einer Allgemeinpopulation erlaubten und somit auf niedrigem Kostenniveau als Subpopulation die Risikogruppe für die Entwicklung eines Prostatakarzinoms identifizieren würde. Allein diese sollte einer differenzierten und intensivierten Diagnostik zugeführt werden.

Tabelle 1 zeigt die Verteilung der PSA-Konzentrationen in Beziehung zu einem durch digital-rektale Untersuchung bzw. TRUS nachweisbaren oder auszuschließenden Prostatakarzinom, wobei die Diagnose durch eine sonographisch geführte transrektale Biopsie gesichert wurde. Dabei ergibt sich, daß bei Festsetzung der oberen PSA-Grenzwertkonzentration auf 20 µg/l 15 von 17 Männern (88,2 %) an einem Prostatakarzinom erkrankt sind. Andererseits findet man im Bereich bis zu 2,0 µg/l als oberen PSA-Normalwert eine hundertfach niedrigere Inzidenzrate (6 von 691 Patienten, 0,87 %) mit dem Ergebnis, daß bei 99,1 % der Männer kein Karzinom nachgewiesen werden kann. Setzt man den PSA-Grenzwert auf 3,0 µg/l fest, um die Sensitivität zu erhöhen, verfehlt man nur 19,3 % (11 von 57) der Karzinome durch das PSA-Screening. Darüber hinaus weisen 84,6 % aller Männer ohne Prostatakarzinom PSA-Konzentrationen bis zu 3,0 µg/l respektive Werte innerhalb des gewählten Normalbereichs des Assays auf. Da es gut belegt ist, daß die Serum-PSA-Konzentration mit dem Tumorvolumen korreliert (Pontes et al. 1982; Stamey et al. 1987), kann man davon ausgehen, daß die 11 Patienten mit Prostatakarzinom und PSA-Werten bis zu 3,5 µg/l kleine Tumoren

Tabelle 1. Auswirkung der Wahl verschiedener PSA-Bereiche auf die Verteilung „Karzinom" vs. „kein Karzinom" in einer randomisierten Gruppe von 1002 Männern im Alter von 45 bis 80 Jahren (Labrie et al. 1992)

Patienten-zahl	PSA-Serum-spiegel (µg/l)	Karzinom		Kein Karzinom	
		n	(%)	n	(%)
11	>30	10	(90,9)	1	(9,1)
6	20,1–30	5	(83,3)	1	(6,7)
18	10,1–20	3	(16,7)	15	(83,7)
60	5,1–10	17	(28,3)	43	(71,7)
29	4,1–5,0	6	(20,7)	23	(79,3)
67	3,1–4,0	5	(7,5)	62	(92,5)
52	2,6–3,0	3	(5,8)	49	(94,2)
68	2,1–2,5	2	(2,9)	66	(97,1)
125	1,6–2,0	0	(0)	125	(100)
187	1,0–1,5	2	(1,1)	185	(98,9)
379	<1,0	4	(1,1)	375	(98,9)
Total 1002		57		945	

Tabelle 2. Sensitivität und Spezifität bei verschiedenen Serum-PSA-Grenzwerten (95% Vertrauensbereich; Labrie et al. 1992)

PSA-Grenzwert (µg/l)	% Sensitivität ± 95% Vertrauensbereich	% Spezifität ± 95% Vertrauensbereich
1,0	92,9 ± 6,7	39,4 ± 3,0
1,5	89,3 ± 8,9	58,9 ± 3,1
2,0	89,3 ± 8,9	73,0 ± 3,2
2,5	85,7 ± 9,1	79,3 ± 2,6
3,0	80,7 ± 10,2	84,6 ± 2,3
4,0	71,4 ± 11,7	91,1 ± 1,8
5,0	62,5 ± 12,6	93,6 ± 1,6
10	32,1 ± 12,1	98,2 ± 0,8
20	26,8 ± 11,5	99,8 ± 0,3
30	17,9 ± 9,9	99,9 ± 0,2

aufweisen, die im Rahmen späterer Routinekontrollen aufgrund des Anstiegs des Tumormarkers entdeckt werden.

Zur Optimierung der Festsetzung eines oberen PSA-Normalwertes sind Sensitivität und Spezifität verschiedener Grenzwerte in Tabelle 2 dargestellt. Es ergibt sich, daß beim Grenzwert von 3,0 µg/l eine Sensitivität von 80,7% bei einer Spezifität von 84,6% erzielt wird. Die Beziehung zwischen Sensitivität und Spezifität des PSA-Tests kommt noch besser im Receiver Operation Characteristic-Diagramm (Abb. 1) zur Darstellung. Wenn man diese Korrelation zugrunde-legt, scheint ein Grenzwert von 3,0 µg/l bezüglich Sensitivität und Spezifität mit je 80% optimal zu sein.

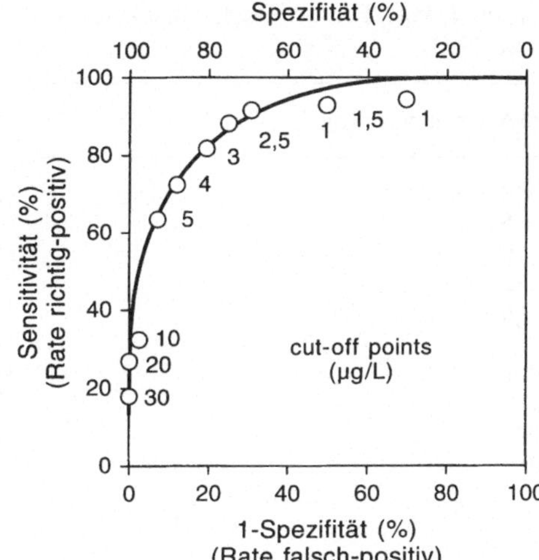

Abb. 1. Receiver Operation Characteristic-Kurve für PSA-Grenzwerte zwischen 1 und 30 µg/l

Tabelle 3. Positive und negative Vorhersage-Werte bei verschiedenen Serum-PSA-Grenzwerten (Labrie et al. 1992)

PSA-Grenzwert (µg/l)	Positiver Vorhersagewert [%]	Negativer Vorhersagewert [%]
1,0	8,4	98,9
1,5	11,5	98,9
2,0	16,1	99,1
2,5	19,8	98,9
3,0	24,1	98,6
4,0	32,5	98,2
5,0	36,8	97,7
10	51,4	96,0
20	88,2	95,8
30	90,9	95,3

Das Ziel eines Pre-Screening-Tests sollte eine hohe Prostatakarzinom-Inzidenz bei anomalen Serumwerten sein, wobei möglichst wenige Karzinome innerhalb des Normalwertbereichs liegen dürfen. Der positive und negative Vorhersagewert hängt nicht allein von der Sensitivität oder Spezifität des Tests ab, sondern vor allem von der Prävalenz der Erkrankung in der Zielgruppe. Bei einem PSA-Grenzwert von 3,0 µg/l liegt der positive Vorhersagewert des Tests bei 24,1%, während der negative Vorhersagewert 98,6% beträgt (Tabelle 3).

Der diagnostische Wert ergibt sich aus der Darstellung der Wahrscheinlichkeiten (Tabelle 4), wobei die Post-Test-Ergebnisse nach Fletcher et al. berechnet wurden, die eine Prä-Test-Chance von 0,05:1 kalkulierten (Fletcher et al. 1988). Es kann gezeigt werden, daß bei einem Grenzwert von 3,0 µg/l die Wahr-

Tabelle 4. Post-Test-Wahrscheinlichkeit bei zunehmenden Serum-PSA-Grenzwerten (Labrie et al. 1992)

PSA-Grenzwert (µg/l)	Prostatakarzinom-Wahrscheinlichkeit [%]
1,0	7,5
1,5	10,2
2,0	14,5
2,5	17,9
3,0	21,6
4,0	29,7
5,0	33,9
10	48,4
20	87,6
30	90,4

Tabelle 5. Prävalenz bei Erstuntersuchung und Inzidenz der Karzinomentdeckung beim jährlichen Re-Screening mittels Serum-PSA, DRE sowie TRUS, wenn PSA und/oder DRE pathologisch

Untersuchungen	Untersuchungen [n]	Prostata-karzinome [n]	Prävalenz oder Inzidenz [%]
1.	7350	252	3,4
2.	3960	24	0,6
3.	1500	11	0,7
4.	321	1	0,3
Gesamt	13131	288	

PSA: prostataspezifisches Antigen; DRE: digital-rektale Untersuchung; TRUS: transrektaler Ultraschall; PCa: Fälle vom Prostatakarzinomen

scheinlichkeit für das Vorliegens eines Prostatakarzinoms bei 21,6% liegt, ein Wert ähnlich dem positiven Vorhersagewert aus Tabelle 3.

Um eine präzisere Einschätzung der Durchführbarkeit, Effizienz sowie Akzeptanz unserer Strategie zur Entdeckung des Prostatakarzinoms im frühen Stadium zu erzielen, erweiterten wir unserer Studie auf 6348 bei ihrer Erstuntersuchung randomisierte Männer; bei 5781 Patienten wurden jährliche Follow-up-Kontrollen mittels Serum-PSA und DRE zur Früherkennung durchgeführt. Nur bei positivem Ergebnis beider Teste wurde zusätzlich eine TRUS durchgeführt. Tabelle 5 zeigt, daß in einer randomisierten Population von 7350 Männern im Alter zwischen 45 und 80 Jahren 252mal ein Prostatakarzinom bei der Erstuntersuchung mittels Serum-PSA und/oder DRE gefunden wurde (Prävalenz 3,4%).

Wurde bei den 3960, 1500 und 321 Männern bei der Erstuntersuchung kein Karzinom entdeckt, so war auch die Inzidenz im 2., 3. und 4. Jahr mit 0,6%, 0,7% sowie 0,3% sehr niedrig. Bei einer Gesamtzahl von 13131 Untersuchungen

Tabelle 6. Relative Sensitivität von Serum-PSA und DRE zur Karzinomentdeckung bei Erstuntersuchung (Karzinomprävalenz) und jährlichem Re-Screening (Inzidenz) (Labrie et al. 1993; PCa = Prostatakarzinom)

Untersuchungen	Untersuchungen [n]	PCa [n]	Prävalenz oder Inzidenz	PSA^+/DRE^+		PSA^+/DRE^-	
				n	%	n	%
1.	7350	252	3,4%	89	35	133	53
2., 3., 4.	5781	36	0,6%	9	25	26	72
Gesamt	13131	288	–	98	34	159	55

Untersuchung	PSA^+/DRE^-		PSA^+		DRE^+	
	n	%	n	%	n	%
1.	30	12	222	88	119	47
2., 3., 4.	1	3	35	97	10	28
Gesamt	31	11	257	89	129	45

Untersuchungen wurde bei 288 Fällen aufgrund eines erhöhten PSA-Wertes und/oder einer pathologischen DRE ein Karzinom diagnostiziert. Elf zusätzliche Karzinome wurden bei den ersten 1002 Männern mittels TRUS entdeckt, die bei diesen unabhängig von den Ergebnissen der DRE- bzw. PSA-Konzentration durchgeführt wurde (Labrie et al. 1992; s. Tabelle 1). Diese Fälle sind in Tabelle 5 nicht berücksichtigt, weil die aktuelle Studie lediglich die Entdeckung eines Prostatakarzinoms in Relation zur pathologischen PSA-Konzentration oder DRE untersucht. Die Ergebnisse unserer ersten Studie (Labrie et al. 1992) legten nahe, daß wir die generelle Anwendung der TRUS zur Früherkennung des Prostatakarzinoms bei allen Männer nicht rechtfertigen können, so wurde dieser Test auf die Gruppe derjenigen mit pathologischem PSA oder/und suspekter DRE begrenzt. Diese Entscheidung basierte vor allem auf der Notwendigkeit, eine Strategie zur Früherkennung des kurablen Prostatakarzinoms zu entwickeln, die einerseits ausreichend sensitiv, effizient, präzise sowie von geringem Aufwand ist und andererseits von der Durchschnittsbevölkerung akzeptiert wird und im Einklang mit einer optimalen Kostenkalkulation im Gesundheitssystem steht.

Tabelle 6 beschreibt die relative Sensitivität von Serum-PSA und DRE zur Entdeckung des Prostatakarzinoms bei der Erstuntersuchung sowie dem jährlichen Follow-up. Bei der ersten Untersuchung waren 89 von 252 (35%) diagnostizierten Karzinomen sowohl PSA- als auch DRE-positiv; 133 von 252 (53%) waren PSA-positiv und DRE-negativ; nur 30 Karzinome (12%) waren PSA-negativ, aber DRE-positiv. Nimmt man die 2., 3. und 4. Verlaufsuntersuchung zusammen, dann waren 9 von 36 Karzinomen (25%) bei beiden Testen positiv; 25 (72%) waren PSA-positiv und DRE-negativ; nur 1 Fall (3%) war PSA-negativ, aber DRE-positiv. Somit ergibt sich, daß 222 der 252 bei der Erstuntersuchung gefundenen Karzinome (88%) PSA-positiv und 119 (47%) DRE-positiv waren. Bei der 2., 3. sowie 4. jährlichen Nachuntersuchung waren 35 von 36 gefundenen Karzinome (97%) PSA-positiv, während nur 10 (28%) auch DRE-positiv waren. Faßt man alle 13131 Kontrollen zusammen, ergab sich bei 257 der 288 diagnostizierten Karzinome (89%) ein positiver PSA-Test und bei 129 (45%) eine pathologische DRE.

Wenn man einzig ein PSA-Spiegel über 3,0 µg/l zur Identifikation der männlichen Hochrisikogruppe sowie für die Selektion zur TRUS benutzt hätte, wären 30 Karzinomfälle (12%) bei der Erstuntersuchung verfehlt worden, davon aber nur 1 Patient (3%) im Rahmen der Folgeuntersuchung. Eine alleinige Anwendung der DRE hätte bei der Erstanwendung 133 Karzinomerkrankungen (53%) nicht erkannt, wovon im Rahmen des Follow-up noch 26 (72%) übrig blieben. Wenn man alle Untersuchungen zusammenfaßt, entgehen bei der alleinigen Bestimmung der PSA 31 Karzinome (11%) der Entdeckung im Gegensatz zu 159 (55%) bei der alleinigen DRE.

Wenn man die Serum-PSA-Konzentration mit dem Vorhandensein eines Prostatakarzinoms korreliert, so findet man bei 35 von 55 Männern (63,6%) mit einem PSA über 30,0 µg/l ein Karzinom, während ein solches 20mal unter 32 Männern (62,5%) mit einem PSA-Wert zwischen 20,1 und 30 µg/l bei der Erstuntersuchung entdeckt wurde. Entsprechend vermindert sich die Prävalenz des Prostatakarzinoms auf 26,1% (16,6%, 10,0% und 5,2%) in den Gruppen mit Serum-PSA-Spiegeln von 10,1 bis 20 µg/l, 5,1 bis 10 µg/l, 4,1 bis 5,0 µg/l sowie 3,1 bis 4,0 µg/l. Beim Follow-up ergibt sich eine weitaus niedrigere Inzidenz um 16,7% bei einem PSA über 20 µg/l, verglichen mit 63,6% bei gleichem PSA-Spiegel im Rahmen der Erstuntersuchung. Im Durchschnitt ist die Häufigkeit des Prostatakarzinoms bei Männern mit einem PSA-Spiegel über 3,9 µg/l bei der Erstuntersuchung 3,6fach höher als beim Follow-up.

Da es das Ziel ist, das Prostatakarzinom in einem kurablen Stadium zu entdecken, ist es von höchstem Interesse, daß von den 228 Karzinomen 160 (70,1%) ein Stadium B, 44 (19,3%) ein Stadium C und 24 (10,5%) ein Stadium D aufwiesen. Unter den beim Follow-up evaluierbaren 34 Karzinomen befanden sich 28 (82,4%) im Stadium B und die restlichen 6 (17,6%) im Stadium C, während in keinem Fall ein D-Stadium nachweisbar war (Abb. 2). Als hoch signifikant erwies sich, daß beim Follow-up nur eines von 36 Karzinomen ein fortgeschritteneres Stadium als C_1, nämlich C_2, aufwies, woraus hervorgeht, daß 97% der so erfaßten Erkrankungen einem kurablen Stadium zuzuordnen waren.

Tabelle 7 illustriert den Einfluß des Alters auf die Karzinomverteilung bei Männern mit erhöhtem PSA und/oder pathologischer DRE. Die Prävalenz in der Hochrisikogruppe steigt von 7,1% bzw. 6,4% im Alter zwischen 45 und 49 respektive 50 bis 54 Jahren auf 13,7% in der Altersgruppe zwischen 55 und 59, auf 14,6% im Alter zwischen 60 und 64, 16,8% unter den 65- bis 69jährigen, 19,0% im Alter zwischen 70 und 74 und auf 25,5% bei den 75- bis 80jährigen. Beim Follow-up jedoch bleibt die Karzinominzidenz mit einem Prozentsatz von 3,0–4,4 unter den 50- bis 80jährigen konstant.

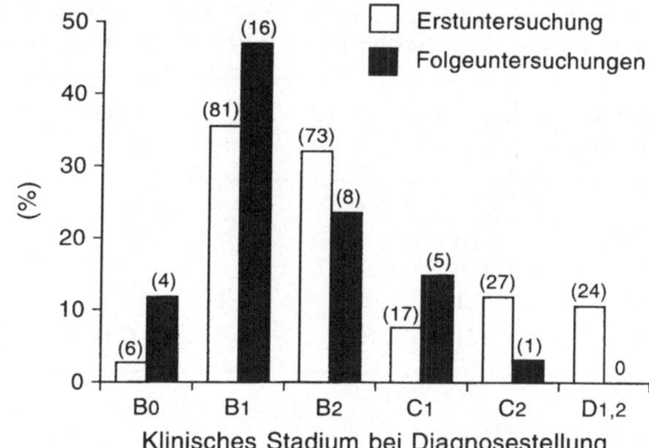

Abb. 2. Stadienverteilung der Pentalkarzinome, die beim Screening und Re-Screening gefunden werden

Tabelle 7. Einfluß des Alters auf die Prostata-Karzinom-Prävalenz bei Männern mit pathologischem Serum-PSA und/oder DRE bei der Erstuntersuchung und auf die Inzidenz beim Follow up (Labrie et al. 1993)

Altersgruppe (Jahre)	Erstuntersuchung			2.–4. Kontrolle		
	Patienten [n]	PCa [n]	%	Patienten [n]	PCa [n]	%
45–49	42	3	7,1	21	0	0
50–54	124	8	6,4	67	2	3,0
55–59	277	38	13,7	150	5	3,3
60–64	356	52	14,6	201	7	3,5
65–69	458	77	16,8	252	12	4,8
70–74	253	48	19,0	173	7	4,0
75–80	102	26	25,5	68	3	4,4

Zur Beurteilung der Durchführbarkeit, kostenbezogenen Effektivität sowie Akzeptanz der notwendigen Untersuchungen zur Entdeckung eines frühen Prostatakarzinoms ist es wichtig, die Zahl der TRUS sowie Biopsien, die bei einem PSA über 3,0 µg/l und/oder einer positiven DRE erforderlich waren, zu berücksichtigen. In unserer Studie wurde die TRUS bei 18,2% der Männer im Rahmen der ersten Untersuchung und Biopsien bei 56,9% (positiv in 33,1%) (Tabelle 8) durchgeführt. Im Rahmen des Follow-up fanden andererseits 301 TRUS-Untersuchungen bei 5781 Kontrollen (5,2%) statt. Von den 301 Männern mit positiver TRUS wurden 52,8% biopsiert, dabei fand sich bei 22,6% der Fälle ein Karzinom. Bei insgesamt 13131 Kontrollen wurde 1637mal eine TRUS (12,5%) und 920mal eine Biopsie durchgeführt und dabei 288 Karzinome festgestellt, was insgesamt einer positiven Biopsierate von 31,3% entspricht.

Tabelle 8. Anzahl von TRUS, TRUS-gesteuerten Biopsien und positiven Biopsien bei Männern mit einem Serum-PSA > 3,0 µg/l und/oder positiver DRE (Labrie et al. 1993)

Unter-suchung	Männer [n]	TRUS	%	Biopsien [n]	Biopsie %/ TRUS	PCA [n]	Karzinom/ Biopsie
1.	7350	1336	18,2	761	56,9	252	33,1
2.	3960	225	5,7	119	52,9	24	20,2
3.	1500	66	4,4	35	53,0	11	31,4
4.	321	10	3,1	5	50,0	1	20,0
Total	13131	1637	12,5	920	56,2	288	31,3

Überlegungen zur Kostenfrage

Die beachtliche Größe der untersuchten Population sowie Randomisierung der Patienten liefern die Basis zu einer sicheren Einschätzung der Kosten, die mit der vorgeschlagenen Strategie zur Entdeckung des frühen Prostatakarzinoms verbunden sind. Es ist offensichtlich, daß die 3 Untersuchungsverfahren, PSA, DRE und TRUS, nicht alle zusammen als Front-line-Screening angewendet werden können. Wie unsere Studien und auch die anderer Gruppen klar zeigen, ist die Bestimmung des Serum-PSA-Spiegels in erster Linie eine kostengünstige effektive Strategie. Diese Untersuchung schließt eine subjektive Verfälschung aus, wird problemlos akzeptiert und erfordert nur einen minimalen personellen Aufwand. Dabei ergeben sich für die Entdeckung eines einzigen Prostatakarzinoms im Rahmen der Erstuntersuchung Kosten von schätzungsweise 2665 $. Diese beinhalten die PSA-Bestimmung bei 33 Männern (25 $ pro Fall, insgesamt 825 $), gefolgt von einer TRUS in 6,5 Fällen, die eine PSA-Erhöhung über 3,0 µg/l aufweisen (200 $ pro Patient, total 1300 $). Die DRE macht bei Kosten von 25 $ pro Patient eine Gesamtsummme von 154 $ aus. Da 50% der Patienten mit einem PSA-Spiegel über 3,0 µg/l eine mittels TRUS quantifizierbare benigne Prostatahyperplasie aufweisen, die den erhöhten PSA-Spiegel erklären kann, muß eine Biopsie nur bei 3 der 6,5 Patienten mit hohem Serum-PSA durchgeführt werden ($3 \cdot 125\,\$ = 375\,\$$). Somit belaufen sich die Gesamtkosten zur Entdeckung eines einzigen Prostatakarzinoms schätzungsweise auf 2665 $.

Diskussion

Die gefundenen Daten demonstrieren klar, daß das Serum-PSA sehr viel sensitiver bei der Entdeckung des frühen Prostatakarzinoms in einem potentiell kurativen Stadium ist als die DRE. In einer „nicht-gescreenten" Population können 88% der Karzinome im Rahmen der Erstuntersuchung durch eine PSA-Bestimmung identifiziert werden, jedoch nur 47% durch die DRE. Wenn man andererseits die PSA-Untersuchung um die DRE erweitert, wird die Entdeckungsrate um zusätzlich 30 Karzinome (12%) erhöht, während im umgekehrten Fall sogar 133 Karzinome mehr (53%) bei der Erstuntersuchung gefunden werden. In der Tat waren von den 222 Karzinomen, die bei Männern mit einem Serum-PSA über 3,0 µg/l gefunden worden waren, nur 119 DRE-positiv.

Summa summarum konnten im Rahmen der ersten Untersuchung mittels Serum-PSA 86,6% mehr Karzinome als durch die DRE identifiziert werden. Eine kürzlich durchgeführte Serie von Studien ergab ähnliche Schlußfolgerungen bezüglich der relativ geringen Sensitivität der DRE (Lee et al. 1988; Hodge et al. 1989; Nesbitt et al. 1989). Lee et al. (1988) berichteten über Entdeckungsraten von 2,6% (TRUS) und 1,3% (DRE) in einer Gruppe von Männern im Alter von 60 Jahren oder mehr. In einer anderen Studie fanden Nesbitt et al. (1989) heraus, daß von 19 Karzinomen, die unter 248 symptomlosen Patienten diagnostiziert wurden, 8 (42%) mittels der DRE festzustellen waren. In der Studie des „American Cancer Society National Prostate Cancer Detection Project" (ACS-NPCDP) lag die Sensitivität der DRE bei 41,1% (Mettlin et al. 1991). Außerdem nimmt man an, daß ein Screening mittels der DRE die Prozentrate lokal begrenzter Stadien im Vergleich mit einer „nicht-gescreenten" Population nicht erhöht (Mettlin et al. 1991).

Der obere Grenzwert von 4 µg/l, der bei der PSA-Bestimmung normalerweise angesetzt wird (Hybritech Assay), ist rein empirisch. Wenn man in der Tat anstelle von 3 µg/l die Konzentration von 4 µg/l als oberes Limit ansetzt (Labrie et al. 1992), bleibt eine signifikante Anzahl von Karzinomen unentdeckt. Wie in der vorliegenden Studie gezeigt wurde, lagen 26 Karzinome (12,9%) in einem PSA-Bereich von 3,1 bis 4 µg/l. Während die Erweiterung der PSA-Bestimmung um die DRE zur Diagnose 30 zusätzlicher Karzinome führt, resultiert aus der Verwendung des oberen PSA-Limits 3,0 µg/l (anstelle von 4 µg/l) eine Entdeckung 26 zuzsätzlicher Erkrankungen. Aus diesen Zahlen kann geschlossen werden, daß der Gebrauch des 3,0 µg/l-Grenzwertes genauso wichtig ist wie die zusätzliche DRE und somit eine ähnliche Anzahl zusätzlicher Karzinome in einer ungescreenten Population entdeckt. In der Tat ist es wichtig aufzuzeigen, daß der 3,0 µg/l-Grenzwert der einzige ist, der auf einer strikten statistischen Analyse beruht, die sowohl die Sensitivität als auch die Spezifität berücksichtigt (Labrie et al. 1992). Der Schwellenwert 3,0 µg/l ist somit der „cut-off value", der die Entdeckung der höchsten Anzahl von Karzinomen gewährleistet, wobei falsch-positive Ergebnisse vergleichsweise am seltensten sind (Labrie et al. 1992).

Die Entdeckung von 97% vermeintlich lokalisierter Karzinome ist ein starkes Argument für Folgeuntersuchungen. Der hohe Anteil von Karzinomen, die beim Re-Screening in einem frühen Stadium angetroffen werden, stimmt auch mit den jüngsten Ergebnissen der ACS-NPCDP überein (Nesbitt et al. 1989), bei der bei Erstuntersuchungen nur 5 von 61 einem Stadium C oder D angehörten (92% operabel), während 23 von 24 (96%) der bei Folgeuntersuchungen entdeckten Karzinome einem A- oder B-Stadium zuzuordnen waren.

Ein Hauptargument für die Diagnose des Prostatakarzinoms in einem Frühstadium ist, daß Tumorvolumen und Differenzierungsgrad einen engen Bezug aufweisen (Stamey et al. 1987). In der Tat verschlechtert der Tumor beim Wachstum seinen Differenzierungsgrad, was zu einem höheren Metastasierungspotential führt. Stamey et al. (1987) berichteten über nur 6 von 34 Tumoren unter 3,0 cm³ Größe, die eine Kapselpenetration zeigten, wobei nur einer einen extensiven Befall (mehr als 1 cm der Kapsel) und auch nur ein einziger eine Samenblaseninvasion zeigte. Im Gegensatz dazu fanden sie unter 34 Tumoren mit einem Volumen über 3,0 cm³ bei 27 Fällen eine Kapselpenetration, 20 mit einem extensiven Befall und bei 15 von 34 auch eine Samenblasenbeteiligung. Aus früheren Autopsien geht hervor, daß nur eines von 56 untersuchten Karzinomen mit Volumina unter 0,46 cm³ eine komplette Kapselpenetration aufwies, während eine solche bei 11 von 33 Tumoren über 0,46 cm³ gefunden wurde (Stamey et al. 1987). Berücksichtigt man, daß Patienten mit einem metastatiserten Prostatakarzinom keine Heilung in Aussicht gestellt werden kann (Labrie et al. 1982; Béland et al. 1988; Crawford et al. 1989; Labrie 1991; Denis et al. 1992; Janknegt et al. 1993), so ist es folgerichtig, daß sich viele der jüngeren Studien gerade mit der Entdeckung des organbegrenzten Karzinoms der Prostata, das somit noch potentiell kurabel ist, beschäftigen (Walsh u. Jewett 1980). Es ist wichtig zu bedenken, daß alle Karzinome, die auf die oben geschilderte Art und Weise diagnostiziert wurden, im Durchschnitt einen Durchmesser größer als 0,7 cm (0,34 cm³) aufweisen und somit sehr wohl einen beträchtlichen Faktor für die künftige Gesundheit und das Leben der Patienten darstellen, im Gegensatz zu Tumoren unter 0,7 cm Durchmesser, die eher als non-aggressiv oder weniger aggressiv angesehen werden können (McNeal u. Bostwick 1986; Bostwick 1992).

Die 3 Techniken zur Diagnose des Prostatakarzinoms, die zur Zeit verfügbar sind, sind noch nicht sensitiv genug, um kleine Tumoren (Stadium A_1), die inzidentell im Rahmen einer transurethralen Resektion gefunden wurden, zu entdecken, wobei sich diese vorwiegend in der Übergangszone befinden, in der 20 % der Karzinome entstehen (McNeal u. Bostwick 1986; McNeal 1988; Bostwick 1992). Da die momentan verwandten Screeningtechniken Tumoren nur bis zu einer unteren Volumengrenze von 0,3 cm³ nachweisen können, werden mehr relativ große Karzinome diagnostiziert (Bostwick 1992), wodurch das Argument, Screening würde Tumoren ohne signifikante Relevanz auf Gesundheit oder Leben respektive 5- oder 10jährige Lebenserwartung des Patienten entdecken, entkräftet wird.

Die Gesamtsensitivität und -spezifität der vorgeschlagenen Untersuchungen hält vorzüglich Schritt mit dem Screeening zur Frühentdeckung von Brust-, Kolon-, Uterus- und Bronchialkarzinomen (Hulka 1988). Die American Cancer Society empfahl jüngst neue Screeningrichtlinien zum Prostatakarzinom (Bawersox 1992) dahingehend, daß bei Männern ab 50 Jahren die PSA-Bestimmung in Verbindung mit der DRE jährlich durchgeführt werden sollte. Früherkennungsmaßnahmen sollten bei Afroamerikanern wie auch bei Patienten mit positiver Familienanamnese schon in jüngeren Jahren stattfinden. Basierend auf den oben geschilderten Daten, die auch durch die Literatur gestützt werden, empfehlen wir für Männer über 50 Jahren die PSA-Bestimmung und DRE, gefolgt von einer erneuten Bestimmung des Serum-PSA alle 2 Jahre, wobei die TRUS für Patienten mit PSA-Erhöhung und/oder pathologischer DRE reserviert werden sollte. Ein PSA-Anstieg um mehr als 10 % pro Jahr stellt ebenfalls eine Indikation zur TRUS beim Follow-up dar. Für Hochrisikogruppen wie Afro-

amerikaner oder Patienten mit positiver Familienanamnese bezüglich Prostata-
oder Brustkrebs sollten ab 45 Jahren Früherkennungsmaßnahmen zur Verfügung
stehen. In Kenntnis der Risiken des Prostatakarzinoms bleibt es dann der
persönlichen Entscheidung vorbehalten, eine, zwei oder alle drei verfügbaren
diagnostischen Techniken einzusetzen, nämlich PSA, DRE und TRUS, und diese
Entscheidung sollte individuell im Anschluß an eine sachliche Information
gemeinsam von Patient und Arzt getroffen werden.

Literatur

Bawersox J (1992) Experts debate PSA screening for prostate cancer. J Natl Cancer Inst
    84:1856
Béland G, Elhilali M, Fradet Y, Laroche B, Ramsey EW, Trachtenberg J, Venner PM, Tewari
    HD (1988) Total androgen blockade versus castration in metastatic cancer of the prostate.
    In: Motta M, Serio M (eds) Hormonal Therapy of Prostatic Diseases: Basic and Clinical
    Aspects. Bussum, Medicom, pp 302–311
Boring CC, Squires TS, Tong T, Montgomery S (1994) Cancer statistics. CA Cancer J Clin
    44:7–26
Bostwick DG (1992) Anatomy of the prostate: histopathology of cancer and BPH. 7th
    International Symposium: transrectal ultrasound in the diagnosis and management of
    BPH and prostate cancer. American Institute of Ultrasound and Medicine, Chicago, p 1–
    13
Brown ML, Fintor L, Newman-Horm PA (1994) The economic burden of cancer. In:
    Greenwald P, Kramer B, Wed D (eds) The science and practice of cancer prevention and
    control, in press (November). Marcel Dekker, New York, pp
Chisholm GD (1981) Prostate cancer. Perspective and prospects. Rec Res Cancer Res 78:173–
    184
Cooner WH, Mosley BR, Jr CLR, Beard JH, Pond HS, Terry WJ, Igel TC, Kidd DD (1990)
    Prostate cancer detection in a clinical urological practice by ultrasonography, digital
    rectal examination and prostate-specific antigen. Urology 143:1146–1154
Crawford D, Eisenberger MA, McLeod DG, Spaulding JT, Benson R, Dorr FA, Blumenstein
    DA, Davis MA, Goodman PJ (1989) A controlled trial of leuprolide with and without
    flutamide in prostatic carcinoma. New Engl J Med 313:419–424
Denis L, Carneiro de Moura JL, Bono A, Sylvester R, Wheeton R, Newling D, Pauno MD
    (1993) Goserelin acetate and flutamide vs bilateral orchiectomy: a phase III EORTC trial
    (30853). Urology 42:119–129
Fletcher RH, Fletcher SW, Wagner EH (1988) In: Clinical Epidemiology: The Essentials.
    Williams & Wilkins, Baltimore, pp
Guinan P, Bush I, Ray V, Veith R, Rao R, Bhatti R (1980) The accuracy of the rectal
    examination in the diagnosis of prostate cancer. N Engl J Med 303:499–503
Hodge KK, McNeal JE, Terris MF, Stamey TA (1989) Random systematic versus directed
    ultrasound guided + transrectal core biopsies of the prostate. J Urol 142:71–75
Hulka BS (1988) Degrees of proof and practical application. Cancer 62:776–780
Janknegt RA, Abbou CC, Bartoletti R, Bernstein-Hahn L, Bracken B, Brisset JM, Silva FCD,
    Knonagel H, Venner P (1993) Orchiectomy and Anandron (Nilutamide) or placebo as
    treatment of metastatic prostatic cancer in a multinational double-blind randomized trial.
    J Urology 149:77–83
Jewett HJ, Bridge RW, Gray GF Jr, Shelley WM (1968) The palpable of prostatic cancer.
    Results 15 years after radical excision. JAMA 203:403–406
Killian CS, Emrich LJ, Vargas FP, Yang N, Wang MC, Priore RL, Murphy GP, Chu TM
    (1986) Relative reliability of five serially measured markers for prognosis of progression in
    prostate cancer. J Natl Cancer Inst 76:179–185

Kolata G (1987) Prostate cancer consensus hampered by lack of data. Science 236:1626–1627

Labrie F (1991) Endocrine therapy for prostate cancer. Endocrinol Metab Clin North Am 20:845–872

Labrie F, Dupont A, Bélanger A, Cusan L, Lacourcière Y, Monfette G, Laberge JG, Emond J, Fazekas ATA, Raynaud JP, Husson JM (1982) New hormonal therapy in prostatic carcinoma: combined treatment with an LHRH agonist and an antiandrogen. J Clin Invest Med 5:267–275

Labrie F, Dupont A, Suburu R, Cusan L, Gomez JL, Koutsilieris M, Diamond P, Emond J, Lemay M, Têtu B (1993) Optimized strategy for detection of early stage, curable prostate cancer: role of prescreening with prostatic-specific antigen. Clin Invest med 16:626–441

Labrie F, Dupont A, Suburu R, Cusan L, Tremblay M, Gomez JL, Emond J (1992) Serum prostatic specific antigen (PSA) as prescreening test for prostate cancer. J Urol 147:846–852

Lee F, Gray JM, McLeary RD, Meadows TR, Kamuska GH, Borlaza GS, Straub WH, Lee F Jr, Solomon MH, McHugh TA (1985) Transrectal ultrasound in the diagnosis of prostate cancer: location echogenicity histopathology and staging. Prostate 7:117–129

Lee F, Littrup PJ, Loft-Christensen L, Jr BSK, McHugh TA, Siders DB, Mitchell AE, Newby JE (1992) Predicted prostate specific antigen results using transrectal ultrasound gland volume. Cancer 70 (Suppl):211–220

Lee F, Littrup PJ, Pedersen ST, Mettlin C, McHugh TA, Gray JM, Kumasaka GH, McLeary RD (1988) Prostate cancer: comparison of transrectal US and digital rectal examination for screening. Radiology 168:389–394

Littrup PJ, Williams CR, Egglin TK, Kane RA (1991) Clinical utility of transrectal US prostate. II. The accuracy of in vivo and in vitro voluming techniques. Radiology 179:45–53

McNeal JE (1988) Normal histology of the prostate. Am J Surg Pathol 12:896–897

McNeal JE, Bostwick DG (1986) Intraductal dysplasia: A premalignant lesion of the prostate. Hum Pathol 17:64–71

Mettlin C, Lee F, Drago J, Murphy GP (1991) The American Cancer Society National Prostate Cancer Detection. Findings on the detection of early prostate cancer in 2425 men. Cancer 67:2949–2958

Nesbitt JA, Drago JR, Badalament RA (1989) Transrectal ultrasonography. Early experience with use as prostate cancer detection tool. Urology 34:120–122

Pontes JE, Chu TM, Slack N, Karr J, Murphy GP (1982) Serum prostatic antigen measurement in localized prostatic cancer: correlation with clinical course. J Uroll 128:1216–1218

Spigelmann SS, McNeal JE, Freiher FS, Stamey TA (1986) Rectal examination in volume determination of carcinoma of the prostate: clinical and anatomical correlations. J Urol 136:1228–1230

Stamey TA, Yang N, Hay AR, McNeal JE, Freiha FS, Redwine E (1987) Prostate specific antigen as a serum marker for adenocarcinoma of the prostate. New Engl J Med 317:909–916

Walsh PC, Jewett HJ (1980) Radical surgery for prostatic cancer. Cancer 45:1906–1911

Sachverzeichnis